Série Concursos Médicos

Cirurgia

Série Concursos Médicos

Cirurgia

Saúde coletiva e atenção primária à saúde

Clínica médica

Ginecologia e obstetrícia

Pediatria

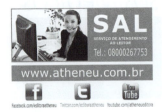

Série Concursos Médicos

Cirurgia

Editor da Série
Irineu Francisco Delfino Silva Massaia

Doutor em Patologia pela Universidade de São Paulo (USP). Professor Adjunto e Membro do Colegiado Superior da Faculdade de Ciências Médicas da Santa Casa de São Paulo (FCMSCSP). Infectologista do Hospital Samaritano de São Paulo. Coordenador da Clínica Médica e da Residência em Clínica Médica dos Hospitais Estaduais Vila Alpina e Sapopemba. Especialista em Administração Hospitalar e Sistemas de Saúde pela Fundação Getulio Vargas (FGV). Ex-Vice-Presidente da Comissão de Residência Médica (COREME) da Irmandade da Santa Casa de Misericórdia de São Paulo (ISCMSP). Ex-Diretor do Departamento de Medicina do Serviço de Controle de Infecção Hospitalar e Superintendente da ISCMSP.

Editora do Volume
Sylvia Heloisa Arantes Cruz

Graduada em Medicina pela Faculdade de Ciências Médicas da Santa Casa de São Paulo (FCMSCSP). Residência em Cirurgia Geral e Coloproctologia pela Irmandade da Santa Casa de Misericórdia de São Paulo (ISCMSP). Mestre e Doutora pela FCMSCSP. Médica Assistente da ISCMSP. Professora Instrutora da FCMSCSP. Membro Titular da Sociedade Brasileira de Coloproctologia (SBCP) e do Colégio Brasileiro de Cirurgiões (CBC). Médica do Centro de Referência e Treinamento AIDS (CRT/AIDS) de São Paulo.

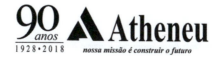

EDITORA ATHENEU

São Paulo —	*Rua Jesuíno Pascoal, 30*
	Tel.: (11) 2858-8750
	Fax: (11) 2858-8766
	E-mail: atheneu@atheneu.com.br
Rio de Janeiro —	*Rua Bambina, 74*
	Tel.: (21)3094-1295
	Fax: (21)3094-1284
	E-mail: atheneu@atheneu.com.br
Belo Horizonte —	*Rua Domingos Vieira, 319 — conj. 1.10*

PRODUÇÃO EDITORIAL: Carol Vieira e Villa d'Artes Soluções Gráficas
CAPA: Equipe Atheneu

CIP-BRASIL. CATALOGAÇÃO NA PUBLICAÇÃO
SINDICATO NACIONAL DOS EDITORES DE LIVROS, RJ

C964c
    Cruz, Sylvia Heloisa Arantes
    Cirurgia / [editora do volume] Sylvia Heloisa Arantes Cruz ; [editor da série]
    Irineu Francisco Delfino Silva Massaia. - 1. ed. - Rio de Janeiro : Atheneu, 2018.
    : il. (Concursos médicos)

    Inclui bibliografia
    ISBN 978-85-388-0870-1

    1. Cirurgia - Problemas, questões, exercícios. 2. Serviço público - Brasil -Concursos. I. Massaia, Irineu Francisco Delfino Silva. II. Título. III. Série.

18-50704

CDD: 617
CDU: 617

Meri Gleice Rodrigues de Souza - Bibliotecária CRB-7/6439

MASSAIA, IFDS
SÉRIE CONCURSOS MÉDICOS
CIRURGIA

©Direitos reservados à EDITORA ATHENEU – São Paulo, Rio de Janeiro, Belo Horizonte, 2018.

Colaboradores

Adriana Weinfeld Massaia

Graduada em Medicina pela Faculdade de Ciências Médicas da Santa Casa de São Paulo (FCMSCSP). Residência em Clínica Médica pela Irmandade da Santa Casa de Misericórdia de São Paulo (ISCMSP). Residência em Infectologia pelo Instituto de Infectologia Emílio Ribas.

Adriell Ramalho Santana

Residência em Clínica Médica na Irmandade da Santa Casa de Misericórdia de São Paulo (ISCMSP). Médico Assistente Voluntário do Ambulatório de Avaliação Clínica Pré-Operatória da ISCMSP.

Alexandre Simmonds de Almeida

Residente da Disciplina de Anestesiologia da Irmandade da Santa Casa de Misericórdia de São Paulo (ISCMSP).

Aline Celeghini Rosa Vicente

Residente da Disciplina de Cirurgia Geral da Irmandade da Santa Casa de Misericórdia de São Paulo (ISCMSP). Graduanda em Medicina pela Faculdade de Ciências Médicas da Santa Casa de São Paulo (FCMSCSP). Membro do Grupo de Estudos de Pancreatite Aguda da ISCMSP.

Aline Lariessy Campos Paiva

Médica Residente da Disciplina de Neurocirurgia da Irmandade da Santa Casa de Misericórdia de São Paulo (ISCMSP).

Antonio A. T. Bertelli

Médico Assistente da Disciplina de Cirurgia de Cabeça e Pescoço da Irmandade da Santa Casa de Misericórdia de São Paulo (ISCMSP). Professor Instrutor da Faculdade de Ciências Médicas da Santa Casa de São Paulo (FCMSCSP).

Bianca Rodrigues

Graduada em Medicina pela Pontifícia Universidade Católica de São Paulo (PUC-SP). Residência Médica em Cirurgia Torácica na Irmandade da Santa Casa de Misericórdia de São Paulo (ISCMSP). Residência Médica em Cirurgia Geral pela PUC-SP.

Bruno de Lucia Hernani

Cirurgião Geral e do Aparelho Digestivo. Médico Segundo-Assistente do Serviço de Emergência da Irmandade da Santa Casa de Misericórdia de São Paulo (ISCMSP).

Caroline Petersen da Costa Ferreira

Médica Cirurgiã Geral pela Irmandade da Santa Casa de Misericórdia de São Paulo (ISCMSP). Cirurgiã do Aparelho Digestivo pela ISCMSP (em andamento).

Damila Fantozzi Giorgetti

Cirurgiã Geral pelo Hospital do Mandaqui (SP). Residente da Disciplina de Cirurgia do Aparelho Digestivo da Irmandade da Santa Casa de Misericórdia de São Paulo (ISCMSP). Instrutora do Advanced Trauma Life Support (ATLS).

Deusdedit Cortez Vieira da Silva Neto

Mestre em Uro-Oncologia pelo A.C. Camargo Cancer Center. Preceptor da Residência Médica em Urologia da Irmandade da Santa Casa de Misericórdia de São Paulo (ISCMSP).

Eduardo Rullo Maranhão Dias

Cirurgião Geral pela Irmandade da Santa Casa de Misericórdia de São Paulo (ISCMSP). Residente da Disciplina de Cirurgia do Aparelho Digestivo da ISCMSP.

Eduardo Urbano da Silva

Neurocirurgião Assistente da Disciplina de Neurocirurgia da Irmandade da Santa Casa de Misericórdia de São Paulo (ISCMSP). Neurocirurgião do Hospital Israelita Albert Einstein.

Elias Jirjoss Ilias

Mestre e Doutor em Medicina pela Faculdade de Ciências Médicas da Santa Casa de São Paulo (FCMSCSP). Vice-Presidente do Colégio Brasileiro de Cirurgia (CBC). Ex-Professor Titular de Cirurgia da Faculdade de Medicina da Universidade de Santo Amaro (UNISA). Membro Titular do Colégio Brasileiro de Cirurgia Digestiva (CBCD). Membro Titular da Sociedade Brasileira de Cirurgia Bariátrica e Metabólica (SBCBM).

Fábio Arnoni Gonçalves Pinto

Cirurgião Geral pela Irmandade da Santa Casa de Misericórdia de São Paulo (ISCMSP). Residente da Disciplina de Cirurgia do Aparelho Digestivo da ISCMSP.

Fang Chia Bin

Professor Adjunto da Faculdade de Ciências Médicas da Santa Casa de São Paulo (FCMSCSP). Livre-Docente da FCMSCSP. Chefe da Coloproctologia da Irmandade da Santa Casa de Misericórdia de São Paulo (ISCMSP).

Felipe Machado Silva

Cirurgião Cardiovascular do Departamento de Cirurgia da Irmandade da Santa Casa de Misericórdia de São Paulo (ISCMSP).

Fernanda Cavalcanti Cabral

Graduada em Medicina pela Faculdade de Ciências Médicas de Campina Grande (FCM). Residente de Cirurgia Geral no Hospital Geral de Itapevi.

Fernanda Bellotti Formiga

Mestre em Cirurgia pela Faculdade de Ciências Médicas da Santa Casa de São Paulo (FCMSCSP). Professora Instrutora da FCMSCSP. Assistente de Coloproctologia da Irmandade da Santa Casa de Misericórdia de São Paulo (ISCMSP) e do Hospital Heliópolis. Membro Titular da Sociedade Brasileira de Coloproctologia (SBCP).

Fernando Pinho Esteves

Graduado em Medicina pela Faculdade de Ciências Médicas da Santa Casa de São Paulo (FCMSCSP). Residência Médica em Cirurgia Geral e em Cirurgia Vascular pela Irmandade da Santa Casa de Misericórdia de São Paulo (ISCMSP). Especialista em Cirurgia Endovascular pela ISCMSP. Membro da Sociedade Brasileira de Angiologia e de Cirurgia Vascular (SBACV). Especialista em Cirurgia Vascular pela SBACV. Médico Assistente da Cirurgia Vascular da ISCMSP.

Fernando Torres Vasques

Mestre em Medicina pela Faculdade de Ciências Médicas da Santa Casa de São Paulo (FCMSCSP).

Franklin Pompa

Graduado em Medicina pela Universidade Federal da Bahia (UFBA). Especialista em Cirurgia Torácica pela Faculdade de Ciências Médicas da Santa Casa de São Paulo (FCMSCSP).

Guilherme Brasileiro de Aguiar

Neurocirurgião. Professor da Disciplina de Neurocirurgia da Faculdade de Ciências Médicas da Santa Casa de São Paulo (FCMSCSP).

Guilherme Carvalho

Ex-Residente da Disciplina de Cirurgia Geral da Santa Casa de Campo Grande/MS. Ex-Residente da Disciplina de Cirurgia Torácica da Irmandade da Santa Casa de Misericórdia de São Paulo (ISCMSP). Cirurgião Torácico do Hospital Cruzeiro do Sul – Osasco.

Guilherme Mendes Gava

Cirurgião Geral. Residente da Disciplina de Cirurgia do Aparelho Digestivo da Irmandade da Santa Casa de Misericórdia de São Paulo (ISCMSP).

Gustavo Teles

Mestre pela Faculdade de Ciências Médicas da Santa Casa de São Paulo (FCMSCSP). Cirurgião Vascular do Hospital Alemão Oswaldo Cruz.

Henrique Cunha Mateus

Médico Segundo-Assistente do Serviço de Emergência da Irmandade da Santa Casa de Misericórdia de São Paulo (ISCMSP).

João Luiz Vitorino Araujo

Doutor em Ciências pela Faculdade de Medicina da Universidade de São Paulo (FMUSP). Neurocirurgião Assistente da Disciplina de Neurocirurgia da Irmandade da Santa Casa de Misericórdia de São Paulo (ISCMSP). Neurocirurgião do Instituto do Câncer Arnaldo Vieira de Carvalho e da Oncocenter.

José Carlos Esteves Veiga

Livre-Docente da Disciplina de Neurocirurgia da Faculdade de Ciências Médicas da Santa Casa de São Paulo (FCMSCSP). Chefe de Neurocirurgia da Irmandade da Santa Casa de Misericórdia de São Paulo (ISCMSP).

José Vetorazzo Filho

Residente da Disciplina de Urologia da Faculdade de Ciências Médicas da Santa Casa de São Paulo (FCMSCSP).

Karina Moraes Kiso

Farmacêutica e Bioquímica graduada pela Universidade de São Paulo (USP). Mestre em Saúde Coletiva pela Faculdade de Ciências Médicas da Santa Casa de São Paulo (FCMSCSP). Médica Assistente do Departamento de Medicina da FCMSCSP. Professora Instrutora da FCMSCSP.

Lígia Andrade da Silva Telles Mathias

Professora Titular da Faculdade de Ciências Médicas da Santa Casa de São Paulo (FCMSCSP).

Luca Giovanni Antonio Pivetta

Graduado em Medicina pela Universidade Federal de São Carlos (UFSCar). Cirurgião Geral da Irmandade da Santa Casa de Misericórdia de São Paulo (ISCMSP).

Luciano Tastaldi

Cirurgião Geral e do Aparelho Disgestivo pela Irmandade da Santa Casa de Misericórdia de São Paulo (ISCMSP). *Fellow* em Cirurgia de Hérnia e Parede Abdominal pela Cleveland Clinic Comprehensive Hernia Center, Cleveland, Ohio, EUA.

Luiz Antonio Demario

Segundo-Assistente do Departamento de Cirurgia Plástica da Irmandade da Santa Casa de Misericórdia de São Paulo (ISCMSP). Coordenador de Emergência em Cirurgia Plástica do Hospital Santa Isabel. Membro Titular da Sociedade Brasileira de Cirurgia Plástica (SBCP).

Marcelo Benedito Menezes

Doutor pela Faculdade de Ciências Médicas da Santa Casa de São Paulo (FCMSCSP). Mestre pelo Curso de Pós-Graduação do Hospital Heliópolis. Professor-Assistente da FCMSCSP. Membro Titular da Sociedade Brasileira de Cirurgia de Cabeça e Pescoço (SBCCP) e do Colégio Brasileiro de Cirurgiões (CBC).

Márcio Botter

Chefe da Disciplina de Cirurgia Torácica da Irmandade da Santa Casa de Misericórdia de São Paulo (ISCMSP). Professor-Assistente do Departamento de Cirurgia da Faculdade de Ciências Médicas da Santa Casa de São Paulo (FCMSCSP).

Marianne Yumi Nakai

Residência Médica pelo Hospital do Servidor Público Municipal (HSPM). Residência Médica em Cirurgia de Cabeça e Pescoço pela Irmandade da Santa Casa de Misericórdia de São Paulo (ISCMSP). Especialista em Cirurgia de Cabeça e Pescoço pela Sociedade Brasileira de Cirurgia de Cabeça e Pescoço (SBCCP).

Maurício Alves Ribeiro

Professor Instrutor Mestre da Faculdade de Ciências Médicas da Santa Casa de São Paulo (FCMSCSP). Médico Assistente do Serviço de Emergência e do Grupo de Cirurgia do Fígado e Hipertensão Portal do Departamento de Cirurgia da Irmandade da Santa Casa de Misericórdia de São Paulo (ISCMSP). Supervisor da Residência Médica em Cirurgia Geral do Hospital e Maternidade São Cristóvão. Cirurgião do Centro Oncológico Antônio Ermírio de Moraes do Hospital Beneficência Portuguesa de São Paulo.

Mauro Prado da Silva

Título Superior em Anestesiologia pela Sociedade Brasileira de Anestesiologia (SBA). Mestre e Doutor em Medicina pela Faculdade de Ciências Médicas da Santa Casa de São Paulo (FCMSCSP). Instrutor corresponsável pelo Centro de Ensino e Treinamento da SBA na Irmandade da Santa Casa de Misericórdia de São Paulo (ISCMSP).

Murillo Fraga

Doutor em Medicina pela Faculdade de Ciências Médicas da Santa Casa de São Paulo (FCMSCSP). Médico do Núcleo de Mama do Hospital Sírio-Libanês.

Paulo de Azeredo Passos Candelária

Professor da Faculdade de Ciências Médicas da Santa Casa de São Paulo (FCMSCSP). Assistente e Chefe da Colonoscopia da Disciplina de Coloproctologia do Departamento de Cirurgia da Irmandade da Santa Casa de Misericórdia de São Paulo (ISCMSP). Pós-Graduado pelo Hospital Saint Mark's, Inglaterra. Vice-diretor Clínico do Hospital Central da ISCMSP.

Pedro Henrique de Freitas Amaral

Cirurgião Geral pela Irmandade da Santa Casa de Misericórdia de São Paulo (ISCMSP). Residente da Disciplina de Cirurgia do Aparelho Digestivo da ISCMSP.

Raimundo Raffaelli Filho

Professor-Assistente Doutor do Departamento de Clínica Médica da Faculdade de Ciências Médicas da Santa Casa de São Paulo (FCMSCSP). Médico Chefe de Clínica do Departamento de Medicina da Irmandade da Santa Casa de Misericórdia de São Paulo (ISCMSP).

Roberto Saad Junior

Professor Titular e Livre-Docente do Departamento de Cirurgia da Faculdade de Ciências Médicas da Santa Casa de São Paulo (FCMSCSP).

Roni de Carvalho Fernandes

Professor-assistente da Faculdade de Ciências Médicas da Santa Casa de São Paulo (FCMSCSP). Membro Titular da Sociedade Brasileira de Urologia (SBU).

Ruy França de Almeida

Médico Assistente do Departamento de Cirurgia da Irmandade da Santa Casa de Misericórdia de São Paulo (ISCMSP). Médico Assistente do Serviço de Emergência da ISCMSP. Médico do Grupo de Esôfago da ISCMSP.

Silvia Soldá

Professora Doutora Assistente do Departamento de Cirurgia da Faculdade de Ciências Médicas da Santa Casa de São Paulo (FCMSCSP). Membro Titular do Colégio Brasileiro de Cirurgiões (CBC).

Tercio de Campos

Doutor em Cirurgia. Professor Adjunto do Departamento de Cirurgia da Faculdade de Ciências Médicas da Santa Casa de São Paulo (FCMSCSP). Coordenador do Pronto-Socorro do Hospital Santa Isabel.

Vicente Dorgan Neto

Mestrado e Doutorado pela Faculdade de Ciências Médicas da Santa Casa de São Paulo (FCMSCSP). Professor Adjunto da FCMSCSP. Chefe de Clínica Adjunto da Irmandade da Santa Casa de Misericórdia de São Paulo (ISCMSP). Titular da Sociedade Brasileira de Cirurgia Torácica (SBCT).

William Kikuchi

Graduado em Medicina pela Faculdade de Ciências Médicas da Santa Casa de São Paulo (FCMSCSP). Residência em Cirurgia Geral no Hospital Municipal do Tatuapé. Residência em Cirurgia de Cabeça e Pescoço pela Irmandade da Santa Casa de Misericórdia de São Paulo (ISCMSP). Especialista em Cirurgia de Cabeça e Pescoço pela Sociedade Brasileira de Cirurgia de Cabeça e Pescoço (SBCCP).

Wilson Rodrigues de Freitas Jr

Mestre em Cirurgia pela Faculdade de Ciências Médicas da Santa Casa de São Paulo (FCMSCSP). Professor Instrutor do Departamento de Cirurgia da FCMSCSP. Membro Titular do Colégio Brasileiro de Cirurgiões (CBC), do Colégio Brasileiro de Cirurgia Digestiva (CBCD), da Sociedade Brasileira de Cirurgia Bariátrica e Metabólica (SBCM) e da Associação Brasileira de Câncer Gástrico (ABCG).

Apresentação da Série

O trabalho de diversos e importantes professores tornou marcante o ensino da Medicina em São Paulo e no Brasil por diversas gerações. Ainda nos é muito viva a abordagem do processo saúde-doença a partir dos ensinamentos desses mestres. Mais do que isso, o talento e a vocação desses entusiastas da saúde arrebataram nossos corações a vivenciar a saúde em nossas especialidades. O verdadeiro professor é aquele que suscita o interesse do aluno pelo assunto.

Nosso amor pela educação em saúde culminou na cuidadosa elaboração da *Série Concursos Médicos*, que, desde os primeiros meses de 2016, começou a ser desenvolvida por renomados especialistas de todo o território nacional. Essa foi a pedra angular para os autores desta Série, colcha de retalhos multivariados, que foram além, trazendo informações completas de diversas fontes confiáveis do conhecimento vigente. Na composição deste trabalho, contamos também com um cuidado especial para tornar a aquisição do conhecimento mais prazerosa, pois buscamos uma linguagem dialógica e mais próxima de quem busca o primeiro contato com esse tipo de estudo.

Esta Série conta com cinco volumes: *Cirurgia, Saúde coletiva e atenção primária à saúde, Clínica médica, Ginecologia e obstetrícia* e *Pediatria*; e compila os pilares das especialidades médicas, abordados nos principais concursos e provas de proficiência, com riqueza de situações e alcançando um efeito didático eficaz.

Leiam, pratiquem, passem nos concursos e sigam adiante!

Prof. Dr. Irineu Francisco Delfino Silva Massaia
Editor

Prefácio

A Medicina é das mais nobres profissões e a qualificação para sua prática adequada leva muitos anos. Passamos por vários períodos de aprendizado e treinamento. Na verdade, um bom médico está sempre se atualizando, pois novos conhecimentos na área da saúde surgem a cada momento, e nossa atividade diária está em constante evolução. As consultas aos acervos das bibliotecas foram gradativamente substituídas pelos sites de busca na internet e pelas discussões nas mídias sociais. Entretanto, muitos ainda preferem ter os "livros de cabeceira" para dirimir dúvidas, auxiliar nos casos mais difíceis ou mais incomuns. Para cada período distinto da nossa formação, temos necessidades e preferências.

Atualmente, pouco existe para auxiliar os recém-formados que farão os concorridos concursos para a Residência Médica e estágios para Especialização. Em razão dessa demanda, a *Série Concursos Médicos*, idealizada e coordenada pelo Professor Irineu Massaia, vem suprir essa lacuna. A escolha da Professora Sylvia Cruz para coordenar o volume sobre Cirurgia foi excelente, considerando sua capacidade de trabalho, seriedade e compromisso com o ensino e a pesquisa.

Com capítulos bem elaborados, as várias especialidades cirúrgicas comparecem aqui com suas doenças mais frequentes. A construção dos capítulos seguiu um rígido protocolo para que tivessem homogeneidade. Assim, a abordagem clara e simples tornou a leitura muito prazerosa. A ideia de incluir algoritmos de diagnóstico e tratamento e as questões no final de cada capítulo, com intuito de fixar o conhecimento adquirido, também foi muito acertada.

O volume de *Cirurgia* desta Série foi escrito por professores, instrutores, ex-alunos e ex-residentes da Faculdade de Ciências Médicas e do Hospital Central da Santa Casa de São Paulo, o primeiro Hospital-Escola de São Paulo e berço de muitos dos mais completos médicos do país.

Por fim, não poderia deixar de agradecer o convite para apresentar esta obra que acredito ser de grande importância, pela forma como está composta para os acadêmicos de Medicina e médicos mais jovens, além de oportunidade de reciclagem para os mais experientes.

Sidney Roberto Nadal

Livre-Docente em Cirurgia Geral pela Faculdade de Ciências Médicas da Santa Casa de São Paulo. Supervisor da Equipe Técnica de Proctologia do Instituto de Infectologia Emílio Ribas. Atual membro da Comissão Científica da Sociedade Brasileira de Coloproctologia e Mestre do Capítulo de São Paulo do Colégio Brasileiro de Cirurgiões (biênio 2016-2017).

Iconografia do volume

 IMPORTANTE — Este ícone representa uma informação de destaque no texto, em geral são questões relevantes sobre o assunto que você estiver lendo e para as quais deve estar mais atento.

 PARA SABER MAIS — A presença deste ícone informa que você está recebendo uma recomendação de informação extratextual, que, muitas vezes, virá acompanhada de um *link* com endereços para que encontre mais conteúdo relevante aos seus estudos.

 ALERTA — Este ícone foi utilizado no livro como indicação de perigo, risco ou contraindicações, e serve como guia de situações que necessitam que você esteja muito alerta.

 INDICAÇÃO — Este ícone aparecerá sempre o autor lhe der uma informação sobre exames indicados em determinada situações, posologia de medicamentos ou opções terapêuticas.

 LEMBRAR — O objetivo deste ícone é reforçar algum conceito que estiver sendo apresentado no texto ou oferecer dicas e macetes que você não pode esquecer.

 TÉCNICA CIRÚRGICA — A descrição e as etapas de determinadas técnicas e procedimentos cirúrgicos serão sinalizadas por este ícone.

Sumário

SEÇÃO I – PRÉ-OPERATÓRIO, INTRAOPERATÓRIO E ANESTESIA, 1

Capítulo 1 **Avaliação pré-operatória e manejo perioperatório, 3**
Raimundo Raffaelli Filho, Karina Moraes Kiso e Adriell Ramalho Santana

Avaliação inicial, 4

Anamnese e exame físico, 4

Ponderação da solicitação dos exames complementares, 5

Avaliação da funcionalidade, 7

Avaliação dos riscos, 8

  Risco cardiovascular, 9

  Risco de tromboembolismo venoso, 10

  Risco hepático, 14

  Risco renal, 16

Recomendações gerais e específicas, 16

  Betabloqueadores, 16

  Estatinas, 16

  Anticoagulante, 17

  Antiagregante plaquetário, 17

  Controle glicêmico, 18

  Usuário de corticosteroide crônico, 20

  Psicotrópicos, 20

  Contraceptivos orais, reposição hormonal, modulador seletivo do receptor de estrogênio, 20

  Hipotireoidismo e hipertireoidismo, 20

  Tansulosina, 21

  Transfusão de hemoderivados, 21

Capítulo 2 **Anestesia e analgesia pós-operatória, 23**
Mauro Prado da Silva, Lígia Andrade da Silva Telles Mathias e Alexandre Simmonds de Almeida

Avaliação pré-anestésica, 24

  Revisão do procedimento cirúrgico a ser realizado e a sua indicação, 24

  Antecedentes pessoais e familiares, 25

  Exame físico, 26

  Exames complementares, 27

  Classificação da American Society of Anesthesologits para o estado físico do paciente, 29

  Jejum para a cirurgia, 30

  Medicação pré-anestésica, 31

Técnica anestésica, 31

    Sedação, 32

    Anestesia geral, 33

    Anestesia locorregional, 36

Analgesia pós-operatória, 38

Capítulo 3   Uso de laparoscopia, 41

Caroline Petersen da Costa Ferreira e Maurício Alves Ribeiro

Laparoscopia e laparotomia, 42

Complicações da laparoscopia, 44

    Complicações relacionadas à inserção da agulha de pneumoperitônio e trocartes, 44

    Complicações relacionadas à produção do pneumoperitônio, 44

    Complicações relacionados aos instrumentos da videocirurgia, 45

Capítulo 4   Preparo do doente cirúrgico, 47

Eduardo Rullo Maranhão Dias e Maurício Alves Ribeiro

Avaliação pré-operatória, 48

Paciente com cirrose, 50

Capítulo 5   Técnica cirúrgica, 53

Pedro Henrique de Freitas Amaral e Maurício Alves Ribeiro

Ambiente cirúrgico, 54

    Assepsia e antissepsia em cirurgia, 54

    Potencial de contaminação das cirurgias, 55

Procedimentos básicos, 56

    Diérese, 56

    Hemostasia, 56

    Síntese, 56

Capítulo 6   Uso de antibióticos em cirurgia: antibioticoterapia e antibioticoprofilaxia 63

Adriana Weinfeld Massaia

Antibioticoprofilaxia, 64

Antibioticoterapia, 65

    Infecção de sítio cirúrgico, 66

Capítulo 7   Assepsia e antissepsia, 73

Adriana Weinfeld Massaia

Assepsia, antissepsia e infecções relacionadas à assistência à saúde, 74

Assepsia e antissepsia da pele, 75

    Mãos, 76

SEÇÃO II – URGÊNCIAS EM CIRURGIA GERAL, 83

Capítulo 8 **Resposta endócrino-metabólica ao trauma, 85**
Henrique Cunha Mateus, Damila Fantozzi Giorgetti e Caroline Petersen da Costa Ferreira

Quadro clínico e diagnóstico, 86

Resposta metabólica ao trauma, 87

Resposta imunológica ao trauma, 88

Resposta hormonal ao trauma, 90

Capítulo 9 **Choque – causas e tratamento, 95**
Henrique Cunha Mateus, Damila Fantozzi Giorgetti e Caroline Petersen da Costa Ferreira

Quadro clínico, 95

Diagnóstico, 96

Capítulo 10 **Atendimento inicial ao politraumatizado 1, 101**
Bruno de Lucia Hernani e Guilherme Mendes Gava

Avaliação primária, 102

Via aérea com proteção da coluna cervical, 102

Respiração e ventilação, 103

Circulação com controle da hemorragia, 104

Incapacidade – estado neurológico, 105

Exposição com controle do ambiente, 105

Capítulo 11 **Atendimento inicial ao politraumatizado 2, 109**
Bruno de Lucia Hernani e Guilherme Mendes Gava

Reavaliação, 110

Monitorização eletrocardiográfica, 110

Sonda urinária, 110

Sonda gástrica, 110

Monitorização de parâmetros fisiológicos, 110

Radiografias, 111

Procedimentos diagnósticos, 111

Avaliação secundária, 111

História clínica, 111

Exame físico, 113

Medidas auxiliares secundárias, 113

Transferência para instituição mais capacitada, 113

Capítulo 12 **Trauma abdominal, 115**
Henrique Cunha Mateus, Damila Fantozzi Giorgetti e Caroline Petersen da Costa Ferreira

Quadro clínico e diagnóstico, 115

Capítulo 13 **Hemorragia digestiva alta, 123**
Silvia Soldá

Quadro clínico e diagnóstico, 124

Hemorragia digestiva alta por hipertensão portal, 124

Gastrite aguda hemorrágica, 125

Hemobilia, 126

Capítulo 14   **Hemorragia digestiva baixa, 131**
Silvia Soldá

Etiologia, 132

    Doença diverticular, 132

    Angiodisplasias, 133

    Neoplasias, 133

    Doenças inflamatórias, 134

    Causas vasculares, 134

    Hemorroidas, 134

    Divertículo de Meckel, 134

    Colite por radiação, 134

Quadro clínico, 135

Diagnóstico, 135

Capítulo 15   **Apendicite aguda, 139**
Silvia Soldá

Anatomia, 140

Fisiopatologia, 140

Quadro clínico, 141

Diagnóstico, 141

Capítulo 16   **Emergências em urologia, 149**
Deusdedit Cortez Vieira da Silva Neto, José Vetorazzo Filho e Roni de Carvalho Fernandes

Emergências não traumáticas, 149

    Escroto agudo, 149

    Torção de testículo, 150

    Torção de apêndice testicular, 151

    Orquiepididimite, 151

    Priapismo, 151

Emergências traumáticas, 153

    Trauma renal, 153

    Trauma ureteral, 155

    Trauma de bexiga, 156

    Trauma escrotal, 157

Capítulo 17   **Trauma cervical, 161**
Marianne Yumi Nakai e Antonio A. T. Bertelli

Quadro clínico e diagnóstico, 161

Capítulo 18   **Trauma torácico, 169**
Franklin José Pompa, Roberto Saad Junior e Márcio Botter

Pneumotórax hipertensivo, 170

    Quadro clínico e diagnóstico, 170

    Tratamento, 170

Pneumotórax aberto, 171

    Quadro clínico e diagnóstico, 171

    Tratamento, 171

Torax instável, contusão pulmonar e fraturas da parede torácica, 171

Quadro clínico e diagnóstico, 171

Tratamento, 172

Hemotórax, 172

Quadro clínico e diagnóstico, 172

Tratamento, 172

Complicações no sistema circulatório no trauma, 173

Tamponamento cardíaco, 173

Contusão miocárdica, 173

Trauma aórtico, 174

Outros traumas torácicos, 175

Trauma diafragmático, 175

Rupturas do esôfago, 175

Lesões da árvore traqueobrônquica, 176

Toracotomia de reanimação, 176

Capítulo 19 **Traumatismo cranioencefálico, 179**
Guilherme Brasileiro de Aguiar, Eduardo Urbano da Silva e José Carlos Esteves Veiga

Quadro clínico e avaliação neurológica inicial, 180

Diagnóstico, 181

Classificação, 182

Capítulo 20 **Trauma vascular, 191**
Gustavo Teles

Quadro clínico, 192

Diagnóstico, 193

SEÇÃO III – CIRURGIA GERAL, 199

Capítulo 21 **Hipertensão portal, 201**
Fábio Arnoni Gonçalves Pinto e Maurício Alves Ribeiro

Quadro clínico, 202

Diagnóstico e rastreamento, 202

Capítulo 22 **Hérnia inguinal e parede abdominal, 207**
Luciano Tastaldi e Luca Giovanni Antonio Pivetta

Classificação e localização, 208

Hérnias ventrais primárias, 209

Linha média, 209

Hérnia da linha semilunar, 211

Hérnias da região inguinocrural, 213

Quadro clínico e diagnóstico, 214

Tratamento, 217

Capítulo 23 **Hérnia de hiato e doença do refluxo gastroesofágico, 221**
Ruy França de Almeida

Quadro clínico, 222

Diagnóstico, 223

Capítulo 24 Obesidade mórbida, 227
Wilson Rodrigues de Freitas Junior e Elias Jirjoss Ilias

Quadro clínico e diagnóstico, 227

Capítulo 25 Doenças orificiais, 235
Sylvia Heloisa Arantes Cruz

Hemorroidas, 235

Quadro clínico e diagnóstico, 236

Tratamento e prevenção, 237

Fissuras anais, 237

Quadro clínico e diagnóstico, 237

Tratamento e prevenção, 238

Abscessos anais e fístulas, 238

Quadro clínico, 239

Diagnóstico e tratamento, 239

Cistos pilonidais sacrococcígeos, 240

Quadro clínico e tratamento, 240

Doenças sexualmente transmissíveis, 241

Capítulo 26 Doença diverticular colônica, 243
Fernanda Bellotti Formiga, Paulo de Azeredo Passos Candelária e Fang Chia Bin

Quadro clínico, 244

Diagnóstico, 246

Capítulo 27 Litíase vesicular, 253
Fernando Torres Vasques

Quadro clínico, 254

Diagnóstico, 255

Capítulo 28 Pancreatite aguda, 263
Aline Celeghini Rosa Vicente e Tercio de Campos

Quadro clínico e diagnóstico, 264

Gravidade da doença, 264

Capítulo 29 Acessos venosos, 273
Fernando Pinho Esteves

Anatomia venosa para implante, 274

Materiais e unidades de medida, 274

Acesso periférico, 274

Cateter central de inserção periférica, 275

Punção intraóssea, 275

Acesso central, 276

Uso da ultrassonografia, 277

Capítulo 30 **Afecções arteriais, 279**
Gustavo Teles
Quadro clínico, 280
Oclusões arteriais crônicas, 280
Oclusões arteriais agudas, 280
Aneurisma de aorta abdominal infrarrenal, 281
Diagnóstico, 281
Doença arterial obstrutiva crônica, 281
Oclusões arteriais agudas, 283
Aneurisma de aorta abdominal, 284

Capítulo 31 **Afecções venosas – insuficiência venosa crônica e trombose venosa profunda, 289**
Fernando Pinho Esteves
Insuficiência venosa crônica, 290
Quadro clínico, 290
Diagnóstico, 291
Tratamento, 294
Trombose venosa profunda, 294
Quadro clínico, 294
Diagnóstico, 295
Tratamento, 296

Capítulo 32 **Insuficiência coronariana, 299**
Felipe Machado Silva
Indicações, 299
Estratégias relacionadas à cirurgia de revascularização miocárdica, 301
Revascularização do miocárdio com e sem circulação extracorpórea, 301
Escolha dos enxertos, 302

Capítulo 33 **Aneurisma e dissecção de aorta, 305**
Felipe Machado Silva
Quadro clínico, 306
Aneurisma de aorta, 306
Síndrome aórtica aguda, 306
Diagnóstico, 306
Aneurisma de aorta, 306
Síndrome aórtica aguda, 307
Tratamento cirúrgico, 308
Aneurisma de aorta, 308
Síndrome aórtica aguda, 309

Capítulo 34 **Valvopatias, 317**
Felipe Machado Silva
Quadro clínico e diagnóstico, 318
Valva aórtica, 318
Válvula mitral, 319

Capítulo 35 Derrame e empiema pleural, 325
Bianca Ribeiro Rodrigues, Vicente Dorgan Neto e Márcio Botter

Derrame pleural, 326
    Quadro clínico, 326
    Diagnóstico, 326
    Tratamento, 328
Empiema pleural, 329
    Quadro clínico, 329
    Diagnóstico, 329
    Tratamento, 330

Capítulo 36 Afecções da tireoide, 333
William Kikuchi e Antonio A. T. Bertelli

Quadro clínico, 334
Diagnóstico, 335

Capítulo 37 Cicatrização de feridas, 343
Murillo Fraga

Fases da cicatrização, 344
    Fase inflamatória, 344
    Fase proliferativa, 345
    Fase de maturação, 346
Tipos de cicatrização, 347
Cicatrização de feridas de espessura parcial, 348
Fatores que influenciam a cicatrização, 349

Capítulo 38 Queimaduras, 351
Luiz Antonio Demario

Classificação, 352
    Quanto à profundidade, 352
Cálculo de extensão, 354
    Regra da superfície palmar, 354
    Regra dos noves (Wallace), 354
    Esquema de Lund-Browder, 355
Gravidade das lesões, 355

SEÇÃO IV – CIRURGIA ONCOLÓGICA, 361

Capítulo 39 Tumores hepáticos e via biliar, 363
Maurício Alves Ribeiro

Quadro clínico, 364
    Tumores primários benignos, 364
    Tumores primários malignos, 365
    Tumores malignos secundários (metástases), 365
Diagnóstico, 366
    Tumores benignos primários, 367
    Tumores malignos primários, 368
    Tumores malignos secundários (metástases), 369

Tratamento, 369

Tumores benignos primários, 369

Tumores malignos primários, 369

Tumores malignos secundários (metástases), 370

Capítulo 40 — Câncer de esôfago e estômago, 373
Elias Jirjoss Ilias e Wilson Rodrigues de Freitas Junior

Quadro clínico, 374

Diagnóstico, 374

Capítulo 41 — Tumores malignos do colo, reto e ânus, 379
Sylvia Heloisa Arantes Cruz

Quadro clínico e diagnóstico, 379

Rastreamento e classificação de neoplasias colorretais, 379

Avaliação pré-operatória, 380

Neoplasias anais, 381

Capítulo 42 — Neoplasias periampulares, 389
Fernando Torres Vasques e Fernanda Cavalcanti Cabral

Quadro clínico, 390

Câncer de cabeça do pâncreas, 390

Carcinoma da ampola de Vater, 390

Colangiocarcinoma distal, 391

Carcinoma periampular de duodeno, 391

Diagnóstico e estadiamento, 391

Câncer de cabeça do pâncreas, 391

Capítulo 43 — Câncer de pulmão, 397
Guilherme Carvalho e Márcio Botter

Quadro clínico, 398

Diagnóstico, 400

Capítulo 44 — Neoplasias urológicas, 405
Deusdedit Cortez Vieira da Silva Neto, José Vetorazzo Filho e Roni de Carvalho Fernandes

Câncer de rim, 406

Quadro clínico e diagnóstico, 406

Tratamento, 406

Carcinoma urotelial do trato urinário superior, 407

Quadro clínico e diagnóstico, 407

Tratamento, 407

Câncer de bexiga, 407

Quadro clínico e diagnóstico, 407

Câncer de pênis, 408

Quadro clínico e diagnóstico, 408

Tratamento, 409

Câncer de testículo, 409

Quadro clínico e diagnóstico, 409

Tratamento, 410

Câncer de próstata, 410

    Quadro clínico e diagnóstico, 410

    Tratamento, 412

Capítulo 45 — Neoplasias de boca e laringe, 415

Marcelo Benedito Menezes e Antonio A. T. Bertelli

Câncer da boca, 416

    Patologia, 416

    Diagnóstico, 417

    Estadiamento, 418

    Tratamento e prevenção, 419

    Fatores prognósticos, 422

Câncer da laringe, 422

    Epidemiologia e etiologia, 422

    Patologia, 423

    Diagnóstico, 423

    Estadiamento, 424

    Tratamento e prevenção, 425

    Fatores prognósticos, 427

Capítulo 46 — Neoplasias de sistema nervoso central, 429

Eduardo Urbano da Silva, João Luiz Vitorino Araujo, Aline Lariessy Campos Paiva e José Carlos Esteves Veiga

Metástase encefálica, 430

    Quadro clínico e diagnóstico, 430

    Tratamento, 430

Neoplasias primárias do sistema nervoso central, 431

    Quadro clínico e diagnóstico, 431

Meningiomas, 433

    Quadro clínico e tratamento, 433

Doenças hereditárias e neoplasias comprometendo o sistema nervoso central, 434

Índice remissivo, 437

SEÇÃO I

PRÉ-OPERATÓRIO, INTRAOPERATÓRIO E ANESTESIA

Avaliação pré-operatória e manejo perioperatório

Raimundo Raffaelli Filho, Karina Moraes Kiso e Adriell Ramalho Santana

Objetivos

- ✓ Apresentar os princípios e o racional da avaliação pré-operatória, sobretudo da avaliação do risco cardiovascular, no intuito de diminuir riscos e intercorrências durante o perioperatório.
- ✓ Descrever os métodos e os procedimentos da avaliação pré-operatória.
- ✓ Abordar escores e diretrizes mais utilizados na estratificação de riscos e no estabelecimento de condutas durante o perioperatório.

Introdução

Os objetivos da avaliação clínica pré-operatória são: quantificar o risco de complicações perioperatórias ao detectar doenças e fatores de risco que podem aumentar o risco cirúrgico; propor estratégias para redução de riscos; compensação clínica pré-operatória. Para tanto, são utilizados variáveis clínicas e suporte de exames complementares para estimar os riscos de complicações cardíacas e não cardíacas.

Em todo o mundo, a cirurgia não cardíaca está associada à taxa de complicação média de 7 a 11% e à taxa de mortalidade de 0,8 a 1,5%. Até 42% destas são causadas por complicações cardíacas. No Brasil, além da demanda reprimida para diversas cirurgias, observa-se a dificuldade de pacientes e cirurgiões para diminuir o tempo de agendamento das cirurgias eletivas exigidas por descompensações das doenças de base, retalhamento das avaliações pré-operatórias por diversas especialidades médicas e abordagem pouco padronizada de avaliação do risco cirúrgico.

Avaliação inicial

A avaliação racional pré-operatória deve considerar primeiramente a gravidade do paciente e a indicação cirúrgica no momento. Veja algumas definições imprescindíveis para o entendimento do manejo perioperatório:

- **Procedimento de emergência** – aquele em que a vida ou a perda de um membro está ameaçada caso o paciente não seja submetido à cirurgia dentro de 6 horas.
- **Procedimento de urgência** – aquele em que a vida ou a perda de um membro está ameaçada caso o paciente não seja submetido à cirurgia entre 6 e 24 horas.
- **Procedimento eletivo** – poderá ser realizado em até 1 ano.

As etapas da avaliação pré-operatória são:

Etapa 1 – anamnese, exame físico e formulação das hipóteses diagnósticas;

Etapa 2 – ponderação da solicitação dos exames complementares;

Etapa 3 – avaliação da funcionalidade;

Etapa 4 – avaliação dos riscos;

Etapa 5 – recomendações gerais e específicas.

> O ideal é que o paciente seja avaliado pelo menos 4 semanas antes do procedimento cirúrgico, porém, em casos de urgência e emergência, você deve ponderar os riscos e benefícios do procedimento em razão das possíveis complicações.

> A anamnese cuidadosa e o exame físico rigoroso constituem a principal etapa da avaliação pré-operatória cujo objetivo é detectar a presença de doenças crônicas potenciais responsáveis por descompensação após estresse cirúrgico.

Anamnese e exame físico

Na anamnese, é importante verificar:

- Medicamentos em uso e potencial interferência na cirurgia.
- Uso de próteses e marca-passo.
- Alergias a medicamentos, contrastes, alimentos, látex, esparadrapo etc.
- Uso (se possível, com a data da última vez) de tabaco, álcool, substâncias ilícitas.
- Antecedentes cirúrgicos; complicações.
- História familiar de complicações cirúrgicas (hipertermia maligna).
- Repercussões locais e sistêmicas do problema.
- Presença de comorbidades estabelecendo seu impacto funcional.
- Se o paciente tiver diabetes melito (DM): glicemia e/ou hemoglobina glicada (HbA1c) recente.

No exame físico, é preciso considerar as possíveis descompensações das doenças de bases:

- **Geral** – avaliar o estado nutricional (aplicar escalas de avaliação), pesar e medir altura, aferir pregas subcutâneas e circunferência de panturrilhas, anemia (descoramento de mucosas), desidratação.

- **Cardiovascular** – sinais e sintomas de insuficiência cardíaca (IC), investigação exaustiva sobre angina, identificar arritmias, avaliar níveis pressóricos, avaliar possíveis estenoses e insuficiências valvares. A hipertensão arterial estágio 3 (pressão arterial sistólica [PAS] ≥ 180 mmHg e pressão arterial diastólica [PAD] ≥ 110 mmHg) deve ser controlada antes da cirurgia.

- **Respiratória** – identificar sinais e sintomas de pneumopatia descompensada como sibilos, estertores, saturação de oxigênio.

- **Hepática** – identificar sinais e sintomas de hepatopatia crônica (icterícia, ascite, circulação colateral).

- **Renal** – checar diurese do paciente.

- **Psiquismo** – checar cognição.

Ponderação da solicitação dos exames complementares

A solicitação de exames complementares pré-operatórios deve ser racional. Não há evidências de que a respectiva solicitação indiscriminada esteja relacionada à redução ou predição de complicações perioperatórias.

Os Quadros de 1.1 a 1.6 resumem o grau de recomendação e o nível de evidência para a solicitação de exames complementares pré-operatórios.

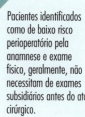

Pacientes identificados como de baixo risco perioperatório pela anamnese e exame físico, geralmente, não necessitam de exames subsidiários antes do ato cirúrgico.

QUADRO 1.1 ■ Eletrocardiografia

Recomendação	Classe	Nível de evidência
Pacientes com história e/ou com anormalidades ao exame físico sugestivas de doença cardiovascular	I	C
Paciente considerado de alto risco para doença cardiovascular	I	C
Paciente com episódio recente de dor torácica isquêmica	I	C
Pacientes com DM	I	C
Pacientes obesos	IIa	C
Pacientes com idade superior a 40 anos	IIa	C
Rotina em indivíduos assintomáticos	III	C

DM, diabetes melito.

QUADRO 1.2 ■ Radiografia de tórax

Recomendação	Classe	Nível de evidência
Pacientes com história e/ou com anormalidades ao exame físico sugestivas de doença cardiorrespiratória	I	C
Pacientes com idade superior a 40 anos	IIa	C
Rotina em indivíduos assintomáticos	III	C

QUADRO 1.3 ■ Hemograma completo

Recomendação	Classe	Nível de evidência
História de anemia ou outras doenças hematológicas ou doenças hepáticas	I	C
Suspeita clínica de anemia	I	C
Presença de doenças crônicas associadas à anemia	I	C
Intervenções de médio e grande porte, com previsão de sangramento e necessidade de transfusão	I	C
Pacientes com idade superior a 40 anos	IIa	C
Rotina em indivíduos assintomáticos	III	C

QUADRO 1.4 ■ Testes da coagulação

Recomendação	Classe	Nível de evidência
Pacientes em uso de anticoagulação	I	C
Pacientes com doença hepática	I	C
Pacientes com história de sangramento anormal	I	C
Intervenções de médio e grande porte	I	C
Rotina em indivíduos assintomáticos	III	C

QUADRO 1.5 ■ Creatinina sérica

Recomendação	Classe	Nível de evidência
Portadores de doença renal, DM, hipertensão arterial, insuficiência hepática, IC	I	C
Intervenções de médio e grande porte	I	C
Pacientes com idade superior a 40 anos	IIa	C
Rotina em indivíduos assintomáticos	III	C

DM, diabetes melito; IC, insuficiência cardíaca.

QUADRO 1.6 ■ Ecocardiografia

Recomendação	Classe	Nível de evidência
Suspeita de valvulopatia com manifestações clínicas importantes	I	B
Insuficiência cardíaca	IIa	C
Cirurgias de alto risco	IIb	B
Pré-operatório de transplante hepático	I	B
Pré-operatório de cirurgia bariátrica	IIb	C
Obesidade mórbida	IIb	C
Rotina em indivíduos assintomáticos	III	C

Avaliação da funcionalidade

Os *guidelines* de avaliação pré-operatória cardiovascular do American College of Cardiology/American Heart Association (ACC/AHA) não recomendam testes adicionais para paciente com boa capacidade para o exercício (≥ 4 equivalentes metabólicos de tarefa [MET]).

O Duke Activity Status Index (DASI) é um questionário validado para avaliação da capacidade funcional, utilizado principalmente para avaliar pacientes com doenças cardiovasculares. A Tabela 1.1 apresenta o instrumento em português. As respostas positivas são somadas e a pontuação varia de 0 a 58,2. A capacidade funcional estimada é maior quanto maior for a pontuação no DASI.

Todos os pacientes devem ser questionados sobre a capacidade para o exercício na avaliação pré-operatória. O estado funcional é um importante determinante do risco cirúrgico. Pacientes com boa tolerância ao exercício geralmente têm baixo risco.

TABELA 1.1 ■ Versão final brasileira do DASI

Você consegue	Peso (MET)	Sim	Não
1. Cuidar de si mesmo, isto é, comer, vestir-se, tomar banho ou ir ao banheiro?	2,75		
2. Andar em ambientes fechados, como em sua casa?	1,75		
3. Andar um quarteirão ou dois em terreno plano?	2,75		
4. Subir um lance de escadas ou subir um morro?	5,50		
5. Correr uma distância curta?	8		
6. Fazer tarefas domésticas leves como tirar o pó ou lavar a louça?	2,70		
7. Fazer tarefas domésticas moderadas como passar o aspirador de pó, varrer o chão ou carregar as compras de supermercado?	3,50		
8. Fazer tarefas domésticas pesadas como esfregar o chão com as mãos usando uma escova ou deslocar móveis pesados do lugar?	8		
9. Fazer trabalhos de jardinagem como recolher folhas, capinar ou usar um cortador elétrico de grama?	4,50		
10. Ter relações sexuais?	5,25		
11. Participar de atividades recreativas moderadas como vôlei, boliche, dança, tênis em dupla, andar de bicicleta ou fazer hidroginástica?	6		
12. Participar de esportes extenuantes como natação, tênis individual, futebol, basquetebol ou corrida?	7,50		
Pontuação total:			

MET, equivalentes metabólicos de tarefa.

Fonte: Duke Activity Status Index – Versão brasileira Coutinho-Myrrha, MA, et al.

Avaliação dos riscos

O sistema de classificação da American Society of Anesthesiologists (ASA) é um escore simples e efetivo para estratificar o risco de morbidade e mortalidade de pacientes submetidos à anestesia e cirurgia. Os pacientes são divididos de acordo com suas comorbidades e impedimentos funcionais relacionados a elas nas atividades da vida diária. Riscos inerentes a cada procedimento não são previstos no escore da ASA. O Quadro 1.7 apresenta o sistema de classificação da ASA e exemplos de cada classe.

QUADRO 1.7 ■ Classificação ASA

Classificação ASA	Exemplos
ASA I: ausência de alterações sistêmicas (funcionais, bioquímicas e psiquiátricas). Indivíduo saudável, abaixo dos 70 anos. Mortalidade perioperatória[a] 0,06-0,08%	Paciente sem comorbidades, não tabagista, não etilista ou com mínimo consumo de álcool
ASA II: alteração sistêmica leve, sem limitação funcional ou > 70 anos. Mortalidade perioperatória[a] 0,27-0,47%	Pacientes tabagistas, etilistas sociais, gestantes, obesos com IMC entre 30 e 39,9 kg/m², com hipertensão arterial controlada, DM controlado, doença pulmonar leve
ASA III: alteração sistêmica grave, com limitação funcional definida. Mortalidade perioperatória[a] 1,8-4,4%	Pacientes com uma ou mais comorbidades moderadas ou graves, como DM, hipertensão ou DPOC descompensados, obesidade grave com IMC ≥ 40 kg/m², hepatite, dependência ou abuso de álcool, marca-passo implantado, redução moderada da fração de ejeção do VE, DRC terminal em diálise regular, antecedente > 3 meses de infarto do miocárdio, AVE, ataque isquêmico transitório ou doença coronariana com intervenção coronariana percutânea
ASA IV: alteração sistêmica grave, com insuficiência funcional instalada. Doença sistêmica incapacitante, que é ameaça constante à vida. Mortalidade perioperatória[a] 7,8-23,5%	Pacientes com SCA, disfunção valvar grave, redução grave da fração de ejeção do VE, sepse, CIVD, SDRA, DRC terminal sem diálise regular, antecedente recente (< 3 meses) de infarto do miocárdio, AVC, ataque isquêmico transitório ou doença coronariana com intervenção coronariana percutânea
ASA V: doente moribundo. Estima-se que não deve sobreviver 24 h com ou sem a cirurgia. Mortalidade perioperatória[a] 9,4-51,0%	Pacientes com aneurisma torácico ou abdominal roto, politraumatismo grave, HIC com efeito de massa, isquemia mesentérica com disfunção de múltiplos órgãos e sistemas
ASA VI: doador de órgãos, com morte cerebral declarada	
ASA E: necessidade de cirurgia de emergência	A letra "E" é adicionada a qualquer uma das classificações anteriores para pacientes submetidos a procedimentos de emergência

[a]Mortalidade perioperatória: mortalidade dentro das 48 horas pós-operatórias.

IMC, índice de massa corporal; DRC, doença renal crônica; SCA, síndrome coronariana aguda; AVC, acidente vascular cerebral; HIC, hemorragia intracraniana; DPOC, doença pulmonar obstrutiva crônica; DM, diabetes melito; ASA, American Society of Anesthesiologists; CIVD, coagulação instravascular disseminada; SDRA, síndrome do desconforto respiratório agudo; VE, ventrículo esquerdo.

Risco cardiovascular

Diferentes cirurgias não cardíacas estão associadas a diferentes riscos de complicações cardiovasculares perioperatórias.

As cirurgias de baixo risco, geralmente, envolvem pequena perda de fluidos (< 500 mL) ou estresse. Cirurgias plásticas ou oculares, quase sempre, apresentam muito baixo risco de complicações cardiovasculares perioperatórias.

O número grande de diferentes procedimentos dificulta a avaliação do risco cardiovascular de cada procedimento. O Índice de risco cardíaco revisado (RCRI, do inglês Revised Cardiac Risk Index) é uma ferramenta simples e validada para a predição de complicações cardiovasculares graves (infarto agudo do miocárdio [IAM], edema pulmonar, fibrilação ventricular ou parada cardíaca e bloqueio atrioventricular total [BAVT]) até a alta hospitalar ou em 30 dias. É composto de seis fatores de risco, sendo um baseado no tipo de procedimento cirúrgico (Quad. 1.8). Pacientes com zero ou um fator preditor têm baixo risco de evento cardiovascular perioperatório grave. Pacientes com dois ou mais fatores preditores possuem risco aumentado de evento cardiovascular grave.

As cirurgias para doença vascular periférica estão entre as de maior risco perioperatório cardiovascular.

Duas novas ferramentas criadas pelo American College of Surgeons, o American College of Surgeons NSQIP MICA e o American College of Surgeons NSQIP Surgical Risk Calculator estão disponíveis em:

http://www.surgicalriskcalculator.com/miorcardiacarrest

e

http://www.riskcalculator.facs.org.

QUADRO 1.8 ■ Índice de risco cardíaco revisado

Fatores de risco independentes para complicações cardiovasculares graves (infarto do miocárdio, edema pulmonar, fibrilação ventricular, parada cardíaca e BAVT)
■ Cirurgia de alto risco (cirurgia vascular suprainguinal ou procedimentos intratorácicos ou intraperitoneais abertos)
■ História de doença isquêmica cardíaca (antecedente de infarto do miocárdio ou teste de esforço alterado, dor torácica anginosa atual, uso de nitrato, ECG com ondas Q patológicas. Não devemos considerar revascularização miocárdica prévia a não ser que os outros fatores estejam presentes)
■ História de IC
■ História de doença cerebrovascular
■ DM em uso de insulina
■ Creatinina pré-operatória > 2 mg/dL

BAVT, bloqueio atrioventricular total; ECG, eletrocardiograma; DM, diabetes melito; IC, insuficiência cardíaca.

Pacientes cirúrgicos com fatores de risco para doença arterial coronariana (DAC) ou com DAC conhecida devem sem avaliados quanto à urgência da cirurgia.

Se o caso for de cirurgia urgente ou eletiva, é necessário determinar se o paciente possui SCA: se sim, deve-se encaminhá-lo para avaliação cardiológica e tratamento de acordo com protocolos para SCA.

Pacientes com fatores de risco para DAC estável devem ter o risco de evento cardiovascular grave estimado com escore clínico-cirúrgico, como o

Para cirurgia de emergência em pacientes com fatores de risco ou com DAC, você deve determinar fatores de risco clínicos que possam influenciar o manejo perioperatório e proceder à cirurgia com monitorização apropriada e manejo de acordo com a avaliação clínica.

RCRI. Por exemplo, um paciente submetido a uma cirurgia de muito baixo risco de complicações cardíacas perioperatórias, como cirurgia oftalmológica, mesmo com múltiplos fatores de risco para DAC pode apresentar risco baixo de eventos cardiovasculares graves, enquanto um paciente que será submetido a um procedimento vascular com poucos fatores de risco para DAC pode apresentar um risco alto de complicações cardiovasculares.

Se o paciente é de baixo risco para complicações cardiovasculares (< 1%), testes adicionais não são necessários e pode-se proceder à cirurgia. Se ele é de alto risco para eventos cardiovasculares graves perioperatórios, é preciso determinar a capacidade funcional. Se a capacidade funcional for moderada, boa ou excelente (≥ 4 MET), procede-se à cirurgia sem testes adicionais. Se ela for baixa (< 4) ou desconhecida, é necessário ponderar com a equipe de avaliação pré-operatória e o paciente se testes adicionais terão impacto na tomada de decisão ou no cuidado perioperatório, como a escolha de realizar a cirurgia proposta ou realizar revascularização miocárdica ou intervenção coronariana percutânea. Se sim, o teste de estresse farmacológico é apropriado.

Para pacientes com capacidade funcional desconhecida, o teste ergométrico pode ser uma escolha possível. Se os testes não invasivos para isquemia estiverem alterados, você deve cogitar a angiocoronariografia e a reperfusão coronariana de acordo com os resultados. É possível proceder à cirurgia segundo protocolos específicos ou ainda considerar tratamentos alternativos, como radioterapia ou paliação.

Se os testes não invasivos para isquemia estiverem normais, procede-se à cirurgia de acordo com protocolos específicos. Se testes adicionais não terão impacto na tomada de decisão ou no manejo, procede-se à cirurgia conforme protocolos específicos ou considera-se tratamentos alternativos ou cuidados paliativos. A Figura 1.1 resume as recomendações e o grau de recomendação para avaliação cardíaca perioperatória da ACC/AHA 2014.

Risco de tromboembolismo venoso

O **tromboembolismo venoso (TEV)**, também chamado de trombose venosa profunda e embolia pulmonar, é condição prevalente em pacientes cirúrgicos associada ao aumento da morbidade e mortalidade nessa população. Cerca de 92% dos pacientes submetidos à cirurgia de grande porte encontram-se sob risco de TEV, no entanto, apenas 62% recebem profilaxia.

O escore de Caprini (Quad. 1.9) estima o risco de TEV pontuando a presença de diversos fatores de risco. O escore de Caprini não foi validado em pacientes de cirurgias ginecológicas, mas essa população é suficientemente similar a outros pacientes submetidos a procedimentos abdominopélvicos, o que permite a generalização do escore.

A alta incidência de TEV no pós-operatório e a disponibilidade de métodos efetivos para sua prevenção nos levam a considerar sua profilaxia no manejo perioperatório de todos os pacientes cirúrgicos.

O American College of Chest estabelece que os pacientes cirúrgicos sejam estratificados quanto ao risco de TEV e apresenta as recomendações profiláticas para cada faixa de risco.

Avaliação pré-operatória e manejo perioperatório

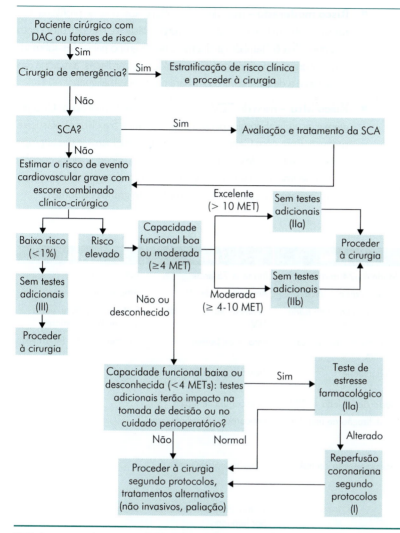

FIGURA 1.1 ■ Algoritmo para avaliação cardíaca perioperatória da ACC/AHA 2014.

DAC, doença arterial coronariana; SCA, síndrome coronariana aguda; MET, equivalentes metabólicos de tarefa.

Os pacientes são estratificados em:

- **Risco muito baixo** – risco de TEV < 0,5% na ausência de profilaxia. Cirurgia geral (de trato gastrintestinal, urológica, vascular, de mama e de tireoide) com Caprini = 0 e cirurgia plástica e reconstrutora com Caprini = 0 a 2. Está incluída nesse grupo a maioria dos pacientes com cirurgia eletiva.

- **Risco baixo** – risco de TEV~1,5% na ausência de profilaxia. Cirurgia geral com Caprini = 1 a 2 e cirurgia plástica e reconstrutora com Caprini = 3 a 4. Também estão incluídos nesse grupo pacientes submetidos à cirurgia de coluna vertebral para doenças não malignas.

- **Risco moderado** – risco de TEV~3% na ausência de profilaxia. Cirurgia geral com Caprini = 3 a 4 e cirurgia plástica e reconstrutora com Caprini = 5 a 6. Também incluem-se nesse grupo pacientes submetidos a cirurgias ginecológicas não oncológicas, cardíacas, a maioria das torácicas e a de coluna vertebral para patologias malignas.

- **Risco alto** – risco de TEV~6% na ausência de profilaxia. Cirurgia geral e cirurgia abdominopélvica com Caprini ≥ 5 e cirurgia plástica e reconstrutora com Caprini = 7 a 8. Também incluem-se nesse grupo pacientes submetidos a cirurgias bariátricas, ginecológicas oncológicas, pneumectomia, craniotomia, de traumatismo craniencefálico, de traumatismo raquimedular e cirurgias em grandes traumas.

QUADRO 1.9 ■ Escore de Caprini

1 ponto	2 pontos	3 pontos	5 pontos
Idade 41-60 anos	Idade 61-74 anos	Idade ≥ 75 anos	AVC (< 1 mês)
Cirurgia de pequeno porte	Cirurgia artroscópica	Antecedente de TEV	Artroplastia eletiva
IMC > 25 kg/m²	Cirurgia de grande porte aberta > 45 min	Antecedente familiar de TEV	Fratura de quadril, pelve ou membros inferiores
Edema de membros inferiores	Cirurgia laparoscópica > 45 min	Fator V de Leiden	Trauma medular (< 1 mês)
Varizes de membros inferiores	Malignidade	Protrombina 20210A	
Gravidez ou puerpério	Restrição no leito > 72 h	Anticoagulante lúpico	
Abortamento espontâneo recorrente ou sem causa aparente	Imobilização de membro	Anticorpo anticardiolipina	
Uso de contraceptivos orais ou terapia de reposição hormonal	Acesso venoso central	Hiper-homocisteinemia	
Sepse (< 1 mês)		Trombocitopenia induzida por heparina	
Doença pulmonar importante (< 1 mês), inclusive pneumonia		Outras trombofilias congênitas ou adquiridas	
Alteração da função pulmonar			
IAM			
Insuficiência cardíaca congestiva (< 1 mês)			
História de doença inflamatória intestinal			
Paciente clínico restrito ao leito			

AVC, acidente vascular cerebral; IAM, infarto agudo do miocárdio; TEV, tromboembolismo venoso; IMC, índice de massa corporal.

Pacientes que serão submetidos à cirurgia geral, gastrintestinal, urológica, bariátrica, vascular, plástica ou reconstrutora com muito baixo risco para TEV não necessitam de profilaxia farmacológica (1B) ou mecânica (2C) e recomenda-se apenas deambulação precoce.

As recomendações para profilaxia de TEV encontram-se no Quadro 1.10.

A estratificação do risco de TEV é o primeiro passo para a decisão de profilaxia dessa condição em pacientes cirúrgicos.

QUADRO 1.10 ■ Profilaxia de TEV: cirurgias não ortopédicas

	Cirurgias gerais e pélvicas abdominais					
	Muito baixo risco	**Baixo risco**	**Risco moderado**		**Alto risco**	
			Baixo risco sangramento	Alto risco sangramento	Baixo risco sangramento	Alto risco sangramento
Opções de profilaxia	Deambulação precoce	Profilaxia mecânica	HNF ou HBPM ou CPI	CPI	HNF ou HBPM + CPI	CPI até controle do risco de sangramento, após iniciar HNF ou HBPM
Duração	Durante toda a internação	Durante toda a internação	Durante toda a internação	Durante toda a internação	Durante toda a internação	Durante toda a internação

Observações específicas

- Para pacientes submetidos à cirurgia abdominal ou pélvica oncológica sem risco de sangramento grave, recomenda-se profilaxia farmacológica estendida (4 semanas) com HBPM (1B).
- Não está indicado o uso de filtro de veia cava para profilaxia primária de TEV (2C). Se houver contraindicação ao uso de HNF ou HBPM e o paciente tiver baixo risco de sangramento, o ácido acetilsalicílico (2C), a fondaparina (2C) ou a profilaxia mecânica para TEV (2C) são utilizados.
- Para pacientes submetidos à craniotomia, a opção para profilaxia para TEV é CPI, porém, se alto risco de TEV (p. ex., craniotomia por doença neoplásica), sugere-se profilaxia medicamentosa, após hemostasia adequada e risco de sangramento diminuído.

CPI, compressão pneumática intermitente; HNF, heparina não fracionada; HBPM, heparina de baixo peso molecular; TEV, tromboembolismo venoso.

Define-se sangramento grave como:

1) sangramento fatal e/ou sangramento sintomático, que ocorre em regiões ou órgãos críticos como intracraniano, espinhal, intraocular, retroperitoneal, pericárdio, em articulação não operada, intramuscular com síndrome compartimental;

2) sangramento fora do sítio cirúrgico causando queda de hemoglobina ≥ 2 g/dL ou levando a transfusão de dois ou mais concentrados de hemácias em 24 a 48 horas do sangramento;

3) sangramento do sítio cirúrgico levando à segunda intervenção (aberta, artroscópica ou endovascular) ou hemartrose que interfira na

reabilitação ou atrase a mobilização ou cicatrização, resultando em prolongamento da internação ou infecção de ferida operatória;

4) sangramento do sítio cirúrgico inesperado ou prolongado que cause instabilidade hemodinâmica, levando à queda de hemoglobina ≥ 2 g/dL ou levando à transfusão de dois ou mais concentrados de hemácias em 24 horas do sangramento.

Profilaxia para tromboembolismo venoso em cirurgias ortopédicas

Em pacientes ortopédicos submetidos à artroplastia total do quadril (ATQ) ou artroplastia total de joelho (ATJ), recomenda-se profilaxia com HBPM, HNF, fondaparina, apixabana, dabigatrana, rivaroxabana, varfarina com ajuste de dose ou ácido acetilsalicílico (todos 1B) ou dispositivo de CPI (1C) por no mínimo 10 a 14 dias. Para pacientes submetidos à cirurgia de fratura de quadril (CFQ), é recomendada profilaxia com HBPM, fondaparina, HNF, varfarina com dose ajustada ou ácido acetilsalicílico (todos 1B) ou CPI (1C). Para pacientes submetidos à ATQ, ATJ ou CFQ, recomenda-se ainda estender a profilaxia ambulatorialmente por 35 dias em vez de apenas 10 a 14 dias (2B).

Pacientes submetidos à ATQ, ATJ ou CFQ, independentemente do uso concomitante de CPI ou da duração do tratamento, devem receber preferencialmente profilaxia com HBPM em comparação com outros fármacos, como fondaparina, apixabana, dabigatrana, rivaroxabana, HNF (todos 2B), varfarina em dose ajustada ou ácido acetilsalicílico (ambos 2C). Nestes, recomenda-se o uso concomitante de CPI associado à profilaxia farmacológica durante a internação (2C).

Pacientes submetidos à ATQ, ATJ ou CFQ com risco aumentado de sangramento devem receber CPI ou nenhuma profilaxia *versus* o uso de profilaxia farmacológica. São fatores de risco para sangramento em pacientes ortopédicos: TEV prévia razão de probabilidade (OR) 3,4-26,9, doença cardiovascular (OR 1,4-5,1), índice de comorbidade de Charlson ≥ 3 (OR 1,45-2,6), idade (OR 1,1 para cada 5 anos acima de 40 anos), idade ≥ 85 anos (OR 2,1), varizes de membros inferiores (OR 3,6) e deambulação até o 2º pós-operatório (OR 0,7).

Não recomendamos filtro de veia cava inferior (VCI) para profilaxia primária de TEV em pacientes submetidos à ATQ, ATJ ou CFQ com risco aumentado de sangramento ou contraindicações para profilaxia mecânica ou farmacológica (2C). Em pacientes submetidos à artroscopia de joelho sem história prévia de TEV, não recomendamos profilaxia (2B).

Risco hepático

A estratificação do risco de morbidade e mortalidade em pacientes com diagnóstico ou suspeita de hepatopatia deve ser realizada com o *model for end-stage liver disease* (MELD) e a classificação de Child-Turcotte-Pugh (CTP) (Tab. 1.2).

O MELD é calculado segundo a fórmula:

$$MELD = 3,78[\log_e \text{bilirrubina sérica (mg/dL)}] + 11,2[\log_e \text{INR}] + 9,57[\log_e \text{creatinina sérica (mg/dL)}] + 6,43.$$

TABELA 1.2 ■ Classificação de CTP

Item	Pontuação
Bilirrubina (mg/dL)	
< 2	1
2-3	2
> 3	3
Albumina (g/dL)	
> 3,5	1
2,8-3,5	2
< 2,8	3
Ascite	
Nenhuma	1
Facilmente controlada (discreta)	2
Mal controlada (acentuada)	3
Encefalopatia	
Nenhuma	1
Leve (1-2)	2
Avançada (3-4)	3
Prolongamento do TP (segundos) acima do controle / INR	
< 4/< 1,7	1
4-6/1,7-2,3	2
> 6/> 2,3	3

TP, tempo de protrombina; INR, razão normalizada internacional; CTP, Child-Turcotte-Pugh.

A Tabela 1.3 apresenta os dados para interpretação da classificação de CTP.

TABELA 1.3 ■ Interpretação da classificação de CTP

Pontos	Classe	Sobrevida em 1 ano (%)	Sobrevida em 2 anos (%)
5 - 6	A	100	85
7 - 9	B	81	57
10 - 15	C	45	35

É recomendado que cirurgias eletivas ou pouco urgentes não sejam realizadas em pacientes com hepatite aguda ou fulminante, CTP classe C,

MELD escore > 15, coagulopatia grave e com manifestações extra-hepáticas graves da doença hepática (injúria renal aguda, cardiomiopatia ou síndrome hepatopulmonar), grau de recomendação I, nível de evidência B.

Pacientes com cirrose CTP classe A ou MELD <10 e aqueles com doença hepática sem cirrose geralmente toleram bem a cirurgia.

A cirurgia é possível em pacientes com cirrose CTP classe B ou MELD entre 10 e 15, desde que realizados preparo correto e otimização clínica perioperatória, exceto em pacientes submetidos à ressecção hepática extensa ou cirurgia cardíaca.

A injúria renal aguda no perioperatório está associada à maior morbidade, mortalidade e tempo de internação em pacientes cirúrgicos.

Risco renal

São fatores de risco independentes para lesão renal aguda no perioperatório: idade ≥ 56 anos; sexo masculino; IC; ascite; hipertensão arterial; cirurgia de emergência; cirurgia intraperitoneal; DM em uso de hipoglicemiantes orais ou insulinoterapia; e doença renal prévia com creatinina sérica > 1,2 mg/dL.

Veja as estratégias protetoras renais que devem ser instituídas para pacientes com risco moderado e alto de injúria renal aguda no perioperatório (quatro ou mais fatores de risco para insuficiência renal aguda [IRA]): evitar o uso de medicamentos nefrotóxicos como aminoglicosídeos, anfotericina B, contraste radiológico, inibidores da enzima conversora da angiotensina (ECA) e anti-inflamatórios não hormonais assim como a correção de doses para a função renal; manter hidratação adequada, evitando a desidratação e o balanço hídrico positivo; e evitar hipotensão.

Recomendações gerais e específicas

Betabloqueadores

Pacientes com evidência de isquemia miocárdica devem receber betabloqueadores para redução de eventos cardiovasculares perioperatórios (1B); ao passo que aqueles que já recebem betabloqueadores devem manter seu uso perioperatório (1B); e nos pacientes com três ou mais fatores de risco do RCRI (DM, IC, DAC ou AVC), deve-se cogitar o início de betabloqueadores no pré-operatório (2B).

Os betabloqueadores devem ser iniciados o mais precocemente possível e mantidos por 30 dias no pós-operatório, com doses tituladas para evitar bradicardia ou hipotensão, objetivando frequência cardíaca de 55 a 65 bpm que, como a pressão arterial, deve ser monitorada em todo perioperatório.

Estatinas

Pacientes que serão submetidos a cirurgias vasculares devem receber estatinas para prevenção de eventos cardiovasculares (1A), assim como pacientes sabidamente coronariopatas (1C); e pacientes em uso crônico de estatinas devem mantê-las no perioperatório (1B).

Anticoagulante

Em pacientes sob uso de varfarina que requerem a suspensão da medicação no pré-operatório (alto risco de sangramento), esta precisa ser suspensa 5 dias antes do procedimento cirúrgico (1C) e reiniciada 12 a 24 horas após a cirurgia ou quando atingida hemostasia adequada (2C).

Aqueles pacientes com prótese valvar mecânica, fibrilação atrial ou TEV com alto risco de tromboembolismo em uso de varfarina devem receber anticoagulação de transição com HNF ou HBPM (2C). Esta não é indicada em pacientes com prótese valvar mecânica, fibrilação atrial ou TEV com baixo risco de tromboembolismo (2C). Já em procedimentos de baixo porte, sugerimos a manutenção da varfarina e a otimização da hemostasia local (2C).

Aos pacientes recebendo anticoagulação de transição com HNF intravenosa, recomendamos a suspensão da anticoagulação 4 a 6 horas antes do procedimento (2C). A pacientes recebendo anticoagulação de transição com HBPM em dose terapêutica, sugerimos que a última dose seja administrada 24 horas antes do procedimento em vez de 12 horas (2C). Nos pacientes com cirurgia de alto risco de sangramento, recomendamos reiniciar a administração de HBPM 48 a 72 horas após a cirurgia (2C).

Antiagregante plaquetário

Pacientes recebendo ácido acetilsalicílico para prevenção secundária de doença cardiovascular que serão submetidos a procedimento de baixo porte e baixo risco de sangramento devem manter a medicação no perioperatório em vez de a suspender 7 a 10 dias antes do procedimento (2C).

É sugerida também a manutenção do medicamento, em vez de o suspender 7 a 10 dias antes do procedimento (2C), aos pacientes com risco alto de eventos cardiovasculares recebendo ácido acetilsalicílico que serão submetidos a cirurgias não cardíacas. Em pacientes com risco de hemorragia grave e alto risco de evento cardiovascular perioperatório, você deve ponderar se a possível prevenção de eventos cardiovasculares supera o aumento do risco de sangramento (1B).

Em pacientes de baixo risco para eventos cardiovasculares recebendo essa medicação que serão submetidos a cirurgias não cardíacas, sugerimos suspender o uso 7 a 10 dias antes do procedimento (2C).

É recomendado manter o uso no perioperatório (2C) em pacientes recebendo ácido acetilsalicílico que serão submetidos à cirurgia de revascularização miocárdica.

Quanto aos pacientes que serão submetidos à cirurgia de revascularização miocárdica em uso de dupla antiagregação plaquetária, sugerimos a manutenção do ácido acetilsalicílico e a suspensão do clopidogrel/prasugrel 5 dias antes do procedimento (2C).

A pacientes com *stent* coronariano recebendo dupla antiagregação, recomenda-se adiar a cirurgia até 6 semanas após a intervenção coronariana percutânea com *stent* convencional e 6 meses com *stent* farmacológico. Se a cirurgia é necessária nesse período, é recomendada a manutenção da dupla antiagregação, exceto se o aumento do risco de sangramento superar os benefícios na prevenção de trombose do *stent*.

Controle glicêmico

A hiperglicemia encontra-se associada a alguns desfechos desfavoráveis, como infecção, maior tempo de internação hospitalar, morbidade e mortalidade.

O controle glicêmico em pacientes com DM é imprescindível no manejo perioperatório.

No manejo ambulatorial de pacientes com DM, você deve solicitar glicemia de jejum e hemoglobina glicada (1C). A glicemia de jejum deve ser mantida entre 90 e 130 mg/dL e a HbA1c < 7% (1A).

Idosos, portadores de IC e gestantes devem ter a meta individualizada (1C). Não há evidência que fundamente o adiamento de cirurgia eletiva com base no valor da glicemia de jejum e hemoglobina glicada, no entanto, para pacientes com HbA1c > 9,0 é prudente melhor controle glicêmico antes do procedimento cirúrgico.

A metformina deve ser suspensa 24 a 48 horas antes do procedimento (1C). Sulfonilureias, tiazolidinedionas e glinidas podem ser suspensas no dia do procedimento (1C).

No caso de uso de insulina, veja as formas de manejo no Quadro 1.11.

QUADRO 1.11 ■ Uso de insulina

Horário da cirurgia	Manejo
1° horário (manhã)	Manter *bed time* e administrar 2/3 NPH pela manhã
Final da manhã	Manter *bed time* e administrar 1/2 NPH pela manhã
Tarde	Manter *bed time* e administrar 1/3 NPH pela manhã

Suspender insulinas regulares pré-prandiais fixas e manter esquema escalonado em jejum. Solicitar glicemia capilar antes das refeições e ao dormir (22 h).

A meta é manter a glicemia de jejum entre 100 e 140 mg/dL, glicemia pós-prandial (2 h) até 180 mg/dL e hemoglobina glicada < 7%. Não há evidência suficiente que fundamente o adiamento de cirurgia eletiva com base no valor da glicemia de jejum e hemoglobina glicada, entretanto, HbA1c >

9% (média de glicemia de > 212 mg/dL), sendo razoável ajustar o controle antes da cirurgia.

Sugestão de esquema escalado, sob vigência de jejum:

- 141 a 180 mg/dL = 01 UI;
- 181 a 200 mg/dL = 02 UI;
- 201 a 250 mg/dL = 03 UI;
- 251 a 300 mg/dL = 04 UI;
- 301 a 350 mg/dL = 06 UI;
- 351 a 400 mg/dL = 08 UI;
- acima de 401 mg/dL = considerar o uso de insulina endovenosa em bomba ou adiar a cirurgia eletiva até melhor controle.

Hipoglicemia

Se glicemia abaixo de 100 mg/dL, instalar aporte de glicose em 5 a 10 g/hora (p. ex., 100 mL/h de soro glicosado (SG) a 5%); se glicemia abaixo de 70 mg/dL, administrar bolo de 60 mL glicose hipertônica a 25% intravenosa, instalar aporte de glicose em 5 a 10 g/hora (preferir 10 g/h), repetir glicose 25% a cada 15 minutos até que a glicemia fique acima de 80 mg/dL.

A II Diretriz de Avaliação Perioperatória da Sociedade Brasileira de Cardiologia sugere o seguinte esquema escalonado, sob vigência de jejum:

> No dia da cirurgia, pacientes com DM devem ser operados preferencialmente no primeiro horário. A glicemia capilar deve ser realizada a cada 6 horas em pacientes usuários de hipoglicemiantes orais e a cada 4 horas em usuários de insulina.

- 141 a 180 mg/dL = 01 UI;
- 181 a 200 mg/dL = 02 UI;
- 201 a 250 mg/dL = 03 UI;
- 251 a 300 mg/dL = 04 UI;
- 301 a 350 mg/dL = 06 UI;
- 351 a 400 mg/dL = 08 UI;
- acima de 401 mg/dL = considerar o uso de insulina endovenosa em bomba ou adiar a cirurgia eletiva até melhor controle.

Se glicemia abaixo de 100 mg/dL, instalar aporte de glicose em 5 a 10 g/hora (p. ex., 100 mL/h de SG a 5%); se a glicemia estiver abaixo de 70 mg/dL, administrar bolo de 60 mL de glicose hipertônica a 25% intravenosa, instalar aporte de glicose em 5 a 10 g/h (preferir 10 g/h), repetir glicemia capilar a cada 15 minutos até que a glicemia fique acima de 80 mg/dL.

Os pacientes em uso crônico de corticosteroides (> 7,5 mg de prednisona ou equivalente por mais de 30 dias ou acima de 20 mg por mais de 2 semanas) devem ter a terapia ajustada conforme estresse cirúrgico estimado.

Usuário de corticosteroide crônico

As recomendações para manejo da corticosteroideterapia encontram-se no Quadro 1.12.

QUADRO 1.12 ■ Manejo do uso de corticosteroides no perioperatório

Tipo de estresse cirúrgico	Recomendações
Leve	Dobrar ou triplicar a dose do corticosteroide nos pacientes com insuficiência suprarrenal estabelecida ou usuário crônico.
	Se paciente em jejum, hidrocortisona 50 mg EV intraoperatório + 25 mg hidrocortisona a cada 12 h, reduzindo para dose habitual em 24 h ou assim que cessado o estresse.
Moderado	Hidrocortisona 25 mg a cada 8 h na manhã da cirurgia, reduzindo 50% da dose/dia até dose habitual.
Elevado	Hidrocortisona 50 mg a cada 6 h na manhã da cirurgia, reduzindo 50% da dose/dia até dose habitual.

Os diuréticos devem ser suspensos na manhã da cirurgia.

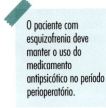

O paciente com esquizofrenia deve manter o uso do medicamento antipsicótico no período perioperatório.

Psicotrópicos

Entre os psicotrópicos, é possível manter o inibidor seletivo da receptação da serotonina, mas, em caso de cirurgia no sistema nervoso central (SNC), ele deve ser suspenso semanas antes da cirurgia. Já os antidepressivos na depressão crônica não devem ser descontinuados. Quanto aos antidepressivos tricíclicos, os pacientes cronicamente tratados deverão ser submetidos à avaliação cardíaca prévia.

Os inibidores da enzima monoaminaoxidase (MAO) irreversíveis devem ser descontinuados pelo menos 2 semanas antes da anestesia e substituídos por inibidores reversíveis da MAO. O lítio deve ser interrompido 72 horas antes da cirurgia e reiniciado quando o paciente apresentar eletrólitos na faixa da normalidade, estiver hemodinamicamente estável e conseguir comer e beber.

Contraceptivos orais, reposição hormonal, modulador seletivo do receptor de estrogênio

Devem ser suspensos 3 semanas antes da cirurgia em pacientes com alto risco de TEV perioperatório.

Hipotireoidismo e hipertireoidismo

Em pacientes nestas condições, você deve manter a reposição tireoidiana e o agente antitireoidiano e adiar a cirurgia até que a função tireoidiana esteja normalizada.

Tansulosina

Devemos interromper a medicação 1 ou 2 semanas antes da cirurgia de catarata (risco de síndrome da íris hipotônica).

Transfusão de hemoderivados

Quanto a este recurso, é preciso considerar o concentrado de hemácias e o de plaquetas. O primeiro, em pacientes com risco de sobrecarga de volume, a velocidade de infusão deve ser de 1 mL/kg/h; a maioria dos pacientes pode receber uma unidade de concentrado de hemácias a cada 1 a 2 horas, se a hemoglobina for menor ou igual a 7 g/dL, assintomáticos e sem doença cardíaca isquêmica de base; na presença de insuficiência coronariana, recomendamos manter hemoglobina entre 9 e 10g/dL. Já o concentrado de plaquetas está indicado para neurocirurgia ou cirurgia oftalmológica se plaquetas < 100.000; para outras cirurgias, se plaquetas < 50.000.

▬ Atividades

1) Qual o papel da anamnese e do exame físico na avaliação pré-operatória?
    a) A anamnese e o exame físico são demorados e cansativos para o paciente e não apresentam resultados importantes para o pré-operatório.
    b) A anamnese e o exame físico são opcionais a depender da condição do paciente.
    c) A anamnese cuidadosa e o exame físico rigoroso constituem a principal etapa da avaliação pré-operatória para detectar doenças crônicas potenciais responsáveis por descompensação após estresse cirúrgico.
    d) São importantes apenas na primeira cirurgia e seu objetivo é detectar a presença de doenças crônicas potenciais responsáveis por descompensação após estresse cirúrgico.

Gabarito: c

▬ Leituras sugeridas

Fleisher LA, Fleischmann KE, Auerbach AD, et al. 2014 ACC/AHA guideline on perioperative cardiovascular evaluation and management of patients undergoing non-cardiac surgery: a report of the American College of Cardiology/American Heart Association Task Force on practice *guidelines*. J Am Coll Cardiol. 2014;64:e77-e137.

Feitosa ACR, Marques AC, Caramelli B, Ayub B, Polanczyk CA, Jardim C, et al. II Diretriz de Avaliação Perioperatória da Sociedade Brasileira de Cardiologia 2011. Arq Bras Cardiol. 2011;96(3 supl.1):1-68.

Kristensen SD, Knuuti J, Saraste A, Anker S, Bøtker HE, Hert SD, et al. 2014 ESC/ESA guidelines on non-cardiac surgery: cardiovascular assessment and management: The Joint Task Force on non-cardiac surgery: cardiovascular assessment and management of the European Society of Cardiology (ESC) and the European Society of Anaesthesiology (ESA). Eur Heart J. 2014;35:2383-431.

Falck-Ytter Y, Francis CW, Johanson NA, Curley C, Dahl OE, Schulman S, et al. Prevention of VTE in orthopedic surgery patients: antithrombotic therapy and prevention of thrombosis. 9th ed. American College of Chest Physicians Evidence-Based Clinical Practice Guidelines. Chest. 2012;141(2 suppl):e278S-e325S.

Gould MK, Garcia DA, Wren SM, Karanicolas PJ, Arcelus JI, Heit JA, et al. Prevention of VTE in non-orthopedic surgical patients: antithrombotic therapy and prevention of thrombosis. 9th ed. American College of Chest Physicians Evidence-Based Clinical Practice Guidelines. Chest. 2012;141(2):e227S-e277S.

Anestesia e analgesia pós-operatória

Mauro Prado da Silva, Lígia Andrade da Silva Telles Mathias e Alexandre Simmonds de Almeida

Q Objetivos

✓ Descrever os fundamentos de uma avaliação pré-anestésica.

✓ Explicar os fundamentos das principais técnicas anestésicas e os princípios da analgesia pós-operatória.

✓ Apresentar os principais fármacos utilizados em anestesia, em especial aqueles mais disponíveis em nosso meio.

Introdução

A anestesiologia como especialidade médica no Brasil remonta ao início da década de 1950, com os principais programas de residência médica já em plena atividade na década de 1970. O aumento da complexidade da especialidade foi impulsionado pelo desenvolvimento tecnológico de fármacos, bombas de infusão, agulhas para bloqueios nervosos, ultrassom – para bloqueios nervosos, punções venosas e arteriais sob visão direta –, monitores das mais variadas funções fisiológicas cada vez menos invasivos e com informação disponível em tempo real, dispositivos para o acesso e manutenção das vias aéreas em diferentes cenários clínicos e da estação de trabalho de anestesia. Esse desenvolvimento, além de melhorar a qualidade e a segurança da anestesia em indivíduos saudáveis, permite procedimentos cirúrgicos em pacientes cujo estado físico deteriorado outrora impediria.

Avaliação pré-anestésica

Fundamental para a realização de uma anestesia, tem como objetivos principais obter informações para determinar o estado físico do paciente (conforme classificação do estado físico proposta pela American Society of Anesthesiologists [ASA]), avaliar a história clínica (p. ex., doenças associadas ou operações anteriores), solicitar exames laboratoriais ou de imagem conforme a necessidade, solicitação de consultas com outras especialidades médicas, indicação de medicação pré-anestésica e orientação do paciente quanto aos procedimentos necessários antes da operação (p. ex., jejum; abstinência de tabaco, de álcool e de drogas ilícitas; e, conforme a necessidade, retirada de fármacos de uso regular antes da cirurgia) e orientações referentes à logística de um procedimento cirúrgico.

> Uma avaliação pré-anestésica pode ajudar a reduzir a ansiedade dos pacientes e a identificar sintomas de ansiedade e depressão que podem requerer avaliação psiquiátrica e introdução de terapia farmacológica.

É consenso entre os especialistas que o melhor momento para a avaliação pré-anestésica é, via ambulatorial, o mais próximo possível da realização do procedimento operatório, sobretudo para pacientes que apresentem comorbidades importantes e também para aqueles que temem o próprio procedimento anestésico. Embora a via ambulatorial seja aquela que apresente melhores resultados por ter mais tempo para se realizar avaliações que se fizerem necessárias, a grande maioria dos pacientes – algo em torno de 80% – de um hospital geral é classificada em estados físicos ASA I e II, o que permite segurança na realização da avaliação pré-anestésica em ambiente hospitalar no dia anterior ou, até mesmo, no mesmo dia em que será realizada a operação, contanto que já possua alguns exames mínimos conforme a idade e as doenças controladas. A avaliação pré-anestésica realizada no centro cirúrgico deve ser reservada a pacientes que serão submetidos a procedimentos de emergência.

> Recomenda-se que, após a indicação cirúrgica de caráter eletivo, todos os pacientes sejam encaminhados para avaliação pré-anestésica de caráter ambulatorial.

A avaliação pré-anestésica segue o mesmo procedimento de uma anamnese clínica, com pequenas variações devidas ao contexto pré-operatório de mais interesse do anestesiologista. Para isso, além de obter informações sobre o estado físico, antecedentes, as interações medicamentosas, os hábitos, a capacidade de realizar exercícios e o estudo anatômico do paciente para planejar acessos venosos, locais de punção para a realização de bloqueios nervosos e a avaliação das vias aéreas para identificar possíveis alterações que dificultem o seu manejo. Ela pode ser dividida didaticamente, conforme os itens a seguir.

Revisão do procedimento cirúrgico a ser realizado e a sua indicação

A revisão dos diversos sistemas, conforme o clássico inventário sobre os diversos aparelhos, em que serão apontadas as condições mais frequentes e/ou de interesse do anestesiologista:

- **Cabeça, ouvidos, olhos e garganta** – glaucoma, condições dentárias e implantes.

- **Sistema cardiovascular** – tolerância ao exercício, angina, dispneia aos esforços, hipertensão arterial sistêmica (HAS), afecções vasculares periféricas, aneurisma, sopro cardíaco, taquicardia etc.

- **Pulmões** – tabagismo, doença pulmonar obstrutiva crônica (DPOC), tosse, sibilos, asma etc.

- **Gastrintestinal** – refluxo gastresofágico, gastrite, úlceras gástricas, obstrução intestinal etc.

- **Hepático** – doenças hepáticas, uso de álcool, icterícia, colúria etc.

- **Endócrino** – diabetes, doenças tireoidianas, dislipidemia etc.

- **Renal** – insuficiência renal crônica, diálise, infecção urinária etc.

- **Geniturinário** – hiperplasia prostática benigna (HPB), hematúria etc.

- **Musculoesquelético** – artrite reumatoide, doença neuromuscular etc.

- **Neurológico** – neuropatias, derrame encefálico, convulsões etc.

- **Psiquiátrico** – alteração bipolar do humor, abuso de substâncias, depressão de difícil tratamento etc.

- **Hematológico** – sangramentos gengivais, hipermenorreia, hemartrose, hematomas e petéquias.

- **Outros** – doenças da pele, dor crônica etc.

Antecedentes pessoais e familiares

Os antessentes pessoais e familiares que devem ser checados são:

- Doenças em tratamento.

- Medicações em uso, dosagem e indicações.

- Alergias ou reações cutâneas com caracterização da apresentação clínica dos sintomas (alimentos, fármacos, fitas colantes, produtos de higiene pessoal e látex – substância extremamente antigênica com uma miríade de proteínas complexas em sua composição).

- Procedimentos cirúrgicos e anestésicos realizados e possíveis complicações.

- Complicações anestésicas em algum membro da família, principalmente casos de óbitos relacionados à anestesia, ou se houve algum caso na família de "febre" durante o procedimento anestésico-cirúrgico (sugestivo de hipertermia maligna).

- Hábitos: uso de tabaco passado ou atual com sua carga tabática (anos/maço), uso de álcool, uso de drogas ilícitas.

Exame físico

No exame físico você precisa checar os sinais vitais (pressão arterial [PA], frequência respiratória e temperatura) e, se possível, medir a saturação de oxigênio arterial com oxímetro de pulso. Deve, ainda, verificar sopros e presença de terceira bulha, no coração, e estertores crepitantes e subcrepitantes, ausência de ruídos, entre outros, no pulmão.

A avaliação neurológica inclui neuropatias periféricas, perda de força em membros e assimetrias. Já as vias aéreas, devem ser checadas quanto à abertura bucal, teste de Mallampati (Fig. 2.1 e Quad. 2.1), dentição, distância tireo-mento e movimentação cervical e preditores de ventilação difícil (sob máscara facial), como presença de barba, ausência de dentes, índice de massa corporal (IMC) > 26 kg/m^{-2}, idade > 55 anos, Mallampati II e IV, protusão mandibular limitada, história de apneia do sono e roncos.

Por fim, realizar avaliação dos locais de punção (em anestesia locorregional), como abcessos, tatuagens e processos inflamatórios locais. Não se realiza a punção para anestesia locorregional se essas condições estiverem presentes.

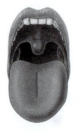
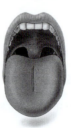
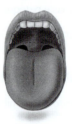
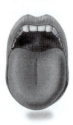

FIGURA 2.1 ■ Classificação das estruturas da faringe visíveis durante o teste de Mallampati.

QUADRO 2.1 ■ Correlação da classe do teste de Mallampati com as respectivas estruturas visualizadas

Classe	Estruturas visualizadas
I	Palato mole, fauces, úvula e pilares visíveis
II	Palato mole, fauces e úvula visíveis
II	Palato mole e base da úvula visíveis
IV	Palato mole parcialmente visível ou não visível

Exames complementares

As recomendações atuais são de que exames complementares pré-operatórios não devem ser solicitados de rotina, mas como guia para a otimização do paciente e, para isso, deve-se considerar os achados da história e exame clínico, além do tipo e porte cirúrgico. O Quadro 2.2 sistematiza algumas considerações quanto à solicitação de determinados exames na avaliação pré-anestésica.

QUADRO 2.2 ■ Considerações para a solicitação de exames na avaliação pré-anestésica

Exames	Considerações
Hemoglobina e hematócrito	Em pacientes com doença hepática, anemia, sangramentos, tipo e porte da cirurgia, idosos e recém-nascidos.
ECG	Em pacientes com fatores de risco para doença cardiovascular e, apesar de polêmico, recomenda-se em idosos.
Exames cardiológicos mais complexos	Literatura escassa quanto ao impacto da solicitação de: ecocardiografia (sem estresse, para avaliação morfológica), testes de estresse (provas indutoras de isquemia, como teste ergométrico, ecocardiografia com estresse de dobutamina ou cintilografia de perfusão miocárdica com tálio-dipiridamol), TC coronária etc. Se a anamnese sugere doença cardiológica, a indicação deve ser avaliada por um cardiologista.
Radiografia de tórax	Embora frequentemente solicitado em nosso meio, sobretudo em tabagistas; asmáticos; indivíduos com tosse crônica; DPOC; doença cardiológica; infecção respiratória recente, a literatura recente não recomenda a solicitação de rotina quando essas características estão presentes isoladamente.
Avaliação de função pulmonar e gasometrias arteriais	A critério do pneumologista.
Testes de coagulação	Se houver evidências clínicas de sangramento por alteração na coagulação (sangramento gengival frequente, hematomas, hemartose etc.), doença renal e hepática e conforme o porte e o tipo de cirurgia, p. ex., em implante de próteses de quadril e cirurgias cardiovasculares, nestas por causa da frequente necessidade de anticoagulação, para a viabilidade dos enxertos vasculares e circulação extracorpórea.
Eletrólitos, funções renal e hepática	Nas doenças endócrinas, renais, hepáticas e nas cirurgias de grande porte e em pacientes que utilizam diuréticos.
Urina tipo I	Em certos procedimentos urológicos e quando há infecção urinária.
Teste de gravidez	Em toda mulher em idade fértil, nos períodos do ciclo menstrual em que ela pode estar grávida.

ECG, eletrocardiograma; TC, tomografia computadorizada; DPOC, doença pulmonar obstrutiva crônica.

É consenso que os exames pré-anestésicos devem ter no máximo 6 meses em pacientes que apresentem quadro clínico estável nesse período, mas, em casos cuja doença necessite de acompanhamento frequente, os exames devem ser mais recentes e com os resultados liberados mais perto do dia da operação. As informações obtidas são de interesse especial para o anestesiologista e são as seguintes:

- **Religião** – em virtude de sua fé, grupos religiosos como as testemunhas de Jeová se recusam a receber transfusões de hemocomponentes.

- **Fitoterápicos** – usados geralmente sem prescrição médica e indicados por amigos e familiares. Você deve atentar para o fitoterápico utilizado, porque o potencial de interação de seu princípio ativo com os agentes anestésicos pode aumentar os efeitos depressores do sistema nervoso central (SNC) com a anestesia (p. ex., erva-de-são-joão); alguns fitoterápicos causam disfunção plaquetária e da coagulação (p. ex., alho, efedra, ginseng, gengibre e Ginkgo biloba); provocam crises hipertensivas se associados a antidepressivos tricíclicos e inibidores da monoaminoxidase, vasopressores e superficialização da anestesia.

- **Agentes antiplaquetários e anticoagulantes** – a preocupação com o uso desses agentes durante o período pré-operatório não se dá apenas pela maior possibilidade de sangramento cirúrgico, mas também pelo risco de hematoma espinhal ou peridural em virtude de bloqueios do neuroeixo.

- **Hipertermia maligna** – doença neuromuscular desencadeada por agentes anestésicos inalatórios (halotano, enflurano, sevoflurano, isoflurano e desflurano) e pelo bloqueador neuromuscular despolarizante succnilcolina. Afecção com alta mortalidade, caracterizada clinicamente por hipertermia, rigidez muscular, estado hipercatabólico, aumento da fração expirada de CO_2, acidose metabólica, que, além do tratamento de suporte direcionado nas repercussões do estado hipercatabólico, requer o uso de um bloqueador de canal de cálcio especificamente utilizado para a condição: o dantrolene sódico.

- **Alergia ao látex** – preocupa o anestesiologista e é frequente em trabalhadores dos serviços de saúde e em pacientes que foram submetidos a múltiplas intervenções cirúrgicas e/ou sondagens vesicais de repetição, como no caso de meningomielocele e espinha bífida. Os pacientes com alergia ao látex podem relatar alergia a alimentos, principalmente banana, abacate, kiwi, mamão papaia, manga, maracujá, pêssego, abacaxi, figo, melão, damasco, ameixa, uva, lichia, acerola, jujuba, tomate, batata, mandioca, espinafre, pimentão, castanha portuguesa e trigo sarraceno. Os sintomas de alergia ao látex podem ser variados e incluem reações imunológicas como dermatite de contato, urticária, sibilância, rinoconjuntivite, meningite eosinofílica e reações anafiláticas/anafilactoides, além de reações não imunológicas como dermatites irritativas nas áreas de contato. O tratamento do quadro agudo e grave (reação anafilactoide e anafilática) envolve a administração precoce de adrenalina endovenosa e a infusão de líquidos em grandes volumes. A profilaxia ao paciente que será submetido ao procedimento cirúrgico está no preparo de um ambiente livre de látex (*latex-free*), ou seja, todos os equipamentos e insumos que entram na sala de operação não podem de forma alguma ter componentes com látex.

- **Teste de Mallampati** – é realizado com o paciente sentado, o pescoço em posição neutra, a boca bem aberta, a língua em protusão e sem fonação. O examinador também deve estar sentado com os olhos na mesma altura dos olhos do paciente. As classes III e IV, como você pôde ver no Quadro 2.1 e na Figura 2.1, são consideradas de intubação difícil.

- **Distância esterno-mento** – paciente com o pescoço em extensão total, mede-se em centímetros a distância do bordo superior do osso esterno, ao nível da fúrcula esternal e a parte inferior do mento (Fig. 2.2). A distância igual ou menor do que 12,5 cm é considerada de intubação difícil.

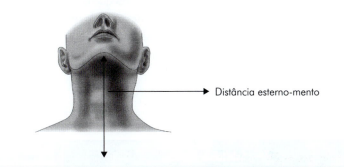

FIGURA 2.2 ■ Visualização da medida da distância esterno-mento.

Classificação da American Society of Anesthesologits para o estado físico do paciente

Publicada no início dos anos 1950, a classificação do estado físico proposta pela ASA apresenta como principal característica a facilidade de aplicação e é utilizada por anestesiologistas, cirurgiões e clínicos para facilitar também a comunicação entre eles. Tem como limitação a subjetividade do resultado e a consequente flutuação da avaliação entre diferentes profissionais; além de o mesmo paciente poder apresentar diferentes estados físicos em uma mesma internação. Ainda, como limitação, a classificação prediz muito mal o risco anestésico-cirúrgico, mesmo tendo sido concebida para delimitar o estado físico dos pacientes, é frequente que estes, familiares e outros cuidadores, inclusive a própria equipe de saúde, solicitem esta variável. Os critérios da classificação da ASA estão resumidos na Quadro 2.3.

QUADRO 2.3 ■ Classificação do estado físico do paciente pela American Society of Anesthesiologists

Classificação	Descrição
1	Indivíduo saudável
2	Doença sistêmica leve que não resulta em limitação funcional
3	Doença sistêmica grave que resulta em limitação funcional
4	Doença sistêmica grave que causa ameaça constante à vida
5	Paciente moribundo para o qual não há expectativa de vida sem a operação indicada
6	Paciente em morte encefálica
E	Essa letra é associada ao número da classificação da ASA para caracterizar o paciente que será submetido a uma operação de emergência

ASA, American Society of Anesthesiologists.

Jejum para a cirurgia

Em virtude do risco de regurgitação e consequente broncoaspiração do conteúdo gástrico com a indução da anestesia (síndrome de Mendelson) e os resultados potencialmente fatais dessa complicação, foi introduzido na década de 1950 o jejum dos pacientes que seriam operados. O Quadro 2.4 resume as orientações da ASA de 2011.

Você deve orientar o tempo de jejum conforme o último tipo de alimento ingerido e, na população pediátrica, ter especial atenção em razão de sua pouca reserva orgânica para suportar o jejum, sem sofrimento físico e emocional, no período que antecede o procedimento.

QUADRO 2.4 ■ Resumo das recomendações de jejum para a profilaxia de aspiração do conteúdo gástrico

Substância ingerida	Período mínimo de jejum (horas)
Líquidos claros (água, refrigerantes gaseificados, chá e café)	2
Leite materno	4
Fórmula infantil	6
Leite não humano	6
Refeição leve (torradas, pão, líquidos claros)	6
Refeição pesada (carne e comidas gordurosas)	8

Fonte: Practice guidelines for preoperative fasting and the use of pharmacologic agents to reduce the risk of pulmonary aspiration: application to healthy patients undergoing elective procedures. Anesthesiology. 2011;114:495-511.

Apesar do tempo adequado de jejum, algumas condições retardam o esvaziamento gástrico e causam risco de aspiração pulmonar nos pacientes, são elas: gravidez; obesidade; abdome agudo; insuficiência hepática; insuficiência renal; doença do refluxo gastresofágico; hérnia diafragmática; e estados de choque.

Como o jejum para o procedimento pode cursar com sede, fome, ansiedade e resistência à insulina no pós-operatório, certos autores têm recomendado a oferta de líquido claro rico em polissacarídeos 2 horas antes da anestesia e advogam que, inclusive, há melhora da resposta metabólica do paciente cirúrgico.

Medicação pré-anestésica

O principal objetivo deste recurso é reduzir a ansiedade, o consumo de anestésicos, a dor no pós-operatório e a produção de secreções nas vias aéreas, esta última em situações especiais como em pacientes com vias aéreas hiper-reativas ou que necessitem de instrumentação das vias aéreas sob anestesia tópica.

O fármaco mais utilizado e que apresenta melhor perfil para tanto é o benzodiazepínico midazolam. Em adultos, é utilizado na dose de 2,5 a 15 mg, via muscular; ou via oral (VO), de 5 a 15 mg. Em crianças, é geralmente indicado por VO, na dose de 0,25 a 0,75 mg/kg^{-1} (dose máxima de 20 mg); sublingual, na dose de 0,2 a 0,3 mg/kg^{-1} (dose máxima de 10 mg); nasal, na dose de 0,2 a 0,3 mg/kg^{-1}; ou retal, na dose de 0,3 a 0,5 mg/kg^{-1}. A via muscular é reservada aos casos em que as demais vias estejam indisponíveis ou em que a criança terá dificuldade para aceitá-las.

O Quadro 2.5 sistematiza os momentos de uma anestesia e sua descrição.

QUADRO 2.5 ▪ Momentos de uma anestesia

Momento	Características
Avaliação	Consiste na avaliação pré-anestésica, pode ser realizada via ambulatorial (o mais indicado), com o paciente no leito de internação ou na sala cirúrgica (emergência)
Indução	Tempo mais preocupante da anestesia, em que o paciente recebe a anestesia locorregional (em geral associada à sedação) ou geral (regularmente com instrumentação das vias aéreas), após monitorado
Manutenção	Em que o procedimento cirúrgico se inicia e a anestesia pode ser mantida por via inalatória, venosa, balanceada ou combinada
Despertar	Período em que são descontinuados os agentes anestésicos administrados continuamente e espera-se o despertar do paciente. Geralmente, os bloqueadores neuromusculares são revertidos nesse momento
Recuperação	Neste momento, o paciente é encaminhado à recuperação anestésica, onde são monitorizados: temperatura, FC, ECG, SpO$_2$, PA, nível de consciência, dor. Nesse momento, ele está em contato direto com a equipe de enfermagem e sob supervisão do anestesiologista

PA, pressão arterial; ECG, ecocardiograma; FC, frequência cardíaca.

Técnica anestésica

As técnicas anestésicas podem ser classificadas de forma didática em quatro tipos:

1) sedação;

2) anestesia geral;

3) anestesia locorregional (bloqueio de nervos periféricos, bloqueio de plexos, bloqueios de neuroeixo);

4) anestesia infiltrativa.

Os momentos da anestesia foram descritos no Quadro 2.5.

A medicação ideal para sedação durante os procedimentos deve proporcionar: efeito imediato; sedação somente enquanto durar o procedimento; recuperação rápida da consciência; sem período residual de desordens mentais ou psicomotoras; e baixa incidência de efeitos adversos.

Sedação

Proporcionar um regime adequado de sedação e analgesia influencia vários aspectos do procedimento, como a sua qualidade, o nível de cooperação do paciente e a satisfação com a técnica de sedação do médico que realiza determinado exame ou procedimento cirúrgico. O êxito na realização de um procedimento em caráter ambulatorial com mínimos riscos envolve a escolha correta de fármacos a serem usados para obtenção de sedação e analgesia.

O uso rotineiro de medicação de ação curta tem sido recomendado, sendo um meio de aumentar o conforto durante os procedimentos, resultando em menor duração destes e mais rápida recuperação da consciência. Utiliza-se a escala de Ramsay (Quad. 2.6) para titular os fármacos e atingir os objetivos clínicos para uma sedação confortável conforme as necessidades do paciente e o grau de desconforto gerado pelo procedimento. Além dos benzodiazepínicos e hipnóticos, também associa-se um analgésico potente para reduzir o desconforto do paciente durante o procedimento, pois, mesmo ele estando sob anestesia regional ou local, o desconforto pode estar relacionado à permanência prolongada na mesma posição.

QUADRO 2.6 ■ Escala de sedação de Ramsay

Escore	Características clínicas
1	Paciente ansioso e/ou agitado e/ou impaciente
2	Paciente cooperativo, orientado e tranquilo
3	Paciente que responde somente ao comando verbal
4	Paciente que demonstra resposta ativa a um toque leve na glabela ou a um estímulo sonoro auditivo
5	Paciente que demonstra resposta débil a um toque leve na glabela ou a um estímulo sonoro auditivo
6	Paciente que não responde aos estímulos dos itens 4 e 5

Sedação consciente (sedação moderada) em adultos – escore 3 de Ramsay

Como analgésico, utiliza-se fentanil, 1 mcg/kg^{-1} ou meperidina 1 mg/kg^{-1}, endovenoso, e, para a sedação propriamente dita, midazolam, em bólus de 0,05 mg/kg^{-1}. A cada 2 minutos, avalia-se, e, se necessário, repete-se até obter o nível 3 pela escala de Ramsay; ou procede-se à infusão contínua de propofol em bomba de infusão na dose de 10 a 50 mg/kg^{-1} até obter nível 3 pela escala de Ramsay.

Sedação profunda (sedação moderada) em adultos – escore 4 de Ramsay

Como analgésico, utiliza-se fentanil, 1 mcg/kg^{-1}, ou meperidina, 1 mg/kg^{-1}, endovenoso, e, para a sedação propriamente dita, midazolam, em bólus de

0,05 mg/kg^{-1}. Avaliar a cada 2 minutos e repetir, se necessário, até obter o nível 4 pela escala de Ramsay; ou infusão contínua de propofol em bomba de infusão na dose de 10 a 50 mg/kg^{-1} até escore 3 pela escala de Ramsay.

Anestesia geral

A clássica anestesia geral pode ser descrita em termos de seus componentes, ou seja, daqueles estados que precisamos induzir farmacologicamente para considerar que o paciente está recebendo uma anestesia geral adequadamente. São eles: hipnose, amnésia, analgesia, diminuição de reflexos autonômicos e, frequentemente, o bloqueio neuromuscular.

Ela pode ser classificada pelo tipo de fármaco utilizado ou pela sua associação com anestesia regional. O Quadro 2.7 resume os principais tipos de anestesia geral. Nas sessões seguintes, vamos discutir os agentes utilizados nas diferentes técnicas.

QUADRO 2.7 ■ Tipos de anestesia geral, as principais técnicas utilizadas e a associação de anestesia locorregional

Tipo de anestesia	Fármacos utilizados	Associação de anestesia locorregional[a]
Inalatória	Anestésicos inalatórios	Não
Venosa	Anestésicos venosos	Não
Balanceada	Anestésicos inalatórios e Anestésicos venosos	Não
Combinada	Anestésicos inalatórios e/ou Anestésicos venosos Anestésicos locais	Sim

[a] Costuma-se chamar de anestesia geral combinada quando se associam à anestesia geral, principalmente, os bloqueios de neuroeixo (raquianestesia e anestesia peridural) e bloqueio de plexo.

Anestesia geral inalatória

Técnica em que são utilizados os anestésicos inalatórios, a saber: halotano; enflurano; isoflurano; sevoflurano; desflurano (agentes halogenados); e o óxido nitroso, em ordem crescente de potência (os mais/menos potentes necessitarão de maiores/menores doses) e decrescente de solubilidade plasmática (quanto menor/maior solubilidade plasmática mais/menos rápida será a indução e a recuperação da anestesia). As doses desses agentes são dadas pela sua **concentração alveolar mínima (CAM)**, definida como a concentração sérica do agente inalatório capaz de impedir a resposta motora a um estímulo doloroso padronizado em 50% dos indivíduos. Apesar de

A anestesia geral inalatória não é uma técnica utilizada frequentemente em adultos, apenas em pacientes pouco colaborativos ou em procedimentos pouco dolorosos e curtos.

a CAM de cada agente ter sido definida em animais (roedores), tem boa correlação em humanos, mesmo apresentando valores diferenciados nos extremos de idade (idosos e neonatos). A dose é relacionada à potência do anestésico. Esses agentes têm como característica prover todos os componentes da anestesia, ou seja, hipnose, amnésia, analgesia, diminuição de reflexos autonômicos e relaxamento muscular. Entretanto, eles proporcionam esses estados de uma forma dose-dependente, em que o aumento de dose crescente proporciona, respectivamente, analgesia, hipnose, amnésia, diminuição de reflexos autonômicos e relaxamento muscular, nessa ordem de uma forma aproximada.

Nas crianças, utilizamos a anestesia geral para induzir a anestesia antes da punção venosa, procedimento que gera muito desconforto físico nessa população, além do psicológico, tanto no infante como na mãe. Mesmo em crianças, costuma-se aprofundar a anestesia com agentes venosos para a instrumentação das vias aéreas e intubação orotraqueal (IOT), por exemplo, após a indução inalatória, punção e instalação de uma linha venosa.

O óxido nitroso é um agente inalatório pouco potente e sozinho não é capaz de garantir um plano anestésico adequado para quase a totalidade de procedimentos cirúrgicos. Entretanto, por seu perfil farmacológico, cujas indução e recuperação são muito rápidas, associado ao baixo custo, é ainda muito utilizado para uma associação com outro agente anestésico inalatório halogenado, com o intuito de diminuir os efeitos colaterais e o consumo do agente halogenado. Os únicos agentes inalatórios que podem ser utilizados para a indução da anestesia inalatória são o halotano e o sevoflurano, os outros irritam a via aérea e podem causar tosse, desconforto e broncospasmo.

Os agentes inalatórios são, no geral, agentes que provocam intensa vasodilatação, o enflurano deprime bastante a contração miocárdica e o halotano tem um potencial arritmogênico intenso, principalmente se houver, durante a cirurgia, infiltração de tecidos com adrenalina. Com a introdução do sevoflurano, a redução do seu custo e consequente maior acesso a ele em nossos hospitais, o uso do halotano deve ser reduzido. As doses desses agentes são dadas pela CAM e relacionadas à potência do anestésico.

Anestesia geral venosa

Diferentemente da anestesia inalatória, que pode prover todos os componentes que definem uma anestesia geral, a anestesia venosa, para ser efetiva, precisa de uma associação de fármacos que podem ser separados em três:

1) Hipnóticos (além de hipnose, proporcionam amnésia).

2) Opioides potentes (além da analgesia, provêm a diminuição de reflexos autonômicos).

3) Bloqueadores neuromusculares (fármacos de ação periférica, na unidade anatomofuncional chamada junção neuromuscular, bloqueando a transmissão neuromuscular).

O primeiro hipnótico de uso clínico foi o tiopental introduzido na prática clínica em 1939. Em um tempo em que uma indução anestésica com éter demorava em torno de 40 minutos, a indução de anestesia por via venosa com o tiopental diminuiu revolucionariamente esse tempo para cerca de 1 minuto. Todavia, o agente não permite a manutenção da hipnose com a infusão contínua, pois se acumula no organismo e causa prejuízo no despertar. São também dessa classe o propofol, o etomidato e os benzodiazepínicos (principalmente o midazolam), cada um com suas próprias características farmacocinéticas e efeitos colaterais, o que permite uma melhor individualização para a utilização de determinado agente.

Tanto o tiopental como o propofol permitem uma indução anestésica suave, porém ambos deprimem a contratilidade miocárdica (sobretudo o propofol) e causam intensa vasodilatação, o que pode piorar a função do sistema cardiovascular naqueles em que este esteja acometido, tal qual em pacientes com insuficiência cardíaca e choque hemorrágico. O etomidato tem um perfil bem mais estável do que os anteriores, porém, por suas características moleculares que se assemelham às dos esteroides, inibe uma enzima do córtex da glândula suprarrenal, a beta-hidroxilase, o que pode ocorrer com apenas uma dose e, por isso, é contraindicado seu uso para a manutenção da anestesia em infusão contínua.

O midazolam, embora tenha um perfil bastante estável para a indução venosa, acumula com a infusão contínua, o que leva ao prejuízo no despertar quando utilizado para a manutenção da anestesia.

Apesar de ser possível usar todos os agentes descritos para a indução da anestesia, o único hipnótico com perfil aceitável para a sua manutenção sob infusão contínua é o propofol, que, nesse contexto, apresenta certa estabilidade para o sistema cardiovascular. Os opioides utilizados para prover analgesia durante a cirurgia são: fentanil; sufentanil; alfentanil; e remifentanil. A morfina é utilizada em anestesia, mas com a intenção de prover analgesia pós-operatória.

O agente opioide com melhor perfil farmacocinético para infusão contínua, na anestesia geral venosa, é o remifentanil, que apresenta metabolismo por esterases plasmáticas em cerca de 8 minutos após a interrupção da infusão, levando a um despertar precoce.

Anestesia geral balanceada

Técnica em que a indução da anestesia é por via venosa e a manutenção por via inalatória, com a infusão de opioides e bloqueadores neuromusculares, que podem ser em infusão contínua ou bólus intermitente.

Anestesia geral combinada

Contempla qualquer técnica de anestesia geral descrita, em que se associa uma técnica locorregional (ver adiante).

Parâmetros utilizados para avaliar a profundidade da anestesia geral

Durante a indução da anestesia, utilizamos aumentos da FC e da PA como indicadores de superficialidade da anestesia, evidenciando, portanto, um aumento no tônus simpático. Essa superficialidade no plano anestésico, em que a palavra "plano" está sendo utilizada no sentido de patamar ou nível da anestesia, pode ocorrer principalmente por falta de hipnótico ou de opioide (analgésico). Assim, fazemos um teste terapêutico com opioide e, se a FC e a PA retornarem aos níveis basais, paramos por aí. Porém, se não houver melhora no teste com o analgésico, aumentamos a infusão de hipnótico, nessa situação, da anestesia geral venosa, ou do anestésico inalatório, na balanceada, por exemplo.

Existe um monitor chamado BIS® que mede o índice bispectral e pode ser utilizado para avaliar a profundidade da hipnose, o que nos ajuda a manter um plano hipnótico adequado, além de nos auxiliar quando há plano anestésico superficial, identificando se é por causa da falta de hipnótico (o BIS aumenta) ou falta de analgesia (o BIS se mantém).

Anestesia locorregional

Para realizá-la, utilizamos anestésicos locais administrados perto das terminações nervosas (infiltrativa), dos nervos periféricos (p. ex., bloqueio de nervo femoral), dos plexos (p. ex., bloqueio de plexo braquial via interescalênica) ou do neuroeixo (p. ex., raquiperidural).

Os anestésicos locais têm como característica bloquear canais de sódio em tecidos eletricamente excitáveis e impedir (bloquear) a transmissão nervosa. Esses agentes em uso no nosso meio são a lidocaína, 7 a 10 mg/kg^{-1}; a bupivacaína, 2 a 3 mg/kg^{-1}; e a ropivacaína, 2 a 3 mg/kg^{-1} (as doses maiores indicadas neste parágrafo só podem ser utilizadas em soluções de anestésico local preparadas com adrenalina).

A adrenalina é preparada junto das soluções de anestésico local para diminuir a sua toxicidade sistêmica, mas também acaba diminuindo o sangramento em anestesias infiltrativas e aumentando a duração do efeito do anestésico local por diminuição da sua depuração tecidual. Isso resulta da intensa vasoconstrição causada pela adrenalina.

A intoxicação por anestésico local, tanto por causa de uma injeção inadvertida em um vaso sanguíneo como por uma absorção tecidual muito alta, é um quadro que pode gerar grandes complicações. Os pródromos de afecções mais graves referidos pelos pacientes são zumbido e gosto metálico na boca. Logo após, os pacientes podem apresentar convulsões, coma, parada respiratória e cardíaca.

Uma grande preocupação com o uso dos anestésicos locais é a injeção intravascular, por isso, é recomendado sempre a aspiração da agulha, para identificar rapidamente o refluxo de sangue no êmbolo da seringa caso um vaso seja puncionado acidentalmente.

Tem-se recomendado o uso de lipofundim por se acreditar que essa substância coloidal possa adsorver o anestésico local sérico, auxiliando na depuração miocárdica do anestésico local. São descritos tempos relativamente longos de massagem cardíaca para o retorno dos batimentos espontâneos quando há parada cardíaca secundária à intoxicação de anestésicos locais.

Existem três técnicas para localizar os nervos e os plexos para a injeção de anestésico local eficiente: parestésica; raquianestesia; peridural.

> O tratamento da intoxicação por anestésico local é de suporte, com IOT e ventilação com oxigênio a 100%, fármacos vasoativos e cardioestimulantes e massagem cardíaca.

Técnica parestésica

Por este método, a partir de parâmetros anatômicos, induzimos a parestesia com uma agulha e, quando paciente a relata, injetamos o anestésico. Em virtude do risco de lesão de nervo por essa técnica, foi desenvolvida outra na qual utilizamos um estimulador de nervos periféricos, em que a agulha chega perto do nervo, não o tocando necessariamente, e, quando o nervo é localizado, induzimos uma resposta motora (visualizada) ou parestésica específica (relatada pelo paciente). Recentemente, os bloqueios são realizados com o auxílio de ultrassom.

Raquianestesia

É realizada localizando o corpo vertebral de L4, por meio da linha Tuffier, linha imaginária que une as duas cristas ilíacas nas costas. Como o cone medular termina em L2, é possível realizar a punção abaixo desse espaço. Você deve introduzir a agulha na linha mediana entre as duas apófises espinhosas que perfurará as seguintes estruturas: epiderme; tecido celular subcutâneo; ligamento supraespinhoso; ligamento interespinhoso; ligamento amarelo (em que você pode sentir um aumento na resistência para a progressão da agulha); espaço peridural; dura-máter e aracnóidea (neste momento, retira-se o mandril da agulha e aguarda o refluxo do líquido cefalorraquidiano [LCR]). Após a saída de LCR, injeta-se uma solução de anestésico local (bupivacaína hiperbárica 0,5%) e opioide (fentanil, sufentanil ou morfina). Como a solução injetada se dispersa pelo LCR, o bloqueio pode variar do nível metamérico que ele atinge.

> A raquianestesia está indicada para operações abaixo do umbigo. As agulhas mais modernas para a punção espinhal são as com ponta de lápis (Whitacre) e bem finas (27G).

As agulhas mais modernas para a punção espinhal reduziram drasticamente a incidência de cefaleia pós-punção da dura-máter, caracterizada como cefaleia holocraniana, pulsátil, incapacitante, frequentemente associada a náuseas e vômitos, que melhora quase completamente no decúbito e piora na posição ortostática (hipotensão liquórica). Trata-se, principalmente, com analgésicos como a dipirona, anti-inflamatórios não hormonais (AINH), cafeína e hidratação oral vigorosa (mais de 2 L de água por dia). Se não melhorar em 48 horas, considera-se a realização de um *blood-patch*.

> No *blood-patch*, é realizada uma punção peridural, geralmente, abaixo do espaço da punção anterior feita para a raquianestesia, e injetam-se 20 mL de sangue colhidos do próprio paciente. Recomenda-se ao paciente se manter deitado no leito por 4 horas após o procedimento.

Anestesia peridural

> **Diferentemente da raquianestesia, a anestesia peridural pode ser realizada em qualquer nível da coluna, porém não encontramos indicação para se realizar punções cervicais.**

A punção é realizada de forma semelhante à descrita na raquianestesia, porém, para puncionar o espaço peridural, é preciso agulhas mais grossas em uma seringa de vidro ou silicone para o teste da perda da resistência (técnica de Dogliotti). Como o espaço peridural tem pressão negativa em relação ao ambiente, você vai introduzir a agulha devagar, apertando lenta e sequencialmente o êmbolo da seringa, até se notar a perda da resistência.

É muito utilizada por apresentar excelentes resultados em toracotomias para cirurgias pulmonares, pois, como permite a instalação de um catéter peridural, é possível fazer a analgesia com solução de anestésico local e opioide bastante diminuída.

Pode-se associar a raquianestesia com a passagem do cateter peridural, em uma técnica chamada anestesia combinada raquiperidural, muito utilizada para analgesia de parto, pois leva em consideração o melhor das duas técnicas, principalmente o início rápido e eficiente da raquianestesia e a possibilidade de complementar doses de anestésico pelo cateter peridural.

Analgesia pós-operatória

Uma anestesia bem-feita, com quase nenhum escape, é crucial para que o paciente tenha uma menor incidência de dor de alta intensidade no pós-operatório. A utilização de anestesia locorregional e de anestesia geral combinada apresenta mais fácil controle da dor pós-operatória.

A analgesia multimodal, em que se associam analgésicos (dipirona, 2 g, a cada 6 h) com AINH venosos (cetoprofeno, 100 mg, a cada 8 h; cetorolaco, 20 mg/dia; ou tenoxicam, 10 mg/dia), opioides (morfina titulada ou tramadol, 100 mg, a cada 8 h) e cetamina (50 mg/dia), mostra bons resultados.

A avaliação constante da dor pela equipe de enfermagem é fundamental e deve ser quantificada por meio da escala verbal ou escala analógica visual. A escala verbal é realizada perguntando ao paciente, em uma escala de 0 (dor nenhuma) a 10 (pior dor que já sentiu na vida), como está a dor dele naquele momento. Classifica-se a dor em leve (menor do que 3), moderada (de 4 a 7) e forte (maior do que 8). O objetivo terapêutico é manter a dor pós-operatória menor do que 3, por esse método.

Para titular a morfina de uma forma segura, é necessário ter em mente que a dose é muito variável entre os indivíduos e respeitar o seu pico de ação (15-20 min). Pode-se fazer alíquotas de 1 a 3 mg nos adultos, reavaliar a cada 15 minutos e chegar à dose necessária quando passar de uma dor forte ou moderada, para uma dor fraca. Alcançada a dose, você deve repetir a cada 4 horas.

Os efeitos colaterais dos opioides fortes (morfina) vão desde náuseas/vômitos, prurido e retenção urinária, até a depressão ventilatória induzida por opioides. Por isso, reforça-se a necessidade de titulação da dose e supervisão constante durante a titulação, respeitando o pico de ação da morfina; pois, no pico de ação, se houver depressão ventilatória, pode-se revertê-la com naloxona (antagonista competitivo do receptor opioide).

Têm sido muito utilizadas as bombas de infusão chamadas de bombas de *patient controlled analgesia* (PCA), em que o paciente tem a opção de, se sentir dor, apertar um botão no controle remoto da bomba e, por ele mesmo, chegar à dose eficiente. Ela permite configurações que respeitem o pico de ação da morfina, programando, por exemplo, o tempo de 15 minutos para permitir outra dose de morfina pelo paciente (tempo de *lock-out*), além de limitar a dose total diária.

 ## Caso clínico

Uma paciente do sexo feminino, 38 anos, com antecedente de hipertensão arterial sistêmica (HAS) em uso de captopril 25 mg, a cada 12 horas, será submetida à anestesia geral balanceada para a realização de uma colecistectomia videolaparoscópica por colecistopatia crônica calculosa. Na avaliação pré-anestésica, a paciente foi classificada como ASA II, com pressão arterial (PA) de 120 x 80 mmHg. Na avaliação das vias aéreas, constatamos que a paciente não apresentava previsibilidade de via aérea difícil (Mallampati 2 e distância esterno-mento > 12,5 cm). Administramos midazolam, 10 mg, intramuscular, 40 minutos antes da anestesia no leito da enfermaria. Na sala de operação, após desnitrogenação com oxigênio a 100% por 5 minutos, induzimos a anestesia geral por via venosa com fentanil 250 mcg; propofol, 150 mg; e atracúrio, 30 mg. Mantivemos a anestesia com óxido nitroso misturado com oxigênio em 50%; isoflurano 1,5%; bólus intermitente de fentanil, 50 mcg; e atracúrio, 15 mg. O procedimento transcorreu sem intercorrências e a paciente recebeu para a analgesia dipirona, 2 g; cetoprofeno, 100 mg; e tramadol, 100 mg, todos por via venosa. Foi encaminhada à sala de recuperação anestésica e recebeu alta após duas horas sem apresentar nenhuma complicação.

Atividades

1) Indique a alternativa correta que reúne os componentes da anestesia geral.

   a) Hipnose, analgesia, diminuição do reflexo cardíaco, diminuição dos reflexos autonômicos, bloqueio muscular.

   b) Hipnose, analgesia, diminuição do reflexo cardíaco, diminuição dos reflexos autonômicos.

   c) Analgesia, diminuição dos reflexos autonômicos, bloqueio muscular.

   d) Hipnose, amnésia, analgesia, diminuição de reflexos autonômicos e bloqueio neuromuscular.

   Gabarito: d

2) Leia as afirmações, marque com V ou F se as julgar verdadeiras ou falsas e, em seguida, assinale a alternativa com a sequência correta.

   ( ) A avaliação pré-anestésica realizada no centro cirúrgico deve ser reservada a pacientes que serão submetidos a procedimentos de emergência.

   ( ) A classificação da American Society of Anesthesologits (ASA) para o estado físico do paciente tem como limitação a subjetividade do resultado e a consequente flutuação da avaliação entre diferentes profissionais.

   ( ) O principal objetivo da medicação pré-anestésica é reduzir a ansiedade, o consumo de anestésicos, a dor no pós-operatório e a produção de secreções nas vias aéreas, mas é opcional.

   ( ) Para a anestesia peridural, a punção é feita de forma semelhante à raquianestesia, mas com agulhas mais grossas em uma seringa de vidro ou silicone para o teste da perda da resistência (técnica de Dogliotti).

   a) V, V, V, F.
   b) V, V, F, V.
   c) V, F, V, F.
   d) V, F, F, V.

   Gabarito: b

Leituras sugeridas

Barash PG, Cullen BF, Stoelting RK, Calahan MK, Stock MC, Ortega R, et al. Clinical Anesthesia Fundamentals. New York: Wolters Kluwer Health, 2015.

Yao FS, Malhota V, Fontes ML. Yao & Artusio's anesthesiology – problem-oriented patient managment. 2rd ed. New York: Lippincott Williams & Wilkins, 2011.

Practice guidelines for preoperative fasting and the use of pharmacologic agents to reduce the risk of pulmonary aspiration: application to healthy patients undergoing elective procedures. Anesthesiol. 2011;114:495-511.

Uso de laparoscopia

*Caroline Petersen da Costa Ferreira
e Maurício Alves Ribeiro*

 Objetivos
- Descrever as características, a evolução, as vantagens e as desvantagens da laparoscopia.
- Abordar a aplicabilidade atual da laparoscopia.

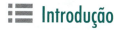 **Introdução**

A palavra **laparoscopia** vem do grego *lapara* = flanco, lado; e *skope* = ver. Ela define um procedimento cirúrgico realizado no abdome ou pelve através de pequenas incisões com o auxílio de uma câmera, com o objetivo de inspecionar, diagnosticar uma doença ou mesmo tratá-la.

A ideia de inspeção visual do abdome sem necessidade de realizar laparotomia foi demonstrada por Kelling em 1901, em Dresden, quando ele visibilizou os órgãos intra-abdominais de um cão com o auxílio de um cistoscópio após insuflação de ar.

Em 1910, Jacobaeus usou essa técnica em humanos e, 13 anos depois, publicou a experiência com aproximadamente 100 doentes. A seguir, vários outros estudiosos contribuíram para o desenvolvimento da laparoscopia. Fervers, em 1933, introduziu o uso do gás carbônico como agente insuflante seguro para a cavidade abdominal; e Veress, em 1938, desenvolveu a agulha com obturador rombo, que leva seu nome e é utilizada até hoje para criar o pneumoperitônio. O obturador rombo sobre a agulha previne perfurações e lacerações inadvertidas dos órgãos abdominais e, associado ao insuflador de gás com monitorização contínua da pressão desenvolvido por Semm, em 1964, permitiu o estabelecimento e a manutenção de um pneumoperitônio controlado.

A partir da década de 1980, a introdução da microcâmera possibilitou que a imagem, transmitida pela óptica e reproduzida em um monitor, fosse compartilhada por uma equipe de cirurgiões que passaram a poder atuar em conjunto, gravar e transmitir conhecimentos, revolucionando de maneira indelével a prática médica. A complexidade das operações evoluiu acompanhando o progresso dos equipamentos, caminhando de atos diagnósticos simples a procedimentos terapêuticos complexos.

Laparoscopia e laparotomia

A laparoscopia é um método para acessar a cavidade abdominal, assim como a laparotomia. As diferenças técnicas fundamentais entre laparotomia e laparoscopia começam pelo fato de que esta necessita da criação de um pneumoperitônio para a visualização dos órgãos intra-abdominais. O gás é insuflado na cavidade peritoneal a uma pressão de 12 a 15 mmHg, elevando a parede abdominal e permitindo a visualização da cavidade. O pneumoperitônio pode ser criado pela técnica aberta (ou de Hasson) e pela técnica fechada.

> O trocarte de Hasson tem um mecanismo próprio de vedação e fixação.

Na técnica aberta ou de Hasson, uma incisão na pele é realizada com dissecção dos tecidos, abertura da aponeurose e inserção do trocarte de Hasson sob visão direta. Uma variação da técnica aberta é a introdução de uma trocarte comum sem o mandril cortante através dessa incisão

Na técnica fechada, ocorre a punção transparietal "às cegas" com agulha de Veress (Fig. 3.1) e é preciso se certificar de seu correto posicionamento. Você pode fazer isso mediante alguns testes como a aspiração, que consiste na instilação de soro fisiológico através da agulha que, aspirado em seguida, não dará retorno ao volume instilado em virtude da difusão do líquido pela cavidade; ou o teste da gota, que consiste na colocação de uma gota de soro fisiológico na extremidade proximal da agulha e sua entrada através da agulha em virtude da pressão negativa da cavidade abdominal.

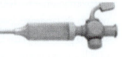

FIGURA 3.1 ■ Agulha de Veress.

Após a criação do pneumoperitônio, os instrumentais cilíndricos utilizados são compostos por duas partes: bainha (porção externa que tem um canal para a introdução das pinças com um sistema valvulado que impede o escape de gás); e mandril ou faca (porção interna constituída de elemento cortante para atravessar a parede abdominal durante sua introdução). Esses instrumentos, chamados de trocartes, são necessários para a inserção dos materiais cirúrgicos no abdome na técnica fechada. Os tamanhos habituais são 2, 3, 5, 10, 11 e 12 mm de diâmetro. Eventualmente, usa-se portais maiores de 15, 18 e 30 mm para introdução de instrumentos maiores ou remoção de espécimes.

Em seguida, um laparoscópio ou óptica conectado com uma câmera de vídeo é inserido, através de um portal, no abdome para captar a imagem do campo operatório e transmiti-la ao monitor, permitindo que toda a equipe possa ver o campo operatório.

Existem muitas vantagens da videocirurgia quando comparada à cirurgia tradicional, entre as principais estão menor agressão tecidual, menor resposta endocrino-metabólica ao trauma, cicatriz cirúrgica menor, redução da dor no pós-operatório, recuperação mais rápida do paciente, redução do período de internação hospitalar e retorno mais rápido às atividade habituais do paciente.

As vantagens da laparoscopia decorrem do menor impacto que a videolaparoscopia exerce sobre o sistema imunológico, diminuindo a imunossupressão pós-operatória, comum nos procedimentos abertos.

A resposta de fase aguda e as citocinas são importantes componentes da função imunológica. Após a laparoscopia, uma menor produção de citocinas pode ser considerada benéfica durante o período pós-operatório.

A proteína C reativa (PCR) é a molécula de fase aguda mais estudada e, geralmente, aumenta de 4 a 12 horas após a cirurgia, com um pico entre 24 e 72 horas, mantendo-se elevada por aproximadamente 2 semanas. Durante o 1º e o 2º dias de pós-operatório de uma cirurgia videolaparoscópica, os níveis de PCR estão significativamente menores do que na cirurgia aberta.

A maioria das desvantagens da laparoscopia é resultado de fatores mecânicos e técnicos e está resumida no Quadro 3.1.

QUADRO 3.1 ■ Desvantagens da laparoscopia

Desvantagem	Descrição
Perda da sensação tátil	A impossibilidade de pôr a mão no abdome e sentir os tecidos gera uma dificuldade de localização de massas e identificação de planos de dissecção
Sensação de profundidade é diminuída	A utilização do monitor traduz a cirurgia para uma visão bidimensional. Tarefas com habilidade motoras finas são mais difíceis do que na laparotomia
Hemostasia é mais difícil	Controlar hemorragias durante a laparoscopia é mais complicado, pois a aspiração necessária para manter o campo operatório limpo é responsável também por diminuir o pneumoperitônio, dificultando o procedimento, além disso, o cirurgião não pode usar a mão para tamponar o sangramento
Sutura requer maior habilidade	A laparoscopia requer a habilidade de aprendizado de uma série de movimentos complexos

Complicações da laparoscopia

Sendo método invasivo, a laparoscopia está sujeita tanto a complicações comuns a todos os procedimentos cirúrgicos, como anestesias, sangramentos e infecções pós-operatórias, como a complicações específicas do método, discutidas a seguir.

Complicações relacionadas à inserção da agulha de pneumoperitônio e trocartes

Os trocartes têm calibre maior do que as agulhas, por isso sua passagem pode determinar lesões mais graves, razão pela qual o primeiro trocarte deve ser introduzido com contra-tração para elevação abdominal. Além disso, a inserção dos trocartes acessórios deve ser feita sob visualização direta pelo laparoscópio e, após a sua introdução na cavidade, deve-se proceder a uma cuidadosa inspeção da cavidade peritoneal, procurando eventuais lesões.

Se há lacerações maiores nas complicações vasculares em um procedimento laparoscópico, o sangramento pode ser intenso, exigindo rápida correção, por via laparoscópica ou laparotômica.

Complicações vasculares

Os vasos da parede abdominal podem ser lesados durante a inserção dos trocartes, e a transiluminação, com a ponta da ótica, previne essa ocorrência. Lesões vasculares intra-abdominais podem ser identificadas pela aspiração de sangue através da agulha durante o teste de injeção aspiração inicial ou após a visualização da cavidade.

Embolia gasosa

Embolia gasosa é uma rara complicação, que ocorre em aproximadamente 1 em cada 65.000 laparoscopias, e decorre da injeção de grandes quantidades de dióxido de carbono (CO_2) diretamente em um vaso. As manifestações clínicas incluem cianose, aumento da pressão venosa, hipotensão arterial, taquicardia e convulsões; além disso, um murmúrio de "roda de moinho" pode ser auscultado na região precordial. Seu tratamento consiste em colocar o paciente em posição de Trendelemburg, decúbito lateral esquerdo e hiperventilação para evitar a passagem de ar para circulação pulmonar e aumentar a eliminação de CO_2.

Enfisema, pneumomediastino e pneumotórax

Complicações decorrentes da colocação da ponta da agulha e insuflação de CO_2 fora da cavidade abdominal.

Complicações relacionadas à produção do pneumoperitônio

A insuflação da cavidade abdominal pode ser realizada com CO_2, óxido nitroso, oxigênio, hélio ou ar atmosférico. Geralmente, utiliza-se o

CO_2 por ser barato, facilmente obtido, absorvido com rapidez e por não causar combustão, permitindo o uso do eletrocautério.

Alterações cardiovasculares e pulmonares

Por ser rapidamente absorvido pelo peritônio e por seu alto coeficiente de difusão, o CO_2 pode causar aumento da pressão parcial de CO_2 (PCO_2) e a queda do pH sanguíneo, gerando vasodilatação e diminuição da contratilidade miocárdica, que podem resultar em bradicardia e hipotensão arterial, além de arritmias cardíacas por estímulo do sistema nervoso simpático. A complacência pulmonar e a capacidade residual funcional podem ser reduzidas em virtude da diminuição da expansibilidade pulmonar, secundária ao aumento da pressão intra-abdominal, assim como redução no retorno venoso e no débito cardíaco.

Dor pós-operatória no ombro

É consequente à irritação do diafragma pelo CO_2 ou estimulação do nervo frênico consequente à rápida distensão do diafragma pela insuflação do CO_2. Ocorre em 10 a 20% dos pacientes.

Complicações relacionados aos instrumentos da videocirurgia

Os instrumentos da videocirurgia, por serem longos e finos, devem ser manipulados com bastante cautela, pois podem provocar lesões graves. Podem ocorrer lesões térmicas tanto pela luz do laparoscópio como pelo eletrocautério. As seguintes medidas podem evitar essas complicações: os instrumentos devem ser inseridos e manipulados sempre por visualização de suas extremidades; os tecidos devem ser apreendidos e tracionados com instrumentos apropriados; em caso de pneumoperitônio, o laparoscópio deve ser retirado da cavidade abdominal; a cauterização só deve ser realizada quando toda a parte metálica estiver sob visualização.

A laparoscopia é um método invasivo de diagnóstico e tratamento, bem tolerado e seguro em mãos experientes. Houve muitas contraindicações, hoje, porém, praticamente todas as cirurgias podem ser laparoscópicas a depender da disponibilidade do material adequado e da experiência do cirurgião.

Caso clínico

Paciente feminina, 35 anos, será submetida à colecistectomia videolaparoscópica. Logo após a insuflação de gás carbônico por meio da agulha de Veress, a paciente apresentou hipotensão arterial, taquicardia e cianose.

Atividades

1) Assinale a alternativa correta quanto ao pneumoperitônio.
   a) O único gás que pode ser utilizado é o dióxido de carbono CO_2.
   b) O CO_2 pode causar diminuição da pressão parcial de CO_2 (PCO_2) e consequente aumento do pH.
   c) Dor pós-operatória no ombro resulta de irritação do diafragma pelo CO_2 ou de estimulação do nervo vago pela rápida distensão do diafragma pela insuflação do CO_2.
   d) A insuflação da cavidade abdominal pode ser realizada com CO_2, óxido nitroso, oxigênio, hélio ou ar atmosférico.
   e) Geralmente, usa-se o oxigênio na confecção do pneumoperitônio por ser barato, facilmente obtido, rapidamente absorvido e por não causar combustão, permitindo o uso do eletrocautério.

   Gabarito: b

2) Assinale a alternativa que indica o nível de pressão intra-abdominal adequado para realizar a maioria dos procedimentos videolaparoscópicos.
   a) 10 mmHg.
   b) 5 mmHg.
   c) 20 mmHg.
   d) 25 mmHg.
   e) 15 mmHg.

   Gabarito: e

3) Considerando o caso clínico, assinale a alternativa correta.
   a) Deve-se aumentar o pneumoperitônio para melhora do retorno venoso.
   b) A possibilidade de embolia gasosa deve ser aventada.
   c) Embolia gasosa é uma complicação comum na laparoscopia, ocorrendo em 1 para cada 1.500 laparoscopias.
   d) Numa tentativa de melhora do quadro, a paciente deve ser posta em proclive e decúbito lateral direito.
   e) Um murmúrio denominado "roda de navio" pode ser ouvido no precórdio dos pacientes com embolia gasosa.

   Gabarito: b

Leituras sugeridas

Jarrell BE. National Medical Series for Independent Study. 6th ed. LWW, 2015.

White AD, Mushtag F, Giles O, Wood ML, Mole C, Culmer PR, et al. Laparoscopic motor learning and workspace exploration. Journal of Surgical Education. 2016.

Coelho, JCU. Aparelho digestivo - clínica e cirurgia. 4. ed. São Paulo: Atheneu, 2012.

Pitombo MB, Maya MCA, Guimarães-Filho MAC, Melgaço AS. O uso da laparoscopia no abdome agudo. Revista Hospital Universitário Pedro Ernesto. 2009;8(1):31-37.

Campos FGCM, Roll S. Complicações do acesso abdominal e do pneumoperitônio em cirurgia laparoscópica. Rev. Bras. Vídeo-cir. 2003;1(1):21-28.

4

Preparo do doente cirúrgico

*Eduardo Rullo Maranhão Dias
e Maurício Alves Ribeiro*

Objetivos

- ✓ Analisar os principais aspectos do preparo do doente cirúrgico, com ênfase no paciente com doença hepática crônica.
- ✓ Demonstrar que o paciente com doença hepática demanda cuidados especiais no período perioperatório que, por sua vez, influenciam no resultado da cirurgia.

Introdução

O sucesso de todo procedimento cirúrgico começa no preparo do paciente. Ao indicar uma cirurgia, é necessário avaliar o risco e o benefício do procedimento, considerando o quadro clínico do paciente, o exame físico, as comorbidades, os exames complementares e o procedimento a ser realizado visando à antecipação de potenciais intercorrências ou complicações.

Pode-se dividir o período perioperatório em três fases: pré-operatória; intraoperatória; e pós-operatória.

A sala de cirurgia é um ambiente complexo, o que pode levar a erros que comprometem a evolução do paciente. Dessa forma, acredita-se que a indução anestésica, o posicionamento do paciente e a realização do *time out* são medidas que interferem no resultado final da cirurgia e na segurança, sendo fundamental a participação atenta de todos os profissionais envolvidos.

Avaliação pré-operatória

A história clínica e o exame físico devem sempre preceder os exames complementares necessários para uma avaliação eficaz. É necessário definir os exames mais apropriados e as estratégias de tratamento para otimizar o cuidado ao paciente, evitando-se exames desnecessários e permitindo o acompanhamento em curto e longo prazo.

Em geral, pacientes com idade avançada realizam exames pré-operatórios de rotina, tais como eletrocardiografia, radiografia de tórax, função renal, eletrólitos e albumina.

Exames complementares adicionais são realizados dependendo da necessidade de cada paciente. A quantificação da função hepática de rotina, por exemplo, não é necessária, ressaltando-se que, apesar do grande número de pessoas infectadas pelo vírus da hepatite e da frequência da doença hepática gordurosa associada à obesidade, a prevalência de doença hepática na população geral permanece baixa. No entanto, naqueles pacientes com baixa reserva funcional hepática, é fundamental uma avaliação pré-operatória adequada, visto que a hepatopatia pode acrescentar morbimortalidade ao procedimento.

As doenças que afetam o sistema cardiovascular, como hipertensão e diabetes melito (DM), são bastante prevalentes e contribuem para o aumento da mortalidade perioperatória em cirurgias não cardíacas. Cerca de 30% dos pacientes submetidos a cirurgias nos Estados Unidos apresentam alterações cardíacas, principalmente obstruções coronarianas. A classificação de Goldman para risco cardiovascular (Quad. 4.1) baseia-se em variáveis pontuadas e correlacionadas à probabilidade de complicações cardíacas no período perioperatório.

Na literatura, você irá encontrar evidências em estudos que relacionam características do paciente, como idade ou comorbidades, com a morbimortalidade pós-operatória. Além disso, estudos observacionais reportam complicações perioperatórias (cardíacas, respiratórias, hemorrágicas, renais etc.) com condições preexistentes específicas (DM, doença pulmonar obstrutiva crônica, hipertensão arterial sistêmica, IAM prévio, tabagismo, obesidade, idade avançada etc.).

A classificação atual da American Society of Anesthesiologists (ASA), apesar de apresentar falhas e de não se tratar de uma classificação de risco, mas de estado físico, ainda é a mais utilizada (Quad. 4.2). Por ser uma classificação subjetiva, uma investigação mais aprofundada do estado de saúde do paciente se torna necessária para determinar o risco cirúrgico.

Apesar de a idade ser um fator de risco independente para morbimortalidade pós-operatória, as comorbidades, a severidade da doença e a reserva funcional do doente são aspectos relevantes.

O cirurgião deve atuar em conjunto com as outras especialidades médicas para uma otimização no tratamento das comorbidades do paciente no período perioperatório.

Preparo do doente cirúrgico 49

QUADRO 4.1 ■ Risco cardíaco de Goldman

Fator de risco	Pontos
Presença de 3ª bulha ou estase de jugular	11
IAM recente (até 6 meses)	10
Ritmo diferente do sinusal ou > 5 contrações atriais prematuras	7
> 5 contrações ventriculares prematuras/min	7
Idade > 70 anos	5
Cirurgia de emergência	4
Condição geral de saúde ruim	3
Intratorácica, intraperitoneal ou cirurgia de aorta	3
Estenose aórtica severa	3

Pontuação	Risco de complicações cardiovasculares
0-5	1%
6-12	7%
13-25	14%
26-53	78%

IAM, infarto agudo do miocárdio.
Fonte: Akhtar S, Silverman DG. Assessment and management of patients with ischemic heart disease. Crit Care Med. 2004;32(Suppl):S126-S136.

QUADRO 4.2 ■ Classificação do estado físico segundo a ASA

ASA 1	Paciente saudável
ASA 2	Paciente com doença sistêmica leve
ASA 3	Paciente com doença sistêmica grave
ASA 4	Paciente com uma doença sistêmica grave que é uma ameaça constante à vida
ASA 5	Paciente moribundo que não se espera que sobreviva sem a cirurgia
ASA 6	Paciente com morte cerebral cujos órgãos serão removidos para fins de doação

ASA, American Society of Anesthesiologists.
Fonte: American Society of Anesthesiologist, 2010.

A avaliação do estado nutricional do paciente também faz parte do pré-operatório. Perda de 10% do peso em 6 meses ou mais que 5% em 1 mês são significativas e interferem tanto na cicatrização como no sistema imunológico do paciente cirúrgico. Albumina e pré-albumina sérica, sinais clínicos como ascite, edema periférico, dentição pobre e caquexia são preditores de desnutrição. As sínteses da albumina (meia-vida 14-18 dias) e da pré-albumina (meia-vida 3-5 dias) são inibidas no período perioperatório imediato. Dessa forma, quando níveis séricos se tornam estáveis, pode-se inferir que o *status* nutricional do paciente está adequado para a fase anabólica de recuperação.

> Use a profilaxia antimicrobiana na indução anestésica com o antibiótico adequado para cada tipo de cirurgia e suspenda-o em 24 horas após o procedimento. Isso reduz infecções de sítio cirúrgico que elevam a morbidade e causam readmissões hospitalares, aumento dos custos e até a morte.

Paciente com cirrose

No paciente com alteração de função hepática, existe uma série de sinais e sintomas que devemos avaliar, tais como icterícia, ascite, eritema palmar, rarefação de pelos, ginecomastia, *spiders*, hepatoesplenomegalia, circulação colateral, hemorragia digestiva, encefalopatia, alcoolismo e infecção viral.

O domínio da gravidade, da natureza e do tipo de cirurgia a ser realizada no paciente com doença hepática é essencial para um bom resultado final. O escore de Child-Turcotte-Pugh (CTP) (Tab. 4.1) permite determinar, mediante parâmetros clínicos e laboratoriais, ascite, encefalopatia, albumina, coagulograma e bilirrubina, a análise das funções primárias do fígado podendo se relacionar com a morbimortalidade do paciente frente à cirurgia. Os pacientes com cirrose submetidos a cirurgias abdominais possuem mortalidade de 10%, 30 a 31%, 76 a 82% para CTP A, B e C respectivamente, o que é considerado um dado relevante, mesmo a acurácia sendo limitada pela subjetividade dos parâmetros clínicos.

TABELA 4.1 ■ Escore Child-Turcotte-Pugh

Critério	1 ponto	2 pontos	3 pontos
Encafalopatia	0	1-2	3-4
Ascite	Ausente	Leve	Moderada
Bilirrubina (mg/dL)	< 2	2-3	> 3
Albumina (g/dL)	> 3,5	2,8-3,5	< 2,8
AP	1-4	5-6	> 6
(INR)	< 1,7	1,8-2,3	> 2,3

Child A, 5-6 pontos; Child B, 7-9 pontos; Child C, 10-15 pontos; INR, razão normalizada internacional; AP, atividade de protrombina.

O model for end-stage liver disease (MELD) é outro método de avaliação do paciente com doença hepática, sendo baseado em valores de creatinina, bilirrubina total e INR. Em pacientes com cirrose submetidos à colecistectomia, o MELD e CTP se mostraram preditores adequados de morbidade pós-operatória (10% para MELD 8 e 44% se acima de 8).

Uma vez indicada a cirurgia no paciente com cirrose, alguns parâmetros devem ser muito bem avaliados e equilibrados a fim de garantir a evolução adequada do paciente, tais como ascite, trombocitopenia, varizes de esôfago, suporte nutricional e as hepatites virais. O Quadro 4.3 sistematiza a abordagem de cada um desses itens.

Preparo do doente cirúrgico

QUADRO 4.3 ■ Abordagem dos parâmetros para avaliação pré-cirúrgica de pacientes com cirrose

Parâmetro	Abordagem
Ascite	Controlada mediante restrição de sal e água, administração de diuréticos e transfusão de albumina no perioperatório. Ressalta-se que a hiponatremia é comum no paciente com cirrose, complicando o adequado balanço hídrico. Paracentese de alívio deve ser realizada em caso de restrição ventilatória. Deve-se administrar albumina venosa em caso de paracenteses acima de 5 L (8 g de albumina por L de ascite) e evitar a hiper-hidratação no pós-operatório. O equilíbrio hídrico é fundamental para evitar a falência orgânica no pós-operatório, principalmente nos casos de submetidos à ressecção hepática.
Hipertensão portal	Varizes esofágicas são importantes causas de hemorragia nos pacientes com cirrose que apresentam gradiente de pressão da porta elevado (> 20 kPa) e plaquetas abaixo de 150.000/mcL. A EDA se mostra fundamental no diagnóstico e tratamento das varizes esofágicas.
Encefalopatia hepática	As dietas enriquecidas com aminoácidos de cadeia ramificada apresentam benefícios em relação as de aminoácidos de cadeia aromática.
Coagulopatia	De etiologia multifatorial incluindo desnutrição, má absorção de nutrientes (sobretudo vitamina K), colestase e diminuição na síntese proteica. Outro dado importante é que o paciente com doença hepática apresenta níveis baixos dos fatores da coagulação e de seus inibidores, uma vez que o fígado é o produtor, com exceção do fator de Von Willebrand. Somam-se ainda, o hiperesplenismo e a trombocitopenia que contribuem para coagulopatia. A administração de vitamina K endovenosa por 3 dias e de PFC pode ser necessária.

EDA, endoscopia digestiva alta; PFC, plasma fresco congelado.

▬ Atividades

1) Leia as afirmações a seguir sobre a avaliação pré-operatória do paciente cirúrgico e marque com V para as que considerar verdadeiras ou F para as falsas. Em seguida, assinale a alternativa com a sequência correta.

( ) Deve-se definir os exames apropriados e as estratégias de tratamento para otimizar o cuidado ao paciente, evitando exames desnecessários e permitindo o acompanhamento em curto e longo prazo.

( ) A quantificação da função hepática só é necessária naqueles pacientes com baixa reserva funcional hepática, visto que a hepatopatia pode acrescentar morbimortalidade ao procedimento.

( ) Hipertensão e diabetes melito (DM) são bastante prevalentes e contribuem para o aumento da mortalidade perioperatória nas cirurgias cardíacas.

( ) Na literatura, há evidências que relacionam características do paciente à morbimortalidade pós-operatória, mas são inconsistentes os estudos quanto às complicações perioperatórias em condições preexistentes específicas.

a) V, F, V, F.
b) F, V, V, F.
c) V, V, F, F.
d) F, V, F, F.

Gabarito: c

2) Leia as afirmações a seguir sobre a avaliação pré-operatória do paciente com cirrose e marque com V para as que considerar verdadeiras ou F para as falsas. Em seguida, assinale a alternativa com a sequência correta.

( ) Apesar de seus parâmetros subjetivos, os escores de Child-Turcotte-Pugh (CTP) e o model for end-stage liver disease (MELD) são relevantes na avaliação do paciente com cirrose.

( ) A cistite no paciente cirrótico exige o equilíbrio hídrico para evitar a falência orgânica no pós-operatório, exceto naquele paciente submetido à ressecção hepática.

( ) Para aqueles com hipertensão portal, a endoscopia digestiva alta (EDA) é fundamental no diagnóstico e tratamento das varizes esofágicas.

( ) A administração de vitamina K endovenosa e de plasma fresco congelado (PFC) pode ser necessária em casos de coagulopatia a depender do estado geral do paciente.

a) F, V, F, V.
b) V, F, V, F.
c) V, F, F, V.
d) V, F, V, V.

Gabarito: b

■ Leituras sugeridas

Barbosa FC, Ferreira FG, Ribeiro MA, Szutan LA. Pre-operative care for liver disease patients. Rev Assoc Med Bras. 2010;56(2):222-6.

Apfelbaum JL, Connis RT, Nickinovich DG, Pasternak LR, Arens JF, Caplan RA. Practice advisory for preanesthesia evaluation: an updated report by the American Society of Anesthesiologists Task Force on Preanesthesia Evaluation. Anesthesiol. 2012;116(3):522-38.

Francoz C, Durand F. The risk of surgery in patients with cirrhosis. Acta Gastroenterol Belg. 2008;71:42-6.

Maurice J, Brodkin E, Arnold F, Navaratnam A, Paine H, Khawar S, et al. Validation of the Baveno Vi Criteria to Identify Low Risk Cirrhotic Patients not Requiring Endoscopic Surveillance for Varices. J Hepatol, 2016.

Twonsend CM, Beauchamp RD, Evers BM. Sabiston Textbook of Surgery. 19th ed. Philadelphia: Elsevier, 2012.

Técnica cirúrgica

*Pedro Henrique de Freitas Amaral
e Maurício Alves Ribeiro*

Objetivos

- Abordar a assepsia e a antissepsia relativas à técnica cirúrgica.
- Descrever os procedimentos básicos que integram a técnica cirúrgica.
- Apresentar os principais materiais e manobras pertinentes à técnica cirúrgica.

Introdução

A sistematização da técnica operatória tem por objetivo primordial o ganho em eficiência. A composição de uma equipe cirúrgica treinada, com rigorosa divisão de competências, associada à padronização dos diversos procedimentos cirúrgicos fundamentais, quer seja na diérese, na hemostasia ou na síntese, deve se sobressair ao inesperado e coibir o improviso. O ato operatório é composto de técnica rígida e cartesiana, sem esquecer que a destreza manual e o movimento harmônico fazem dela uma arte.

Um procedimento cirúrgico ideal é composto de pré, intra e pós-operatório, e a proporção de cada um desses deve ser pesada individualmente, conforme a necessidade de cada paciente. O pré-operatório é fundamental para antever possíveis intercorrências e estabelecer uma tática cirúrgica adequada, a depender de variáveis como antecedentes patológicos ou anatomia de cada doente. No intra-operatório, o cirurgião deve conhecer as consequências da secção dos tecidos, atentando-se a minimizar a isquemia, as perdas séricas e hemáticas e a resposta inflamatória pós-operatória.

Os avanços cirúrgicos caminharam paralelamente ao desenvolvimento anestésico e hemodinâmico, permitindo um tempo cirúrgico mais maleável que possibilitou aumentar o grau de invasão.

Ambiente cirúrgico

O ambiente cirúrgico é a área hospitalar destinada ao procedimento operatório e deve ser planejado para produzir segurança e controle durante os procedimentos. O centro cirúrgico tem posicionamento estratégico na planta hospitalar, devendo ser rapidamente acessível às unidades que recebem doentes graves, como o pronto-socorro.

A quantidade de salas cirúrgicas deve ser proporcional ao número de leitos do hospital e tipos de especialidades médicas em atuação. Todavia, por questões normativas, foi estabelecido que o centro cirúrgico deve representar 5% da área total do hospital ou 3 m² para cada leito hospitalar. Quanto ao projeto de uma unidade cirúrgica, deve-se ter como norte o número de cirurgias possíveis por dia e sua duração, bem como o horário e a quantidade de salas ativas por período.

A unidade de centro cirúrgico deve propiciar ambiente controlado considerando temperatura, umidade, oferta de gases em pressão positiva, eletricidade e controle de portas e janelas, conferindo um rigoroso sistema de segurança para reduzir infecção, minimizar quaisquer riscos de incêndio e que esteja apto a otimizar a resolução de eventuais problemas previsíveis (p. ex., fornecer energia por meio de geradores próprios durante uma interrupção da rede elétrica).

> O centro cirúrgico não deve ser afetado pela poluição sonora ou áreas comuns do hospital com trânsito de pessoas e equipamentos, o que justifica sua localização em andares mais elevados.

Assepsia e antissepsia em cirurgia

A contaminação ocorre quando há microrganismos no sítio cirúrgico, seja no material operatório, no ambiente ou no próprio paciente. Durante o procedimento cirúrgico, há perda das barreiras de proteção naturais, como a incisão na pele ou a abertura do trato gastrintestinal, o que reduz os fatores de proteção e aumenta aqueles que contribuem para a contaminação.

Tendo em mente a dinâmica desse processo, o cirurgião toma medidas sistemáticas em todo ato operatório para reduzir ao máximo a contaminação de seu campo.

A **assepsia** é o conjunto de ações que visam manter, na medida do possível, o paciente e o ambiente operatório livres de microrganismos.

De forma prática, é possível atribuir à assepsia as seguintes subdivisões:

- **Cuidados com o paciente** – a substituição das roupas por vestes hospitalares, a admissão no centro cirúrgico sem roupas de cama da enfermaria, o banho na véspera, a tricotomia, o uso de campos estéreis.

> Quando os germes presentes na contaminação produzem doença nos tecidos, ocorre o que chamamos de infecção. Esse processo depende do grau da contaminação, do estado imunológico do paciente e da virulência dos germes envolvidos.

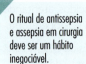

> O ritual de antissepsia e assepsia em cirurgia deve ser um hábito inegociável.

- **Preparo da equipe cirúrgica** – uso de uniforme privativo na unidade de centro cirúrgico, associado a propés, gorro e máscara; paramentação com avental e luvas esterilizadas.

- **Material** – deve ser esterilizado; os marcadores de esterilização das caixas devem ser conferidos quando elas forem abertas.

A **antissepsia** é a remoção de germes que naturalmente existem sobre a pele do paciente e dos membros da equipe cirúrgica mediante o uso de agentes antissépticos (p. ex., clorexidina, soluções alcoólicas ou soluções iodadas). A lavagem das mãos, punhos e antebraços deve ser delicada para não produzir lesões cutâneas e é recomendada por 5 minutos na primeira cirurgia do dia e 3 minutos nos procedimentos subsequentes. A aplicação de soluções antissépticas na pele exposta em campo operatório é igualmente recomendada, antes do posicionamento dos campos. Há recomendação de não misturar classes de agentes antissépticos durante essas fases.

Potencial de contaminação das cirurgias

Sob a óptica microbiana, uma cirurgia pode ser classificada quanto ao grau potencial de contaminação (Quad. 5.1). Essa divisão, além de didática, estratifica o risco de infecção obtido na evolução pós-operatória.

QUADRO 5.1 ■ Classificação das cirurgias quanto ao grau potencial de contaminação

Classificação	Descrição
Cirurgia limpa	Realizada em tecidos sem microrganismos ou em tecidos passíveis de descontaminação, na ausência de processo infeccioso vigente. Ex.: hernioplastias, as cirurgias do subcutâneo, implante de cateteres vasculares profundos.
Cirurgia potencialmente contaminada	Realizada em tecidos cuja flora microbiana é pouco numerosa, em tecidos cavitários com comunicação com o meio externo ou que a antissepsia seja de difícil realização, não havendo processo infeccioso local vigente. Em outras palavras, cirurgia potencialmente contaminada como a do trato geniturinário, trato gastrintestinal alto (gastrotomias, enterectomias, cirurgias biliopancreáticas). A abertura dos colos é considerada procedimento contaminado em razão da quantidade e das características da flora local.
Cirurgia contaminada	Realizada na presença de flora microbiológica abundante, de difícil antissepsia, mas que não produziu infecção. Inclui as cirurgias proctológicas, coloenterostomias, traumatismo craniencefálico aberto.
Cirurgia infectada	Realizada quando há infecção instalada. Ex.: cirurgias para tratamento de abdome agudo inflamatório (apendicite aguda, colecistite aguda etc.), drenagem de abscesso.

Procedimentos básicos

Um ato cirúrgico é composto de três operações fundamentais que, quando sistematicamente associadas, permitem um procedimento complexo: diérese, hemostasia e síntese.

Diérese

A diérese é o procedimento para criar descontinuidade nos tecidos. É por meio dela que as vias de acesso são criadas e ela pode ser realizada a partir de incisão, secção, divulsão, punção ou dilatação.

A hemostasia temporária é parte da tática cirúrgica e deve ser feita com pinças específicas, com características atraumáticas, uma vez que a circulação deverá ser restabelecida. Ela deve manter a integridade da parede do vaso, evitando trombose.

Hemostasia

A hemostasia é a manobra para evitar ou conter sangramentos. Já a hemostasia definitiva interrompe o fluxo no vaso e, geralmente, é irreversível. É realizada a partir de ligadura, cauterização, sutura ou, mais modernamente, ação farmacológica.

Síntese

A síntese corresponde às manobras de aproximação dos tecidos, orientando a cicatrização. Classicamente realizada com métodos manuais por meio de agulhas, fios, nós e pontos, mas atualmente pode ser realizada de forma mecânica com materiais descartáveis, como os grampeadores.

Os materiais envolvidos na síntese mecânica reduzem o tempo cirúrgico, com eficiência equivalente à sutura manual, porém eleva os custos.

O Quadro 5.2 resume os principais materiais de uso rotineiro nos três procedimentos fundamentais.

QUADRO 5.2 ■ Principais materiais de uso rotineiro nas operações fundamentais

Diérese	Hemostasia	Síntese
Lâmina de bisturi	Kelly	Fios
Eletrocautério	Rochester	Agulhas
Tesoura de Metzenbaum	Mixter	Porta agulhas
Tesoura de Potts	Satinsky	Grampeadores
Tesoura de Mayo	De Bakey	Cola sintética
Serra de Gigli	Bulldog	
Costótomo	Eletrocautério	
Trocartes		

Técnica cirúrgica 57

A Figura 5.1 exemplifica os materiais cirúrgicos.

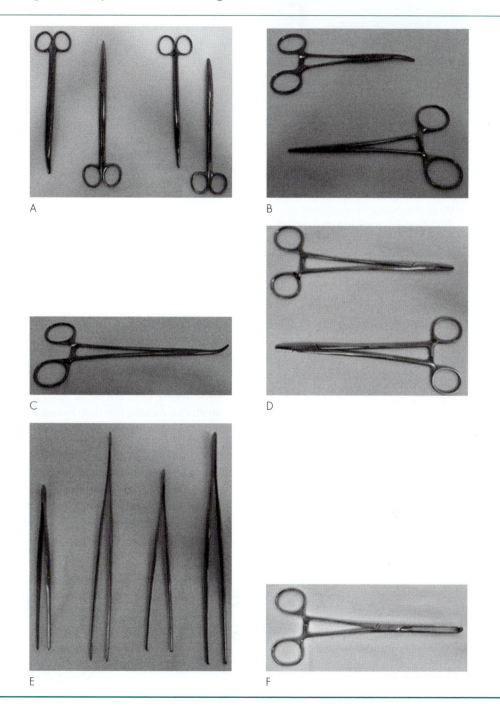

A

B

C

D

E

F

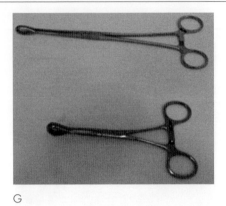
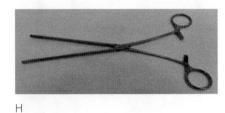

FIGURA 5.1 ■ Materiais cirúrgicos.
A) Tesouras de Metzenbaum e mayo. B) Kelly curvo e reto. C) Mixter. D) Porta agulhas. E) Pinças anatômicas e dente de rato. F) Alis. G) De Lee curto e longo. H) Coprostase.

Nós cirúrgicos

Um nó completo é composto pela sobreposição de dois ou mais seminós ou semichaves. A opção é baseada na exequibilidade e experiência do cirurgião, no grau de tensão desejável a depender da estrutura e no tipo de material.

Seminós

Seminós são formações simétricas, ou seja, têm duas metades opostas correspondentes quando divididos por uma linha média. O bloqueio de um nó composto por seminós se dá pela sobreposição entre eles.

Semichaves

Trata-se de uma estrutura assimétrica e seu travamento é conseguido quando são montadas em oposição entre si (Fig. 5.2).

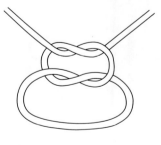
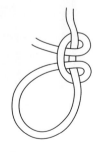

FIGURA 5.2 ■ Representação esquemática de semi nós (A) e semi chaves (B).   A.   B.

Fios cirúrgicos

A função básica de um fio de sutura é aproximar tecidos e, para isso, ele deve apresentar uma força tênsil suficientemente eficaz até a cicatrização produzir a coaptação entre as bordas. Ela gera uma mínima reação inflamatória tecidual e tem baixo custo. Dependendo das características teciduais locais, materiais e técnicas com diferentes funções podem ser desejáveis. O Quadro 5.3 sistematiza os tipos de fios de sutura.

QUADRO 5.3 ■ Tipos de fios de sutura

Tipos de fios de sutura	Características
Absorvíveis	Degradados pela atividade celular e substituídos gradativamente pela cicatrização e reparo tecidual. Não precisa ser retirado e perde a força de tensão em até 60 dias. Ex.: categute simples ou cromado, poliglactina (Vicryl®), polidioxanona (PDS®), polipropileno (Prolene®).
Inabsorvíveis	Compostos de material inertes a atividades celular e inflamatória. Sua força tênsil é mais duradoura e necessitam ser removidos quando externos, ou podem ser encontrados em procedimentos cirúrgicos anos após uma cirurgia anterior. Ex.: algodão, nylon, seda, poliéster (Ethibond®, Mersilene®).
Monofilamentares/ multifilamentares	Menos ásperos, os fios monofilamentares (prolene) produzem menor trauma, correm mais suavemente dentro dos tecidos e são escolhidos para síntese de estruturas delicadas como vasos. Os nós em fios multifilamentares tendem a ser mais fáceis e seguros, pois a aspereza aumenta o atrito entre os seminós ou semichaves, impedindo que o fio corra e o nó se afrouxe. Contudo, colônias de microrganismos podem se desenvolver entre os filamentos e, por essa razão, não devem ser a 1ª escolha em tecidos contaminados/infectados. Nesses casos, há a premissa de se utilizar fios monofilamentares.

Propriedades de um fio de sutura:

São propriedades absolutas do material de sutura:

- **Diâmetro** – dado pelo número de zeros após o zero, em uma escala milimétrica, isto é, quanto mais zeros um fio tem, mais fino ele é.

- **Memória** – propriedade de restabelecer a forma original. Isso pode dificultar o manuseio e até estar relacionado ao afrouxamento do nó.

- **Plasticidade** – propriedade de um fio manter uma forma que lhe é imposta após deformação (propriedade antagônica à memória).

- **Elasticidade** – propriedade de um fio recuperar seu comprimento após estiramento.

- **Resistência à tração** – razão entre o peso necessário para romper um fio dividido pelo seu diâmetro.
- **Capilaridade** – capacidade de um fio absorver líquidos.

Outras propriedades podem ser atribuídas a um material de sutura, porém relacionadas ao manuseio:

- **Pliabilidade** – grau de facilidade ou resistência ao dobramento ou mudança de forma em um determinado material de sutura, o que mensura a facilidade ou dificuldade em aplicar os nós.
- **Coeficiente de fricção** – facilidade no deslize entre as fibras teciduais ou do próprio fio, no momento da fixação do nó.

Agulhas

As agulhas podem ser retas ou curvas, embora se sobressaiam as agulhas curvas, que geralmente são reconhecidas em termos de fração de um círculo total (p. ex., 3/4, 5/8, semicírculos etc.) (Fig.5.3). A agulha é formada por ponta (que pode ser cortante ou romba), corpo e olho, sendo este último a porção onde se insere o material de sutura. São conhecidos referenciais de uma agulha os pontos P (ponta) e M (médio).

Em um corte transversal do corpo da agulha, pode-se observar um perfil cilíndrico (para ser utilizada em estruturas delicadas como um vaso), triangular (usada em tecidos rígidos como a pele, geralmente associada a uma ponta cortante) ou plana (como as agulhas oftalmológicas).

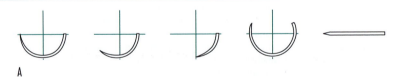

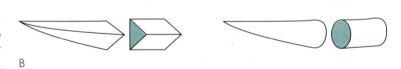

FIGURA 5.3 ■ Agulhas. A) Tipos de agulhas e curvatura. B) Perfis triangular e cilíndrico de uma agulha.

Caso clínico 1

Paulo é um paciente do ambulatório de cirurgia geral e foi internado eletivamente na véspera da cirurgia para correção de hérnia inguinal bilateral redutível. José deu entrada no pronto-socorro há 6 horas com dor e abaulamento inguinal à direita com flogose local, tendo recebido o diagnóstico de hérnia inguinal encarcerada à direita. No exame físico, também foi observada a presença de pequena hérnia redutível à esquerda, indolor.

Caso clínico 2

Um paciente foi admitido na sala de trauma com ferimento por arma branca em linha hemiclavicular esquerda, ao nível do sexto espaço intercostal (região de transição toracoabdominal e área de Ziedler). Apresentava-se com traumatopneia, extremidades frias e mal perfundidas, taquicardia, tríade de Beck presente e o focused assessment with sonography for trauma (FAST) pericárdico foi positivo, sendo indicada toracotomia anterolateral esquerda. No intra-operatório, foram vistas lesões miocárdica e do diafragma.

– Atividades

1) Considerando o caso clínico 1, assinale a alternativa correta.
   a) As cirurgias de Paulo e José podem ser classificadas como cirurgias limpas, uma vez que nas hernioplastias não há agressão do trato digestivo.
   b) A cirurgia de Paulo tende a ser mais contaminada que a de José, pois o tempo de hospitalização é maior.
   c) Considerando que o achado intra-operatório na cirurgia de José foi uma necrose de alça de intestino delgado, sendo submetido à enterectomia segmentar com enteroentero, anastomose seguida de hernioplastia, o cirurgião deve corrigir a hérnia contralateral no mesmo ato operatório, aproveitando o tempo anestésico.
   d) A cirurgia de Paulo deve ser classificada como limpa. A cirurgia de José deve ser classificada como infectada independentemente de haver ou não ressecção de alça de delgado.
   e) A cirurgia de Paulo não necessita de antibioticoprofilaxia uma vez que não há sinais flogísticos e, portanto, não há indício de infecção.

   Gabarito: c

2) Assinale a alternativa correta quanto ao caso clínico 2.
   a) O cirurgião deve realizar tricotomia, antissepsia no tórax do paciente, lavar as mãos com solução antisséptica por 5 minutos e realizar a incisão após administração de antibiótico profilático.
   b) A abertura da câmara cardíaca configura uma cirurgia contaminada.
   c) Não há necessidade de vacinação antitetânica, pois a cirurgia é classificada como limpa, uma vez que não houve agressão do trato gastrintestinal.
   d) Em cirurgia de urgência e emergência com lesões penetrantes, não é necessário realizar antissepsia/assepsia, pois o ferimento já se encontra infectado.
   e) Pacientes graves e com tempo de internação prolongado estão sujeitos a maiores taxas de infecção de ferida operatória.

   Gabarito: a

Leituras sugeridas

Ribeiro MA, Ferreira FG. Equipe cirúrgica: composição e paramentação. In: Valdir Golin. Procedimentos do internado à residência médica. São Paulo: Atheneu, 2012.

Kemp MM, Corsi PR. Instrumental cirúrgico e instrumentação. In: Valdir Golin. Procedimentos do internado à residência médica. São Paulo: Atheneu, 2012.

Kurimori HY, Corsi PR. Nós cirúrgicos e suturas. In: Valdir Golin. Procedimentos do internado à residência médica. São Paulo: Atheneu, 2012.

Liceaga A, Fernandes LF, Romeo A. Romeo's Gladiator Rule: knots, stitches and knot tying techniques. Germany: Press® Tuttlingen, 2015.

Uso de antibióticos em cirurgia: antibioticoterapia e antibioticoprofilaxia

Adriana Weinfeld Massaia

Q Objetivos

- ✓ Demonstrar os princípios pelos quais a antibioticoterapia e antibioticoprofilaxia são prescritas no ambiente hospitalar.
- ✓ Descrever a classificação, o diagnóstico e o tratamento da infecção de sítio cirúrgico (ISC) no contexto da antibioticoterapia e da antibioticoprofilaxia.

Introdução

Os antimicrobianos estão entre as medicações mais prescritas no ambiente hospitalar. Seu uso indiscriminado, associado à capacidade dos microrganismos de se adaptarem, leva ao aparecimento de cepas resistentes e, com isso, à necessidade de antimicrobianos de maior espectro e elevado custo. Em média, 30 a 50% dos antimicrobianos utilizados no hospital se destinam à profilaxia cirúrgica.

Dessa forma, é de suma importância implementar o uso racional de antimicrobianos, definido como intervenções designadas a melhorar e mensurar o seu uso apropriado, mediante seleção do melhor medicamento (dose, duração e via de administração).

Os antimicrobianos no ambiente cirúrgico são prescritos de forma profilática ou terapêutica. A profilaxia antimicrobiana se refere à administração de antibiótico por curto tempo antes de o paciente se submeter ao procedimento cirúrgico, caso haja qualquer sinal de infecção, a indicação do antibiótico passa a ser terapêutica e não mais profilática.

Antibioticoprofilaxia

O objetivo da profilaxia antimicrobiana é reduzir a inoculação bacteriana durante o procedimento cirúrgico, a fim de evitar a ISC.

Existem alguns princípios para a utilização da profilaxia antimicrobiana. Segundo o *Guideline* do *Infectious Disease Society of America* (IDSA), idealmente, o agente antimicrobiano escolhido para profilaxia cirúrgica deve prevenir a ISC e a morbimortalidade relacionada a ela, reduzir a duração e o custo da internação hospitalar, ser isento de efeitos adversos e ter pouco impacto na flora do paciente e do hospital. Para alcançar esses objetivos, a medicação selecionada precisa ser segura e ativa contra os principais patógenos contaminantes do local. Além disso, deve ser administrada com uma dose e tempo adequados para garantir alta concentração tecidual e sérica durante o período de potencial contaminação e, por um curto período, para minimizar os efeitos adversos, o desenvolvimento de resistência e o custo.

Pacotes (*bundles*) para a prevenção de infecções consistem em diversas medidas individuais: higienização das mãos; procedimento asséptico; técnica cirúrgica correta (menor duração possível, tração leve, remoção de tecido morto, hemostasia efetiva, evitar espaço morto, irrigação salina, utilização cuidadosa de drenos de sucção fechados, uso de fios de sutura não absorvíveis e fechamento da incisão com pouca tensão); rastreio de colonização por *Staphylococcus aureus* (*S. aureus*) e posterior descolonização; banho pré-operatório; tricotomia pré-cirúrgica com menos de 2 horas; controle glicêmico; normotermia; e antibióticos profiláticos.

O tempo para a administração do antibiótico profilático é, provavelmente, a principal variável individual com impacto para uma profilaxia eficaz.

Foram estabelecidas cinco medidas para aprimorar a qualidade da profilaxia antimicrobiana: criação de equipes de gestão multidisciplinares e de escolha dos antimicrobianos (protocolos institucionais); definição da responsabilidade pela administração do antimicrobiano (enfermagem, anestesista, cirurgião); tempo apropriado para cada medicação; dose adequada e necessidade de repetição; e duração e término da profilaxia.

Você deve atentar para que o início da contagem do tempo seja o momento da infusão do medicamento, e não o horário da incisão cirúrgica.

O momento ideal para infusão do antibiótico profilático é de 60 minutos antes da incisão cirúrgica, exceto para fluoroquinolonas (ciprofloxacino e levofloxacino) e vancomicina, que exigem tempo de 120 minutos.

A dose do antibiótico requer ajuste para o peso em pacientes obesos, pois a farmacocinética pode estar alterada. É necessário fazer a segunda dose intraoperatória para assegurar concentração sérica e tecidual quando a duração do procedimento exceder duas meias-vidas da medicação ou se houver excesso de perda sanguínea durante a cirurgia (acima de 1,5 L de sangue).

Revisões sistemáticas demonstram que a continuação desnecessária do antibiótico é considerada tanto um risco para o paciente (toxicidade, superinfecção, aquisição de microrganismos superresistentes) como para a sociedade (alto custo, indução de resistência).

Alguns centros optam por aplicar antibióticos por tempo prolongado após a cirurgia, porém essa política não tem eficácia comprovada. Situações excepcionais, nas quais a infecção é deletéria (esternotomias, implantes de próteses), a duração acima de 24 horas é aceitável, embora inexista suporte científico não conflitante.

Antibioticoterapia

De acordo com o Centers for Disease Control do National Healthcare Safety Network (CDC-NHSN), as cirurgias podem ser classificadas em quatro tipos:

1) **Limpa** – sítio cirúrgico sem sinais de inflamação; ausência de contato com os tratos respiratório, digestivo, genital e urinário; fechamento primário da incisão; sistema de dreno fechado se necessário; ferida cirúrgica após trauma não penetrante que contemple essas características deve ser incluída nessa categoria.

2) **Limpa-contaminada** – sítio cirúrgico que entra em contato com os tratos respiratório, digestivo, genital e urinário sob circunstâncias controladas e sem contaminação; cirurgias envolvendo trato biliar, apêndice, vagina e orofaringe estão nessa categoria quando não há evidência de infecção ou quebra de técnica.

3) **Contaminada** – feridas cirúrgicas abertas acidentalmente, cirurgias com quebra importante de técnica asséptica, grande contaminação do trato gastrintestinal e incisões com inflamação aguda não purulenta.

4) **Infectada** – feridas cirúrgicas com tecido desvitalizado, secundárias ao trauma prévio, perfuração de vísceras ou presença de infecção no sítio cirúrgico.

O agente escolhido deve ter atividade contra a maioria dos patógenos presentes no sítio cirúrgico. Os principais organismos potencialmente causadores de ISC em cirurgias limpas são *S.aureus*, *Staphylococcus* coagulase negativo e espécies de *Streptococcus*, constituintes da flora cutânea. Já em procedimentos limpos-contaminados, considera-se também os gram-negativos e espécies de *Enterococcus*. Quando a cirurgia envolve vísceras, os patógenos considerados são aqueles presentes na flora do órgão e da superfície mucosa adjacente.

> O antimicrobiano apropriado deve ser selecionado considerando as suas características, sua eficácia comparativa para tal procedimento, sua segurança (efeitos adversos, interações, contraindicações), seu custo e se o paciente é alérgico ao medicamento.

Para a maioria dos procedimentos, a cefalosporina de 1ª geração (cefazolina) é a medicação de escolha por causa da grande quantidade de estudos provando sua eficácia. Ela apresenta tempo de ação desejável, espectro de atividade contra os principais patógenos, é segura e de baixo custo. Já as cefalosporinas de 2ª geração (cefalexina, cefuroxima) têm um espectro de ação maior para os bacilos gram-negativos e anaeróbios

Em casos de pacientes alérgicos às cefalosporinas, você deve optar por clindamicina e vancomicina, associadas ou não a uma fluoroquinolona (ciprofloxacino) se houver risco de infecção por gram-negativos. Quando houver indícios de alta concentração de anaeróbios, recomenda-se associar metronidazol.

> Em pacientes alérgicos aos betalactâmicos, as cefalosporinas estão contraindicadas.

CIRURGIA

> **+**
> É fundamental o conhecimento da epidemiologia local e os fatores hospitalares, bem como a relevância de bactérias resistentes (*S. aureus* resistente à meticilina [MRSA, do inglês *Staphylococcus aureus* meticilina-Resistente]).

A vancomicina não está indicada para uso de rotina profilático em nenhum procedimento. Ela pode ser considerada quando há identificação de cepas de MRSA ou *Staphylococcus* coagulase negativo em ISC, bem como se houver suspeita ou colonização por MRSA.

A descolonização intranasal com mupirocina é uma técnica adjuvante em pacientes colonizados por *S. aureus* e, especificamente, está recomendada para cirurgias cardíacas e ortopédicas. A maioria dos estudos mostra que a aplicação intranasal de mupirocina é segura e potencialmente benéfica para reduzir a ocorrência de ISC. No entanto, o momento ideal e a duração da aplicação não estão padronizados. Nesses trabalhos, a mupirocina foi aplicada nos 5 dias antecedentes ao procedimento cirúrgico.

Infecção de sítio cirúrgico

> **+**
> Há ao menos três fatores importantes para determinar se uma contaminação evoluirá para infecção: o tamanho do inóculo bacteriano, a virulência da bactéria e a resistência do paciente. A probabilidade de infecção aumenta proporcionalmente com o tamanho do inóculo e da virulência da bactéria.

A **ISC** é definida como aquela que ocorre após um procedimento invasivo, tanto nos planos superficiais e/ou profundos ao local da incisão como nos órgãos ou espaços manipulados ou traumatizados. Ela está associada à elevada morbidade e mortalidade, além do tempo de internação prolongada e do alto custo. As ISC correspondem a, aproximadamente, 15% das infecções relacionadas à assistência à saúde (IRAS) e 37% das IRAS em pacientes submetidos à cirurgia.

A contaminação microbiana durante o procedimento cirúrgico é o precursor para ISC. A maioria das feridas cirúrgicas está contaminada por bactérias, mas apenas uma minoria progride para a infecção.

Características locais da ferida, como presença de tecido desvitalizado, suturas, corpo estranho e drenos, amplificam as consequências do inóculo bacteriano.

> As bactérias também podem ser provenientes de fontes exógenas, como o ar da sala cirúrgica, os instrumentos cirúrgicos, os implantes e as próteses, e da equipe cirúrgica quando há quebra da técnica de assepsia e antissepsia.

Os patógenos causadores da maioria das ISC têm origem na flora endógena do paciente (pele, membranas mucosas e vísceras ocas) e os mais comuns são *Staphylococcus spp.* e *Streptococcus spp.* Entretanto, as bactérias gram-negativas e espécies de *Enterococcus* também estão presentes, principalmente quando há contato com trato gastrintestinal.

De acordo com o CDC, as ISC são classificadas em:

- ISC incisional superficial
  - ocorre em até 30 dias de pós-operatório;
  - envolve a pele e o tecido celular subcutâneo da incisão;
  - um dos seguintes deve estar presente:
  - drenagem purulenta da incisão superficial;

- organismo isolado de maneira asséptica da incisão superficial ou tecido subcutâneo por meio de cultura ou outro método microbiológico com propósito de diagnóstico clínico ou tratamento;

- abertura da incisão superficial deliberadamente pelo cirurgião ou médico atendente, cultura positiva ou ausência de cultura e ao menos um destes sinais e sintomas: dor ou enduramento, eritema, edema ou calor local;

- diagnóstico de ISC incisional superficial pelo cirurgião ou médico atendente.

Existem dois tipos de ISC incisional superficial: a primária, identificada na incisão primária em paciente com mais de uma incisão; e a secundária, identificada na incisão secundária em paciente com mais de uma incisão.

As seguintes ocorrências não estão incluídas nos critérios de ISC incisional superficial: diagnóstico e/ou tratamento de celulite, abscesso em ponto de sutura isolado, infecção em local de facada ou pino, infecção de circuncisão e infecção de queimadura.

- ISC incisional profunda

  - ocorre em até 30 dias de pós-operatório ou 90, de acordo com as observações apresentadas no Quadro 6.2;

  - envolve tecido profundo em relação à incisão (fáscia e músculo);

  - o paciente apresenta um dos quesitos:

    - drenagem purulenta da incisão profunda;

    - deiscência da incisão, ou abertura deliberada ou aspirado pelo cirurgião ou médico atendente e identificação de microrganismo por cultura ou outro método microbiológico com propósito clínico ou de tratamento, ou ausência de cultura ou método microbiológico e o paciente apresenta ao menos um destes sinais e sintomas: febre (> 38°C), dor localizada ou rigidez;

    - abscesso ou outra evidência de infecção envolvendo tecido profundo em relação à incisão detectado no exame anatômico ou histopatológico, ou em exame de imagem.

Existem dois tipos de ISC incisional profunda: a primária, identificada na incisão primária em paciente com mais de uma incisão; e a secundária, identificada na incisão secundária em paciente com mais de uma incisão.

- ISC órgão/espaço

  - ocorre em até 30 dias de pós-operatório ou 90, de acordo com as observações apresentadas no Quadro 6.2;

  - envolve qualquer região mais profunda do que fáscia e músculo e que foi manipulada durante o procedimento cirúrgico;

> Há três tipos de ISC: incisional superficial, incisional profunda (primária ou secundária) e órgão/espaço.

- o paciente apresenta ao menos um dos seguintes:

  - drenagem purulenta de um dreno inserido no órgão/espaço;

  - organismo identificado de maneira asséptica de um fluído ou tecido do órgão/espaço por cultura ou método microbiológico com propósito clínico ou de tratamento;

  - abscesso ou outra evidência de infecção envolvendo órgão/espaço detectado por exame anatômico ou histopatológico, ou exame de imagem;

  - confere critérios para ISC órgão/espaço específcos.

QUADRO 6.1 ■ Sítios de ISC

Tipo	Órgão	Espaço
Osteomielite	Olhos (exceto conjuntivite)	Cavidade oral (boca, língua ou gengivas)
Mastite ou abscesso de mama	Trato gastrintestinal	Outras do aparelho reprodutor masculino ou feminino
Miocardite ou pericardite	Intra-abdominal, não especificada em outro local	Outras infecções do trato urinário
Conjuntivite	Intracraniana, abscesso cerebral ou dura-máter	Abscesso medular sem meningite
Espaço do disco	Articulação ou bolsa	Sinusite
Orelha, mastoide	Outras infecções do trato respiratório inferior	Trato respiratório superior
Endometrite	Mediastinite	Infecção arterial ou venosa
Endocardite	Meningite ou ventriculite	Cúpula vaginal

Veja, no Quadro 6.2, algumas observações pertinentes quanto à ISC.

QUADRO 6.2 ■ Observações sobre a ISC

Até 30 dias de pós-operatório: reparo de aneurisma de aorta abdominal; amputação de membro; cirurgia de apêndice; fístula para diálise; cirurgias no pâncreas; fígado e ducto biliar; endarterectomia de carótida; cirurgia em bexiga; cirurgia em colo; cesárea; cirurgia gástrica; transplante cardíaco; transplante renal; transplante hepático; cirurgia gástrica; histerectomia abdominal; laminectomia; cirurgia em pescoço; cirurgia em ovário; cirurgia em próstata; cirurgia em intestino curto; cirurgia retal; cirurgia esplênica; cirurgia torácica; cirurgia em tireoide e paratireoide; cirurgia vaginal; e laparotomia exploradora.

Até 90 dias de pós-operatório: cirurgia em mama; cirurgia cardíaca; enxerto de artéria coronária; craniotomia; fusão espinal; redução aberta de fratura; herniorrafia; prótese de quadril; prótese de joelho; implante de marca-passo; *bypass* vascular periférico; e *shunt* ventricular.

A Figura 6.1 ilustra o que você acabou de ler sobre os tipos de ISC.

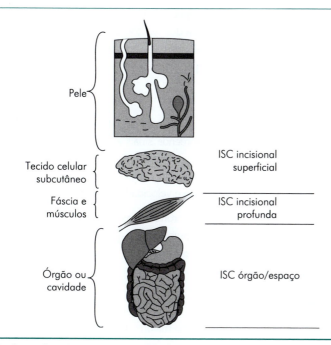

FIGURA 6.1 ■ Tipos de ISC.
Fonte: Anvisa.

ISC, infecção de sítio cirúrgico.

Os fatores de risco predisponentes para ISC podem ser relacionados ao paciente, ao pré-operatório ou ao intraoperatório, como você pode ver no Quadro 6.3.

QUADRO 6.3 ■ Fatores de risco predisponentes para ISC

Relacionados ao paciente	Relacionado ao pré-operatório	Relacionados ao intraoperatório
Extremos de idade	Internação prolongada	Quebra técnica asséptica
Desnutrição/obesidade	Tricotomia inadequada	Contaminação da ferida operatória
DM	Uso prévio de antibióticos	Tempo prolongado de cirurgia
Hipoxemia		Uso de vasoconstritores locais
Comorbidades		Hematomas não drenados, espaço morto e tecidos desvitalizados
Imunossupressão		Corpo estranho e drenos
Cirurgia recente (30 dias)		Hipotermia/hiperglicemia/ hipotensão arterial
ASA 3, 4 e 5		Politransfusão

ASA, American society of Anesthesiologists; DM, diabetes melito.

> O ambiente da sala cirúrgica adequado (ventilação e limpeza), a esterilização dos instrumentos e os materiais estéreis reduzem a contaminação da ferida operatória.

> Os dois princípios de maior impacto na prevenção de infecção estão associados à duração do procedimento e à técnica cirúrgica asséptica.

A adequação da técnica asséptica inclui hemostasia efetiva, controle da hipotermia, remoção cuidadosa dos tecidos, evitar entrada em vísceras ocas, remoção de tecidos desvitalizados, uso apropriado de drenos e materiais de sutura e erradicação do espaço morto.

Diagnóstico

O diagnóstico microbiológico é baseado fundamentalmente em culturas (hemocultura, urocultura, cultura de secreções) ou técnicas moleculares.

O diagnóstico das ISC inclui aspectos clínicos, laboratoriais e exames de imagem. A suspeita clínica compreende sinais e sintomas como febre (> 38°C), dor, eritema, calor, rigidez e vômitos. A partir da suspeita clínica, procedemos à investigação laboratorial. Os principais exames são hemograma completo, proteína C reativa e velocidade de hemossedimentação.

Quando há indícios de infecção profunda, os exames de imagem (ultrassonografia [US], tomografia computadorizada [TC], ressonância nuclear magnética [RNM]) são importantes para avaliar as dimensões do foco e os órgãos comprometidos.

Tratamento

A opinião do serviço de controle de infecção do hospital deve ser solicitada para orientar o melhor tratamento tanto empírico como direcionado.

O tratamento clínico das ISC, na maioria das vezes, demanda o uso de antibióticos. Existem diversas combinações possíveis de antibióticos para o tratamento dessas infecções. A escolha dos agentes depende do tipo de cirurgia e dos órgãos envolvidos, das comorbidades do paciente, da gravidade da infecção e da flora hospitalar. A presença de bactérias multirresistentes é uma realidade em todos os hospitais e, por isso, o médico deve sempre considerar o uso racional de antibióticos e a possibilidade de descalonar quando obtiver um resultado de cultura e antibiograma.

Caso clínico

Paciente de 39 anos, obeso mórbido, indice me massa corporal (IMC) de 38, com diabetes melito (DM) em uso regular de insulina, com asma em uso de prednisona 20 mg/dia, além de beta-agonista inalatório, retorna à consulta no pós-operatório de 30 dias de cirurgia bariátrica. Perdeu 11 kg no período e refere estar apresentando febre há 2 dias acompanhada de dor abdominal difusa, dificultando deambular e referindo inapetência e náuseas. Ao exame físico, ressalta-se a descompressão brusca positiva do abdome. Exames laboratoriais revelam glicemia de 350 mg/dL; reação em cadeia da polimerase (PCR, do inglês polymerase chain reaction) de 45; hemoglobina de 9,5; hematócrito de 27%, leucócitos 32.000 com desvio à esquerda; e tomografia computadorizada (TC) de abdome com coleção intra-abdominal. A descrição operatória mostrava tempo de cirurgia laparoscópica de 11 horas, necessidade de seis concentrados de hemácias por sangramento intraoperatório, início de cefazolina no momento da incisão da parede na dose de 1 g e seguida por 72 horas a cada 8 horas após o término da cirurgia.

▬ Atividades

1) Qual o diagnóstico e quais possíveis fatores contribuíram para o desfecho do caso clínico apresentado?

   Gabarito: Infecção de sítio cirúrgico (ISC) órgão/espaço. O tempo para a administração do antibiótico profilático é, provavelmente, a principal variável individual de maior impacto nesse desfecho, devendo ter ocorrido, para ser eficaz, 60 minutos antes da incisão cirúrgica. Além disso, a dose do antibiótico exige ajuste para o peso em pacientes obesos, pois a farmacocinética pode estar alterada. Seria também necessária a segunda dose intraoperatória de cefazolina para assegurar concentração sérica e tecidual, uma vez que a duração do procedimento excedeu duas meias-vidas da medicação e houve excesso de perda sanguínea durante a cirurgia. Atentar para o fato de que o início da contagem do tempo é o momento da infusão da medicação, não o horário da incisão cirúrgica.

   Alguns centros optam por aplicar antibióticos por tempo prolongado após a cirurgia, porém essa política não tem eficácia comprovada.

   Especial atenção deveria ter sido dada a esse paciente que já apresentava risco alto de ISC (obeso, diabetes melito [DM] e uso de corticosteroide).

▬ Leituras sugeridas

Santana RF, Carvalho AV, Santiago JS, Menezes MS, Lobo IMF, Marcellini PS. Consequências do uso excessivo de antimicrobianos no pós-operatório: o contexto de um hospital público. Rev Col Bras Cir. 2014;41(3):149-154.

Sinha B, van Assen S, Friedrich AW. Important issues for perioperative systemic antimicrobial prophylaxis in surgery. Curr Opin Anesthesiol. 2014;27:377-381.

Setiawan B. The role of prophylactic antibiotics in preventing perioperative infection. Disponível em: http://www.ncbi.nlm.nih.gov/pubmed/22156360. Acesso em: 20 ago 2016.

Hagel S, Scheuerlein H. Perioperative antibiotic prophylaxis and antimicrobial therapy of intra-abdominal infections. Viszeralmedizin. 2014Oct;30:310-316.

Agência Nacional de Vigilância Sanitária. Critérios Diagnósticos de Infecção Relacionada à Assistência à Saúde. Disponível em:http://www20.anvisa.gov.br/segurancadopaciente/index.php/publicacoes/item/criterios-diagnosticos-das-infeccoes-relacionadas-a-assistencia-a-saude?Category_id=194. Acesso em: 29 mar 2017.

Assepsia e antissepsia

Adriana Weinfeld Massaia

Q Objetivos

✓ Descrever a assepesia e a antissepsia como métodos para prevenir a atuação de microrganismos na assistência à saúde no contexto hospitalar.

✓ Explicar como atuam os agentes contra microrganismos na antissepsia da pele e das mãos na assistência à saúde no contexo hospitalar.

Introdução

Define-se **assepsia** como o "conjunto de medidas que visam à redução de microrganismos presentes em superfícies a níveis seguros", enquanto **antissepsia** é a "operação que visa à redução de microrganismos presentes na pele a níveis seguros, mediante o uso de sabonete antisséptico ou outro agente antisséptico".

Falhas na antissepsia das mãos dos integrantes da equipe cirúrgica, por exemplo, provocam infecções de sítio cirúrgico (ISC), inclusive por meio de surtos.

As ISC são responsáveis por cerca de 15% das infecções relacionadas à assistência à saúde (IRAS) e de 37% das infecções hospitalares adquiridas por pacientes cirúrgicos. Segundo o Centers for Disease Control (CDC), elas podem ser dividas em ISC incisional superficial, ISC incisional profunda e ISC órgão/espaço. Dois terços dessas infecções são incisionais e um terço, do tipo órgão/espaço.

As ISC aumentam o tempo de internação em 4 a 7 dias, elevam a morbimortalidade, duplicando o risco de óbito, dobram o tempo de permanência em unidades de terapia intensiva (UTI) e quintuplicam as chances de esses pacientes serem readmitidos após a alta. Apesar da causa multifatorial, estudos têm correlacionado as ISC, por meio de biologia molecular, às falhas na antissepsia cirúrgica das mãos dos integrantes da equipe cirúrgica, causando inclusive surtos. ∎

Assepsia, antissepsia e infecções relacionadas à assistência à saúde

A pele normal do ser humano é colonizada por bactérias e fungos e diferentes áreas do corpo têm concentração de bactérias variáveis por centímetro quadrado (cm^2).

A microbiota da pele pode ser dividida em dois grupos: transitória e residente.

A microbiota transitória é frequentemente adquirida por profissionais de saúde durante contato direto com o paciente (colonizados ou infectados), o ambiente, as superfícies próximas ao paciente, os produtos e os equipamentos contaminados. Ela consiste em microrganismos não patogênicos ou potencialmente patogênicos, tais como bactérias, fungos e vírus, que raramente se multiplicam na pele. No entanto, alguns podem provocar IRAS.

As bactérias que compõem a microbiota residente (p. ex., *Staphylococcus* coagulase-negativos e bacilos difteroides) são agentes menos prováveis de infecções veiculadas por contato.

A presença de bactéria na pele sempre ocorrerá, a despeito do preparo pré-cirúrgico. A contaminação microbiana durante o procedimento cirúrgico é o precursor das ISC. A maioria das feridas está contaminada com bactérias, mas apenas uma minoria evolui para infecção. Isso ocorre porque a resposta imune inata elimina com eficiência esses contaminantes do sítio cirúrgico. Existem, ao menos, três determinantes para que a contaminação leve a infecção: a quantidade do inóculo bacteriano, a virulência da bactéria e a resistência do paciente.

Os principais agentes da ISC são *Staphylococcus aureus*, *Staphylococcus* coagulase-negativo, *Enterococcus spp.*, *Escherichia coli*, *Pseudomonas aeruginosa*, *Enterobacter spp.*, *Proteus mirabilis*, *Klebsiella pneumoniae*, outros *Streptococci spp.*, *Candida albicans*, *Streptococci* do grupo D, *Bacteroides fragilis*, outros aeróbios gram-positivos.

O propósito da antissepsia pré-cirúrgica das unhas, mãos e antebraços por parte dos integrantes da equipe cirúrgica é eliminar a sujidade, as células descamativas do estrato córneo, toda microbiota transitória e minimizar a população da microbiota residente. Por conseguinte, permitir maior controle da proliferação microbiana dessas regiões nos períodos trans e pós-cirúrgico. Durante a realização do procedimento de lavagem e antissepsia das mãos, os profissionais de saúde devem ter cuidados adicionais quanto às regiões de maior concentração de microrganismos como a camada córnea e as estruturas anexas (pelos e unhas).

A microbiota transitória, que coloniza a camada superficial da pele, sobrevive por curto período de tempo e é passível de remoção pela higienização simples das mãos, com água e sabonete, por meio de fricção mecânica.

A microbiota residente, aderida às camadas mais profundas da pele, é mais resistente à remoção apenas por água e sabonete.

As fontes mais importantes dos patógenos causadores da ISC são a flora endógena da pele, membranas mucosas e vísceras ocas. Também pode haver contaminação por meios exógenos como o ar da sala cirúrgica, os intrumentos, as próteses e a equipe cirúrgica.

O objetivo da desinfeção da pele do paciente cirúrgico é remover e eliminar rapidamente a flora da pele do local onde ocorrerá a incisão cirúrgica.

A desinfecção da pele pode ser feita em três momentos:

1) preparo pré-operatório do paciente – o produto utilizado deve ter ação rápida, amplo espectro e um antisséptico que diminua substancialmente o número de microrganismos na pele intacta;

2) higienização das mãos – escolha de um produto com antisséptico de uso frequente, que reduza o número de bactérias na pele intacta ao nível basal após o uso e, se possível, de ação persistente;

3) higienização pré-cirúrgica das mãos – o preparo antisséptico deve reduzir o número de microrganismos da pele intacta, além de ser de amplo espectro e ter ação rápida e persistente.

> Os antissépticos disponíveis não eliminam todos os microrganismos e o *Staphylococcus* coagulase-negativo pode ser encontrado mesmo após três aplicações na pele de agentes como iodo-povidine.

Assepsia e antissepsia da pele

A Food and Drug Administration (FDA) define a **desinfecção da pele** como uso de antisséptico de ação rápida, amplo espectro e que contenha uma preparação que reduza consideravelmente o número de microrganismos na pele intacta. Não existe um número determinado de microrganismos que deve ser removido antes da cirurgia. Assim, a FDA e as autoridades europeias estabeleceram padrões que um desinfetante, para preparação da pele pré-cirúrgica, deve cumprir antes de poder ser comercializado legalmente. A agência americana exige testes em 10 minutos e 6 horas, nos quais os desinfectantes devem reduzir unidades formadoras de colônia (UFC) por mais de 2 $\log_{10}$ em locais secos (p. ex., pele abdominal) e por 3 $\log_{10}$ em locais úmidos (p. ex., virilha).

> Apesar de não ser completamente estabelecido que o banho pré-operatório tenha impacto na redução das infecções de sítio cirúrgico, sabemos que essa medida diminui o inóculo bacteriano e assegura que a pele está limpa.

Inicialmente, devemos limpar a pele retirando a contaminação grosseira (sujidade e debris).

Tanto o CDC como a Association of perOperative registered nurses (AORN) e a Agência Nacional de Vigilância Sanitária (Anvisa) recomendam o banho pré-operatório com agente antisséptico (Anvisa e CDC) ou sabão (AORN) na noite anterior e na manhã do procedimento.

Os antissépticos tópicos disponíveis para o preparo pré-cirúrgico da pele são: iodóforos, álcool e clorexidine alcóolico e aquoso. O objetivo desse método é prevenir as ISC e a sua efetividade está relacionada ao tamanho da área em que será aplicado, ao mecanismo da aplicação, ao tipo de instrumento utilizado e ao tempo e duração da aplicação da solução.

Esses antissépticos devem ser aplicados com materiais estéreis e luvas ou técnicas sem o contato com o paciente. A direção deve ser a partir do local da incisão para a periferia e a aplicação deve ser mediante pressão em círculos concêntricos. O tamanho da área preparada deve incluir qualquer potencial local de incisão, além da principal. A solução deve secar espontaneamente.

Mãos

A colonização das mãos dos profissionais de saúde é uma das principais vias para infecção relacionada à assistência à saúde. Isso pode ocorrer por contato direto com o paciente, ou indireto, com produtos e equipamentos ao seu redor (bombas de infusão, barras protetoras das camas e estetoscópio, entre outros).

Os agentes patogênicos mais frequentes são as bactérias transitórias da pele, como o *Staphylococcus* coagulase-negativos, *Staphylococcus aureus*, bacilos gram-negativos e leveduras. No entanto, com o aumento da resistência aos antimicrobianos, os microrganismos multirresistentes podem, então, se tornar parte da microbiota transitória da pele, sendo removidos pela higienização das mãos. As mãos dos profissionais de saúde também podem ficar persistentemente colonizadas com bactérias multirresistentes, principalmente na presença de fatores locais facilitadores dessa condição como dermatites e/ou onicomicose.

Entre as medidas implementadas no controle de surtos de infecção relacionada à assistência à saúde, a higienização das mãos sempre exerceu um papel preponderante. Muitos surtos são controlados com a adoção de medidas que melhoram a adesão a essa prática, como intervenção educacional, uso de novos produtos como gel alcoólico e melhorias relacionadas ao número e à localização de lavatórios/pias.

Não existe uma correlação direta entre resistência bacteriana a antimicrobianos e resistência a antissépticos. Vários estudos *in vitro*, utilizando diferentes cepas de bactérias gram-positivas (*Staphylococcus aureus* resistente à meticilina, *Enterococcus* resistente à vancomicina) e gram-negativas (*Acinetobacter spp.*, *P. aeruginosa*) multirresistentes, mostraram que, apesar de resistentes aos antibióticos, essas bactérias permanecem sensíveis aos antissépticos utilizados na higienização das mãos. A ação dos diferentes produtos utilizados na higienização das mãos contra bactérias multirresistentes é bastante variável.

A antissepsia cirúrgica ou o preparo pré-operatório das mãos constitui uma medida importante, entre outras, para a prevenção da ISC. O objetivo dessa prática é eliminar a flora transitória da pele e reduzir a residente, além de proporcionar o efeito residual.

> Vários antissépticos e sabonetes associados a antissépticos podem ser utilizados na higienização das mãos no cuidado de pacientes colonizados e/ou infectados com microrganismos multirresistentes, como clorexidina (CHG), polivinilpirrolidona iodo (PVPI), triclosan e álcool.

> Para prevenir a transmissão de microrganismos pelas mãos, três elementos são essenciais: agente tópico com eficácia antimicrobiana; procedimento adequado ao utilizá-lo (com técnica adequada e no tempo preconizado); e adesão regular no seu uso.

As escovas utilizadas no preparo cirúrgico das mãos devem ter cerdas macias e descartáveis, impregnadas ou não com antisséptico e de uso exclusivo em leito ungueal e subungueal. A duração do procedimento deve ser de 3 a 5 minutos para a primeira cirurgia e de 2 a 3 minutos para as cirurgias subsequentes.

A técnica a ser adotada deve satisfazer os seguintes passos:

- Abrir a torneira, molhar as mãos, antebraços e cotovelos.
- Recolher, com as mãos em concha, o antisséptico e espalhar nas mãos, antebraço e cotovelo. No caso de escova impregnada com antisséptico, pressione a parte da esponja contra a pele e espalhe por todas as partes.
- Limpar sob as unhas com as cerdas da escova.
- Friccionar as mãos, observando espaços interdigitais e antebraço por no mínimo 3 a 5 minutos, mantendo as mãos acima dos cotovelos.
- Enxaguar as mãos em água corrente, no sentido das mãos para cotovelos, retirando todo resíduo do produto. Fechar a torneira com o cotovelo, joelho ou pés, se a torneira não tiver fotossensor.
- Enxugar as mãos em toalhas ou compressas estéreis, com movimentos compressivos, iniciando pelas mãos e seguindo pelo antebraço e cotovelo, atentando para utilizar as diferentes dobras da toalha/compressa para regiões distintas.

Agentes antissépticos

Aqueles utilizados para higienização das mãos devem ter ação antimicrobiana imediata e efeito residual ou persistente. Não devem ser tóxicos, alergênicos ou irritantes para pele. Recomenda-se que sejam agradáveis de utilizar, suaves e custo-efetivos.

Os antissépticos atualmente mais utilizados são a CHG e o PVPI aplicados com esponja e/ou escova. A Organização Mundial da Saúde (OMS) não recomenda o uso de escovas para essa finalidade em razão de seu efeito abrasivo.

Álcool

A atividade antimicrobiana em geral dos álcoois se eleva com o aumento da cadeia de carbono, porém a solubilidade em água diminui.

O principal modo de ação dos álcoois consiste na desnaturação e coagulação das proteínas. Outros mecanismos associados têm sido reportados, como a ruptura da integridade citoplasmática, a lise celular e a interferência no metabolismo celular. A coagulação das proteínas, induzida

O antisséptico cirúrgico deve eliminar por completo a microbiota transitória das mãos e reduzir, significativamente, a residente no começo do procedimento. Também deve impedir o crescimento bacteriano durante o procedimento.

Somente os álcoois alifáticos, completamente miscíveis em água (etanol, isopropanol e n-propanol), são usados como produto para higienização das mãos.

pelo álcool, ocorre na parede celular, na membrana citoplasmática e entre várias proteínas plasmáticas. Essa interação do álcool com as proteínas despertou a hipótese da interferência de sujidade contendo proteínas na antissepsia e desinfecção.

De modo geral, os álcoois apresentam rápida ação e excelente atividade bactericida e fungicida em comparação aos outros agentes utilizados na higienização das mãos. A maioria dos estudos dos álcoois tem avaliado individualmente cada um deles, em várias concentrações. Outros estudos têm focado a combinação dos dois tipos de álcoois ou soluções contendo quantidades limitadas de hexaclorofeno, compostos de quaternário de amônia, PVP-I, triclosan ou gluconato de CHG.

As preparações alcoólicas têm sido recomendadas pela OMS, nas concentrações entre 60 e 80%, e pelo CDC dos Estados Unidos, nas concentrações entre 60 e 95%, como produto de escolha na higienização das mãos e como alternativa aos produtos tradicionais para antissepsia cirúrgica das mãos. Isso ocorre em razão da alta eficácia antimicrobiana, facilidade de aplicação, menor dano à pele e economia de tempo.

Em geral, os álcoois têm excelente atividade germicida *in vitro* contra bactérias vegetativas gram-positivas e gram-negativas, incluindo patógenos multirresistentes (p. ex., *Staphylococcus aureus* resistente à meticilina, *Enterococcus* resistente à vancomicina), *Mycobacterium tuberculosis* e vários fungos. Certos vírus envelopados (p. ex., herpes simples, vírus da imunodeficiência humana [HIV], vírus influenza, vírus sincicial respiratório e vírus vaccínia) são susceptíveis aos álcoois quando testados *in vitro*. Os vírus da hepatite B e C são inativados pelo álcool a 60 a 70%.

Nos serviços de saúde em áreas tropicais, a falta de atividade do álcool contra parasitas é um aspecto preocupante quanto à promoção do uso do álcool para fricção antisséptica das mãos. Nessa situação, recomenda-se lavar as mãos com água e sabonete para garantir a remoção mecânica de parasitas.

Os álcoois têm rápida ação microbicida quando aplicados à pele, mas não têm atividade residual apreciável. Entretanto, a recolonização bacteriana na pele ocorre lentamente após o uso, nas mãos, de antisséptico à base de álcool. A adição de CHG, octenidina ou triclosan à solução alcoólica pode resultar em atividade residual.

Os álcoois também são efetivos na antissepsia cirúrgica ou no preparo pré-operatório das mãos dos integrantes das equipes cirúrgicas. Em múltiplos estudos, foram realizadas contagens bacterianas nas mãos imediatamente e 3 horas após a utilização do produto. As soluções alcoólicas

---

O diferencial do álcool em relação aos outros antissépticos é sua rápida velocidade de ação, além de excelente atividade antimicrobiana contra bactérias gram-positivas, gram-negativas, fungos, micobactérias e vírus.

Os álcoois têm pouca atividade contra os esporos e oocistos de protozoários.

As preparações alcoólicas não são apropriadas quando as mãos estiverem visivelmente sujas ou contaminadas com material proteico, segundo os manuais americano e britânico da OMS e recente publicação da Anvisa.

foram mais efetivas do que lavar as mãos com sabonete comum em todos os estudos e reduziram a contagem bacteriana mais do que sabonetes associados a antissépticos na maioria dos experimentos. Além disso, a maioria das preparações alcoólicas foi mais efetiva do que PVPI ou CHG degermante.

Aplicar pequenos volumes de álcool (0,2-0,5 mL) nas mãos não é mais efetivo do que lavá-las com água e sabonete comum. Entretanto, se você tiver a sensação de que as mãos estão secas após a fricção do álcool por 10 a 15 segundos, provavelmente foi aplicado um volume insuficiente do produto.

Atualmente, existe a preocupação da efetividade do álcool contra *Clostridium difficile (C. difficile)*, agente responsável pela diarreia associada à assistência à saúde, porque o álcool não tem atividade contra esporos. Contudo, a higienização das mãos com água e sabonete comum ou associado a antissépticos teria a finalidade de remover os esporos pela ação mecânica. A recomendação atual é o uso de luvas pelo profissional de saúde quando prestar assistência ao paciente com diarreia associada a *C. difficile* e, após a remoção das luvas, lavar as mãos com água e sabonete ou friccioná-las com preparação alcoólica (se não estiverem visivelmente sujas).

> A eficácia de preparações alcoólicas para higienização das mãos é afetada por vários fatores: tipo; concentração; tempo de contato; fricção e volume de álcool utilizado; e se as mãos estavam molhadas no momento de aplicação do álcool.

Clorexidina

O gluconato de CHG (bi-biguanida catiônica) é pouco solúvel em água, mas a forma digluconato é solúvel em água. A atividade antimicrobiana da CHG provavelmente é atribuída à ligação e subsequente ruptura da membrana citoplasmática, o que leva à precipitação ou coagulação de proteínas e ácidos nucleicos. A atividade antimicrobiana ocorre mais lentamente que a dos álcoois, sendo considerada de nível intermediário. Entretanto, apresenta um bom efeito residual em virtude da forte afinidade pelos tecidos, em torno de 6 horas.

> A adição de baixas concentrações de CHG (0,5-1%) às preparações alcoólicas resulta em atividade residual dessas formulações proporcionada por esse antisséptico.

A CHG apresenta boa atividade contra bactérias gram-positivas, menor atividade contra bactérias gram-negativas e fungos, mínima atividade contra micobactéria e não é esporicida. Tem atividade *in vitro* contra vírus envelopados (herpes simples, HIV, citomegalovírus, influenza e vírus sincicial respiratório), mas atividade menor contra os vírus não envelopados (rotavírus, adenovírus e enterovírus). A atividade antimicrobiana é pouco afetada na presença de matéria orgânica, incluindo o sangue.

O uso de CHG para a higienização das mãos nos serviços de saúde é seguro e a absorção pela pele é mínima, senão nula. A ocorrência de irritação na pele é concentração-dependente, com probabilidade maior para produtos que contêm 4% de CHG e quando utilizados com frequência para higienização das mãos, sendo que reações alérgicas são raras.

O iodo é um antisséptico muito efetivo, mas, por causar irritação e manchar a pele, foi substituído por PVPI ou iodóforos.

Iodóforos - polivinilpirrolidona iodo

Iodóforos são moléculas complexas compostas de iodo e de um polímero carreador chamado "polivinilpirrolidona", cuja combinação aumenta a solubilidade do iodo e provê um reservatório dessa substância. A quantidade de iodo molecular presente (iodo livre) é que determina o nível de atividade antimicrobiana do iodo.

A atividade antimicrobiana ocorre por meio da penetração do iodo na parede celular, provocando inativação das células pela formação de complexos com aminoácidos e ácidos graxos insaturados, o que prejudica a síntese proteica e altera as membranas celulares. O iodóforo tem atividade ampla contra bactérias gram-positivas e gram-negativas, bacilo da tuberculose, fungos e vírus (exceto enterovírus), possuindo também alguma atividade contra esporos.

O iodóforo é rapidamente inativado em presença de matéria orgânica, como sangue e escarro, e sua atividade antimicrobiana também pode ser afetada pelo pH, temperatura, tempo de exposição, concentração e quantidade/tipo de matéria orgânica e compostos inorgânicos presentes (p. ex., álcool e detergentes).

Os iodóforos causam menos irritação de pele e menos reações alérgicas do que o iodo, porém, causam mais dermatite de contato irritativa do que outras soluções comumente utilizadas para higienização antisséptica das mãos.

Triclosan

É um derivado fenólico, incolor, pouco solúvel em água, mas solúvel em álcool e detergentes aniônicos.

Sua ação antimicrobiana ocorre pela difusão na parede bacteriana, inibindo a síntese da membrana citoplasmática, ácido ribonucleico (RNA, do inglês *ribonucleic acid*), lipídeos e proteínas, resultando na inibição ou morte bacteriana. A velocidade de ação antimicrobiana é intermediária, tem efeito residual na pele como a CHG e é minimamente afetada por matéria orgânica.

A atividade bactericida é maior contra bactérias gram-positivas, incluindo *Staphylococcus aureus* resistente à meticilina, do que contra bactérias gram-negativas, particularmente a *P. aeruginosa*. Tem atividade razoável contra micobactérias e *Candida spp.*, mas limitada contra fungos filamentosos, como *Aspergillus spp.*

Detergentes contendo triclosan em concentrações abaixo de 2% são geralmente bem tolerados, sendo que em concentração de 1% apresentaram menos problemas na pele do que os produtos à base de iodóforo e solução alcoólica a 70% contendo CHG a 4%.

Veja no Quadro 7.1 um resumo dos grupos de agentes antissépticos.

QUADRO 7.1 – A ação de agentes antissépticos

Grupo	Bactérias gram-positivas	Bactérias gram-negativas	Micobactérias	Fungos	Vírus	Velocidade de ação	Comentários
Álcoois	+++	+++	+++	+++	+++	Rápida	Concentração ótima: 70%; não apresenta efeito residual
CHG (2 ou 4%)	+++	++	+	+	+++	Intermediária	Apresenta efeito residual; raras reações alérgicas
Compostos de iodo	+++	+++	+++	++	+++		Causa queimaduras na pele; irritantes quando usados na higienização antisséptica das mãos
Iodóforos	+++	+++	+	++	++	Intermediária	Irritação de pele menor que a de compostos de iodo; apresenta efeito residual; aceitabilidade variável
Triclosan	+++	++	+	–	+++	Intermediária	Aceitabilidade variável para as mãos

CHG, clorexidina.

Agente antisséptico sem água (waterless)

São compostos à base de etanol, n-propanol ou isopropanol. Após sua aplicação, o profissional esfrega as mãos até que elas sequem, dispensando a utilização de água. O princípio da sua ação é eliminar os microrganismos mediante desinfecção, e não fisicamente como na lavagem das mãos. Assim, os microrganismos que não entrarem em contato com o produto, não serão afetados. Outra característica importante, é que esse agente não remove sujidades ou matéria orgânica.

A formulação é associada a um antisséptico, geralmente a CHG. Uma grande vantagem é o menor tempo de aplicação (aproximadamente 1 min) em virtude de seu rápido efeito antimicrobiano, o que otimiza o tempo dos profissionais e recursos hospitalares.

Os trabalhos mostram que o agente antisséptico sem água é tão efetivo na redução de microrganismos e na prevenção de ISC quanto à lavagem de mãos tradicional.

─ Atividades

1) Qual o objetivo da assepsia e antissepsia da pele e em quais ocasiões devemos realizá-las?

   Gabarito: O propósito da antissepsia pré-cirúrgica das unhas, mãos e antebraços é eliminar a sujidade, as células descamativas do estrato córneo, toda microbiota transitória e minimizar a população da microbiota residente. Por conseguinte, permitir maior controle da proliferação microbiana dessas regiões nos períodos trans e pós-cirúrgico.

   O objetivo da desinfeção da pele é remover e eliminar rapidamente a flora da pele do local onde ocorrerá a incisão cirúrgica. Pode ser feita em três momentos: preparo pré-operatório do paciente – o produto utilizado deve ter ação rápida, amplo espectro e um antisséptico que diminua substancialmente o número de microrganismos na pele intacta; higienização das mãos – escolha de um produto com antisséptico de uso frequente, que reduza o número de bactérias na pele intacta ao nível basal após o uso e, se possível, de ação persistente; e higienização pré-cirúrgica das mãos – o preparo antisséptico deve reduzir o número de microrganismos da pele intacta, além de ser persistente, de amplo espectro e de ação rápida.

─ Leituras sugeridas

Gonçalves KJ, Graziano KU, Kawagoe JY. Revisão sistemática sobre antissepsia cirúrgica das mãos com preparação alcoólica em comparação aos produtos tradicionais. Rev Esc Enferm USP. 2012;46(6):1484-93.

ANVISA. Segurança do paciente. Higienizacão das mãos. Disponível em: www.anvisa.gov.br/servicosaude/manuais/paciente_hig_maos.pdf.

Dumville JC, McFarlane E, Edwards P, Lipp A, Holmes A, Liu Z. Preoperative skin antiseptics for preventing surgical wound infections after clean surgery. Cochrane database of systematic reviews. 2015;Apr 21; (4).

Bratzler DW, Dellinger EP, Olsen KM, Perl TM, Auwaerter PG, Bolon MK,et al. Clinical practice guidelines for antimicrobial prophylaxis in surgery. Am J Health-Syst Pharm. 2013;70:195-283.

Hakkarainen TW, Dellinger EP, Evans HL, Farjah F, Steele SR, Thirlby R, et al. Comparative effectiveness of skin antiseptic agents in reducing surgical site infections: a report from the Washington state surgical care and outcomes assessment program. J Am Coll Surg. 2014;Mar 218:(3):336-44.

SEÇÃO II

URGÊNCIAS EM CIRURGIA GERAL

Resposta endócrino-metabólica ao trauma

Henrique Cunha Mateus, Damila Fantozzi Giorgetti e Caroline Petersen da Costa Ferreira

Objetivos

- Apresentar as diversas alterações endócrino-metabólicas relacionadas ao mecanismo do trauma.
- Descrever a apresentação clínica do trauma e as respectivas consequências na evolução dos pacientes politraumatizados.

Introdução

A capacidade de responder a determinadas agressões, sejam elas de natureza traumática, cirúrgica ou infecciosa, é componente fundamental na manutenção da homeostase corpórea, essa é uma importante reação de estresse que objetiva aumentar a probabilidade de um indivíduo sobreviver ao trauma. A resposta orgânica é complexa e integrada e sua finalidade básica é promover adequadas respostas endócrino-metabólicas, suficientes para reestabelecer as condições adequadas de resposta hemodinâmica, de oferta de oxigênio aos tecidos, além de mobilização de substratos energéticos suficientes para restabelecimento das funções orgânicas do paciente.

Se o processo que levou à agressão tecidual é de pequena intensidade, a resposta endócrina e imunológica tende a ser temporária e a restauração da homeostase ocorre prontamente. Todavia, uma lesão grave, como a observada em pacientes politraumatizados, pode desencadear tamanha resposta que provoca, no hospedeiro, deterioração dos processos reguladores, além de impedir a recuperação das funções celulares e de órgãos, caso uma intervenção terapêutica adequada não ocorra em tempo hábil.

Quadro clínico e diagnóstico

Desde 1942, o bioquímico escocês David Cuthbertson já havia definido duas fases distintas de resposta metabólica ao trauma: uma inicial ou Ebb; e outra tardia ou Flow.

A **fase Ebb**, ou de baixo fluxo, com duração de 2 a 3 dias, ocorre imediatamente após a agressão, caracterizando-se como uma fase de depressão metabólica. Apresenta-se por franca instabilidade hemodinâmica, diminuição do fluxo sanguíneo e do débito cardíaco, aumento da resistência vascular sistêmica, além de aumento de catecolaminas, circulantes, esgotamento do glicogênio hepático e distúrbios no transporte de oxigênio para as células.

Após esse período, depois de uma reanimação adequada e de reestabelecimento da oferta de oxigênio, inicia-se a fase hiperdinâmica da resposta à agressão ou **fase Flow** (fluxo), simbolizada por retenção hídrica, aumento da permeabilidade vascular, diminuição da resistência vascular sistêmica, com aumento crescente das catecolaminas, glicocorticosteroides, produzindo hiperglicemia e proteólise, sendo o denominador comum o hipermetabolismo, levando a um estado catabólico (Quad. 8.1).

> **A fase Ebb é marcada pelo hipometabolismo celular e a instabilidade cardiovascular é a principal preocupação terapêutica.**

QUADRO. 8.1 ■ Fases de fluxo e refluxo de resposta ao trauma

Fase de baixo fluxo Ebb	Fase de refluxo Flow
Glicemia elevada	Glicemia elevada ou normal
Níveis elevados de glucagon	Níveis normais ou elevados de glucagon
Aumento do ácido lático	Diminuição do ácido lático
Temperatura basal abaixo do normal	Temperatura basal acima do normal
Aumento da resistência vascular periférica	Diminuição da resistência vascular periférica
Diminuição do débito cardíaco	Aumento do débito cardíaco

> **Pacientes que sobrevivem à reanimação após trauma grave apresentam alto risco em desenvolver uma resposta inflamatória incontrolável e progressiva que pode levá-los à disfunção múltipla de órgãos e tecidos, culminando em óbito.**

O termo "síndrome da resposta inflamatória sistêmica" (SIRS) foi proposto pelo American College of Chest Physicians e pela Society of Critical Care Medicine, em agosto 1991, que consideraram tal distúrbio inflamatório o principal responsável pelo estado catabólico exacerbado destes pacientes. A manutenção da inflamação associada ao jejum prolongado, à intensidade do trauma e ao estado nutricional dos pacientes pode agregar fatores desencadeantes para quadros tardios de sepse grave.

Resposta metabólica ao trauma

O estado hiperdinâmico usualmente revela o início do quadro. O evento debutante é a diminuição da resistência vascular periférica associada ao aumento do débito cardíaco. A extração periférica tecidual de oxigênio, por unidade de volume de sangue, diminui e esse desvio (*shunt*) periférico acarreta redução marcante da diferença alveoloarterial de oxigênio, levando à vasoconstrição microcirculatoria e à má perfusão tecidual, culminando com acidose metabólica. Os fenômenos trombóticos na microcirculação e o distúrbio de coagulação podem se instalar, provocando insuficiência renal aguda e síndrome do desconforto respiratório como complicações catastróficas dessa cascata de eventos.

> A resposta endócrino-metabólica observada terá relação direta com a extensão da lesão tecidual.

A proteólise descontrolada, principalmente com a mobilização da alanina e da glutamina, desencadeada pela liberação do cortisol, glucagon e catecolaminas, interfere negativamente na imunocompetência, na coagulação e na manutenção do funcionamento celular. Esse processo aumenta em até quatro vezes nos politraumatizados graves, manifestando-se clinicamente sob forma de rabdomiólise, causando um comprometimento muscular desses doentes e o aumento dos quadros de azotemia e culminando com disfunção renal grave. O politraumatizado perde aproximadamente 625 g/dia de massa muscular e sabemos que a perda de 40% de proteína corporal está relacionada a quadros de imunodeficiências graves e que costumam ser fatais. Outro fator importante evidenciado com a diminuição do aporte de aminoácidos, principalmente a glutamina, é a atrofia da mucosa intestinal, aumentando o risco de translocação bacteriana e culminando em quadros de sepse grave.

> A atrofia da mucosa intestinal, evidenciada pela diminuição do aporte de aminoácidos, principalmente a glutamina, aumenta o risco de translocação bacteriana, culminando em quadros de sepse grave. Dessa forma, a nutrição precoce (dentro de 24-48 h) deve ser sempre considerada.

Embora a captação de glicose seja normal, sua taxa de utilização celular, como energia, está prejudicada. No trauma, os níveis de glicose são mantidos com a gliconeogênese, portanto a utilização desse substrato por meio do metabolismo anaeróbio resulta em aumento dos níveis de lactato. Estudos recentes demonstraram que níveis persistentemente altos de lactato sérico (> 2 mEq/L) estão relacionados a um aumento da mortalidade nesses pacientes.

Em doentes traumatizados, a glicemia deve ser cuidadosamente monitorizada. A hiperglicemia pode exacerbar a insuficiência ventilatória, podendo provocar uma diurese osmótica e hiperosmolaridade. Os valores ideais aceitáveis estão entre 140 e 180 mg/dL.

Concomitantemente à gliconeogênese exacerbada, a lipólise também se destaca como forma principal do organismo em manter o substrato energético nas fases catabólicas. As catecolaminas e o glucagon ativam a lipase que hidrolisa os triglicerídeos em ácidos graxos e glicerol, que serão utilizados como substratos novamente na gliconeogênese. A persistência da lipólise exacerbada pode determinar a formação de microêmbolos gordurosos que, agravada pelo decúbito dorsal e imobilidade do paciente, favorece ainda mais a disfunção orgânica, principalmente ventilatória.

A disfunção de múltiplos órgãos aparece, então, como circunstância final de uma evolução prolongada de processos traumáticos graves e persistentes.

Resposta imunológica ao trauma

Você pode observar que, mesmo após a atenuação da resposta endócrina, a resposta inflamatória persiste e, dependendo da sua intensidade, eleva os índices de mortalidade nesses pacientes.

Citocina

O termo refere-se a um grupo variado de polipeptídeos e glicoproteínas que são importantes mediadores inflamatórios e produzidos por inúmeras células, mas preferencialmente por leucócitos. Dividem-se em citocinas pró e anti-inflamatórias.

As citocinas pró-inflamatórias servem de mediadores ativando a degranulação de neutrófilos que conduzem à lesão tecidual sobrejacente.

A interleucina-1 (IL1), a interleucina-2 (IL2), a interleucina-6 (IL6) e o fator de necrose tumoral (TNF-alfa) levam às seguintes alterações orgânicas principais: maior aderência leucocitária ao endotélio vascular; ativação de macrófagos; aumento dos radicais livres; elevação dos níveis de prostaglandinas (PGE e PGI); aumento da síntese de proteínas de fase aguda; aumento da degradação proteica muscular e da lipólise; estímulo à proliferação de células hematopoiéticas; e incremento na produção de fibroblastos e colágeno. Esses efeitos contribuem para a retroalimentação e a perpetuação da cascata inflamatória.

A elevação persistente ou temporal de algumas citocinas como TNF-alfa, IL1 e IL6, na evolução do trauma grave, foi relacionada à taxa de sobrevida de pacientes críticos. Os níveis de IL6 podem persistir muito elevados durante a evolução clínica, talvez refletindo a persistência de lesão celular.

Os fatores pró-inflamatórios são importantes no desencadear da cascata de coagulação, mediante a estimulação da liberação de citocinas a partir do endotélio vascular. Estimulam a formação de trombina que favorece a formação do inibidor de fibrinólise ativado pela fibrina, levando a uma resposta pró-coagulante que estimula a trombose microvascular e está implicada na gênese da coagulação intravascular disseminada (CIVD), vista nos pacientes politraumatizados graves com disfunção orgânica múltipla.

Eicosanoides

Compostos derivados do metabolismo do ácido araquidônico subdivididos em prostaglandinas, leucotrienos e tromboxanos. Os leucotrienos causam aumento da permeabilidade microvascular, constrição arteriolar e modificação na função plaquetária.

Em nosso organismo, existe um equilíbrio homeostático entre as prostaglandinas PGI (efeito vasodilatador e de antiagregação plaquetária) e o tromboxano (vasoconstrição e agregação plaquetária). A lesão endotelial pelo processo inflamatório e/ou traumático reduz a presença de prostaglandina sintetase, o que faz predominar as ações do tromboxano, provocando maior ativação plaquetária e vasoconstrição.

Via celular

A chamada via alternativa do complemento é a via preferencial nos casos de trauma e é ativada pela C3 convertase, produzindo anafilotoxinas C3a e C5a. Essa ativação parece ser o primeiro estímulo para iniciar o sistema celular, sendo responsável pela agregação de neutrófilos e a ativação de basófilos, mastócitos e plaquetas que produzem, por sua vez, serotonina e histamina. Esses compostos alteram a permeabilidade vascular e são vasoativos.

Em doentes traumatizados, a concentração sanguínea de C3 é inversamente proporcional ao índice de gravidade de lesão (ISS, do inglês *injury severity score*). Foi demonstrado que a relação sérica C3a/C3 se correlaciona diretamente a um pior prognóstico dos doentes.

As alterações do trauma podem causar a produção excessiva de radicais livres de oxigênio que, por sua vez, podem causar ações deletérias na morfologia celular, na estrutura do ácido nucleico e na bomba de transporte iônico de membrana. Outro fator celular estimulador da cascata inflamatória são as proteínas de fase aguda, sintetizadas na vigência de lesão tecidual. Destacam-se, entre elas, o fibrinogênio e a proteína C reativa (PCR) que auxiliam no reparo das lesões teciduais. Do ponto de vista clínico, apenas a PCR tem sido empregada como marcador de resposta ao trauma (Fig. 8.1).

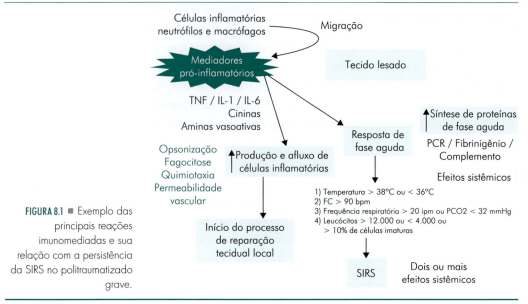

FIGURA 8.1 ■ Exemplo das principais reações imunomediadas e sua relação com a persistência da SIRS no politraumatizado grave.

SIRS, síndrome da resposta inflamatória sitêmica; PCR, proteína C reativa; IL-1, Interleucina-1; IL-6, interleucina-6; TNF, fator de necrose tumoral; FC, frequência cardíaca; PCO_2, pressão parcial de dióxido de carbono.

Resposta hormonal ao trauma

A resposta hormonal à lesão envolve não somente uma complexa inter-relação de substâncias do eixo hipotálamo-hipófise-adrenal (EHHA), sistema nervoso autônomo (SNA) e o sistema hormonal clássico, mas também mediadores que podem apresentar ações locais e sistêmicas

O padrão da resposta hormonal à injúria resulta de reflexos fisiológicos iniciados por aspectos específicos da própria lesão. Os estímulos são percebidos por receptores centrais e periféricos especializados (quimio e barorreceptores), os quais são transmitidos ao sistema nervoso central (SNC), liberando numerosas substâncias neuroendócrinas, que atuam para manter a homeostase.

Os estímulos fazem o hipotálamo produzir o fator liberador de corticotrofina (CRF) que estimula a hipófise anterior que, por sua vez, inicia a resposta hormonal, tipificando o processo endócrino pós-traumático, caracterizado principalmente pela liberação dos hormônios adrenocorticotrófico (ACTH), hormônio antidiurético (ADH) e hormônio do crescimento (GH).

O ACTH é sintetizado, armazenado e liberado pela adeno-hipófise. Uma das mais precoces consequências de uma lesão é a elevação (2-5 vezes) dos níveis de ACTH, que permanecem altos por aproximadamente 1 a 5 dias após o trauma. O ACTH estimula o córtex suprarrenal a aumentar o nível de cortisol livre sérico e este exerce efeitos diretos proporcionais sobre as células hepáticas, da musculatura esquelética e do tecido adiposo, estabelecendo a disponibilidade metabólica de glicose durante o estresse. No tecido muscular esquelético, o cortisol inibe a captação de glicose, como também de aminoácidos. O glicogênio é especialmente útil por períodos curtos de uso extremo de energia pelos músculos e até para fornecer provisões de energia anaeróbica. No tecido adiposo, estimula a lipólise e diminui a captação de glicose.

Os hormônios glicocorticosteroides, particularmente o cortisol, opõem-se à ação anabólica da insulina por meio do aumento do glucagon e da glicólise hepática induzido por catecolaminas (Fig. 8.2).

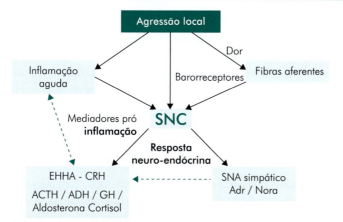

FIGURA 8.2 ■ Ação hormonal e endócrina na resposta ao trauma.

SNC, sistema nervoso central; ACTH, hormônio adrenocorticotrófico; ADH, hormônio antidiurético; GH, hormônio do crescimento; SNA, sistema nervoso autônomo; Adr, adrenalina; Nora, noradrenalina; CRH, hormônio liberador de corticotrofina; EHHA, eixo hipotálamo-hipófise-adrenal.

O ADH, ou vasopressina, é sintetizado pelas células dos núcleos supraópticos e paraventriculares do hipotálamo e transportado para a hipófise posterior, onde é armazenado. Sua liberação é modulada por estímulos neuroendócrinos, sendo o estímulo primário o aumento da osmolaridade plasmática. A liberação de ADH aumenta como resultado das modificações no volume sanguíneo circulante, bem como pela atuação de estímulos aferentes, provenientes da zona traumatizada.

A **aldosterona** é um mineralocorticosteroide secretado pelo córtex adrenal que promove o controle dos íons de sódio e potássio no líquido extracelular. Em caso de trauma, os níveis da aldosterona se elevam para provocar a retenção de água e sódio e aumentar o volume do líquido extracelular para reverter a hipovolemia do indivíduo. A aldosterona é liberada por meio do estímulo da angiotensina II, produto do sistema renina-angiotensina, que também promove a vasoconstrição das arteríolas, aumentando a resistência periférica e, consequentemente, a pressão arterial (PA).

> A relevância do sistema insulina-glucagon no controle do nível de glicose sanguínea está no fato de que o cérebro utiliza apenas glicose como fonte de energia, portanto é essencial que a glicose seja sempre mantida acima dos níveis críticos.

A **insulina** é um hormônio produzido pelas células beta nas ilhotas de Langerhans no pâncreas. O aumento da atividade simpática desencadeado pelo trauma provoca diminuição da secreção de insulina e aumento de glucagon, havendo uma correlação com a extensão da agressão. A liberação de insulina é inibida pela atividade alfa-adrenérgica. A supressão da liberação de insulina determina níveis desproporcionalmente baixos de insulina relativos à concentração sérica de glicose. Na agressão traumática, apesar da hiperglicemia, os níveis de glucagon aumentam em resposta à elevada atividade simpática. O glucagon leva a um aumento da produção de glicose mediante ativação da gliconeogênese e da glicogenólise hepática e age no músculo esquelético, mobilizando aminoácidos, principalmente alanina, necessários à gliconeogênese hepática.

As catecolaminas exercem ações metabólicas, hormonais moduladoras e hemodinâmicas, que diferem de acordo com o tipo de receptor da célula-alvo, densidade do receptor e concentrações de catecolaminas circulantes. A liberação de catecolaminas é promovida pela estimulação dos nervos simpáticos para a medula suprarrenal. A atuação das catecolaminas desempenha papel central na homeostase pós-traumática, dadas a multiplicidade e a generalidade de reações despertadas em decorrência do aumento de sua secreção. As catecolaminas são as maiores representantes da "reação de alerta" devido à quantidade de reações que desencadeiam na ocorrência de um trauma.

A noradrenalina circulante produz vasoconstrição com aumento da atividade cardíaca, inibição do tubo gastrintestinal e taquicardia. A adrenalina, por sua vez, provoca glicogenólise, gliconeogênese, lipólise e cetogênese hepáticas, lipólise aumentada no tecido adiposo e inibição da captação de glicose no músculo esquelético estimulada pela insulina.

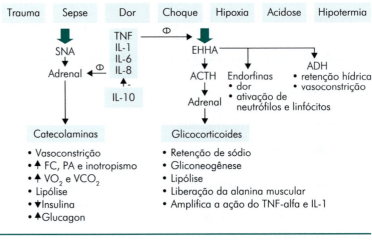

FIGURA 8.3 ■ Principais consequências metabólicas da liberação hormonal.

ACTH, hormônio adrenocorticotrófico; ADH, hormônio antidiurético; IL-1, interleucina-1; IL-6, interleucina-6; IL-8, interleucina-8; IL-10, interleucina-10; TNF, fator de necrose tumoral; SNA, sistema nervoso autônomo; FC, frequência cardíaca; PA, pressão arterial; EHHA, eixo hipotálamo-hipófise-adrenal.

A Figura 8.3 mostra as principais consequências metabólicas da liberação hormonal (catecolaminas e glicocorticosteroides), a partir de estímulos variados sobre o EHHA. Você pode notar que as principais citocinas integram a resposta endócrino-metabólica, criando um ciclo vicioso na cascata inflamatória.

Tratamento e prevenção

A terapêutica deve ser dirigida prioritariamente aos fatores desencadeantes da manutenção da resposta endócrino-metabólica ao trauma, sobretudo a uma adequada reanimação volêmica, de preferência com hemoderivados, nutrição precoce, tratamento agressivo da cascata inflamatória e, depois, da sepse, caso instalada.

No início do quadro, a expansão volêmica, preferencialmente por hemoderivados nos casos de politraumatizados graves, é a parte mais importante do tratamento; porém, quando o volume do espaço intravascular não é mantido, desenvolve-se com rapidez uma queda da performance miocárdica.

A nutrição precoce (dentro de 24-48 h) deve ser sempre considerada na prevenção da atrofia da mucosa intestinal decorrente da diminuição do aporte de aminoácidos e da causa de quadros de sepse grave.

Para evitar a evolução deletéria da perda de proteína corporal no politraumatizado, a alimentação, preferencialmente enteral ou parenteral, pode melhorar o aporte proteico nesses doentes desde que não haja disfunção hepática grave.

A infusão de TNF-alfa, em animais de experimentação, induziu estado hipercatabólico nítido, com estimulação dos hormônios contrainsulínicos (catecolaminas, glucagon, cortisol e GH) e efeitos metabólicos, como o aumento do gasto energético de repouso, da gliconeogênese hepática, da lipólise e da taxa de catabolismo proteico global.

— **Atividades**

1) Nas agressões, a fase que se caracteriza por hipoperfusão tecidual, débito cardíaco diminuído e estado de hipometabolismo é denominada:
    a) Ebb (baixo fluxo).
    b) agressão.
    c) equilíbrio.

d) anabolismo proteico.
e) anabolismo lipídico.

Gabarito: a

Comentário: Nas fases iniciais do trauma, o paciente grave, muitas vezes chocado, apresenta-se em intenso hipometabolismo e, em alguns casos, hipotérmico, fenômeno que ocorre a despeito de elevação marcante de hormônios e citocinas. Essa fase é denominada fase de fluxo ou Ebb. Quando o paciente recebe volume e a hemodinâmica é restaurada, instala-se um processo de hipermetabolismo conhecido como fase Flow.

2) Ao lado dos fenômenos provocados pela estimulação neuroendócrina, existe uma resposta imunobiológica responsável pela produção de citocinas essenciais para a resposta metabólica, imunológica e hemodinâmica frente à agressão do trauma. Com base nessa informação, é correto afirmar que as interleucinas, principalmente a IL-1, e o fator de necrose tumoral (TNF):

a) estimulam os hormônios do estresse – catecolaminas, glucagon, cortisol –, com suas consequentes ações.
b) bloqueiam os hormônios do estresse – catecolaminas, glucagon, cortisol –, com suas consequentes ações.
c) nesta fase não alteram os hormônios do estresse.
d) ativam a síntese de enzimas lipogênicas.
e) diminuem a gliconeogênese.

Gabarito: a

Comentário: A resposta ao trauma é catabólica, ou seja, ocorre destruição das proteínas musculares e de gordura com o objetivo de fornecer substratos para a síntese de glicose pelo fígado, em um processo que conhecemos como gliconeogênese. Para que isso aconteça, são liberados, na corrente sanguínea, hormônios como catecolaminas, cortisol e hormônios do crescimento (GH), chamados contrainsulínicos. Os leucócitos que invadem a área lesada produzem mediadores humorais com IL-1 e TNF que perpetuam a estimulação desses hormônios.

▬ Leituras sugeridas

Stahel PF, Heyde CE, Ertel W. Current concepts of polytrauma management. Orthopade. 2005;34(9):823-836.

Cuthbertson DP. The physiology of convalescence after injury. Br Med Bull 1945;3:96.

Members of the American College of Chest Physicians/Society of Critical Care Medicine Consensus Conference Committee: American College of Chest Physicians/Society of Critical Care Medicine Consensus Conference. Definitions for sepsis and organ failure and guidelines for the use of innovative therapies in sepsis. Crit Care Med. 1992;20:864.

Monk DN, Plank LD, Franch-Arcas G, Finn PJ, Streat SJ, Hill GL. Sequential changes in the metabolic response in critically injured patients during the first 25 days after blunt trauma. Ann Surg. 1996;223:395.

Boffard Kenneth D. Manual de cuidados cirúrgicos definitivos em trauma. Almedina. 2. ed., 2010.

Choque – causas e tratamento

Henrique Cunha Mateus, Damila Fantozzi Giorgetti e Caroline Petersen da Costa Ferreira

🔍 Objetivos

- Entender a patogenia do choque.
- Aprender a identificar o choque.
- Saber como tratar o choque no paciente traumatizado.

Introdução

Choque é uma condição em que há comprometimento da oxigenação celular por uma alteração circulatória. Representa a segunda causa de morte em pacientes traumatizados, perdendo apenas para o trauma craniencefálico.

Pode ser classificado em cardiogênico, distributivo e hipovolêmico. No contexto do trauma, todo choque é hipovolêmico (hemorrágico) até que se prove o contrário (uma vez que essa é sua causa mais frequente). Outras possibilidades de comprometimento hemodinâmico nesses pacientes serão descritas no final deste capítulo.

Quadro clínico

Quando há hemorragia, a primeira adaptação do organismo é a taquicardia; com ela, há a tentativa de manutenção do débito cardíaco. Nessa fase, outra alteração detectável ao exame físico é a diminuição da **pressão de pulso** (a diferença entre as pressões sistólica e diastólica).

Se a perda sanguínea não é cessada, ocorre comprometimento da perfusão periférica e hipotensão arterial; a sequência é a perda da perfusão central com rebaixamento do nível de consciência. Desse mecanismo, advém a classificação de hemorragia (ou classe hemorrágica) que correlaciona o exame físico com uma estimativa de perda sanguínea, conforme você pode observar na Tabela 9.1.

TABELA 9.1 ■ Classes hemorrágicas

	Classe I	Classe II	Classe III	Classe IV
Perda volêmica	Até 15% ou 750 mL	15-30% ou 750-1.500 mL	30-40% ou 1.500-2.000 mL	Maior que 40% ou mais de 2.000 mL
Pulso	Até 100 bpm	100-120 bpm	120-140 bpm	Maior que 140 bpm
Pressão arterial	Normal	Normal	Diminuída	Diminuída
Nível de consciência	Normal	Normal	Normal	Confuso, letárgico

> A estimativa da perda sanguínea é determinante e guia a ressuscitação volêmica do paciente. Para isso, você deve seguir parâmetros imediatos: FC; perfusão periférica; pressão arterial (PA); nível de consciência; e cor das mucosas. Parâmetros não imediatos, como a diurese (de avaliação demorada), não têm valor nesse momento.

Alguns pacientes não apresentarão alterações típicas frente à hemorragia: portadores de marca-passo e usuários de betabloqueador não terão taquicardia; gestantes (que são hipervolêmicas) irão demorar mais tempo até apresentar algum sinal; idosos (que não têm "reserva cardíaca") podem não apresentar nenhum sinal precoce de choque etc. Por isso, o melhor exame para avaliação do choque em pacientes traumatizados é a gasometria arterial com dosagem de lactato sérico. Se há choque, há comprometimento da oxigenação celular, anaerobiose, consumo de bicarbonato de sódio e aumento dos níveis de lactato no sangue.

Diagnóstico

A avaliação de qualquer paciente politraumatizado, já há algum tempo, é guiada pelo protocolo Advanced Trauma Life Support (ATLS), segundo o qual, o paciente não estará em choque se estiver corado, acordado, bem perfundido, com frequência cardíaca (FC) adequada e com o pulso amplo e cheio. Sem essas condições, a possibilidade do choque deve ser aventada e os focos de hemorragia devem ser investigados.

No trauma fechado (atropelamento, quedas de altura, acidentes automobilísticos etc.), o foco de hemorragia geralmente é oculto; pode haver hemorragia externa, mas é incomum. O tórax, o abdome, a pelve e os ossos longos são os principais locais onde ocorre hemorragia oculta.

A detecção da hemorragia torácica nos pacientes em choque deve ser feita mediante drenagem: o exame físico alterado (redução na expansibilidade, macicez à percussão e ausência de murmúrios vesiculares à ausculta) não demanda radiografia simples do tórax, e sim indica a drenagem externa em selo d'água da cavidade pleural.

Na suspeita de hemorragia abdominal, a melhor ferramenta diagnóstica é o focussed assessment with sonography for trauma (FAST), ultrassonografia realizada pelo médico emergencista para detectar líquido na cavidade abdominal. Se há líquido no abdome e há choque, esse líquido deve ser sangue e pode ser a causa do choque.

A avaliação da pelve é complexa e depende do exame físico e de uma radiografia simples; a avaliação ortopédica é requerida. Três causas de hemorragia são associadas à fratura de pelve: sangramento venoso; sangramento arterial; e lesões associadas (sobretudo abdominais).

As fraturas de ossos longos que levam ao choque são diagnosticadas pela deformidade do membro; a reabilitação e o tratamento ortopédico dependem da avaliação do ortopedista e da radiografia simples.

No trauma penetrante (TP) (por arma de fogo ou branca), a detecção da hemorragia depende da trajetória do ferimento. No trauma por projéteis de arma de fogo, quando não há orifício de saída ou existem múltiplos ferimentos, a radiografia tem muito valor nessa definição. Nas agressões por armas brancas, o trajeto geralmente pode ser presumido pelo local da agressão.

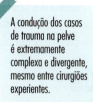

A condução dos casos de trauma na pelve é extremamente complexa e divergente, mesmo entre cirurgiões experientes.

No contexto do choque, a contenção do sangramento depende somente da tração e do alinhamento do membro; logo, a radiografia é dispensável.

Na hemorragia intracraniana, salvo em crianças com fontanela, o choque não se justifica já que não há espaço para progressão da hemorragia e o doente acaba falecendo antes por hipertensão intracraniana.

Tratamento e prevenção

As prioridades no atendimento do paciente traumatizado são ditadas pelo ATLS. Nesta seção você verá o tratamento do choque em linhas gerais.

A abordagem do choque hemorrágico se faz por duas vias: a ressuscitação volêmica e o controle da hemorragia. Ela é totalmente diferente no trauma fechado e no penetrante.

No trauma fechado, quando há choque, o primeiro passo é o controle das hemorragias óbvias (lesões de partes moles, fraturas com desvio de ossos longos e fratura de bacia) associado à reposição volêmica. Muitos pacientes apresentarão normalização da condição hemodinâmica e terão condição de se submeterem a exames de imagem (p. ex., a tomografia computadorizada axial).

Nos pacientes em que não houver normalização da condição hemodinâmica, você deve atuar imediatamente no controle da hemorragia. O foco de sangramento é detectado pelo exame do tórax e sua drenagem, FAST e avaliação da bacia.

Fazemos a reposição volêmica nesses pacientes com hemoderivados. Utilizando apenas cristaloides e coloides se não houver um banco de sangue disponível. Nesse caso, o objetivo da reanimação é manter pulso periférico palpável (administra-se alíquotas de 250 mL de soro fisiológico ou Ringer lactato e reavalia-se o pulso), até que o paciente seja transferido para um hospital secundário.

> Ainda não existe um cálculo para a quantidade de bolsas de sangue que os pacientes de trauma fechado devem receber. O mais importante é definir se há melhora e, principalmente, se não há. Se não houver resposta, a hemorragia deve ser exsanguinante e prontamente contida.

A transfusão nesses pacientes é dita **hemostática**: administra-se concentrados de hemácias, plasma fresco congelado (PFC) e plaquetas na mesma proporção. A quantidade é definida pela classe hemorrágica do doente e pela sua resposta.

O motivo da transfusão de (PFC) e plaquetas nesses pacientes é o combate à coagulopatia. A perda sanguínea leva à **tríade letal** – acidose, hipotermia e coagulopatia –, mecanismo em que cada uma dessas condições alimenta a outra até que se estabeleça uma situação sem retorno e o paciente falecerá inevitavelmente.

A coagulopatia relacionada ao sangramento tem alguns componentes: o consumo de fatores de coagulação; a disfunção plaquetária; o consumo de fibrinogênio; e o aumento da fibrinólise. Este último justifica o uso de antifibrinolíticos em muitos protocolos de tratamento de choque em pacientes com hemorragia.

> No paciente com ferimento penetrante em choque, a transfusão sanguínea deve ser iniciada a caminho do centro cirúrgico.

No TP, a transfusão sanguínea tem a mesma indicação e segue os mesmos conceitos do trauma fechado, com a diferença de não se esperar resposta com normalização hemodinâmica.

Sabemos que a hemorragia nos pacientes em choque não cessará sem tratamento cirúrgico e a melhora dos níveis pressóricos significa reativar o sangramento. Se, por um lado, não devemos levar esses níveis até a normalidade; por outro, não podemos deixar o paciente em choque profundo. A reposição deve ser a mínima para manter o pulso periférico do paciente até que seja controlada a hemorragia. Em pacientes com trauma craniencefálico grave, não se admite esse tipo de conduta pela diminuição da pressão de perfusão cerebral.

Outras causas de choque no trauma

Além da hemorragia, existem outras possíveis causas de choque no trauma. Entre as cardiogênicas (que levam à disfunção cardíaca), destacam-se o tamponamento cardíaco, o pneumotórax hipertensivo e a contusão miocárdica. Os choques distributivos são representados pelo neurogênico, em que há lesão do sistema simpático e perda do tônus vascular periférico, e pelo séptico. Vale lembrar que nos pacientes recém-admitidos logo após o trauma, a possibilidade de sepse é pequena; ela existe nos pacientes com mais horas do trauma em que já há evolução do processo infeccioso. Um exemplo comum de sepse no trauma é a lesão de intestino delgado no trauma abdominal fechado. Outros pacientes que podem apresentar choque distributivo por resposta inflamatória sistêmica são os que têm lesões de partes moles extensas (grandes queimados, desluvados etc.).

— Atividades

1) Paciente de 25 anos, sexo masculino, atropelado por um veículo, admitido na sala de emergência corado, acordado, 80 bpm, pulso amplo e cheio, tempo de enchimento capilar de 2 segundos. É correto afirmar:
   a) Não está em choque.
   b) Não é possível dizer se o paciente está ou não em choque, pois não foi aferida a pressão arterial (PA).
   c) A gasometria arterial com dosagem de lactato se faz necessária para definir se há ou não choque.
   d) Sem informações sobre focos de sangramento, não é possível definir se há choque.

   Gabarito: a

2) Paciente de 25 anos, sexo masculino, atropelado por um carro, admitido na sala de emergência descorado, sonolento, 130 bpm, pulso fino e rápido, com tempo de enchimento capilar de 4 segundos e PA de 90 por 60 mmHg. Com relação a sua condição hemodinâmica:
   a) Não está em choque.
   b) Hemorragia classe I.
   c) Hemorragia classe II.
   d) Hemorragia classe III.
   e) Hemorragia classe IV.

   Gabarito: e

3) Paciente atropelado por um ônibus, idoso (estima-se idade de 75 anos), trauma craniano grave, intubado no local, estigmas de trauma por todo o tronco, fratura de fêmur à direita, lesão de couro cabeludo com curativo compressivo. Após checagem da intubação e exame físico do tórax (normal), foi avaliada a circulação do paciente: 96 bpm, pulso fino e rápido, tempo de enchimento capilar de 3 segundos, PA de 110 por 60 mmHg, descorado +/4+, Glasgow 3T. É correto afirmar:
   a) Não está em choque.
   b) Definitivamente, está em choque.
   c) A condição hemodinâmica alterada está em segundo plano tendo em vista a lesão neurológica provável.
   d) Provavelmente está em choque, mas, tendo em vista as múltiplas variáveis desse caso, a gasometria arterial com dosagem de lactato seria a melhor maneira de fazer esse diagnóstico.
   e) Não é possível dizer se o paciente está em choque.

   Gabarito: d

— Leituras sugeridas

American College of Surgery. Manual do ATLS. 9th ed. Chicago, 2015.

Assef JC, Perlingeiro JAG, Parreira JG, Soldá SC. Emergências cirúrgicas traumáticas e não traumáticas: condutas e algorritmos. 2. ed. São Paulo: Atheneu, 2015.

Piras C. Choque Circulatório. São Paulo: Atheneu, 2013.

Atendimento inicial ao politraumatizado 1

Bruno de Lucia Hernani e Guilherme Mendes Gava

 Objetivos
- Explicar a sequência correta de prioridades no atendimento inicial ao doente com traumatismos multissistêmicos.
- Identificar e prever as armadilhas associadas à avaliação inicial e ao atendimento da vítima de trauma.
- Descrever medidas para minimizar o impacto dos traumatismos multissistêmicos.

Introdução

Os traumatismos são a principal causa de mortalidade entre adultos jovens e têm consequências econômicas e sociais. No Brasil, segundo dados do DATASUS, aproximadamente 155 mil pessoas morrem por ano por causas externas, e o triplo desse número tem algum tipo de sequela permanente. Por esses motivos, o trauma é considerado hoje uma doença e um problema sério de saúde pública.

A mortalidade por trauma é classicamente dividida em três picos ou trimodal, conforme proposto por Trunkey em 1982. O primeiro pico ocorre de segundos a minutos após o trauma, decorrente de lesões muito graves e de difícil tratamento, nas quais a melhor abordagem é a prevenção dos acidentes. O segundo pico se dá nas primeiras horas após o evento e pode ser evitado com um atendimento inicial adequado. Por fim, o terceiro pico ocorre de dias a semanas após o evento, decorrente sobretudo de complicações sistêmicas e infecciosas.

Dessa forma, os resultados satisfatórios para pacientes politraumatizados são muito influenciados pelo tratamento inicial realizado, particularmente dentro da primeira hora após a admissão no serviço de emergência – conhecida como a *golden hour*. Para melhorar o atendimento desses pacientes, o Comitê de Trauma do Colégio Americano de Cirurgiões desenvolveu e aperfeiçoou o curso de Suporte Avançado de Vida no Trauma (ATLS, do inglês Advanced Trauma Life Support), estabelecendo uma sistematização seguida no mundo inteiro. Trata-se de uma sequência lógica, em que as funções vitais do paciente devem ser avaliadas rápida e eficientemente. O tratamento deve consistir em avaliação primária rápida, reanimação, avaliação secundária pormenorizada e, finalmente, o início do tratamento definitivo.

Avaliação primária

Embora descritas separadamente, a avaliação e a ressuscitação integram um processo dinâmico, ou seja, devem ser feitas simultaneamente.

A avaliação primária objetiva identificar imediatamente as lesões que causam risco iminente de vida e que são tratáveis. Didaticamente, a avaliação primária foi dividida em ABCDE:

A: manutenção da via aérea com proteção da coluna cervical (*Airway*);

B: respiração e ventilação (*Breathing*);

C: circulação com controle da hemorragia (*Circulation*);

D: incapacidade/estado neurológico (*Disability*);

E: exposição com controle do ambiente (*Exposure*).

Via aérea com proteção da coluna cervical

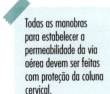

Todas as manobras para estabelecer a permeabilidade da via aérea devem ser feitas com proteção da coluna cervical.

Como a respiração é impossível sem uma via aérea adequada, a prioridade na ressuscitação é assegurar e manter a permeabilidade da via aérea. Se o paciente consegue comunicar-se verbalmente, é pouco provável que a via aérea represente um risco imediato. Esse risco existe e pode ser alto nos pacientes com respiração ruidosa ou roncos; com fraturas faciais ou traqueolaríngeas; corpos estranhos na cavidade oral; queimaduras faciais; e os inconscientes ou portadores de um escore na escala de coma de Glasgow (GCS, do inglês Glasgow coma scale) menor ou igual a 8.

Como medidas iniciais, é recomendada a retirada de corpos estranhos e a realização de manobras simples como a elevação do queixo (*chin lift*) e a anteriorização da mandíbula (*jaw thrust*) (Fig. 10.1).

Nos casos em que as medidas não são suficientes para garantirem uma via aérea pérvia, será necessária uma via aérea definitiva por intubação orotraqueal (IOT) ou nasotraqueal ou de cricotireoidostomia.

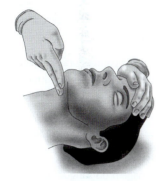 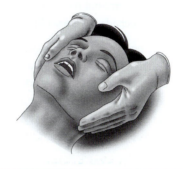

FIGURA 10.1 ■ Manobras de *chin lift* (A) e de *jaw thrust* (B).

Você deve considerar a possibilidade de lesão da coluna cervical em todo paciente politraumatizado até que se prove o contrário. Portanto, é necessária a estabilização da coluna cervical com dispositivos como o colar rígido ou por imobilização manual por um dos membros da equipe.

Todo paciente traumatizado deve receber oxigenoterapia suplementar, idealmente em máscara com reservatório.

Respiração e ventilação

Assim que a via aérea estiver assegurada, é necessário garantir a oxigenação e a ventilação. Para que o processo de respiração ocorra, é necessário um bom funcionamento dos pulmões, da caixa torácica e do diafragma. Portanto, cada componente deve ser avaliado e examinado rapidamente.

Com o tórax exposto, são feitas a inspeção, a palpação, a percussão e a ausculta, empregando métodos clássicos no exame físico torácico, que conseguem sozinhos identificar as lesões com risco de vida imediato (Quad. 10.1).

QUADRO 10.1 ■ Lesões com risco de vida imediato

- Pneumotórax hipertensivo
- Pneumotórax aberto
- Hemotórax maciço
- Tórax flácido (retalho costal) com contusão pulmonar
- Tamponamento cardíaco

As lesões com risco de vida imediato devem ser identificadas na avaliação primária e tratadas imediatamente.

Hemotórax e pneumotórax simples, fraturas de costelas e contusões pulmonares pequenas são habitualmente diagnosticadas somente na avaliação secundária.

O pneumotórax hipertensivo compromete de modo agudo a ventilação e a circulação. Quando suspeitado, deve ser tratado imediatamente mediante descompressão torácica com toracocentese por agulha inserida no segundo espaço intercostal na linha hemiclavicular. A toracostomia com drenagem pleural fechada deverá ser feita como tratamento definitivo.

O pneumotórax aberto ocorre na abertura da parede torácica maior que dois terços do diâmetro da traqueia, gerando uma inversão na entrada de ar que, por menor resistência, adentra o tórax, e não a via aérea. É necessário corrigi-lo prontamente com curativo oclusivo em três pontos, deixando um lado aberto para criar uma válvula de escape do ar represado. Na sequência, o tórax é drenado e o ferimento fechado.

O hemotórax maciço é tratado por drenagem do sangue do tórax por toracostomia e ressuscitação volêmica. Uma boa parte desses doentes necessitará de toracotomia para o tratamento definitivo, principalmente aqueles com saída imediata de 1.500 mL de sangue ou aqueles que continuam a drenar mais que 200 mL/hora após o conteúdo inicial.

O tórax instável ou retalho costal está presente quando há duas fraturas distintas em dois ou mais arcos costais subsequentes. O tratamento é dirigido para reversão da hipoventilação causada por dor e a hipóxia provocada pela contusão pulmonar associada.

A pericardiocentese, realizada com uma agulha longa pelo acesso subxifoide, pode aliviar o tamponamento até que o tratamento cirúrgico definitivo por toracotomia ou esternotomia possa ser realizado.

O tamponamento cardíaco, mesmo afetando apenas indiretamente a oxigenação e a ventilação, é incluído junto às demais lesões, pois provoca hipotensão significativa, estase jugular e morte precoce caso o diagnóstico e a intervenção não sejam imediatos.

Circulação com controle da hemorragia

Nesse momento, o sistema circulatório deve ser avaliado. O **choque**, definido como a inadequada perfusão e oxigenação tecidual, deve ser diagnosticado e tratado. Os elementos clínicos que oferecem informações importantes de forma rápida são a coloração da pele, o pulso e o nível de consciência.

O princípio de tratamento mais importante é detectar a fonte do sangramento e interrompê-lo com simultânea ressuscitação volêmica. As hemorragias externas devem ser identificadas e controladas preferencialmente por compressão direta. Cateteres intravenosos periféricos de grosso calibre devem ser inseridos, iniciando precocemente a reposição com solução cristaloide aquecida e hemocomponentes nos doentes com hipotensão e taquicardia severas.

Até que se tenha evidência contrária, todo paciente politraumatizado com alguma alteração nos sinais de choque é portador de choque hemorrágico.

Nos pacientes com hemorragia grave oculta, você deve pensar em tórax, abdome, retroperitônio, bacia e ossos longos. As medidas auxiliares da avaliação primária são muito úteis na complementação da investigação da origem do sangramento e serão mais bem explicitadas no Capítulo 8 "Atendimento inicial ao politraumatizado 2".

Incapacidade – estado neurológico

Após iniciar o tratamento de ferimentos com risco de vida no ABCDE, uma avaliação neurológica rápida pode ser realizada, priorizando a investigação do nível de consciência, além do diâmetro e da reação pupilar.

A GCS, apresentada no Quadro 10.2, é o método de escolha para avaliação do nível neurológico. Trata-se de uma pontuação baseada em três parâmetros clínicos: abertura ocular; resposta verbal; e resposta motora. Deve ser aplicada na avaliação primária e repetida na secundária ou a qualquer momento que você julgar necessário. A pontuação máxima é 15 e a mínima 3, sendo considerado estado comatoso aquele com escore menor que 9.

QUADRO 10.2 ■ Escala de coma de Glasgow

Parâmetros	Resposta	Pontos
Abertura ocular	Espontânea	4
	Ao estímulo verbal	3
	Ao estímulo doloroso	2
	Sem resposta	1
Melhor resposta verbal	Orientada	5
	Confusa	4
	Palavras inapropriadas	3
	Sons incompreensíveis	2
	Sem resposta	1
Melhor resposta motora	Obedece a comandos	6
	Localiza a dor	5
	Flexão normal (retirada)	4
	Flexão anormal (decorticação)	3
	Extensão (descerebração)	2
	Sem resposta	1

> O diâmetro pupilar, a simetria e a reação à luz são observações diagnósticas importantes que auxiliam na identificação de ferimentos intracranianos.

Exposição com controle do ambiente

O paciente deve ser todo despido para facilitar o exame físico completo, incluindo dorso, membros e períneo. Concluída a avaliação, devemos protegê-lo com cobertores ou mantas térmicas para evitar a hipotermia. Para isso, os fluídos devem ser aquecidos e a temperatura ambiente controlada.

Caso clínico 1

Um paciente jovem, vítima de colisão entre uma moto e um automóvel, chega à emergência sonolento, com desconforto respiratório, frequência cardíaca de 110 bpm, abre o olho ao estímulo doloroso, fala palavras inapropriadas e retira o membro ao estímulo doloroso.

 ## Caso clínico 2

Um paciente de 34 anos chega ao setor de emergência, vítima de atropelamento por automóvel há 30 minutos. Ao exame, apresenta pressão arterial de 50 por 30 mmHg, frequência cardíaca de 140 bpm, está inconsciente e com um grande hematoma no hipocôndrio esquerdo. É intubado e ventilado rapidamente.

▬ Atividades

1) Assinale a alternativa que indica o escore correto na escala de coma de Glasgow (GCS) do paciente no caso clínico 1.

   a) 7.
   b) 8.
   c) 9.
   d) 10.
   e) 11.

   Gabarito: c

2) Assinale a alternativa que indica a sequência mais adequada das medidas a serem adotadas no caso clínico 1.

   a) Cateter de oxigênio, punção venosa e colocação de colar cervical.
   b) Ventilação com AMBU em oxigênio, colocação do colar cervical e acesso venoso central.
   c) Cricotireoidostomia, ventilação mecânica e punção venosa.
   d) Aspirar a orofaringe, colar cervical, máscara de oxigênio e acesso venoso periférico.
   e) Intubação orotraqueal (IOT), colar cervical e acesso venoso periférico.

   Gabarito: d

3) Assinale a alternativa que indica o passo seguinte prioritário na abordagem do paciente do caso clínico 2.

   a) Obter um acesso vascular central em veia jugular interna e iniciar reposição volêmica com solução cristaloide aquecida.
   b) Obter um acesso vascular central em veia jugular interna e realizar uma ultrassonografia (US) Focused assessment with sonography for trauma (FAST) para confirmar trauma de víscera parenquimatosa intra-abdominal.
   c) Obter dois acessos venosos periféricos calibrosos e solicitar uma US para confirmar trauma de víscera parenquimatosa intra-abdominal.
   d) Obter dois acessos venosos periféricos calibrosos e encaminhar o paciente ao centro cirúrgico para laparotomia.
   e) Obter dois acessos venosos periféricos calibrosos, iniciar reposição volêmica com solução cristaloide aquecida, solicitar tipagem sanguínea e hemoderivado para reposição.

   Gabarito: e

Leituras sugeridas

American College of Surgeons, Committee on Trauma. ATLS: advanced trauma life support for doctors. 9th ed. Chicago, 2012.

Mattox KL, Feliciano DV, Moore EE. Trauma. 7. ed. New York: McGraw-Hill, 2013.

Atendimento inicial ao politraumatizado 2

Bruno de Lucia Hernani e Guilherme Mendes Gava

Objetivos

- ✓ Discutir a abordagem na reanimação inicial e na fase de tratamento definitivo do paciente politraumatizado, com medidas auxiliares que minimizam a chance de lesões despercebidas.
- ✓ Destacar pontos importantes da avaliação secundária que envolvem a história e o exame físico completo e direcionam a investigação e o tratamento definitivo.

Introdução

A condição clínica do paciente com traumatismos multissistêmicos pode mudar rapidamente, dessa forma é fundamental que ele seja avaliado com frequência para assegurar a detecção precoce de novos achados.

Conforme tratamos algumas lesões com risco de vida, outras se tornam aparentes e podem ser identificadas com medidas auxiliares tomadas durante a fase da avaliação primária, como: monitorização eletrocardiográfica; sondas urinária e gástrica; frequência respiratória e oximetria de pulso; gasometria; pressão arterial (PA); exames radiológicos; e procedimentos diagnósticos. ∎

Reavaliação

Monitorização eletrocardiográfica

Atividade elétrica sem pulso (AESP), no contexto do trauma, pode indicar tamponamento cardíaco, pneumotórax hipertensivo e/ou choque hipovolêmico. A presença dessa alteração sem causa determinada sugere a necessidade de reavaliação e reanimação da lesão identificada. Arritmias como taquicardias inexplicáveis, fibrilação atrial, contrações ventriculares prematuras e alterações no segmento ST podem ser identificadas no traçado eletrocardiográfico na presença de trauma cardíaco contuso.

Quando há bradicardia, condução aberrante ou extrassístoles, você deve suspeitar imediatamente de hipóxia ou hipoperfusão.

O controle do ambiente no item E da avaliação primária é fundamental, já que a hipotermia extrema pode ser a causa dessas arritmias.

Sonda urinária

O exame do reto e da genitália para avaliação de lesões uretrais deve preceder a cateterização transuretral. Você deve suspeitar de lesão e confirmar a integridade da uretra por meio de uma uretrografia retrógrada na presença dos seguintes achados: sangue no meato uretral, equimose perineal, deslocamento cranial da próstata e espículas ósseas.

Por vezes, anormalidades anatômicas, como estenose de uretra ou hipertrofia prostática benigna, impedem a cateterização vesical, o que torna necessário evitar a manipulação excessiva da uretra ou o uso de instrumentos especializados sem a prática adequada.

O débito urinário é um indicador sensível da volemia do paciente e reflete a perfusão renal. Para um paciente adulto, é desejável um débito de 0,5 mL/kg/h e, na população pediátrica acima de 1 ano, de 1 mL/kg/h.

Sonda gástrica

A sonda gástrica pode ser utilizada com a finalidade de reduzir os riscos da aspiração e avaliar a presença de hemorragia no trato gastrintestinal alto. Para ser efetiva, ela deve estar bem posicionada e conectada a um sistema eficiente de aspiração.

Na suspeita de fratura de base de crânio, é contraindicada a cateterização nasogástrica, preferindo-se a via oral.

Os sinais clínicos de fratura de base de crânio incluem a equimose periorbital (olhos de guaxinim), a equimose retroauricular (sinal de Battle), a otorreia e a rinorreia.

Monitorização de parâmetros fisiológicos

A forma mais eficiente de avaliar adequadamente a reanimação é a monitorização contínua de dados vitais como frequência do pulso, pressão arterial, pressão de pulso, frequência respiratória, temperatura corporal e débito urinário complementados por gasometria arterial.

A avaliação dos dados deve ser feita de forma dinâmica e é prudente proceder à reavaliação periódica.

Radiografias

As radiografias podem trazer, ainda na avaliação primária na sala de emergência, informações úteis para guiar as medidas de reanimação; no entanto, você deve usá-las racionalmente, de modo a não atrasar o tratamento de lesões que ameaçam a vida.

A incidência anteroposterior do tórax consegue identificar lesões que trazem risco de vida e são passíveis de tratamento, bem como levar à alta suspeição de lesões associadas, principalmente abdominais. As radiografias pélvicas podem evidenciar fraturas que causam hemorragia importante, com necessidade de reanimação com transfusão de hemoderivados, e que também estão associadas à maior chance de lesões abdominais.

Procedimentos diagnósticos

Em pacientes que apresentam choque hemorrágico, fazem parte da avaliação primária a identificação adequada do foco de sangramento e a reanimação adequada desses pacientes.

O diagnóstico de sangramento intra-abdominal pode ser um desafio longe de centros de atendimento ao traumatizado. Dois instrumentos úteis para a detecção rápida desse sangramento são o lavado peritoneal diagnóstico (LPD) e a ultrassonografia (US) focused assessment with sonography for trauma (FAST).

> Os principais sítios que levam o paciente à instabilidade hemodinâmica são o tórax, a bacia, as fraturas de ossos longos, os sangramentos externos e o abdome.

Avaliação secundária

Consiste em exame físico completo incluindo história clínica e reavaliação dos sinais vitais. Só deve ser iniciada depois de completada a avaliação primária e o paciente responder às medidas adotadas para reanimação. O exame clínico é feito da cabeça aos pés e o exame neurológico detalhado, com nova determinação de eletrocardiograma (ECG).

História clínica

A descrição do mecanismo de trauma e as informações sobre as condições do acidente são determinantes para a condução final do atendimento ao politraumatizado. O código "AMPLA" é uma forma mneumônica que auxilia na obtenção de dados fundamentais da história de forma direcionada (Quad. 11.1).

QUADRO 11.1 ▪ Código AMPLA

A	Alergias
M	Medicações de uso habitual
P	Patologias prévias/prenhez
L	Líquidos e alimentos ingeridos
A	Ambiente e eventos relacionados ao trauma

A avaliação da cena e dos dados vitais do paciente no local, por parte da equipe de atendimento pré-hospitalar, são necessários para classificar o tipo de trauma e se dividem basicamente em dois grupos:

1) **Trauma penetrante** – arma de fogo, arma branca e empalamento.

2) **Trauma fechado** – colisão de automóvel, queda de motocicleta, queda de altura e atropelamento, sendo os dois últimos os mais graves geralmente.

As informações obtidas podem nos levar à suspeição de algumas lesões, como mostra o Quadro 11.2.

QUADRO 11.2 ▪ Achados da cena com possíveis padrões de lesão

Impacto frontal – colisão de automóvel (deformidade no volante, marca de joelho no painel, fratura em olho de boi)	▪ Fratura de coluna cervical ▪ Tórax instável anterior ▪ Contusão miocárdica ▪ Pneumotórax ▪ Ruptura traumática de aorta ▪ Lesão de baço ou fígado ▪ Fratura/luxação do quadril
Impacto lateral – colisão de automóvel	▪ Lesão ligamentar cervical ▪ Fratura de coluna cervical e bacia ▪ Lesões torácicas ▪ Ruptura de aorta ▪ Ruptura de diafragma ▪ Baço/fígado
Impacto traseiro – colisão de automóvel	▪ Lesão de coluna cervical ▪ Lesão de partes moles do pescoço
Ejeção do veículo	▪ Engloba todos os mecanismos de lesão
Atropelamento por auto	▪ Traumatismo craniencefálico ▪ Ruptura de aorta ▪ Lesões de vísceras abdominais ▪ Fraturas de membros

Exame físico

A avalição física segue o sentido craniocaudal e deve contemplar palpação das estruturas ósseas e exames torácico, abdominal e perineal e neurológico, além da atualização dos sinais vitais. As alterações encontradas na avaliação devem guiar o médico assistente para a solicitação de exames ou transferência para instituição que forneça o tratamento definitivo.

Medidas auxiliares secundárias

Na avaliação secundária, podem ser realizados testes diagnósticos que minimizam o risco de lesões despercebidas e são guiados pelo alto índice de suspeição na história e no exame físico. É importante que a avaliação prévia seja minuciosa e o estado hemodinâmico esteja normalizado, já que frequentemente esses exames dependem de transporte, pois a localização do paciente traumatizado pode não estar preparada para atender condições que ameacem a vida.

As principais medidas secundárias incluem radiografias da coluna e extremidades, US, tomografia computadorizada (TC)/angiotomografia (angio-TC), arteriografia, urografia excretora, uretrografia retrógrada e broncoscopia/endoscopia digestiva alta.

Transferência para instituição mais capacitada

A transferência deve ser considerada toda vez que a necessidade de tratamento do doente exceda a capacidade da instituição onde ele está, mas ela está submetida ao término da avaliação primária e às condições hemodinâmicas mínimas de transporte. A avaliação por especialista e o tratamento definitivo, se inevitáveis, não devem ser retardados.

Caso clínico

Você é o médico assistente de uma unidade de pronto atendimento onde estão disponíveis exames laboratoriais, radiografia e ultrassonografia (US). Recebe um paciente do sexo masculino, 33 anos, vítima de agressão física com pauladas, há cerca de 30 minutos. Na chegada, apresentava-se normal hemodinamicamente, exames torácico e abdominal normais, sem sangramentos externos. Após 30 minutos da chegada, mantinha parâmetros hemodinâmicos normais, porém abertura ocular somente ao chamado, estava confuso e localizando estímulos dolorosos.

Atividades

1) Assinale a alternativa que indica a melhor opção para o paciente do caso clínico depois de concluída a reavaliação.
   a) Manter o paciente em observação já que ele mantém a estabilidade hemodinâmica.
   b) Solicitar radiografia de tórax e pelve, ultrassonografia (US) de abdome e exames laboratoriais já que a suspeição de lesão é alta em razão de o mecanismo de trauma ser de grande intensidade.
   c) Intubação orotraqueal (IOT) para proteção da via aérea.
   d) Solicitar infusão de cristaloide aquecida através de dois acessos intravenosos calibrosos.
   e) Solicitar junto ao auxiliar administrativo a transferência do paciente para hospital com disponibilidade de avaliação por neurocirurgião e acesso à tomografia computadorizada (TC) de crânio.

   Gabarito: e

2) Com relação ao paciente do caso clínico, foi disponibilizada vaga para avaliação em hospital com os requisitos solicitados. O paciente mantém os sinais vitais normais e não apresenta abertura ocular nem resposta verbal e retira o membro ao estímulo doloroso. Assinale a alternativa que indica a melhor opção neste momento.
   a) Encaminhar o paciente imediatamente para unidade com capacidade para fornecer o tratamento definitivo.
   b) Proceder à IOT e manter o paciente em observação na unidade.
   c) Proceder à IOT, solicitar radiografia do tórax e da pelve e US do abdome.
   d) Proceder à IOT e encaminhar o paciente para a unidade com capacidade de tratamento definitivo em ambulância com unidade de terapia itensiva (UTI).
   e) Proceder à IOT e à infusão de solução de hiperosmolar.

   Gabarito: d

3) Sobre um paciente, vítima de colisão de automóvel, que se apresenta com frequência cardíaca de 110 bpm, pressão arterial (PA) de 120 por 70 mmHg, frequência respiratória de 16 ipm, assinale a alternativa correta.
   a) A radiografia de tórax e de pelve na sala do trauma não pode mostrar o motivo da taquicardia.
   b) A US focused assessment with sonography for trauma (FAST) pode ser usada na sala do trauma ainda na avaliação primária para pesquisa de foco de sangramento.
   c) O paciente deve ser encaminhado para TC de tórax e de abdome.
   d) A sondagem vesical pode trazer informações importantes sobre a resposta do paciente à reanimação e deve ser feita em todos os pacientes.

   Gabarito: b

Leituras sugeridas

American College of Surgeons, Committee on Trauma. ATLS: advanced trauma life support for doctors. 9th ed. Chicago, 2012.

Mattox KL, Feliciano DV, Moore EE. Trauma. 7. ed. New York: McGraw-Hill, 2013.

Trauma abdominal

Henrique Cunha Mateus, Damila Fantozzi Giorgetti e Caroline Petersen da Costa Ferreira

Q Objetivos

- ✓ Reconhecer pacientes com possíveis traumas abdominais.
- ✓ Diagnosticar lesões oriundas de traumas abdominais.
- ✓ Saber tratar lesões oriundas de traumas abdominais.

Introdução

O trauma abdominal é fonte de morbimortalidade significativa e, como em qualquer outro segmento corpóreo, ele pode ter diferentes agentes que se distribuem em dois grandes grupos:

- o trauma abdominal fechado (TAF), como quedas de altura, acidentes automobilísticos, atropelamentos, agressões físicas;

- o trauma penetrante (TP), provocado por arma branca, projétil de arma de fogo, lança de portão etc.

Quadro clínico e diagnóstico

As abordagens diagnósticas diferem entre os dois.

O TAF geralmente ocorre em associação a outras lesões multissistêmicas, tornando seu diagnóstico mais complexo. A avaliação abdominal apenas pelo exame físico é, muitas vezes, insuficiente, já que o hemoperitônio pode não gerar sinais de peritonite de imediato.

Em pacientes de TAF com exame físico comprometido (intoxicação exógena, trauma grave em outros segmentos corpóreos, rebaixamento do nível de consciência e trauma raquimedular), os exames complementares são mandatórios.

As lesões penetrantes são mais diretas em sua apresentação e têm diagnóstico mais fácil, mas a investigação depende da localização da penetração. O abdome é dividido em parede anterior, flanco, dorso e transição toracoabdominal.

Ferimentos abdominais ocorrem entre as linhas axilares anteriores lateralmente, sínfise púbica inferior e rebordas costais superiores; ferimentos em flancos estão localizados na parede lateral do abdome, entre as linhas axilares anterior e posterior bilateralmente, o 6º espaço intercostal superior e a crista ilíaca inferior; e ferimentos de dorso ocorrem em um quadrilátero onde o limite superior é a linha que passa pela ponta das escápulas, o limite inferior é a linha que passa ao nível das cristas ilíacas, e o lateral é a linha axilar posterior em ambos os lados.

Em virtude das diferenças na espessura da musculatura abdominal nas regiões de flanco e dorso, muitas vezes você terá dificuldade para definir se houve penetração em peritônio e retroperitônio, portanto, lesões com essa localização têm um algoritmo próprio.

A região chamada de transição toracoabdominal também tem um protocolo definido. Ferimentos penetrantes nessa área podem acometer isoladamente a cavidade torácica, abdominal ou ambas, desde que haja lesão diafragmática associada. Essa região é uma faixa com limite superior entre o 4º espaço intercostal anteriormente; 6º lateralmente, 8º posteriormente; e como limite inferior o rebordo costal (conforme Fig. 12.1-12.4).

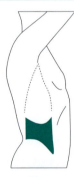

FIGURA 12.1 ■ Flanco.

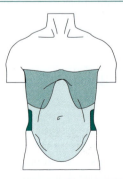

FIGURA 12.2 ■ Abdome.

Trauma abdominal 117

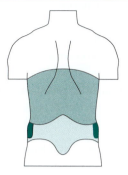

FIGURA 12.3 ■ Dorso.

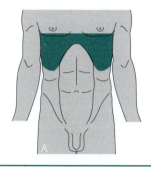
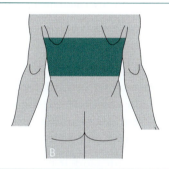

FIGURA 12.4 ■ Transição toracoabdominal. A) abdome. B) dorso.

O atendimento ao traumatizado segue a padronização preconizada pelo Advanced Trauma Life Suport (ATLS).

Em pacientes vítimas de TAF, o exame físico normal não afasta com segurança a presença de lesões abdominais. Contudo, se ele chega com sinais de irritação peritoneal, a indicação cirúrgica já existe. Caso o doente não tenha peritonite, realiza-se uma investigação para diagnosticar a presença ou não de lesões decorrentes do TAF. Já em pacientes estáveis hemodinamicamente, realiza-se a ultrassonografia (US) de abdome ou a tomografia computadorizada (TC) de abdome a depender do mecanismo do trauma. Caso haja diagnóstico, estabelecido por US de lesão de víscera parenquimatosa ou de líquido livre e o paciente mantiver a estabilidade hemodinâmica, realiza-se TC de abdome para diagnóstico mais acurado da lesão e avaliação da possibilidade de tratamento não operatório (TNO). Se o paciente estiver instável hemodinamicamente, a ferramenta diagnóstica é o focused assessment with sonography for trauma (FAST), US realizada pelo emergencista com o intuito de detectar líquido na cavidade abdominal. Caso o FAST indique líquido livre, este deve ser sangue e a causa do choque provavelmente está no abdome. Se houver perpetuação do choque após a reposição volêmica, a cirurgia está indicada para controle do foco de hemorragia. Caso haja estabilização hemodinâmica, pode-se realizar exame de imagem (p. ex., TC de abdome).

O fator determinante para realização do TNO no TAF é a estabilidade hemodinâmica.

Caso o paciente com TAF realize TC de abdome com evidência de lesão hepática, esplênica ou renal e mantenha-se estável hemodinamicamente, ele é candidato a realizar esse tipo de tratamento. Deverá haver uma equipe horizontal de acompanhamento, com exame físico sequencial, e deverão ser coletados hemograma e gasometria arterial seriados. Se o paciente apresenta peritonite, queda hematimétrica persistente ou hipotensão arterial, houve falha do TNO, abordagem que deverá, então, ser convertida em tratamento operatório.

Quando a TC de abdome mostra líquido livre, sem lesões de vísceras parenquimatosas, as principais causas podem ser lesão de mesentério, da bexiga ou da alça intestinal e uma avaliação da cavidade pode ser necessária (laparoscopia ou laparotomia).

Em pacientes com ferimentos por arma branca (FAB) em abdome, o diagnóstico da penetração da cavidade se dá mediante exploração digital naqueles que se apresentarem assintomáticos.

Ferimentos em região de flanco e dorso que atinjam a fáscia muscular e a musculatura devem ser considerados penetrantes, com potencial de causar lesões internas e exigem investigação complementar com TC abdominal de triplo contraste (oral, endovenoso e retal).

O TP em região de transição toracoabdominal tem indicação de investigação de lesão diafragmática. Caso haja estabilidade hemodinâmica, o paciente será submetido à radiografia de tórax na sala de trauma. Se for evidenciado hemo ou pneumotórax, ele será submetido à drenagem em selo d'água, seguida de toracoscopia para avaliar o diafragma. Caso não haja indicação de drenagem torácica, está indicada laparoscopia diagnóstica.

Tratamento e prevenção

Com relação ao TP, todos os ferimentos penetrantes abdominais, independentemente da localização específica, em razão dos quais o paciente chega em choque, peritonite ou evisceração têm indicação cirúrgica.

Se não houver penetração da aponeurose em FAB, estes podem ser lavados, suturados e o doente pode ter alta. Já pacientes com ferimentos por arma de fogo (FAF) têm indicação cirúrgica em razão da dificuldade de estabelecermos um trajeto bem definido, frequente comprometimento de mais de uma víscera e lesões provocadas pela dispersão de energia cinética.

É possível realizar TNO nos FAB em flanco e dorso desde que a TC com triplo contraste não evidencie lesões. Já nos ferimentos por projéteis de arma de fogo com trajeto peritoneal, está indicado procedimento cirúrgico. Se não houver penetração da fáscia muscular (por meio de exploração digital), o ferimento pode ser tratado e o paciente pode ter alta.

Trauma abdominal

Você pode observar os passos do tratamento para o TAF na Figura 12.5; para o ferimento penetrante em parede anterior de abdome na Figura 12.6; e para o ferimento penetrante de transição toracoabdominal na Figura 12.7.

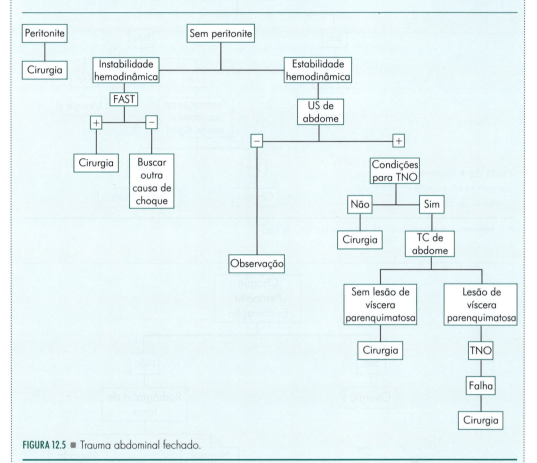

FIGURA 12.5 ■ Trauma abdominal fechado.

FAST, focused assessment with sonography for trauma; US, ultrassonografia; TNO, tratamento não operatório; TC, tomografia computadorizada.

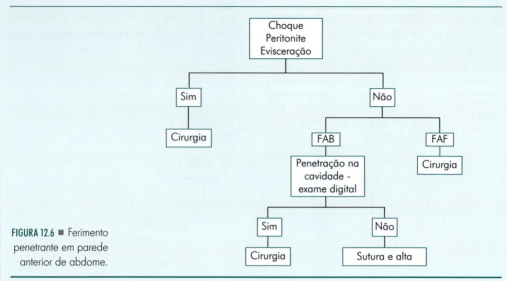

FIGURA 12.6 ■ Ferimento penetrante em parede anterior de abdome.

FAB, ferimentos por arma branca; FAF, ferimentos por arma de fogo.

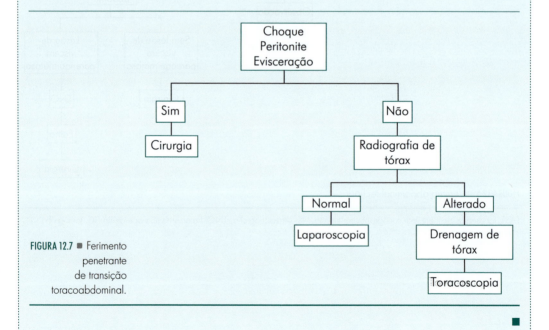

FIGURA 12.7 ■ Ferimento penetrante de transição toracoabdominal.

Caso clínico

Paciente de 25 anos, do sexo masculino, trazido pelo corpo de bombeiros em prancha longa e com colar cervical, vítima de queda de 8 metros, quando consertava o telhado. Chegou conversando, respirando espontaneamente, estável hemodinamicamente, apenas com dor e edema em membro inferior direito e várias escoriações em dorso. Afirma que torceu apenas o pé na queda.

▬ Atividades

1) Com base nas informações apresentadas no caso clínico, é correto afirmar:
   a) Caso o paciente apresente exame físico abdominal inocente, poderá ser liberado para ortopedia para investigação de fratura em pé direito.
   b) Poderá ser realizado o focused abdominal with sonography for trauma (FAST) e, caso não haja evidência de líquido livre, o paciente poderá ser encaminhado à ortopedia.
   c) Devido ao mecanismo de trauma, o paciente merece realizar tomografia computadorizada (TC) de abdome, uma vez que o exame físico apenas é insuficiente para afastar com segurança lesões intra-abdominais. Outra possibilidade é realizar ultrassonografia (US) de abdome e, na positividade desta e manutenção da estabilidade hemodinâmica, realizar TC de abdome para identificar com mais acurácia o local de lesão.
   d) Se o paciente estivesse instável hemodinamicamente, isso poderia indicar mecanismo grave, de alto impacto, o que exigiria levá-lo imediatamente à TC de corpo inteiro para investigar o foco de sangramento.
   e) Devido à magnitude do trauma, o paciente necessita de laparotomia exploradora imediata para investigar se há lesões decorrentes do trauma abdominal fechado (TAF).

   Gabarito: c

2) Sobre a zona de transição toracoabdominal:
   a) Localizam-se entre as linhas axilares anterior e posterior bilateralmente, o 6° espaço intercostal superiormente e a crista ilíaca inferiormente.
   b) Os pacientes com ferimentos penetrantes nessa região têm indicação absoluta de laparotomia exploratória para investigar o diafragma.
   c) Os ferimentos com essa localização devem ser explorados digitalmente para identificar se houve ou não penetração da aponeurose e, assim, avaliar necessidade ou não de cirurgia.
   d) Os pacientes com ferimento por arma branca (FAB) nessa região com hemotórax à radiografia, estáveis hemodinamicante, devem ser submetidos à laparoscopia para investigar se há lesão diafragmática.
   e) Localiza-se em uma região com limite superior entre o 4° espaço intercostal anteriormente, 6° lateralmente, 8° posteriormente e como limite inferior o rebordo costal.

   Gabarito: e

3) Sobre o TAF:

   a) A melhor avaliação abominal no TAF se dá pelo exame físico.
   b) O tratamento não operatório (TNO) pode ser realizado na presença de líquido livre abdominal no paciente estável hemodinamicamente.
   c) Em um paciente com TAF e lesão hepática, caso haja sangue livre na cavidade abdominal, há indicação de laparotomia exploradora.
   d) Para realização de TNO, são necessários alguns critérios, entre eles: estabilidade hemodinâmica, equipe horizontal para acompanhamento dos doentes e ausência de dor abdominal.
   e) O TAF geralmente não ocorre em associação a outras lesões multissistêmicas, tornando seu diagnóstico mais simples.

   Gabarito: d

Leituras sugeridas

Coelho JCU. Aparelho digestivo - clínica e cirurgia. 4. ed. São Paulo: Atheneu, 2012.

Mattox KL. Trauma. 7. ed. São Paulo: McGraw-Hill, 2013.

Assef JC. Emergências cirúrgicas traumáticas e não traumáticas: condutas e algoritmos. São Paulo: Atheneu, 2015.

Hemorragia digestiva alta

Silvia Soldá

Objetivos

✓ Apresentar os critérios diagnósticos e o tratamento da hemorragia digestiva alta (HDA).
✓ Descrever a abordagem terapêutica das causas da HDA.

Introdução

A HDA é a complicação mais frequente da úlcera péptica. Embora ocorra em cerca de 20% dos pacientes com úlcera, o sangramento é autolimitado em 80% dos casos, sendo que a terapêutica com inibidores de bomba de prótons para portadores de ulceras crônicas e a utilização dos procedimentos endoscópicos para hemostasia contribuíram significativamente para a redução do número de operações de urgência, feitas hoje em menos de 5% dos casos.

A hemorragia pode ser a primeira manifestação da doença ulcerosa ou ainda representar uma complicação da úlcera crônica. A maior parte das úlceras gástricas situa-se junto à incisura *angularis*. A hemorragia resultante da úlcera duodenal pode decorrer da artéria gastroduodenal ou de seus ramos, da artéria pancreatoduodenal ou de seus ramos e, em apenas 20% dos casos, o sangramento é derivado da face posterior do bulbo duodenal.

A endoscopia digestiva alta (EDA) consegue identificar o local de sangramento em cerca de 95% dos casos e consiste no método de escolha para tratamento da HDA.

Nos casos de alto risco de ressangramento, uma "segunda endoscopia" deve ser programada em até 24 horas após a primeira e deve estar limitada à simples observação da área manipulada. Um novo procedimento com manipulação só deverá ser realizado se houver sinais de sangramento.

Quadro clínico e diagnóstico

Os sintomas mais comuns da HDA são melena ou hematêmese; já hipotensão e enterorragia indicam sangramento de maior volume. Deve-se suspeitar de sangramento digestivo alto até mesmo no doente que chega ao pronto-socorro sem referir melena, especialmente em idosos com síncope.

Por meio da EDA, é possível classificar as úlceras em relação aos sinais de sangramento, seguindo a classificação de Forrest (1974) sistematizada no Quadro 13.1.

QUADRO 13.1 ■ Classificação de Forrest para as úlceras

IA	Sangramento em jato
IB	Sangramento em babação
IIA	Presença de coto vascular
IIB	Presença de coágulo aderido
IIC	Presença de pontos de hematina
III	Ausência de sangramento

Hemorragia digestiva alta por hipertensão portal

O obstáculo à circulação venosa portal pode ocorrer por um bloqueio pré-hepático (trombose de veia porta [VP] ou esplênica), intra-hepático (cirrose, fibrose esquistossomótica, hepatite crônica ativa) ou pós-hepático (síndrome de Budd-Chiari, trombose de cava inferior). Em decorrência do obstáculo e do hiperfluxo arterial determinado pela abertura de fístulas arteriolovenulares do território esplênico e hepático, há hipertensão e hipervolemia do sistema venoso portal, uma vez que as veias são desprovidas de válvulas.

O gradiente de pressão portal superior a 10 mmHg é indispensável para a formação das varizes e, acima de 12 mmHg, já existe o risco de sangramento. Níveis superiores a 20 mmHg estão associados ao sangramento contínuo e, na maioria das vezes, incontrolável. Considera-se síndrome de hipertensão portal (SHP) a pressão no sistema porta maior que 5 mmHg em relação à pressão da veia cava inferior. O sistema porta drena todo o sangue venoso do tubo digestivo, sendo que a VP é formada pelas veias esplênica e mesentérica superior, com fluxo aproximado de 1 a 1,2 L/minuto em condições normais.

Como resultante do aumento do gradiente portal, há a "abertura" de vias de fuga através de varizes esofagogástricas que pode desviar até 90% do fluxo portal para o sistema da veia cava superior, criando, assim, um fluxo denominado hepatofugal. Dessa forma, há um "escoamento" do sangue portal para as veias cavas, com hiperfluxo e abertura de comunicações geralmente existentes, mas não funcionais, entre os dois sistemas. Entre elas, assume importância a que se faz no sentido hepatofugal pelas veias gástrica esquerda e gástricas curtas para, seguindo as veias esofágicas, atingir a veia ázigos e, finalmente, a veia cava superior, havendo, portanto, hiperfluxo em regime de hipertensão e hipervolemia pelas veias periviscerais e submucosas do estômago e do esôfago.

O risco de sangramento das varizes esofagogástricas está na dependência do gradiente de pressão portal maior que 12 mmHg, do diâmetro das varizes, da espessura de suas paredes e do grau de insuficiência hepática. As varizes apresentam-se, em geral, como três ou quatro cordões verticais localizados na submucosa esofágica ou no fundo gástrico, com trajeto tortuoso e calibre variável e recebem sangue principalmente das veias gástrica esquerda e gástricas curtas.

Entretanto, ao contrário do que ocorre no estômago (onde as veias da submucosa apresentam anastomoses com veias viscerais), no terço inferior do esôfago elas se localizam no epitélio, sem a proteção da *muscularis mucosae* e não estabelecem anastomoses com veias viscerais, comportando-se como um sistema venoso segmentar fechado, fato agravado pela pressão negativa intratorácica, que determina maior possibilidade de dilatação dessas veias e que, assim, adquirem o aspecto de varizes. Representam fatores desencadeantes para varizes esofágicas: pressão negativa intratorácica (Valsalva), atividade motora do terço inferior do esôfago durante a deglutição e esofagite por refluxo.

Em cerca de 40% dos alcoólatras portadores de varizes, o sangramento decorre de lesão aguda da mucosa gástrica (gastropatia hipertensiva), consequente à congestão venosa que acompanha a hipertensão. Por isso, o exame endoscópico é fundamental para o diagnóstico, pois pode haver afecções associadas às varizes.

Clinicamente, há associação com hepatoesplenomegalia, ascite e circulação colateral na parede abdominal. Em cerca de 40% dos portadores de cirrose hepática, há varizes esofágicas, dos quais 60% apresentam episódios de sangramento acompanhados de índices de mortalidade que chegam a 50% já no primeiro episódio.

Na cirrose hepática, dois mecanismos são responsáveis pelo aumento do gradiente de pressão portal: o comprometimento sinusoidal e o componente dinâmico (contração das células musculares lisas dos vasos, ativação de células estreladas e diminuição da concentração de óxido nítrico).

Gastrite aguda hemorrágica

Inicialmente descrita em portadores de traumatismo craniencefálico (TCE) e queimaduras, a gastrite aguda hemorrágica também pode ser observada na sepse grave e após ingesta de alguns medicamentos e álcool. Trata-se de lesões erosivas, difusas ou localizadas que ocupam de preferência o fundo e a porção alta do corpo gástrico e podem se manifestar sob a forma de hematêmese ou melena.

O tratamento da gastrite aguda hemorrágica, via de regra, é clínico.

Ela também pode ser denominada gastrite aguda ou erosiva e ocorrer no intestino, particularmente o delgado. Quando presente nas vítimas de TCE, costuma apresentar lesões múltiplas e profundas, que surgem após 7 a 10 dias, nos queimados, costumam ser únicas e já podem se fazer presentes nas primeiras 24 horas.

Na etiopatogenia, considera-se o aumento da secreção cloridropéptica, a isquemia da mucosa, a redução do metabolismo, a ação de corticosteroides e prostaglandinas, que levam a um aumento da permeabilidade da mucosa ao íon hidrogênio, aumentando sua retrodifusão.

Hemobilia

A síndrome de Mallory-Weiss se caracteriza por lacerações longitudinais da mucosa do terço inferior do esôfago, decorrentes de episódios incoercíveis de vômitos, que provocam sangramento, via de regra, exteriorizado como melena (ingesta de álcool, gravidez). É autolimitada em 90% dos casos.

A hemoglobina é uma causa rara de HDA e decorre de sangramento na via biliar (tumor, antecedente de trauma hepático, procedimentos endoscópicos prévios, como complicação rara de colecistite aguda). Nos pacientes com suspeita de hemobilia, é necessário realizar a endoscopia com visualização da papila duodenal e aguardar, durante o exame, a saída de sangue pela papila, porque o sangramento, via de regra, é intermitente. Entre os sinais e os sintomas, pode estar presente a tríade de Sandblom (hemorragia digestiva, dor em cólica no hipocôndrio direito e icterícia). Exames de imagem como a tomografia computadorizada (TC) podem ser úteis, bem como a angiografia seletiva, que pode também ter um caráter terapêutico, com embolização seletiva do vaso sangrante.

Tratamento e prevenção

Os princípios básicos do atendimento primário consistem na estabilização do estado hemodinâmico com reposição volêmica, terapêutica medicamentosa com inibidores da bomba de prótons e indicação precoce de EDA. As úlceras IA, IB, IIA e IIB têm indicação de tratamento endoscópico. Quando há coágulo aderido (IIB), você deve removê-lo para realizar a terapêutica por um dos seguintes meios: injeção de esclerosante, terapêutica térmica (*heater probe*), eletrocoagulação e coagulação com argônio, hemoclips; ou pela combinação entre eles, conhecida como injeção de esclerosante associada à terapêutica térmica.

O sangramento arterial em jato corresponde ao estigma endoscópico que prediz a maior possibilidade de sangramento, mesmo que a terapêutica inicial tenha sido efetiva. O chamado vaso visível, identificado como uma protuberância pigmentada na base da úlcera, está associado a um índice de ressangramento de 20%.

A eficácia do tratamento inclui terapêutica endoscópica combinada e segunda endoscopia se necessário.

Representam critérios para indicação de operação: persistência do sangramento; choque; idade maior que 60 anos; episódios prévios de sangramento; tipo sanguíneo raro; sangramento de úlcera gástrica; comorbidades, especialmente doenças cardiovasculares e que não tolerem hipovolemia; e pacientes que fazem uso de corticosteroides e/ou anti-inflamatórios.

> Evidências apontam que o tratamento combinado, associado à segunda endoscopia, diminui as taxas de ressangramento de 15 para 5%.

Hemorragia digestiva alta por hipertensão portal

É fundamental estabelecer o diagnóstico etiológico para definir o tratamento adequado. O tratamento e a decisão terapêutica estão na dependência da identificação da causa da hemorragia, particularmente quanto ao tipo de operação, quando indicada. As principais causas da SHP no nosso meio são a esquistossomose e a cirrose hepática de etiologia alcoólica e viral, sendo esta última cada vez mais prevalente.

A conduta inicial consiste na reposição volêmica e na realização de EDA após compensação hemodinâmica. A associação de fármacos que diminuem consideravelmente a pressão portal, como terlipressina e octreotida, pode ser instituída antes da endoscopia (Fig. 13.1).

> A biópsia hepática é o método diagnóstico de escolha, embora na vigência de hemorragia esteja formalmente contraindicada. Assim, na urgência, o diagnóstico diferencial é baseado nos dados clínicos, epidemiológicos e laboratoriais. Na dúvida, o doente deve ser tratado para cirrose.

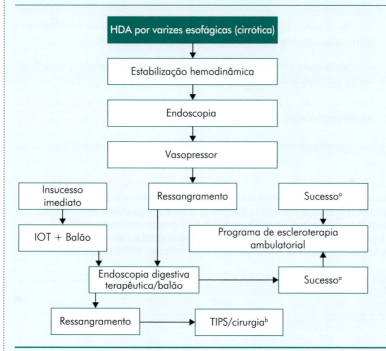

FIGURA 13.1 ■ Algoritmo para a conduta na HDA por varizes esofágicas (cirrótica).

[a] Sucesso = controle do sangramento por 48 horas + realimentação e programação de alta hospitalar/transferência para tratamento eletivo. [b] Na impossibilidade do TIPS = derivação porto-cava calibrada.

HDA, hemorragia digestiva alta; TIPS, derivação intra-hepática portossistêmica transjugular; IOT, intubação orotraqueal.

A escleroterapia endoscópica consiste na injeção intravascular de solução esclerosante em um volume que não exceda 30 mL. A ligadura elástica é outra possibilidade, com o uso de bandas elásticas para controle temporário do sangramento.

Quando disponível, o TIPS é uma boa alternativa, principalmente para os candidatos a transplante hepático e com cirrose e insuficiência hepática grave e descompensada (Child C).

A desconexão ázigo-portal com esplenectomia (DAPE) é o procedimento de escolha no tratamento definitivo do doente com esquistossomose.

Havendo sangramento ativo ou sinais de sangramento recente, a terapêutica endoscópica pode ser realizada pela escleroterapia ou ligadura elástica.

Na vigência de sangramento ativo de varizes de fundo gástrico, é indicado o tratamento endoscópico, com injeção intravascular de cianoacrilato, que provoca obliteração e trombose do território vascular ectasiado.

Caso haja sucesso no controle do sangramento, o doente deve ser acompanhado e tratado eletivamente. Não sendo possível a compensação hemodinâmica, a passagem do balão esofágico de Sengstaken-Blakemore é indicada.

Quando há recidiva hemorrágica após terapêutica endoscópica, você deve optar pela repetição do procedimento endoscópico. Se houver dificuldade técnica, recomenda-se o tamponamento com o balão esofágico de Sengstaken-Blakemore. Caso ocorra novo surto hemorrágico após a segunda terapêutica endoscópica ou após a passagem do balão esofágico, as opções são a passagem de TIPS e as operações de urgência.

As opções de abordagem cirúrgica são a transecção esofágica, a derivação mesentérico-cava e a derivação porto-cava.

No doente com esquistossomose portador de varizes, a terapêutica endoscópica preferencial é a ligadura elástica ou esclerose. Se for bem-sucedida, o paciente é encaminhado para tratamento definitivo, preferencialmente na mesma internação.

Já na recidiva hemorrágica, é indicada a operação na urgência (DAPE).

Também podem causar a HDA: a úlcera de Dieulafoy, malformação arterial da submucosa localizada principalmente no corpo gástrico e pequena curvatura; a fístula aortoduodenal decorrente de comunicação entre a aorta e o duodeno em virtude do processo inflamatório por aneurismas da aorta ou do pós-operatório de correção de aneurisma da aorta, em geral há um episódio de sangramento (sangramento sentinela) antecedendo o sangramento vultoso e que é de difícil controle, a EDA permite visualizar abaulamento pulsátil na parede duodenal; a úlcera de Cameron, erosões da mucosa gástrica em portadores de hérnia de hiato que geralmente cursam com anemia crônica, mas podem apresentar sangramento.

— Atividades

1) Assinale a alternativa correta.
   a) As cirurgias de urgência na hemorragia digestiva alta (HDA) são muito frequentes, e chegam a ser indicadas em até 30% dos casos.
   b) A hemorragia não tem relação com a doença ulcerosa ou complicação de úlcera crônica.
   c) Os sintomas mais comuns são melena ou hematêmese. Já hipotensão e enterorragia indicam sangramento de maior volume.
   d) A endoscopia digestiva alta (EDA) é imprecisa quanto à identificação do local de sangramento.
   e) A classificação de Forrest para úlceras está em desuso há muito tempo.

   Gabarito: c

2) Leia as afirmações sobre a conduta diante de pacientes com HDA e marque com V ou F aquelas que considerar verdadeiras ou falsas. Em seguida, assinale a alternativa com a sequência correta.
   ( ) Os princípios básicos do atendimento primário consistem na estabilização do estado hemodinâmico, terapêutica medicamentosa e indicação precoce de EDA.
   ( ) Na HDA por hipertensão portal, é fundamental estabelecer o diagnóstico etiológico para definir o tratamento adequado.
   ( ) Havendo sangramento ativo ou sinais de sangramento recente na HDA por hipertensão portal, a terapêutica endoscópica está contraindicada.
   ( ) No doente com esquistossomose portador de varizes, a terapêutica endoscópica preferencial é a ligadura elástica ou esclerose.
   ( ) O tratamento da gastrite aguda hemorrágica é operatório.
   a) F, V, F, V, V.
   b) V, F, V, F, F.
   c) V, V, V, F, F.
   d) F, F, V, V, F.

   Gabarito: c

— Leituras sugeridas

Park SW, Cho E, Jun CH, Choi SK, Kim HS, Park CH, et al. Upper gastrointestinal ectopic variceal bleeding treated with various endoscopic modalities: Case reports and literature review. Med (Baltimore). 2017 Jan;96(1):e5860.

Calame P, Ronot M, Bouveresse S, Cervoni JP, Vilgrain V, Delabrousse É. Predictive value of CT for first esophageal variceal bleeding in patients with cirrhosis: Value of para-umbilical vein patency. Eur J Radiol. 2017 Feb;87:45-52.

Chinese Rheumatism Data Center; Chinese Systemic Lupus Erythematosus Treatment and Research Group. Recommendation for the prevention and treatment of non-steroidal anti-inflammatory drug-induced gastrointestinal ulcers and its complications. Zhonghua Nei Ke Za Zhi. 2017 Jan 1;56(1):81-85.

Mungan Z. An observational European study on clinical outcomes associated with current management strategies for non-variceal upper gastrointestinal bleeding (ENERGIB-Turkey). Turk J Gastroenterol. 2012;23(5):463-77.

Gralnek IM, Dumonceau JM, Kuipers EJ, Lanas A, Sanders DS, Kurien M, et al. Diagnosis and management of nonvariceal upper gastrointestinal hemorrhage: European Society of Gastrointestinal Endoscopy (ESGE) Guideline. Endosc. 2015 Oct;47(10):a1-46.

Hemorragia digestiva baixa

Silvia Soldá

Objetivos

- Descrever as etiologias da hemorragia digestiva baixa (HDB).
- Apresentar as condutas diante da instabilidade e da estabilidade hemodinâmicas na HDB.
- Discutir as abordagens diagnóstica e terapêutica da HDB.

Introdução

A HDB ocorre a partir de fonte hemorrágica localizada distalmente ao ângulo de Treitz (transição duodeno jejunal) e, em cerca de 95% dos casos, o colo é a fonte de sangramento.

A HDB não é uma afecção frequente nos serviços de emergência, correspondendo a menos de 3% das admissões. O sangramento digestivo baixo corresponde à cerca de 15% dos episódios de hemorragia digestiva, sendo, portanto, bem menos frequente do que o sangramento digestivo alto.

Ao contrário da hemorragia alta, o sangramento, via de regra, é de pequena monta e, na maioria dos casos (em torno de 85%), a manifestação é aguda, autolimitada e dificilmente há repercussão no estado hemodinâmico. Somente 15% dos casos cursam com enterorragia e alterações hemodinâmicas significativas.

A incidência de sangramento digestivo baixo aumenta com a idade, relacionando-se geralmente com doenças adquiridas: doença diverticular; e ectasias vasculares (também conhecidas como angiodisplasias).

> O espectro de apresentação é amplo, variando desde um sangramento crônico, por vezes oculto, até hemorragias maciças, que podem ameaçar a vida, de maneira que pode haver melena ou enterorragia dependendo da localização, frequência e intensidade do sangramento. Os sangramentos maciços (mais de 30 mL por hora) são mais comuns após os 50 anos. ■

Etiologia

A identificação da origem de um sangramento intestinal baixo pode ser incerta em um grande número de pacientes, considerando que a HDB geralmente cursa com episódios intermitentes de sangramento e que nem sempre são detectados por ocasião do exame. Além disso, até 42% dos pacientes apresentam múltiplos focos potenciais de sangramento por ocasião da avaliação diagnóstica.

A identificação direta de uma lesão sangrante ou dados que indicam um sangramento recente são necessários para um diagnóstico definitivo. O Quadro 14.1 sistematiza as causas da HDB.

QUADRO 14.1 ■ Causas da hemorragia digestiva baixa

Doença diverticular dos colos
Divertículos (jejunais, Meckel)
Afecções vasculares (angiodisplasias, fístula aortoentérica, malformações, insuficiência vascular mesentérica, teleangectasias)
Neoplasias benignas (adenoma, leiomioma, fibroma, polipose)
Neoplasias malignas (adenocarcinoma, leiomiosarcoma, linfoma, metastases, tumor carcinoide)
Doenças inflamatórias (retocolite, doença de Crohn, enterites, colite infecciosa)
Doenças induzidas por radiação
Doenças associadas a medicamentos anti-inflamatórios não-esteroides
Hemorroidas
Síndrome de Osler-Weber-Rendu
Vasculites
Doenças sistêmicas (discrasias sanguíneas, colagenoses)
Doenças da imunidade (Aids, sarcoma de Kaposi no delgado, linfomas, colites por citomegalovírus)
Intussuscepção

Aids, síndrome da imunodeficiência adquirida.

> As causas mais comuns da HDB são angiodisplasia e moléstia diverticular.

Doença diverticular

A doença diverticular dos colos é a causa mais comum de HDB e explica de 40 a 55% dos casos, e é muito frequente na população de idosos (35%

dos indivíduos com mais de 65 anos). A hemorragia ocorre em cerca de 5% dos portadores de divertículos, sendo que aproximadamente 40% da população apresenta divertículos na 5ª década de vida e essa incidência chega a atingir 80% na 9ª década.

Embora os divertículos sejam predominantemente localizados no colo esquerdo, a maioria dos sangramentos é oriunda de divertículos localizados no colo direito. Acredita-se que os divertículos localizados à direita sejam mais propensos a sangramento talvez pelo maior diâmetro do óstio diverticular, que expõe o vaso reto à erosão e à ruptura mais facilmente. A hemorragia costuma ser súbita, volumosa, habitualmente autolimitada, mas profusa em algumas ocasiões.

Após episódio inicial de hemorragia, a recidiva ocorre em cerca de 10% dos pacientes no primeiro ano; e, em seguida, o risco de sangramento aumenta 25% a cada 4 anos.

Angiodisplasias

As ectasias vasculares, responsáveis por 3 a 20% dos casos de HDB, são as causas mais comuns de sangramento do intestino delgado e sua associação com moléstia diverticular é frequente. Ocorrem em 1 a 2% da população (dados de autópsias), sobretudo em indivíduos com mais de 65 anos, e predominam no ceco e colo ascendente proximal.

A hemorragia, nesses casos, tende a ser recorrente e pouco volumosa, mas, em até 15% dos casos, pode ser intensa. Após o advento da angiografia, passamos a considerar as angiodisplasias como lesões adquiridas, mais frequentes em idosos.

As ectasias vasculares não devem ser consideradas malformações, pois sua fisiopatologia está associada a processos degenerativos. A dilatação da veia submucosa representa a alteração inicial, seguida da dilatação das vênulas e capilares.

A prevalência é maior no ceco e colo ascendente, sendo raramente identificadas à inspeção durante o ato operatório, pois, em geral, são menores do que 0,5 cm. Quando detectadas pelo exame colonoscópico, são passíveis de tratamento local com termocoagulação ou injeção de esclerosantes.

Neoplasias

As neoplasias raramente são causa de sangramento maciço, porém, também é raro ocorrer sangramento como primeira manifestação da doença. Os pólipos representam a segunda causa mais comum de HDB em pacientes com idade abaixo de 20 anos.

Doenças inflamatórias

A HDB pode surgir na evolução da(s) doença(s) inflamatória(s) do intestino e é mais comum na colite ulcerativa do que na doença de Crohn. A maioria dos episódios cessa espontaneamente e com o tratamento direcionado à doença de base.

Causas vasculares

Incluem as vasculites (artrite reumatoide, poliarterite nodosa, granulomatose de Wegener e outras) que promovem ulcerações puntiformes no colo e intestino delgado, com potencial para sangramento. A colite isquêmica, com ulceração e friabilidade da mucosa, pode cursar com HDB, muitas vezes em associação com dor abdominal, diarreia e sepse. A isquemia mesentérica aguda também pode evoluir com enterorragia.

Hemorroidas

As hemorroidas estão presentes ao exame físico em mais da metade dos pacientes com HDB. Entretanto, a hemorragia vultosa decorrente das hemorroidas ocorre em menos de 2% dos casos.

Os sangramentos de pequeno volume originários de doença hemorroidária são muito comuns, raramente vultosos e apresentam-se com características que permitem sua suspeição como sangue rutilante, em geral de pequeno volume, que goteja e tinge o vaso ou o papel higiênico. Nesses casos, a realização de uma anuscopia pode ser suficiente para afirmar a fonte do sangramento e providenciar o tratamento local.

Divertículo de Meckel

Representa a causa mais comum de HDB em crianças, geralmente cursa com melena ou sangramento vermelho vivo pelo reto, na ausência de dor abdominal. Os divertículos ocorrem em 1 a 2% da população em geral. A maioria dos sangramentos ocorre em divertículos que apresentem mucosa gástrica ectópica, o que pode causar ulceração induzida por ácido na mucosa ileal adjacente. O diagnóstico pré-operatório pode ser feiro com cintilografia com Tecnécio-99m (^{99m}Tc), que é captado de forma preferencial pelas células parietais gástricas heterotópicas no divertículo. Na vigência de sangramento ativo, a arteriografia pode ser útil.

Colite por radiação

O sangramento pode surgir semanas a meses após o tratamento por radiação para tumores ginecológicos, prostáticos, de bexiga ou retais; geralmente é um sangramento recorrente, associado à dor anorretal.

Quadro clínico

A HDB, geralmente, cursa com enterorragia, representada pela eliminação de fezes sanguinolentas, sangue ou coágulos pelo reto. Embora a melena seja característica do sangramento digestivo alto, a hemorragia baixa pode cursar com melena caso o trânsito intestinal seja lento, o que é raro.

O espectro clínico de apresentação da HDB é amplo, variando desde episódios recorrentes e pouco expressivos até hemorragias maciças e choque hipovolêmico. A definição do sítio de sangramento e o tratamento específico são objetivos consequentes.

Em 6% dos casos de HDB, a fonte de sangramento não é localizada, mesmo com extensiva avaliação.

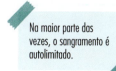

Na maior parte das vezes, o sangramento é autolimitado.

Diagnóstico

É fundamental conhecer as causas para a definição terapêutica. A abordagem diagnóstica do paciente com HDB é controversa e não está totalmente padronizada, sendo dependente da intensidade e frequência da hemorragia e das condições hemodinâmicas do paciente.

O exame proctológico é fundamental. A inspeção do ânus permite o diagnóstico de hemorroida e pólipos e neoplasias podem ser percebidos ao toque e à anuscopia, como a retossigmoidoscopia, cujo alcance é de cerca de 25 cm.

É recomendado iniciar com exame de anuscopia e retossigmoidoscopia, que são exames de fácil realização, baixo custo e podem ser realizados após limpeza retrógrada com enema. Caso esses exames sejam negativos para identificação da causa da hemorragia, deve-se realizar uma colonoscopia. Muitos autores acreditam que a colonoscopia deva ser realizada em todos os casos de HDB, pois a identificação de uma lesão distal por retossigmoidoscopia não descarta a possibilidade da presença de outra lesão proximal e até mesmo de neoplasia.

A colonoscopia estende o campo de alcance por todo o colo e o íleo terminal, embora seu uso seja de certa forma restrito na urgência porque requer preparo. Em algumas situações, quando é possível a identificação do foco de sangramento, a colonoscopia define a conduta terapêutica (observação, exérese de pólipo ou, até mesmo, indicação operatória a depender do volume de sangramento).

Se existe instabilidade hemodinâmica, o diagnóstico deve ser feito o mais rápido possível e, nesse caso, a colonoscopia é essencial tanto para o diagnóstico como para a indicação da melhor forma de tratamento. Ectasias

A realização da endoscopia digestiva alta (EDA) é obrigatória para excluir sangramento de origem alta.

vasculares, pólipos e tumores são exemplos de lesões em que geralmente se consegue realizar hemostasia endoscópica.

Ainda existe controvérsia sobre o melhor momento para a realização da colonoscopia. Alguns autores consideram que a presença de resíduos fecais e de coágulos tornam a realização do exame menos segura e eficaz e recomendam que seja feito depois de cessar a hemorragia e com preparo de colo; outros consideram que a colonoscopia "de emergência" – na vigência de sangramento – é segura e apresenta índices elevados de detecção do foco de sangramento, permitindo ação terapêutica.

A angiografia das artérias mesentéricas pode identificar o sangramento, porém é limitada a sangramentos de 0,5 a 1 mL/minuto, ou seja, é necessário que haja sangramento ativo durante o exame para um resultado positivo. Já a enteroscopia é um exame pouco acessível e de sensibilidade variável e a laparotomia deve ficar reservada para os casos extremos, como último recurso diagnóstico.

O emprego da cintilografia na urgência é limitado, com índices de falso-positivo de até 60%, e ela pode ser utilizada para detectar sangramento de menor porte, lento ou intermitente, em torno de 0,1 mL/minuto. Pode também indicar a topografia, mas não a causa do sangramento. Tal método tem baixo custo e não é invasivo, porém não é terapêutico, apresenta altos índices de falso-positivo, razão pela qual é pouco indicado na urgência, e, embora seja altamente sensível, é pouco específico.

> A EDA é obrigatória, a colonoscopia é o exame preferencial e, no sangramento ativo, a angiografia é o método de escolha.

Tratamento e prevenção

A abordagem inicial dos casos graves é direcionada para garantir a estabilidade hemodinâmica, dentro dos mesmos princípios do tratamento da hemorragia alta.

A angiografia das artérias mesentéricas, embora seja um método invasivo, pode ter caráter terapêutico paliativo (injeção de vasopressina ou embolização), objetivando a parada do sangramento até que a terapêutica definitiva possa ser realizada em melhores condições clínicas.

> Embora a endoscopia terapêutica e a angiografia tenham reduzido a necessidade de tratamento operatório, este ainda é necessário em cerca de 13 a 24% dos pacientes com HDB moderada ou grave.

A transfusão de mais de seis concentrados de hemácias em 24 horas, o sangramento contínuo ou a instabilidade hemodinâmica persistente são indicações para a cirurgia de emergência. Deve-se realizar todos os esforços para obter o diagnóstico da fonte de sangramento antes do procedimento cirúrgico, pois uma colectomia total "às cegas" implica altos índices de morbimortalidade.

Além disso, pela dificuldade de localização e identificação de angiodisplasias, pode haver ressangramento no pós-operatório em áreas de focos não identificadas e removidas durante a operação.

O Quadro 14.2 sistematiza as condutas diante de instabilidade e estabilidade hemodinâmicas.

QUADRO 14.2 ■ Condutas na presença de instabilidade e estabilidade hemodinâmicas

Na presença de	Condutas
Instabilidade hemodinâmica	■ Reanimação ■ A EDA obrigatória ■ Indica-se a colonoscopia Possibilidades: ■ Colonoscopia identifica ponto de sangramento – a lesão pode ser tratável por colononoscopia (p. ex.: exérese de pólipo). Caso não seja possível deter a causa do sangramento e permaneça instável, indica-se operação ■ Colonoscopia impraticável – arteriografia. Caso não seja possível parar o sangramento, é indicada a operação
Estabilidade hemodinâmica	■ Indica-se obrigatoriamente a EDA ■ Indica-se a colonoscopia Possibilidades: ■ Colonoscopia identifica ponto de sangramento – a lesão pode ser tratável por colonoscopia. Caso não seja tratável, indica-se a arteriografia. Caso não seja possível parar o sangramento, deve-se indicar a operação ■ Não identifica ponto de sangramento – arteriografia, cintilografia, cápsula endoscópica, enteroscopia

Você deve atentar para os riscos de isquemia após o procedimento de embolização na angiografia das artérias mesentéricas, o que obriga a um acompanhamento ou, até mesmo, à indicação operatória após a normalização hemodinâmica e o controle do sangramento. É um procedimento invasivo e requer equipe especializada.

EDA, endoscopia digestiva alta.

Atividades

1) Leia as afirmações quanto às causas e ao diagnóstico da hemorragia digestiva baixa (HDB) e, em seguida, assinale a alternativa correta.

   I) As causas mais comuns da HDB são angiodisplasia e moléstia diverticular.

   II) A HDB geralmente cursa com episódios intermitentes de sangramento nem sempre são detectados por ocasião do exame.

   III) Muitos pacientes apresentam múltiplos focos potenciais de sangramento por ocasião da avaliação diagnóstica.

   IV) A identificação direta de uma lesão sangrante não é necessária para o diagnóstico definitivo.

   a) As afirmações I e II são verdadeiras.
   b) Apenas a III é verdadeira.
   c) As afirmações I, II e III são verdadeiras.
   d) As afirmações III e IV são verdadeiras.

   Gabarito: c

2) Assinale a alternativa correta quanto ao diagnóstico e ao tratamento da HDB.

   a) A abordagem inicial dos casos graves é direcionada para garantir a estabilidade hemodinâmica.
   b) A laparotomia é procedimento de rotina.
   c) A angiografia das artérias mesentéricas é um método não invasivo e seu efeito terapêutico é definitivo.
   d) O diagnóstico da fonte de sangramento antes do procedimento cirúrgico não é necessário.

   Gabarito: a

Leituras sugeridas

Bass LB, Alvarez C. Hemorragia digestiva aguda. Sabiston Texbook of Surgery. 2002;42:892.

Egea Valenzuela J, Carrilero Zaragoza G, Iglesias Jorquera E, Tomás Pujante P, Alberca De Las Parras F, Carballo Álvarez F. Historical analysis of experience with small bowel endoscopy in a Spanish tertiary hospital. Gastroenterol Hepatol. 2016; May 27. S0210-5705(16)30044-9.

Kamano T, Fujita H, Komura N, Nagasaka M, Hirata I. Colonoscopy is the diagnostic and therapeutic procedure of good choice for acute lower gastrointestinal hemorrhage. Journal of Gastroenterology & Hepatology. 2010; Sep 25 (Suppl) 2:A42-A43.

Kodani M, Yata S, Ohuchi Y, Ihaya T, Kaminou T, Ogawa T. Safety and risk of superselective transcatheter arterial embolization for acute lower gastrointestinal hemorrhage with N-Butyl Cyanoacrylate: angiographic and colonoscopic evaluation. J Vasc Interv Radiol. 2016; Jun;27(6):824-30.

Apendicite aguda

Silvia Soldá

Objetivos

- Descrever o quadro clínico e os critérios diagnósticos da apendicite aguda.
- Apresentar as abordagens para o tratamento cirúrgico da apendicite aguda.

Introdução

A apendicite aguda constitui a urgência cirúrgica abdominal mais frequente nos serviços de emergência, sendo realizadas mais de 320 mil apendicectomias por ano nos Estados Unidos. Ela pode ocorrer em qualquer idade, mas acomete principalmente crianças e adultos jovens, entre 10 e 30 anos, com incidência de 1,17 para cada mil habitantes. Tem predomínio do sexo masculino com 1,3 a 3 casos em relação ao sexo feminino, e o risco de desenvolvê-la durante a vida é de 7%, em uma incidência populacional de 11 casos por 10 mil habitantes por ano.

O apêndice foi descrito pela primeira vez nos desenhos de Leonardo da Vinci em 1492 e, 50 anos depois, por Andreas Vesalius. Relata-se como primeiro diagnóstico de apendicite aguda o achado de necropsia de um criminoso, realizada por Lorenz Heister em 1711.

Claudius Amyand, cirurgião do rei George II, realizou a primeira remoção apendicular em Londres, no ano de 1735. Ele operou um menino de 11 anos portador de uma hérnia escrotal, cujo conteúdo era um apêndice perfurado, com extravasamento fecal. O apêndice foi ressecado e a hérnia tratada, com recuperação completa do paciente.

> Em 1889, Chester McBurney descreveu a dor característica inicial em região periumbilical migrando para a fossa ilíaca direita. Ele também definiu a localização do ponto doloroso no primeiro terço lateral da linha oblíqua traçada entre a cicatriz umbilical e a crista ilíaca anterossuperior, sendo que em 1894 descreveu a incisão utilizada até os dias atuais para remoção do apêndice por via aberta. Já em 1982, Kurt Semm, ginecologista, realizou a primeira apendicectomia laparoscópica.

Anatomia

O apêndice está localizado no quadrante inferior direito do abdome e é derivado do intestino médio. Sua base encontra-se na convergência das tênias do ceco, a cerca de 3 cm caudais à papila ileal e sua ponta pode se localizar de maneira retrocecal, paracólica, retrocecal, pré-ileal, retroileal, pélvica, junto ao promontório sacral, subcecal, como conteúdo de saco herniário ou, até mesmo, junto ao lobo direito do fígado. Essa variedade de posições é um dos fatores que explica a multiplicidade dos sintomas da apendicite aguda quanto à manifestação do ponto doloroso, que pode, portanto, variar.

> O apêndice, via de regra, está relacionado ao músculo iliopsoas e psoas maior, que promovem a flexão da coxa.

O comprimento varia de 2 a 20 cm, com uma média de 10 cm e a sua vascularização é realizada pela artéria apendicular, ramo da ileocólica. Apresenta células caliciformes responsáveis pela produção de muco e sua submucosa apresenta folículos linfoides, que supõem uma função imunológica na infância, mas sem função conhecida nos adultos.

Fisiopatologia

A obliteração da luz apendicular, geralmente, é considerada a causa do início do quadro de apendicite. Essa obstrução pode ser intraluminal (apendicolito ou fecalito, fezes espessadas, de parasitas, vegetais ou sementes) ou extraluminal, por compressão extrínseca (hiperplasia linfoide, massa tumoral).

Tendo início o quadro de obstrução, há proliferação de bactérias e produção de muco, que levam à distensão do lúmen e ao aumento da pressão da parede apendicular, gerando dor visceral, caracterizada como periumbilical ou epigástrica. A seguir, pela dificuldade de drenagem venosa e linfática, sobrevém a isquemia da mucosa, que pode culminar com gangrena e perfuração. Se a evolução for lenta, os órgãos adjacentes como ceco, íleo e omento podem bloquear a perfuração, com formação de abscesso localizado.

Quadro clínico

Geralmente, os sintomas iniciam com dor periumbilical, náuseas e anorexia. A dor periumbilical ocorre pela distensão da parede apendicular, que causa compressão peritoneal visceral. Em seguida, quando o processo inflamatório acomete o peritônio parietal, a dor migra e se localiza na fossa ilíaca direita. Nessa fase, são comuns febre (37,5-38 °C), taquicardia e vômitos.

A dor costuma obedecer um padrão evolutivo, de localização imprecisa no início, no epigastro e/ou mesogastro e que ocorre por acometimento do peritônio visceral do apêndice, decorrente de impulsos conduzidos por fibras aferentes viscerais não mielinizadas. Essas fibras dirigem-se a ambos os lados da medula, de maneira que o cérebro interpreta a dor como localizada na região mediana do abdome. O acometimento do peritônio parietal (caso haja contiguidade do apêndice com a parede abdominal) estimula fibras mielinizadas, surgindo, então, a dor correspondente à localização do órgão, denominada dor parietal ou dor somática.

O acometimento do peritônio parietal explica a dificuldade para o diagnóstico quando a ponta do apêndice não está localizada no quadrante inferior direito.

No entanto, nem sempre o quadro é típico, podendo ser referidas diarreia (presença de líquido ou acometimento inflamatório por periviscerite do fundo de saco), obstipação, disúria (acometimento perivisceral do ureter), distensão abdominal (íleo adinâmico) e ausência de febre e de anorexia.

Os fatores associados ao aumento do risco de perfuração incluem o sexo masculino, a idade avançada e a presença de três ou mais comorbidades. Esses fatores associados são complicações que ocorrem principalmente em mulheres em idade fértil, nas quais as afecções ginecológicas podem simular apendicite aguda, em crianças abaixo de 2 anos (pela dificuldade de expressão), nos idosos acima de 70 anos, nas gestantes e nos imunodeprimidos.

Na gravidez, o sintoma de apresentação mais comum, independentemente da idade gestacional, é a dor no quadrante inferior direito.

A apendicite aguda é considerada uma das complicações cirúrgicas mais comuns na gravidez e tem uma incidência de aproximadamente 0,15 a 2 por 1.000 gestantes.

Os sintomas e sinais próprios da gravidez (náuseas e vômitos, dor pélvica e uma discreta leucocitose) podem confundir a interpretação diagnóstica de apendicite na grávida com dor abdominal, mas, na presença de dor no quadrante inferior direito, esta deve ser a principal suspeita. Outros sinais e sintomas podem ajudar a estabelecer o diagnóstico, como febre e anorexia. A infecção urinária e a ureterolitíase, afecções comuns na gravidez, são alguns diagnósticos diferenciais de que você deve lembrar.

Diagnóstico

O diagnóstico é predominantemente clínico e, não raramente, pode representar um desafio, mesmo para médicos experientes. Em geral, é feito com base na história clínica, no exame físico e com auxílio de alguns exames laboratoriais e/ou de imagem.

A acurácia diagnóstica da avaliação clínica isolada da apendicite aguda é de 75 a 90% em média, mas depende da experiência do médico examinador. Dessa forma, é possível encaminhar um paciente para tratamento operatório sem a realização de exames complementares se houver certeza diagnóstica.

Em alguns pacientes, o diagnóstico pode ser difícil e resultar em indicação operatória tardia, na vigência de complicações decorrentes da perfuração (peritonite difusa, abscessos intracavitários, pileflebite e sepse).

A imprecisão do quadro clínico torna o diagnóstico de apendicite difícil e, muitas vezes, enganoso, visto a grande quantidade de diagnósticos diferenciais, tais como: afecções urológicas (infecção urinária, ureterolitíase, cistite, pielonefrite) e ginecológicas (cisto ovariano roto ou torcido, doença inflamatória pélvica, endometriose, abscesso tubo-ovariano); gastrenterite; colecistite aguda; intussuscepção intestinal; úlcera duodenal perfurada; herpes zoster; cetoacidose diabética; crise de falcização (anemia falciforme); doença de Crohn; diverticulite colônica; diverticulite de Meckel; e psoítes.

Na pesquisa diagnóstica, você precisa identificar alguns sinais que podem estar presentes além do de Blumberg, como o de Rovsing que se caracteriza pela dor no quadrante inferior direito durante a compressão deslizante do colo esquerdo no sentido proximal (sentido do colo direito), em decorrência do deslocamento da coluna gasosa que distende o colo direito. Também o de Lenander, que consiste na diferença de temperatura axilorretal maior que 1°C. Há ainda o sinal do obturador, que sugere apêndice pélvico, quando o paciente refere dor à flexão e rotação interna da coxa; e o sinal do iliopsoas, em que, na presença de dor, sugere a extensão da coxa direita, sugerindo apêndice retrocecal.

Na presença de peritonite difusa, com dor à palpação e descompressão brusca positiva (DBT) em todo abdome, a probabilidade de perfuração do apêndice é maior e geralmente acompanhada de aumento da frequência cardíaca, da temperatura acima de 39°C e de sinais de sepse.

A incidência de falha no diagnóstico costuma ser maior entre as mulheres, (incidência de 24-42% de erros em relação aos 12-23% de erros entre os homens), especialmente entre as mulheres em idade fértil pela alta incidência de afecções ginecológicas, que podem mascarar o diagnóstico de apendicite aguda.

O exame de urina é utilizado para excluir a presença de infecção urinária (que pode mimetizar apendicite), podendo haver glóbulos brancos ou vermelhos, especialmente se o apêndice estiver locado próximo ao ureter direito ou à bexiga.

No exame físico, a principal característica é a dor à palpação superficial e profunda da fossa ilíaca direita, acompanhada por DBT no ponto de McBurney, localizado na linha oblíqua traçada entre a cicatriz umbilical e a crista ilíaca anterossuperior direita (sinal de Blumberg).

Na fase inicial, o exame físico pode não revelar sinais de peritonite e os exames subsidiários podem ser normais, razão pela qual a observação clínica dos casos suspeitos de apendicite é recomendada. Isso pode ser feito com a internação do paciente ou o agendando do seu retorno com o mesmo médico.

Entretanto, piúria e hematúria podem estar presentes na apendicite pélvica pela contiguidade com o ureter e a bexiga. Em cerca de 40% dos pacientes com apendicite, o exame de urina pode estar alterado.

Outros exames laboratoriais, como as provas de função hepática e pancreática, podem ser úteis na diferenciação da dor abdominal aguda, assim como a dosagem de gonadotrofina coriônica e o exame ginecológico.

Os métodos de imagem devem ser indicados somente nos casos em que os exames clínico e laboratorial não forem conclusivos para o diagnóstico de inflamação apendicular. Estudos mostram que, apesar da elevada sensibilidade e especificidade dos exames de imagem, a incidência de apendicectomia negativa ou "branca" não foi alterada por eles. No entanto, nas populações especiais já citadas, os métodos de imagem são de grande valia para a definição diagnóstica.

O escore de Alvarado (Quad. 15.1) é um procedimento pouco invasivo, simples, rápido e validado no Brasil, que, tomando o ponto de corte maior ou igual a 5, tem sensibilidade de 92,6%, especificidade de 63,6%, valor preditivo positivo de 86,2% e valor preditivo negativo de 77,8% para o diagnóstico de apendicite aguda na criança e no adulto jovem imunocompetente. No caso de escore acima de 7, a intervenção cirúrgica está indicada.

O leucograma pode mostrar leucocitose com desvio à esquerda e, se ela estiver acima de 18.000/campo, há suspeita de complicações, como a perfuração ou a formação de abscesso. No entanto, a ausência de leucocitose não exclui a possibilidade de apendicite.

QUADRO 15.1 Escore de Alvarado

Sintomas	Pontos
Dor migratória da fossa ilíaca direita	1
Náusea, vômitos	1
Anorexia	1
Sinais	
■ Macicez na fossa ilíaca direita	2
■ Macicez rebote na fossa ilíaca direita	1
■ Elevação da temperatura a 37,3°C	1
Achados laboratoriais	
■ Leucocitose	2
■ Desvio à esquerda dos neutrófilos 75%	1
Total	10

A radiografia simples do abdome, em incidência anteroposterior, apresenta anormalidades em 24 a 95% dos casos de apendicite aguda, dependendo de seu estádio.

Os sinais sugestivos de apendicite incluem fecalito apendicular, presença de gás no interior do apêndice, distensão do íleo terminal, ceco e colo ascendente (alça sentinela quadrante inferior direito, ou íleo adinâmico localizado), perda dos limites precisos da parede cecal, perda dos limites do músculo psoas, escoliose lombar com concavidade para a direita, aumento da densidade da região sacroilíaca, pneumoperitônio periapendicular ou subfrênico (45-100% dos casos com perfuração apendicular). O achado de fecalito praticamente não é observado em crianças de até 2 anos, porque o lúmen apendicular é maior. No entanto, nenhum desses sinais é específico para apendicite e podem ser encontrados em 38 a 60% das pessoas sem apendicite.

O exame de imagem mais comumente utilizado para diagnóstico da apendicite aguda é a ultrassonografia (US), de abdome, pois tem sensibilidade de 70% e especificidade de 60%. É um exame de grande auxílio no diagnóstico de afecções ginecológicas (cisto de ovário, abscesso tubo-ovariano e gravidez ectópica).

Nos casos não definidos previamente, pode-se utilizar a tomografia computadorizada (TC) de abdome com contraste oral e endovenoso, que apresenta sensibilidade de 95% e especificidade de 98%, muito superiores à US, porém com necessidade de contraste, além da radiação. Os achados costumam ser espessamento da parede apendicular, densificação da gordura periapendicular, presença de líquido intracavitário e presença do fecalito bloqueando a luz do apêndice.

O diagnótisco de apendicite aguda no idoso é dificultado pelo fato de essa população representar um grupo desafiador quando se trata do diagnóstico de afecções abdominais, na medida em que há dúvidas frequentes quanto à interpretação dos sinais e sintomas dolorosos, em decorrência de alterações cognitivas (demência), imunológicas, metabólicas (diabetes melito), entre outras afecções. A ausência de febre e de leucocitose não descarta apendicite aguda, que pode se manifestar apenas com sinais de anorexia, astenia e vômitos. No idoso, a incidência de bacteriúria assintomática é elevada, sendo assim a presença de infecção urinária não descarta apendicite aguda, quando existe essa suspeita.

Para os casos envolvendo gestantes, os exames laboratoriais de auxílio são hemograma, proteína C reativa e urina. A US é o método de escolha para tentarmos visualizar o apêndice ou os sinais indiretos de apendicite. A TC e o uso de contrastes devem ser evitados.

Pelo fato de o apêndice mudar sua localização de cranial para medial durante a gestação, a capacidade de bloqueio de perfuração pelo omento é menor, razão pela qual a perfuração em peritônio livre está associada às complicações.

Quando a história, o exame físico e os subsidiários não permitem conclusão diagnóstica, você poderá usar a videolaparoscopia que, além de possibilitar a visualização e a remoção do apêndice, permite descartar apendicite aguda com segurança e tratar demais afecções, como cisto torcido ou roto de ovário e diverticulite de Meckel.

As peritonites aumentam o risco de trabalho de parto prematuro, bem como a morbimortalidade durante a gestação, portanto, o diagnóstico e o tratamento operatório devem ser precoces.

Tratamento e prevenção

Uma vez definido o quadro, o tratamento é operatório, podendo ser realizado por laparotomia ou laparoscopia.

A terapêutica com antibiótico deve abranger gram-negativos e anaeróbios, com vários esquemas possíveis, sendo mais comum a associação de ciprofloxacina e metronidazol.

Você não deve iniciar terapêutica com antibióticos antes do diagnóstico definitivo, sob risco de mascarar um quadro inicial de apendicite aguda e que acabe por ser diagnosticado tardiamente na vigência de complicação.

Existem muitos estudos comparando as vias de acesso por laparotomia e laparoscopia. A maioria deles associa à laparoscopia ao menor tempo de internação, ao retorno mais rápido às atividades laborativas e a menores índices de infecção do sítio cirúrgico, nos casos não complicados. Nas apendicectomias complicadas, a laparoscopia está relacionada com discreto aumento no índice de coleções intra-abdominais pós-operatórias.

Na laparotomia, a drenagem do sítio deve ocorrer quando houver abscesso localizado ou quando há grande friabilidade da base no ceco, pelo risco de formação de fístula (que pode ocorrer do 5º ao 7º dia de pós-operatório). Na apendicite retrocecal, quando há grande descolamento do ceco e infecção periapendicular, é prudente realizar a drenagem.

Na laparotomia, a incisão segue a descrição de McBurney, com afastamento da musculatura oblíqua direita e acesso à cavidade abdominal; isolamento e ligadura da artéria apendicular e do mesoapêndice; ligadura do apêndice na sua base e sua ressecção e confecção de bolsa no ceco com invaginação do coto apendicular (bolsa de Ochsner).

Na cirurgia laparoscópica, os passos devem ser exatamente os mesmos, com as vantagens de que há possibilidade de visualização dos órgãos adjacentes, aspiração de secreções e coleções visíveis, bem como limpeza de regiões da cavidade inacessíveis pela incisão localizada.

Para a apendicite aguda na gestação, o tratamento operatório deve ser indicado independentemente da idade gestacional e pode ser realizado por laparotomia ou por via laparoscópica.

A via laparoscópica deve ser o método de preferência, não havendo risco, segundo trabalhos experimentais, de comprometimento gestacional ou alterações de fluxo placentário decorrente do pneumoperitônio. Ela tem sido o método mais utilizado, com melhores índices de recuperação e de infecção de ferida operatória em relação ao método aberto. No último trimestre, a videolaparoscopia se torna mais difícil pelo volume uterino que dificulta a realização do pneumoperitônio e a visualização do apêndice.

Se houver dificuldade técnica para a realização da videolaparoscopia no último trimestre de gravidez, está indicada a via aberta, que deve ser feita no ponto estimado de localização do apêndice. É imprescindível a monitoração fetal durante o procedimento.

Quanto às neoplasias do apêndice, a mais comum é o tumor carcinoide, cuja incidência varia de 0,3 a 0,9% dos casos de apendicite com uma pequena dominância nas mulheres, sendo que, frequentemente, o diagnóstico só é feito durante o exame anatomopatológico. Muitas vezes assintomático, quando presente, o quadro clínico é semelhante ao da apendicite.

O tratamento para o tumor carcinoide, geralmente, é a apendicectomia, e a colectomia direita é indicada nos casos de margens comprometidas, tumores maiores que 2 cm e os do tipo adenocarcinoide.

A mucocele do apêndice é incomum, ocorrendo em cerca de 0,2 a 0,3% dos casos de apendicite. Ela ocorre por acúmulo de muco no interior do apêndice e pode estar relacionada à doença benigna (cistoadenoma) como à maligna (adenocarcinoma mucinoso). O tratamento é a apendicectomia e o acompanhamento é imprescindível, visto a possibilidade de malignidade e de tumores sincrônicos ou metacrônicos associados.

É importante mencionar, ainda, a apendicite hiperplástica, presente nos casos de visualização de bloqueio na região apendicular pelos métodos de imagem nos pacientes com história atípica, manifestações clínicas frustras e presença de plastrão (que pode conter perfuração bloqueada do apêndice). O tratamento não operatório pode ser indicado, desde que não haja sinais sistêmicos de infecção. A indicação de operação é obrigatória após "esfriar" o processo agudo, pois não se pode descartar a possibilidade de neoplasia perfurada, também denominada "apendicectomia de intervalo".

Atividades

1) Assinale a alternativa correta quanto ao quadro clínico da apendicite aguda.
   a) A dor periumbilical ocorre pela distensão da parede apendicular, que causa compressão peritoneal visceral.
   b) O quadro clínico, base do diagnóstico, é sempre claro e preciso, e nunca deixa margem para dúvidas diagnósticas.
   c) Na apendicite aguda entre gestantes, os sintomas e sinais próprios da gravidez não se confundem com os da apendicite.
   d) Entre gestantes, a presença de dor no quadrante inferior direito é um sintoma normal da gravidez e não sugere a suspeita de apendicite.
   e) Os fatores associados ao aumento do risco de perfuração incluem o sexo feminino, a idade avançada e a presença de três ou mais comorbidades.

   Gabarito: a

2) Leia as afirmações a respeito do tratamento da apendicite aguda e marque V (verdadeiro) ou F (falso). Em seguida, assinale a alternativa que apresente a sequência correta.
   (   ) Não se deve iniciar terapêutica com antibióticos antes do diagnóstico definitivo, sob risco de mascarar um quadro inicial de apendicite aguda.
   (   ) Uma vez definido o quadro, o tratamento é operatório, podendo ser realizado por laparotomia ou laparoscopia.

( ) Para a apendicite aguda na gestação, o tratamento operatório depende da idade gestacional.

( ) Na apendicite retrocecal, quando há grande descolamento do ceco e infecção periapendicular, não é prudente realizar a drenagem.

( ) Na apendicite hiperplástica, a indicação de operação é obrigatória após "esfriar" o processo agudo, pois não se pode descartar a possibilidade de neoplasia perfurada.

a) V, F, V, F, V.
b) F, F, F, V, V.
c) V, V, F, F, V.
d) V, V, F, F, F.

Gabarito: c

Leituras sugeridas

Markides G, Subar D, Riyad K. Laparoscopic versus open appendectomy in adults with complicated appendicitis: systematic review and meta-analysis. World J Surg. 2010;34(10):2026–2040.

Shreef KS, Waly AH, Abd-Elrahman S, Abd Elhafez MA. Alvarado score as an admission criterion in children with pain in right iliac fossa. Afr J Paediatr Surg. 2010;7(3):163-5.

Toorenvliet BR, Wiersma F, Bakker RF, Merkus JW, Breslau PJ, Hamming JF. Routine ultrasound and limited computed tomography for the diagnosis of acute appendicitis. World J Surg. 2010;34(10):2278-85.

Li X, Zhang J, Sang L, Zhang W, Chu Z, Liu Y. Laparoscopic versus conventional appendectomy - a meta-analysis of randomized controlled trials. BMC Gastroenterol. 2010;3;10:129.

Hlibczuk V, Dattaro JA, Jin Z, Falzon L, Brown MD. Diagnostic accuracy of noncontrast computed tomography for appendicitis in adults. Ann Emerg Med. 2010;55:51-59.

Emergências em urologia

Deusdedit Cortez Vieira da Silva Neto, José Vetorazzo Filho e Roni de Carvalho Fernandes

 Objetivos

- ✓ Apresentar os principais aspectos das emergências mais importantes em urologia.
- ✓ Discutir a abordagem diagnóstica e o quadro clínico das emergências mais importantes em urologia.
- ✓ Descrever o tratamento das emergências mais importantes em urologia.

Introdução

As emergências urológicas podem ser divididas em traumáticas e não traumáticas. Neste capítulo, serão discutidos os principais aspectos das emergências mais importantes em urologia.

Emergências não traumáticas

Escroto agudo

Quadro clínico e diagnóstico

Quadro clínico caracterizado por dor súbita testicular, em geral, associada ao aumento do tamanho do testículo, levando os homens frequentemente ao pronto-socorro.

 O diagnóstico precoce e correto é fundamental para a preservação dos testículos nos casos de torção e evitar complicações nos de infecção.

Entre os diagnósticos diferenciais de escroto agudo, pode-se citar torção de cordão espermático, orquite/epididimite (infecção bacteriana, caxumba), torção de apêndice testicular, varicocele, trauma testicular (ruptura, torção, contusão testicular), hérnia encarcerada e tumor testicular.

Tratamento

Pacientes com torção testicular, em geral, procuram atendimento médico mais rápido do que aqueles com outras afecções testiculares. Entretanto, você deve avaliar todo paciente com dor testicular aguda para confirmar ou não a torção, principalmente nas faixas etárias de alto risco (período perinatal, pré-púbere e puberal).

Torção de testículo

Quadro clínico

O quadro clínico é caracterizado por dor testicular súbita e intensa que, em geral, acorda o paciente durante a noite, associada ao aumento do volume, às náuseas e à dor abdominal principalmente no trajeto do cordão. Ao exame físico, o testículo geralmente é muito doloroso à palpação, podendo apresentar-se horizontalizado, elevado e com perda do reflexo cremastérico (sensibilidade 100%, especificidade 66% para torção de testículo).

Diagnóstico

O diagnóstico precoce é essencial para a preservação dos testículos, pois já é bem documentado que quase a totalidade dos testículos pode ser preservada nos casos de torção submetidos a tratamento cirúrgico em até 6 horas do início dos sintomas.

Após anamnese e exame físico, desde que não comprometa o tempo de tratamento, pode-se utilizar a principal ferramenta diagnóstica para esse cenário: a ultrassonografia (US) com doppler.

A US é um exame fácil, não invasivo, de rápida realização e capaz de detectar redução do fluxo testicular. Apresenta sensibilidade que varia de 63 a 100%, especificidade 97 a 100%, valor preditivo positivo de 100% e valor preditivo negativo de 97,5% para o diagnóstico de torção testicular.

Na impossibilidade de realizar o doppler rapidamente e havendo suspeita diagnóstica de torção testicular, deve-se partir para exploração cirúrgica da bolsa escrotal.

Tratamento

A destorção do testículo pode ser manual mediante rotação deste da linha média para a lateral, e regressão rápida da dor é sinal de sucesso.

O testículo torcido deve ser envolvido em compressa úmida com soro fisiológico aquecido e reavaliado após alguns minutos. Caso o aspecto do testículo destorcido seja saudável (perfusão preservada), você deve partir para a fixação com no mínimo dois pontos de fio inabsorvível. Já se o testículo se mantiver isquêmico ou necrosado, deve-se proceder à orquiectomia. O testículo contralateral deve ser fixado de maneira semelhante ao testículo torcido.

> A exploração cirúrgica (incisão escrotal mediana), seguida de destorção do testículo e fixação testicular bilateral, é o tratamento definitivo e deve ser feita mesmo após a destorção manual.

Torção de apêndice testicular

Quadro clínico e diagnóstico

O testículo e o epidídimo têm apêndices pediculados em sua porção superior que podem torcer ou sofrer isquemia desencadeando dor semelhante à da torção testicular, mas com dor menos intensa. Ao exame físico, você pode palpar um nódulo doloroso no polo superior do testículo ou, ainda, identificar o sinal do ponto azul (10-23%). A US com doppler pode identificar o local da alteração quando realizada por profissional experiente.

Tratamento

Deve-se tratar clinicamente com anti-inflamatórios não esteroidais, analgésicos, repouso e suspensório escrotal. No tratamento da torção de apêndice testicular, se a exploração cirúrgica for realizada, geralmente identifica-se a atrofia do apêndice, que deve, então, ser excisado.

Orquiepididimite

A orquiepididimite é geralmente secundária à infecção ascendente de bactérias pelo ducto deferente e, na maioria das vezes, associada a infecções do trato urinário e uropatia obstrutiva baixa. Os principais agentes etiológicos variam de acordo com a faixa etária. Jovens sexualmente ativos até 35 anos são infectados sobretudo por *Chlamydia trachomatis* e *Neisseria gonorrhoeae*. Homens com mais de 35 anos ou praticantes de sexo anal são acometidos principalmente por *Escherichia coli*.

A inflamação pode ser ainda decorrente de infecção viral, sendo o vírus da caxumba o principal agente. Homens com parotidite evoluem em 30% dos casos para orquiepididimite relacionada a esse vírus.

> O priapismo isquêmico é uma emergência médica uma vez que pode levar à fibrose progressiva do corpo cavernoso.

Priapismo

O priapismo é uma ereção persistente (> 4 h), geralmente dolorosa, não associada ao desejo sexual e pode ser classificado em isquêmico ou de baixo fluxo e não isquêmico ou de alto fluxo.

O priapismo isquêmico se caracteriza pelo fluxo sanguíneo reduzido para os corpos cavernosos com gasometria cavernosa anormal (hipóxia, hipercapnia e acidose). Os principais fatores que podem estar relacionados à falha no mecanismo de detumescência peniana são: discrasias sanguíneas (doença falciforme, policitemias, leucemias, mieloma múltiplo); terapia de ereção fármaco-induzida (injetáveis como papaverina, fentolamina, prostaglandina E1); drogas (álcool, cocaína, maconha, *crack*); anti-hipertensivos (propranolol, hidralazina); e antipsicóticos e antidepressivos (fluoxetina, sertralina, risperidona).

O priapismo não isquêmico é causado por um fluxo arterial aumentado, geralmente resultante de trauma perineal fechado ou trauma peniano com lesão da artéria cavernosa.

Quadro clínico e diagnóstico

História clínica detalhada (duração e grau da dor, história anterior de priapismo, comorbidades, trauma perineal prévio), exame físico e exames laboratoriais (hemograma, gasometria dos corpos cavernosos) constituem a base para o diagnóstico que visa diferenciar o priapismo isquêmico do não isquêmico. O Quadro 16.1, a seguir, lista as principais alterações em cada tipo de priapismo. Você deve observar e orientar os pacientes com quadro de priapismo não isquêmico quanto ao diagnóstico e à evolução favorável na maioria das vezes.

QUADRO 16.1 ■ Priapismo isquêmico e não isquêmico

Parâmetros	Isquêmico	Não isquêmico
Dor	Intensa	Pouca ou nenhuma
Rigidez peniana	Sempre presente	Às vezes presente
Gasometria alterada	Sim ($PO_2 < 30$ mmHg, $PCO_2 > 60$ mmHg, pH < 7,25)	Não ($PO_2 > 40$ mmHg, $PCO_2 > 60$ mmHg, pH > 7,35)
Alteração hematológica	Comum	Incomum
Drogas intracavernosas	Comum	Incomum

PO_2, pressão parcial de oxigênio; PCO_2, pressão parcial de dióxido de carbono.

Tratamento

O priapismo isquêmico requer tratamento intracavernoso urgente, além de medidas clínicas para a doença de base. Após bloqueio anestésico troncular do pênis, deve-se realizar injeção intracavernosa, através de punção lateral em um dos corpos cavernosos, de um alfa-adrenérgico (fenilefrina, adrenalina, efedrina) de preferência com aspiração do sangue retido e irrigação com soro fisiológico.

Em casos de priapismo isquêmico com mais de 72 horas de duração, as injeções de simpaticomiméticos têm pouca resolubilidade e é necessário, então, proceder ao tratamento com derivações cavernosas.

Outras abordagens cirúrgicas para o tratamento do priapismo isquêmico podem ser utilizadas no caso de falha das já citadas, entretanto não serão abordadas neste capítulo em razão das restrições ao seu uso.

Quanto ao priapismo não isquêmico, uma vez que a resolução espontânea do quadro pode acontecer em até 62% dos casos, não há, inicialmente, indicação de irrigação ou injeção de agentes simpatomiméticos, que podem causar efeitos colaterais importantes por conta da circulação sistêmica. Caso o paciente solicite tratamento, após discussão detalhada dos prós e contras, você pode realizar embolização arterial seletiva, de preferência com coágulos autólogos ou géis absorvíveis, atingindo sucesso em 89% das vezes.

No priapismo isquêmico > 72 horas, deve-se optar inicialmente por alguma forma de derivação distal como Winter (punção aspirativa do corpo cavernoso com agulha ou jelco calibroso), Ebbehoj (incisão do corpo cavernoso através da glande com lâmina 11), ou Al-Ghorab (excisão cirúrgica das pontas do corpo cavernoso).

Emergências traumáticas

Trauma renal

Quadro clínico e diagnóstico

O rim é o órgão do sistema geniturinário mais acometido no trauma e a lesão renal está presente em cerca de 1 a 5% de todos os casos, principalmente nos homens (3:1). A maioria dos casos pode ser conduzida com medidas não operatórias devido aos avanços nos exames de imagem e às estratégias terapêuticas. A suspeita clínica deve existir quando houver relato de trauma fechado ou penetrante no flanco, dorso, região torácica inferior, desaceleração abrupta, equimoses, distensão abdominal. Hematúria é o principal sinal clínico relacionado, porém não se correlaciona com a gravidade da lesão.

Se houver história clínica sugestiva de lesão renal, hematúria macroscópica ou microscópica com instabilidade hemodinâmica, são necessários exames de imagem, conforme o Quadro 16.2 demonstra.

QUADRO 16.2 ■ Exames de imagem no diagnóstico de trauma renal

Exame	Observações
US	Pode ser realizada já na sala do trauma (FAST) por profissional treinado em identificar presença de líquido perirrenal (sangramento)
Urografia excretora	Utilizada principalmente em centros que não dispõem de TC ou em avaliações intraoperatórias de pacientes submetidos à laparotomia de urgência pós-trauma. A administração de 2 mL/kg de contraste intravenoso, seguida de uma única imagem (*single-shot*) após 10 min, permite avaliar a presença de rim contralateral antes da tomada de decisões cirúrgicas ou lesões de sistema coletor

Exame	Observações
TC	A TC helicoidal com contraste intravenoso é o padrão-ouro para o diagnóstico e o estadiamento do trauma renal e para o acompanhamento do TNO dessas lesões. Uma vez identificada a lesão renal pela TC, deve-se classificá-la de acordo com os critérios da AAST

FAST, do inglês *focused assessment with sonography for trauma*; TC, tomografia computadorizada; AAST, American Association for the Surgery of Trauma; US, ultrassonografia; TNO, tratamento não operatório.

A classificação das lesões renais segundo os critérios da AAST está sistematizada no Quadro 16.3.

QUADRO 16.3 ■ Classificação das lesões renais segundo a American Association for the Surgery of Trauma

\multicolumn{3}{c|}{RIM (AAST)}		
Grau	Tipo	Descrição
I	Parênquima	Hematoma subcapsular não expansivo ou contusão
	Sistema coletor	Sem lesão
II	Parênquima	Laceração < 1 cm até o córtex com hematoma contido na fáscia de Gerota
	Sistema coletor	Sem lesão
III	Parênquima	Laceração > 1 cm de profundidade, até a medular com hematoma contido na fáscia de Gerota
	Sistema coletor	Sem lesão
IV	Parênquima	Laceração do parênquima até o sistema coletor
		Lesão de artéria ou veia segmentar
	Sistema coletor	Uma ou mais laceração até o sistema coletor, com extravasamento de urina
		Laceração de pelve renal ou ruptura ureteropiélica completa
V	Vascular	Laceração ou avulsão de artéria ou veia renal
		Trombose de artéria ou veia renal
		Fragmentação renal

AAST, American Association for the surgery of Trauma.

Pacientes com lesões graus IV e V, geralmente, apresentam lesões associadas importantes em outros órgãos e, por isso, costumam ser submetidos à laparotomia com maiores índices de nefrectomia. Porém, se estiverem estáveis hemodinamicamente, também podem, a princípio, ser submetidos ao TNO.

Tratamento

A estabilidade hemodinâmica é o principal critério para decisão do tratamento. Havendo estabilidade, todas as lesões graus I e II e a maioria das lesões grau III, resultantes de trauma fechado ou penetrante, podem ser tratadas de maneira não operatória (repouso, exame físico seriado, controle hematimétrico, TC de controle em 48 h).

A hemorragia renal com instabilidade hemodinâmica refratária à reposição volêmica e o hematoma perirrenal pulsátil em expansão identificado durante laparotomia exploradora por conta de outras lesões são indicações de exploração da loja renal.

Trauma ureteral

Quadro clínico e diagnóstico

Em razão da localização do ureter e da proteção pelas estruturas adjacentes (coluna vertebral, músculos, ossos da pelve), o trauma ureteral é raro, representando apenas 1 a 2,5% dos traumas geniturinários. O mecanismo de trauma mais comum é a lesão iatrogênica, principalmente nas cirurgias ginecológicas e colorretais com lesão do ureter distal. Já lesões por trauma penetrante (arma de fogo ou arma branca) são menos frequentes e atingem, na maioria das vezes, a porção superior do ureter.

Não há sinais específicos de lesão ureteral, mas a hematúria está presente em 50 a 75% dos pacientes. O diagnóstico é baseado na suspeita clínica a partir do trajeto da lesão nos ferimentos penetrantes e busca ativa durante a laparotomia. Já nas lesões iatrogênicas ou decorrentes de trauma fechado, o diagnóstico, na maioria das vezes, é tardio. A suspeita surge a partir de complicações como obstrução do trato urinário, urinoma, fístula urinária ou sepse.

Assim como na lesão renal, a TC helicoidal com contraste é uma ferramenta importante para o diagnóstico uma vez que pode demonstrar extravasamento de contraste na fase excretora.

A classificação da AAST leva em consideração a extensão da lesão (Quad. 16.4).

> O padrão-ouro para o diagnóstico continua sendo a ureterografia endoscópica retrógrada com auxílio de radioscopia. Esse procedimento, apesar de invasivo, permite identificar se há ou não lesão ureteral e determinar sua localização e extensão.

QUADRO 16.4 ▪ Classificação da lesão ureteral segundo a AAST

Grau	Descrição da lesão
I	Hematoma sem desvascularização
II	Laceração < 50% da circunferência
III	Laceração > 50% da circunferência
IV	Transecção completa com < 2 cm de desvascularização
V	Transecção completa com > 2 cm de desvascularização

Tratamento

A definição do tratamento cirúrgico depende do local e da extensão da lesão, do grau da lesão de AAST, das lesões associadas, do quadro hemodinâmico do paciente e do momento do diagnóstico (precoce ou tardio).

Lesões parciais podem ser corrigidas com a colocação de cateter duplo J no momento do diagnóstico (durante ureteroscopia, laparoscopia ou cirurgia aberta). Já lesões mais extensas geralmente demandam correção cirúrgica e devem seguir alguns princípios como desbridamento de tecidos necróticos, espatulação das extremidades proximal e distal do ureter, sutura mucosa-mucosa com fio absorvível, cateter duplo J, dreno externo para vigiar a anastomose, proteção da lesão com peritônio ou omento. No Quadro 16.5, estão sistematizadas algumas condutas possíveis para o tratamento cirúrgico da lesão ureteral.

QUADRO 16.5 ■ Condutas no tratamento cirúrgico da lesão ureteral

Local da lesão	Opções de tratamento
Ureter proximal	Uretero-uretero anastomose (até 3 cm)
	Transuretero-uretero anastomose
	Uretero-calicostomia
Ureter médio	Uretero-uretero anastomose
	Transuretero-uretero anastomose
	Reimplante ureteral, flap de Boari
Ureter distal	Reimplante ureteral
	Reimplante ureteral com bexiga psoica
Lesão ureteral completa	Interposição ileal
	Autotransplante

Trauma de bexiga

Quadro clínico e diagnóstico

O trauma de bexiga pode resultar de lesão extraperitoneal, intraperitoneal e combinada intra e extraperitoneal. Acidentes automobilísticos são os principais causadores de trauma fechado de bexiga. Em torno de 60 a 90% dos pacientes com esse tipo de trauma apresentam fratura de bacia associada, enquanto apenas 3,6% dos pacientes com fratura de bacia têm lesões vesicais associadas.

A ruptura vesical acontece, na maioria das vezes, no espaço extraperitoneal, seguida por lesões intraperitoneais e combinadas. As lesões extraperitoneais estão quase sempre associadas a fraturas de bacia. Já as lesões intraperitoneiais resultam de aumento súbito de pressão em uma bexiga cheia com ruptura da cúpula vesical (ponto de maior fragilidade na parede vesical).

A fratura de bacia associada à hematúria é fortemente sugestiva de lesão vesical, sendo a hematúria macroscópica o principal sinal associado a essa condição.

A bexiga é o principal órgão urológico acometido por lesões iatrogênicas e estas são a principal causa de trauma vesical. Acontecem principalmente em procedimentos gineco-obstétricos (50-60%) ou naqueles envolvendo órgãos pélvicos.

Havendo suspeita de perfuração vesical traumática, deve-se realizar cistografia com injeção retrógrada através de cateter uretral de pelo menos 350 mL de contraste diluído. Nas lesões intraperitoneais, observa-se o contraste realçando a parede de alças intestinais e fígado principalmente. Já nas lesões extravesicais, observa-se extravasamento de contraste na forma de chama (*flame-shaped*). A cistoscopia é o método diagnóstico preferido para detectar lesões intraoperatórias durante ressecções transuretrais (RTU) de próstata ou bexiga, *slings* retropúbicos.

> O diagnóstico das lesões iatrogênicas ainda no intraoperatório é importante para uma correção precoce e uma evolução favorável no trauma de bexiga.

Tratamento

As lesões extravesicais resultantes de trauma fechado, RTU ou outras lesões cirúrgicas podem ser tratadas com observação clínica, sondagem vesical de demora e profilaxia com antibiótico.

Caso haja lesão do colo vesical, fragmentos ósseos entre as paredes vesicais ou lesão retal concomitante, deve-se proceder à correção cirúrgica (sutura vesical em dois planos com fio absorvível) da bexiga, mesmo nos casos de lesão extraperitoneal.

Lesões intraperitoneais resultantes de trauma fechado devem sempre ser tratadas por correção cirúrgica, assim como ferimentos resultantes de perfuração por arma branca ou de fogo.

> O tratamento conservador do trauma de bexiga é opção para lesões de bexiga intraperitoneal após RTU ou outros procedimentos cirúrgicos tardiamente identificados, desde que o paciente não evolua com íleo adinâmico ou peritonite.

Trauma escrotal

Quadro clínico e diagnóstico

O trauma fechado é o mecanismo mais comum de lesão testicular (85%) cursando com ruptura testicular em 50% dos casos. Além da ruptura testicular, podem ainda ocorrer hematomas intraparenquimatosos, hematocele, hidrocele, deslocamentos, torção e até avulsões teciduais.

Após o exame físico, a US escrotal com doppler é o exame mais indicado para avaliação desse tipo de lesão. Deve-se partir para exploração cirúrgica sempre que houver suspeita de ruptura da túnica albugínea ou imprecisão dos exames de imagem quanto ao acometimento testicular (ruptura, torção).

Tratamento

Geralmente, as lesões penetrantes são mais bem tratadas com desbridamento cirúrgico e reconstrução (primária ou tardia). Hematomas volumosos

CIRURGIA

O tratamento cirúrgico do trauma escrotal é realizado por exploração escrotal, drenagem de hematomas, lavagem copiosa, desbridamento de tecidos e túbulos seminíferos isquêmicos ou necróticos, síntese da albugínea com sutura absorvível, dreno penrose por 24 horas e antibioticoterapia.

também devem ser operados para diminuir a dor, os riscos de infecção secundária e a isquemia testicular por compressão.

Quando indicado, o tratamento cirúrgico deve ser instituído o mais breve possível para que as chances de preservação testicular sejam mantidas.

Quando não existe indicação cirúrgica, o tratamento conservador do trauma testicular deve ser instituído com repouso, analgésicos, anti-inflamatórios, compressas de gelo e posterior reavaliação clínica de maneira semelhante ao tratamento orientado para orquiepididimite.

— Atividades

1) Observe as afirmativas a seguir e marque V (verdadeiro) ou F (falso). Em seguida, assinale a alternativa com a sequência correta.

( ) Entre os diagnósticos diferenciais de escroto agudo, é possível citar torção de cordão espermático, orquite/epididimite, torção de apêndice testicular, varicocele, trauma testicular, hérnia encarcerada e tumor testicular.

( ) Após anamnese e exame físico, desde que não comprometa o tempo de tratamento, pode-se utilizar a principal ferramenta diagnóstica para a torção de testículo: a ultrassonografia (US) com doppler.

( ) No trauma escrotal, quando indicado o tratamento cirúrgico, este deve ser instituído o mais breve possível para que as chances de preservação testicular sejam mantidas.

( ) O priapismo isquêmico não representa uma emergência médica.

( ) A inflamação decorrente de infecção pelo vírus da caxumba não é uma etiologia considerada na orquiepididimite.

a) V, F, V, F, V.
b) V, V, F, F, V.
c) V, V, V, F, F.
d) F, F, V, F, V.

Gabarito: c

2) Assinale a alternativa correta.
   a) O tratamento clínico da torção de apêndice testicular não é indicado em hipóteses alguma, devendo o paciente ser operado imediatamente.
   b) No trauma renal, a hematúria é o principal sinal clínico relacionado, porém não se correlaciona com a gravidade da lesão.
   c) As lesões extraperitoneais raramente estão associadas a fraturas de bacia.

d) A bexiga é o principal órgão urológico acometido por lesões iatrogênicas, mas estas não são a principal causa de trauma vesical.

e) A US escrotal com doppler é um exame pouco indicado para avaliação de torção de testículo.

Gabarito: b

■ Leituras sugeridas

dos Reis RB, Zequi SC, Filho MZ. Urologia moderna. São Paulo: Editora e Livraria Marina, 2013.

Nardi AC, Nardozza Jr A, Bezerra CA, di Fonseca CEC, Truzzi JC, Rios LAS, et al. Urologia Brasil. São Paulo: Planmark, 2013.

Summerton DJ, Djakovic N, Kitrey ND, Kuehhas FE, Lumen N, Serafetinidis E, et al. Guidelines on Urological Trauma. Eur Ass Urol. 2014. Disponível em: uroweb.org/wp-content/uploads/24-Urological-Trauma_LR.pdf. Acesso em: 27 mar 2017.

Trauma cervical

Marianne Yumi Nakai e Antonio A. T. Bertelli

🔍 Objetivos

- ✓ Descrever o trauma cervical e as respectivas lesões segundo a zona acometida do pescoço.
- ✓ Apresentar as condutas terapêuticas diante do trauma cervical.

Introdução

Os traumas no pescoço podem ser penetrantes ou fechados. Traumas penetrantes são mais comuns e representam 5 a 10% dos traumas em adultos, sendo cinco vezes mais prevalentes no sexo masculino. Considera-se trauma cervical penetrante qualquer lesão no pescoço que ultrapasse o platisma, podendo ser pelo uso de armas brancas (faca, estilete, vidro etc.) ou arma de fogo. A mortalidade global é de 5%, sendo mais comum entre as vítimas de ferimentos por arma de fogo (FAF). A principal causa de morte imediata é o sangramento, e a principal estrutura envolvida nesse caso é a artéria carótida. A incidência de lesão na carótida nos traumas cervicais penetrantes gira em torno de 6 a 17%.

Quadro clínico e diagnóstico

No trauma cervical, o pescoço é dividido em três zonas (Quad. 17.1) segundo o local da lesão (Fig. 17.1). Dependendo da zona envolvida, você deve se preocupar com determinadas estruturas que podem ser acometidas pelo trauma.

Os FAF, especialmente aqueles com orifício de entrada e sem orifício de saída, devem ser manejados com cuidado, pois podem comprometer múltiplas zonas ou até outros seguimentos corpóreos além do pescoço.

QUADRO 17.1 ■ Divisões do pescoço por zona no trauma cervical

Zonas do pescoço	Observações/estruturas
Zona 1: clavículas até borda inferior da cartilagem cricoide. Representa a transição cervicotorácica	Grandes vasos da base (artéria e veia subclávia, tronco braquicefálico, veia jugular interna); artéria carótida comum; artéria vertebral; ápice pulmonar; traqueia; coluna cervical; ducto torácico; glândula tireoide
Zona 2: borda inferior da cricoide até o ângulo da mandíbula. Compreende o pescoço propriamente dito	Artéria carótida comum; artéria carótida interna e externa; artéria vertebral; veia jugular interna e externa; traqueia; esôfago; laringe; faringe; coluna cervical; nervo vago e laríngeo recorrente
Zona 3: ângulo da mandíbula até a base do crânio	Porção distal da carótida interna; artéria vertebral; veia jugular interna; faringe; coluna cervical; pares cranianos (IX, X, XI e XII); plexo simpático cervical

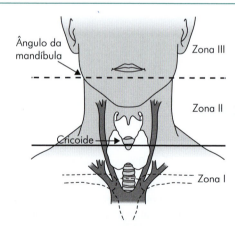

FIGURA 17.1 ■ Zonas do pescoço.

Fonte: Bhatt NR, McMonagle M. Penetrating neck injury from a screwdriver: can the no zone approach be applied to zone I injuries. BMJ Case Rep. 2015.

 ## Tratamento e prevenção

O atendimento inicial do paciente com trauma cervical deve seguir os preceitos do Suporte Avançado de Vida no Trauma (ATLS, do inglês Advanced Trauma Life Support). Na avaliação primária, você deve prestar atenção especial a cada fase do sistema ABCDE do atendimento preconizado:

A) A via aérea, que pode estar comprometida ou se deteriorar rapidamente por hematomas cervicais, fraturas de face, lesões neurológicas associadas, ou lesões diretas às vias aéreas. Caso necessário, garanta uma via aérea definitiva precocemente.

B) Ventilação pode estar comprometida especialmente nas lesões que acometem a zona I, onde estão os ápices dos pulmões. Lembre-se de descartar pneumotórax e hemotórax que podem ser lesões associadas e que justificariam a instabilidade.

C) Pacientes com lesões vasculares devem receber reposição volêmica agressiva, incluindo transfusão sanguínea na maioria das vezes, bem como monitorização completa dos sinais de choque. As lesões arteriais merecem atenção especial e, muitas vezes, a compressão direta é a manobra salvadora até o momento da cervicotomia.

D) O déficit neurológico pode estar presente por trauma craniano e raquimedular associados, por hipofluxo cerebral ocasionado por lesões vasculares e por lesões diretas dos nervos cranianos.

> Você deve assegurar a via aérea, repor o volume e tamponar os sangramentos ativos com compressão direta na ferida antes de acompanhar o paciente ao centro cirúrgico.

E) É fundamental procurar por outras lesões associadas a orifícios de entrada e saída de projéteis, bem como prevenir a hipotermia.

Os pacientes com instabilidade hemodinâmica ocasionada pelo trauma cervical, sinais de lesão extensa de via aérea ou lesão vascular importante, geralmente, possuem indicação de cervicotomia exploradora imediata (Quad. 17.2).

QUADRO 17.2 ■ Indicação de cervicotomia imediata: sinais sugestivos de lesão vascular maior e/ou lesão extensa de via aérea que podem comprometer a vida de imediato

Insuficiência respiratória aguda
Enfisema subcutâneo extenso ou saída de ar (borbulhamento) pela ferida
Hematoma pulsátil ou em expansão
Choque
Déficit neurológico
Hematêmese

Pacientes sem indicação de cervicotomia exploradora imediata e que se mantêm estáveis hemodinamicamente podem ser tratados com observação clínica, exame físico seriado e exames complementares a depender da zona acometida.

O trauma cervical penetrante não é uma recomendação absoluta de cervicotomia exploradora. É necessário avaliar os sintomas, o quadro clínico do paciente, o local da lesão e a estrutura disponível no local. Em pacientes assintomáticos, estáveis hemodinamicamente e sem sinais que indiquem a cervicotomia exploradora, é possível realizar o tratamento expectante.

A Figura 17.2 resume o algoritmo de atendimento.

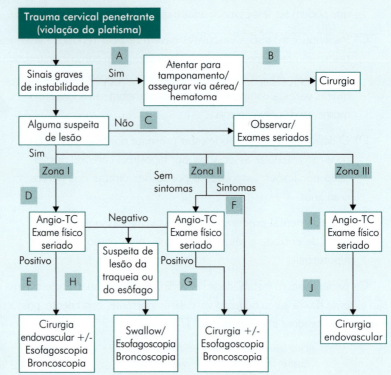

FIGURA 17.2 ■ Algoritmo de atendimento do trauma cervical penetrante.

Fonte: Sperry JL, Moore EE, Coimbra R, Croce M, Davis JW, Karmy-Jones R, et al. Western Trauma Association critical decisions in trauma: penetrating neck trauma. J Trauma Acute Care Surg. 2013;75:936-940.

Angio-TC, angiotomografia computadorizada.

Tratamento para as lesões na zona 1

O tratamento conservador é indicado só em locais com estrutura suficiente: endoscopia, tomografia computadorizada (TC), angio-TC e equipe cirúrgica disponíveis 24 horas. Sem essas condições, a abordagem cirúrgica é mandatória ou, se as condições clínicas permitem, transferimos o paciente para um centro com estrutura adequada.

A principal preocupação na zona 1 é a lesão vascular dos grandes vasos que pode passar despercebida no exame físico inicial e, por isso, é recomendado solicitar angio-TC de pescoço e tórax. Além de descartar lesões vasculares, a TC também é útil para identificar lesões de via aérea (traqueia) que podem ocorrer nessa zona. A zona 1 apresenta um acesso cirúrgico difícil; por isso, lesões vasculares nesse local, em pacientes sem instabilidade hemodinâmica e sem indicação de cervicotomia imediata, são tratadas com melhores resultados pela via endovascular. Na impossibilidade de realizar o tratamento endovascular, o acesso cirúrgico para zona 1 deve associar a cervicotomia anterior ao músculo esternocleidomastoideo com esternotomia mediana ou, dependendo da lesão, acesso supraclavicular com desarticulação e/ou ressecção da porção proximal da clavícula.

Tratamento para as lesões nas zonas 2 e 3

Esta é a zona com a maior variedade de estruturas (via aérea, via digestiva e estruturas vasculares). Contudo, é a região mais acessível ao exame clínico. Pacientes estáveis e assintomáticos podem realizar a angio-TC de pescoço e tórax para excluir lesões vasculares e pan-endoscopia (associação de endoscopia digestiva e broncoscopia) para descartar lesões do trato aerodigestivo alto. Muitas vezes, uma TC, desde que seja rápida e de fácil acesso, pode guiar a necessidade da realização de outros exames nestes pacientes. Já os doentes estáveis e com sintomas como disfagia, dispneia, hemoptise, disfonia e estridor laríngeo devem ser tratados com cervicotomia exploradora precoce para correta identificação das lesões. Nesses doentes, exames como TC, endoscopia e broncoscopia podem ser realizados desde que sejam ágeis, de fácil acesso e não retardem o tratamento definitivo. Nos ferimentos da zona 2, o acesso cirúrgico é menos complicado do que nos das zonas 1 e 3, com boa exposição das estruturas e altos índices de sucesso na correção das lesões. Por esse motivo, qualquer lesão identificada pelos sintomas ou exames complementares, deve ser tratada preferencialmente com abordagem cirúrgica. O tratamento endoscópico de lesões traqueais pequenas e selecionadas é possível, mas depende de uma equipe experiente. Quando necessário, é possível interpor retalhos musculares locais para reforço da sutura, em geral confeccionados com a musculatura infra-hióidea. Eles são particularmente recomendados em casos de lesões de parede posterior de traqueia, associadas ou não a lesões de trato digestivo, nas quais a interposição de tecido bem vascularizado pode prevenir a formação de fístula traqueoesofágica.

O acesso para a abordagem cirúrgica no tratamento das lesões da zona 2 pode ser obtido por incisão ampla na borda anterior do músculo esternocleidomastóideo ou por incisão ampla em colar com descolamento de retalhos para uma adequada exposição.

Lesões em esôfago e faringe devem ser desbridadas e, sempre que possível, corrigidas de imediato. A drenagem adequada é mandatória para evitar a evolução com abscessos cervicais e mediastinite e para guiar possíveis fístulas. Os traumas que acometem a laringe podem necessitar de traqueostomia em virtude de obstrução respiratória alta, e o manejo da via área nestes pacientes é bastante desafiadora, uma vez que a intubação orotraqueal pode ser bastante trabalhosa pela distorção da anatomia da laringe, e uma cricotireoidostomia pode ser muito difícil pela presença de hematoma e/ou distorção da anatomia local. Em casos como esse, a intubação com auxílio de fibroscopia é altamente recomendada. Já em lesões de traqueia, na maior parte das vezes, é possível a sutura primária com fio absorvível.

Assim como na zona 1, a lesão vascular é a principal preocupação. O acesso cirúrgico à região 3 é extremamente trabalhoso e, às vezes, é necessária a mandibulotomia para alcançar a parte mais alta da artéria carótida interna. Os pacientes, mesmo assintomáticos, devem realizar a angio-TC de pescoço, se disponível. Tal como na zona 1, as lesões vasculares nesse local, em pacientes sem instabilidade hemodinâmica e sem indicação de cervicotomia imediata, são tratadas com melhores resultados pela via endovascular.

Lesões de via aérea e via digestiva não devem ser tratadas com observação e exames seriados. A abordagem cirúrgica é recomendada nesses casos.

CIRURGIA

Caso clínico

Paciente de 23 anos, sexo masculino, deu entrada no pronto-socorro por meios próprios com história de uso de cocaína e tentativa de suicídio com faca de cozinha no pescoço há 6 horas da admissão. No atendimento inicial apresentava via aérea pérvia, sem alteração na ausculta pulmonar, SaO_2 95% em ar ambiente, hemodinamicamente estável, Glasgow 15, pupilas isocóricas e fotorreagentes. No exame físico, o paciente apresentava somente lesão cervical anterior. A foto a seguir mostra a lesão e a imagem da tomografia computadorizada (TC) do paciente.

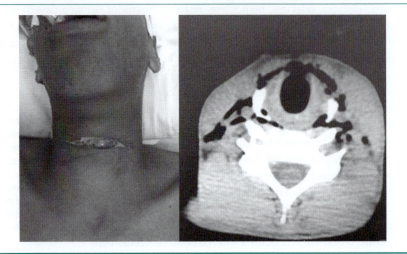

Atividades

1) Com relação ao caso clínico, assinale a alternativa que indica a zona cervical acometida pelo trauma.
   a) Zona 1.
   b) Zona 2.
   c) Zona 3.
   d) Não se trata de uma lesão cervical penetrante.

   Gabarito: b

2) Assinale a alternativa correspondente à conduta a ser seguida no caso clínico apresentado.
   a) Avaliação clínica e exame físico seriado.
   b) Pan-endoscopia.
   c) Angiografia.
   d) Cervicotomia exploradora.

   Gabarito: d

▬ Leituras sugeridas

Sperry JL, Moore EE, Coimbra R, Croce M, Davis JW, Karmy-Jones R, et al. Western Trauma Association critical decisions in trauma: penetrating neck trauma. J Trauma Acute Care Surg. 2013;75:936-940.

Thal ER, Meyer DM. Penetrating neck trauma. Curr Probl Surg. 1992;29:1-56.

Demetriades D, Theodorou D, Cornwell E, Asensio J, Belzberg H, Velmahos G, et al. Transcervical gunshot injuries: mandatory operation is not necessary. J Trauma. 1996;40:758-760.

Bhatt NR, McMonagle M. Penetrating neck injury from a screwdriver: can the No Zone approach be applied to Zone I injuries. BMJ Case Rep. 2015.

Uptodate 2016. Penetrating neck injuries: initial evaluation and management. Disponível em: http://www.uptodate.com/contents/penetrating-neck-injuries-initial-evaluation-and-management.

Trauma torácico

Franklin José Pompa, Roberto Saad Junior e Márcio Botter

 Objetivos

- Descrever os principais diagnósticos diferenciais da fase B do ABCDE do trauma torácico.
- Apresentar a conduta adequada diante dos principais diagnósticos diferenciais da fase B do ABCDE do trauma torácico.

Introdução

Até 25% das mortes por trauma decorrem diretamente de trauma torácico e esse percentual é ainda maior se considerados os óbitos na primeira hora.

Neste capítulo, serão apresentados os principais diagnósticos diferenciais da fase B do ABCDE do trauma, aqueles mais graves, que podem levar rapidamente à deterioração clínica dos doentes: pneumotórax hipertensivo, pneumotórax aberto e tórax instável. Além do hemotórax, do pneumotórax e das fraturas, que também prejudicam a ventilação, porém, geralmente, com menor gravidade.

Posteriormente, serão comentadas as complicações no sistema circulatório no trauma, vistas na fase C, são elas: contusão miocárdica, tamponamento cardíaco e trauma aórtico. Você verá também o trauma de diafragma, do esôfago e da árvore traqueobrônquica. Por fim, este capítulo abordará a toracotomia de reanimação (TR).

Pneumotórax hipertensivo

Quadro clínico e diagnóstico

O pneumotórax hipertensivo é uma emergência cirúrgica que causa grande comprometimento à ventilação, podendo levar ao óbito em poucos minutos. Ele ocorre quando o ar entra na cavidade pleural de forma contínua e não sai, originando um mecanismo valvular. Pode ser causado por trauma penetrante (TP), trauma fechado com lesão de costelas ou mesmo pelo emprego de ventilação positiva em doentes com lesões pleuropulmonares, sendo esta a causa mais comum.

Assim, esse acúmulo de grande quantidade de ar na cavidade pleural causa desvio da traqueia e do mediastino para o lado contralateral; compressão pulmonar, gerando insuficiência respiratória; e aumento da pressão intratorácica que reduz o retorno venoso, o que ocasiona turgência jugular, hipotensão ou até mesmo o choque. Eventualmente, ele pode levar ao pulso paradoxal (que será abordado na seção de tamponamento cardíaco).

Em razão da gravidade desses pacientes e de seu quadro clínico florido, o diagnóstico é clínico, sendo um erro grave a solicitação de uma radiografia de tórax para tal. O exame físico do doente portador de pneumotórax hipertensivo é bastante rico, com ausência ou diminuição de murmúrio vesicular do lado afetado, hipertimpanismo, turgência jugular, enfisema subcutâneo e hipotensão.

O diagnóstico do pneumotórax hipertensivo é clínico e seu tratamento deve ser instituído imediatamente.

Tratamento

O tratamento se dá em duas etapas: imediato e definitivo.

O tratamento imediato contempla a toracocentese com jelco 14 ou 16 no 2º espaço intercostal (EIC) na linha hemiclavicular; essa medida transforma o pneumotórax hipertensivo em aberto, reduzindo as repercussões hemodinâmicas que colocam a vida do paciente em risco.

O tratamento definitivo inclui a toracostomia com drenagem torácica fechada (em selo d'água), posicionando o dreno no 5º EIC, entre as linhas axilar anterior e média.

Porém, em alguns casos, mesmo com a drenagem de tórax, algum desvio do mediastino é mantido e o escape aéreo é importante, assim você deve suspeitar de lesão de via aérea de grande calibre. O diagnóstico é feito por broncoscopia e esses pacientes são tratados mediante toracotomia.

Pneumotórax aberto

Quadro clínico e diagnóstico

O pneumotórax aberto ocorre quando há comunicação entre a cavidade pleural e o ar atmosférico, sendo causado por trauma aberto.

Como a resistência de passagem de ar através das feridas em geral é menor do que nas vias aéreas, nesse caso, o ar tende a entrar, preferencialmente, através da ferida torácica, provocando o pneumotórax aberto e prejudicando a hematose do doente.

Tratamento

O tratamento também deve ser feito nas fases imediata e definitiva. O tratamento imediato inclui o curativo de três pontas, que consiste na oclusão da ferida com a gaze fixada apenas em três de seus lados. Isso gera um mecanismo valvar que impede a entrada do ar e permite sua saída; a oclusão completa geraria um pneumotórax hipertensivo, com grande prejuízo ao doente. Já o tratamento definitivo envolve o fechamento cirúrgico da ferida só após a drenagem torácica fechada.

Você nunca deve usar a ferida torácica como local de inserção do dreno pelo alto risco de infecção da cavidade pleural.

Tórax instável, contusão pulmonar e fraturas da parede torácica

Quadro clínico e diagnóstico

O tórax instável ocorre quando um segmento da parede torácica perde a continuidade óssea com o resto da caixa torácica, decorrente de duas ou mais costelas fraturadas em dois ou mais lugares. Essa perda de continuidade de parte da parede provoca a respiração paradoxal, quando esse segmento colaba na inspiração e abaula na expiração.

A respiração paradoxal não parece provocar insuficiência respiratória, e a deterioração da função respiratória em alguns doentes é causada pela contusão pulmonar. A presença de sangue nas vias aéreas provoca hipoxemia e consolidação pulmonar à radiografia de tórax e costuma ser subestimada nas primeiras horas após o trauma. A dor e a hipoventilação provocadas pelo tórax instável podem contribuir para a gravidade do quadro respiratório; porém, a responsabilidade maior será sempre da contusão pulmonar.

Tratamento

O tratamento é de suporte, com oxigênio suplementar, analgesia, fisioterapia respiratória e reposição cautelosa de volume. Porém, a analgesia convencional, por vezes, é insuficiente, exigindo bloqueio peridural. Alguns pacientes necessitam de ventilação mecânica para uma adequada ventilação.

A fixação externa dos arcos costais é controversa, contraindicado nos casos de trauma craniencefálico e contusão pulmonar grave. A experiência na Santa Casa de São Paulo mostra que a deterioração clínica se dá, nesses casos, em virtude da contusão pulmonar, e não pelas fraturas em si, não sendo necessário fixá-las.

A fratura costal é mais comum em traumas torácicos fechados (80% dos casos) e uma analgesia adequada é muito importante, pois, com a limitação da dor, a expansibilidade pulmonar fica comprometida podendo causar atelectasia e até mesmo pneumonia.

As fraturas de escápula, da clavícula e dos três primeiros arcos costais, geralmente, estão associadas ao trauma grave com chance de lesões de grandes vasos, exigindo abordagem cirúrgica; as de 4º ao 9º arcos costais são as mais comuns, sobretudo nos idosos; e as dos três últimos arcos podem estar associadas à lesão hepática ou esplênica.

Hemotórax

Quadro clínico e diagnóstico

O hemotórax se define pelo sangramento na cavidade pleural, causado por lesão pulmonar, vasos intercostais ou mediastinais.

Em alguns casos, o sangramento é de grande monta e provoca o chamado hemotórax maciço, caracterizado por acúmulo rápido de 1.500 mL de sangue ou de um terço ou mais da volemia do paciente na cavidade pleural.

Ao exame, o paciente se apresenta hipotenso com macicez à percussão e murmúrios vesiculares abolidos no tórax afetado.

Tratamento

O tratamento é feito com drenagem pleural fechada, pois promove a reexpansão pulmonar comprimindo os vasos afetados e resolvendo o sangramento.

No hemotórax maciço, o tratamento consiste em reposição volêmica e drenagem de tórax. Porém, em alguns casos, a drenagem pleural não é suficiente, e é necessário considerar a toracotomia a depender do estado hemodinâmico do paciente, assim como as seguintes indicações: drenagem imediata de 1.500 mL; drenagem contínua de > 200 mL/hora durante 2 a 4 horas após a primeira drenagem; e necessidade continuada de transfusões sanguíneas.

Complicações no sistema circulatório no trauma

Tamponamento cardíaco

O tamponamento cardíaco ocorre principalmente por trauma torácico aberto e trauma cardíaco fechado; dissecção traumática da aorta e lesões intrapericárdicas dos vasos do coração são outras causas.

Quadro clínico e diagnóstico

O tamponamento se instala quando o sangramento da lesão miocárdica é represado no saco pericárdio tamponado por coágulo ou pelo parênquima pulmonar. O acúmulo de sangue no saco pericárdio provoca uma restrição diastólica, causando turgência jugular, congestão pulmonar, queda do débito cardíaco, hipotensão e choque. Apenas de 100 a 150 mL de sangue já provocam essas alterações. A câmara cardíaca mais afetada é o ventrículo direito (VD).

O diagnóstico, classicamente, se faz por meio da tríade de Beck: turgência jugular, hipofonese de bulhas cardíacas e hipotensão arterial.

Outro sinal que o paciente apresenta é o pulso paradoxal, que consiste em queda de mais de 10 mmHg na pressão sistólica durante a inspiração. Isso resulta da compressão do ventrículo esquerdo (VE) pelo VD, que está mais cheio na inspiração e pelo sangue presente no saco pericárdio. O sinal de Kussmaul (turgência das jugulares na inspiração) também está presente no tamponamento cardíaco.

O tamponamento cardíaco deve ser suspeitado em todo trauma torácico penetrante que acomete a zona de Ziedler: linha paraesternal direita e linha axilar anterior esquerda, como limites verticais; manúbrio esternal e rebordo da 10ª costela, como limites horizontais.

Apesar do diagnóstico clínico, pode ser necessário o uso de propedêutica armada na suspeita de tamponamento cardíaco. A ultrassonografia focused assessment with sonography for trauma (FAST) pode ser utilizada com boa acurácia, mas o melhor método diagnóstico é a janela pericárdia pela possibilidade de visualização direta das estruturas.

Tratamento

É feito pela pericardiocentese subxifoidiana, que consiste na inserção de uma agulha de ponta romba na região subxifoidiana em direção à ponta da escápula esquerda até o saco pericárdio. A retirada de 20 mL já é suficiente para a melhora dos sintomas.

O tratamento definitivo do tamponamento cardíaco consiste em toracotomia para reparo da lesão cardíaca, e a periocardiocentese é um procedimento como ponte para o tratamento definitivo.

Contusão miocárdica

Quadro clínico e diagnóstico

A contusão miocárdica ocorre, principalmente, em trauma de tórax fechado com fratura de esterno ou de arcos costais superiores. Caracterizada por roturas das fibras miocárdicas e edema miocárdico, ela tem como consequências insuficiência cardíaca aguda (principalmente a insuficiência ventricular direita [IVD], pois o VD é o mais acometido) e instabilidade elétrica, gerando arritmias.

Assim, o quadro clínico consiste em hipotensão com aumento da pressão venosa central (PVC), resultante de IVD, com alterações elétricas e de motilidade demonstradas no ecocardiograma. As alterações de eletrocardiograma (ECG) mais comuns são extrassístoles, taquicardia sinusal e bloqueio de ramo direito; porém até alterações em segmento ST podem ocorrer.

O diagnóstico é controverso, sendo baseado na clínica, ECG e ecocardiograma. A troponina pode ser utilizada como critério de exclusão após, pelo menos, 8 horas do trauma.

O tratamento da contusão miocárdica é de suporte com monitorização eletrocardiográfica de 12 a 24 horas, além da abordagem específica para a arritmia.

Trauma aórtico

A lesão da aorta torácica é bastante grave e apenas 20% dos pacientes conseguem chegar ao hospital em virtude do tamponamento da lesão pelos tecidos periaórticos. Por esse motivo, esses indivíduos não costumam evoluir com choque refratário resultante de lesão aórtica, e sim com acréscimo de pressão em membros superiores, denominado de pseudocoarctação de aorta.

Os locais mais frequentes de rotura são a aorta descendente após a emergência da subclávia esquerda (local fixado pelo ligamento arterioso) e a aorta ascendente, próximo à valva aórtica (geralmente por lesão provocada pelo esterno fraturado). Esse tipo de trauma ocorre, geralmente, por desaceleração.

Quadro clínico e diagnóstico

Como não há manifestações clínicas evidentes, alguns sinas na radiografia de tórax nos fazem suspeitar do trauma aórtico, são eles: alargamento mediastinal > 8 cm; perda do contorno ártico; desvio da traqueia e esôfago para direita; depressão do brônquio fonte esquerdo; derrame extrapleural apical; fratura dos primeiros arcos costais ou escápula; elevação e desvio para direita do brônquio fonte direito.

Após a suspeita resultante das alterações encontradas na radiografia, deve-se solicitar uma angiotomografia computadorizada (angio-TC) ou ecocardiografia transesofágica (este é contraindicado nos casos de lesão de coluna cervical). O padrão-ouro para diagnóstico é a arteriografia, porém é a angio-TC negativa que exclui o diagnóstico de trauma aórtico.

Tratamento

O tratamento é cirúrgico assim que possível, com substituição da área afetada por prótese aórtica. O reparo endovascular tem ganhado cada vez mais espaço em virude de menor morbimortalidade perioperatória.

Outros traumas torácicos

Trauma diafragmático

O trauma diafragmático resulta geralmente de lesões penetrantes, mas pode decorrer de trauma fechado, quando relacionado ao aumento súbito da pressão intra-abdominal, sendo ligado à fratura de arcos associados.

Quadro clínico e diagnóstico

O quadro clínico pode ser bastante variável, podendo ser desde assintomático até manifestação de hipoxemia e insuficiência respiratória.

O tratamento do trauma de diafragma consiste em laparotomia para reparo da lesão diafragmática, podendo ser feita também por toracoscopia ou laparoscopia nos casos menos graves.

As lesões, em estudos de autopsias e tomografia computadorizada (TC) são iguais em ambos os lados; porém, em razão da ausência do fígado, o lado esquerdo costuma ter mais repercussão clínica.

O diagnóstico pode ser feito por radiografia de tórax, a introdução de uma sonda nasogástrica (SNG) pode auxiliar no diagnóstico.

Rupturas do esôfago

Quadro clínico e diagnóstico

As lesões esofágicas geralmente ocorrem nos traumas penetrantes, mas podem ocorrer também em traumas fechados. O quadro inicial é de uma mediastinite grave que evolui com empiema pleural.

Você deve suspeitar de lesão no esôfago na presença de hemo/pneumotorax à esquerda se há fraturas de arcos costais; mediante relato de trauma fechado em região epigástrica, com sintomas desproporcionais à lesão; na drenagem torácica com conteúdo gástrico; no processo de pneumomediastino sem outra causa aparente; e no mecanismo do trauma.

O diagnóstico pode ser confirmado com endoscopia digestiva alta (EDA) e uma esofagografia contrastada. O contraste a ser utilizado deve ser o iodo pela chance de extravasamento na cavidade peritoneal, porém se a rotura for pequena e de difícil visualização, pode-se usar o Bário, que aumenta a sensibilidade do exame e caso haja vazamento, será em pequena quantidade.

Tratamento

Trata-se as rupturas de esôfago mediante drenagem pleural e mediastinal, com reparo primário do esôfago (em duas camadas), e é necessário associar uma gastrostomia descompressiva e uma jejunostomia para alimentação.

Lesões da árvore traqueobrônquica
Quadro clínico e diagnóstico

A lesões da árvore traqueobrônquica são raras e, em geral, ocorrem em trauma tipo desaceleração. A região mais afetada é o brônquio fonte direito (mais próximo da carina).

A clínica dependerá do local das lesões: as mais distais se comportam como pneumotórax com alto débito de escape aéreo apto à drenagem; as rupturas bronquiais se apresentam com enfisema subcutâneo e pneumomediastino. Seu diagnóstico é realizado mediante broncoscopia.

Tratamento

Trata-se as lesões da árvore taqueobrônquica fazendo o reparo primário por meio de toracotomia; aquelas que acometem menos de um terço da circunferência respondem à toracostomia pleural fechada e à antibioticoterapia.

Toracotomia de reanimação

Toracotomia é o termo usado para a abertura cirúrgica do tórax e pode ser utilizada em diversas situações graves no trauma, como já comentado. Agora, falaremos sobre a TR ou de emergência – feita na sala do trauma, ainda no pronto-socorro, como uma medida salvadora, antes mesmo de encaminharmos o paciente ao centro cirúrgico.

Classicamente, essa medida é utilizada nos casos de parada cardiorrespiratória (PCR) em vítimas de TP do tórax. Nesses pacientes, a massagem cardíaca externa não surte efeito, então deve-se tentar a massagem cardíaca interna por meio de uma toracotomia anterior esquerda, enquanto se restaura o volume intravascular do doente.

As indicações e contraindicações do procedimento estão sistematizadas no Quadro 18.1.

A TR é uma medida salvadora de último recurso, portanto, deve ser indicada criteriosamente. Além disso, ela é insuficiente em paciente hipoxêmico ou hipovolêmico; assim, é fundamental que o volume seja reposto e a ventilação garantida por uma via definitiva.

QUADRO 18.1 ■ Indicações e contraindicações para a TR

Indicações	Contraindicações
Pacientes com trauma torácico penetrante testemunhado e menos de 15 min de PCR pré-hospitalar;	Trauma fechado de tórax com AESP e sem sinais de vida;
Pacientes com trauma torácico fechado testemunhado e menos de 5 min de PCR pré-hospitalar;	Trauma torácico fechado com PCR > 5 min e sem sinais de vida ou em assistolia.
Hipotensão grave persistente (< 70 mmHg) após trauma torácico no tamponamento cardíaco, na hemorragia importante e na embolia gasosa.	

PCR, parada cardiorrespiratória; AESP, atividade elétrica sem pulso.

■ Atividades

1) Leia as seguintes afirmações e marque com V ou F as que julgar verdadeiras ou falsas. Em seguida, assinale a alternativa com a sequência correta.

   ( ) O pneumotórax hipertensivo ocorre quando o ar entra na cavidade pleural de forma contínua e não sai, originando um mecanismo valvular.

   ( ) O pneumotórax aberto ocorre quando há comunicação entre a cavidade pleural e o ar atmosférico, sendo causado por trauma aberto.

   ( ) O tórax instável ocorre quando um segmento da parede torácica perde a continuidade óssea com o resto da caixa torácica, mas não há associação com fraturas de costelas.

   ( ) O hemotórax se define pelo sangramento na cavidade pleural, causado por lesão pulmonar, vasos intercostais ou mediastinais.

   ( ) O tamponamento cardíaco pode ser provocado por dissecção traumática da aorta e lesões intrapericárdicas dos vasos do coração, mas as principais causas são o trauma torácico aberto e o trauma cardíaco fechado.

   a) V, V, V, F, V.
   b) V, F, V, F, V.
   c) F, F, F, V, V.
   d) V, V, F, V, V.

   Gabarito: d

2) Leia as afirmações quanto ao tratamento do trauma torácico e marque com V ou F as que julgar verdadeiras ou falsas. Em seguida, assinale a alternativa com a sequência correta.

   ( ) No hemotórax maciço, o tratamento consiste em reposição volêmica e drenagem de tórax. Porém, em alguns casos, a drenagem pleural não é suficiente, e devemos considerar a toracotomia.

   ( ) O tratamento definitivo do pneumotórax aberto envolve o fechamento cirúrgico da ferida só após a drenagem torácica fechada.

(   ) A toracotomia de recuperação (TR) é uma medida salvadora de último recurso, portanto, não há contraindicações para o procedimento em pacientes graves vítimas de trauma torácico.

(   ) O tratamento da contusão miocárdica é de suporte com monitorização eletrocardiográfica de 12 a 24 horas e associação com antibioticoterapia.

a) V, V, F, F.
b) V, F, F, V.
c) F, F, V, V.
d) F, V, V, F.

Gabarito: a

▬ Leituras sugeridas

Boffard KD. Manual de cuidados cirúrgicos definitivos no trauma. 2. ed. Coimbra: Almedina, 2010.

Saad Jr R. Cirurgia torácica Geral. 2. ed. São Paulo: Atheneu, 2011.

Mattox KL, Feliciano DV. Role of external cardiac in truncar trauma. J Trauma. 1982 Nov;22(11):934-6.

Suporte avançado de vida no trauma – ATLS (ebook). 9. ed. 2014.

Traumatismo cranioencefálico

Guilherme Brasileiro de Aguiar, Eduardo Urbano da Silva e José Carlos Esteves Veiga

Objetivos

- Descrever as principais lesões decorrentes de traumatismo craniencefálico (TCE).
- Classificar os TCE de acordo com a sua gravidade clínica.

Introdução

O TCE apresenta elevados índices de morbimortalidade, a despeito de campanhas preventivas de conscientização da população, das regulamentações quanto ao uso de dispositivos de segurança e das leis de trânsito, tais como *airbags*, cintos de três pontos, capacetes para motociclistas e esportistas, redução de velocidade urbana. Dados norte-americanos apontam que o TCE representa 13% de todas as lesões traumáticas; ainda assim, são responsáveis por até 30% das mortes. No Brasil, o impacto socioeconômico é muito alto e, no ano de 2015, foram realizadas 107.555 internações, com um custo de R$ 171.725.901,75 apenas com as internações hospitalares e uma taxa de mortalidade de 9,14% nesse período.

É grande o número de publicações científicas e de estudos multicêntricos em relação aos TCE, mormente nas três últimas décadas. Ao mesmo tempo, o desenvolvimento de novos recursos técnicos no diagnóstico e na monitoração do paciente em ambiente de neurointensivismo permitiu que as alterações estruturais e funcionais decorrentes do trauma fossem mais bem avaliadas e quantificadas. São vários os fatores que, associados à padronização no atendimento, possibilitaram medidas mais eficientes no tratamento, resultando em melhoria do prognóstico.

As principais causas de TCE variam conforme as faixas etárias. Em crianças, predominam os acidentes de bicicleta e com esqueite e queda da laje; nos adolescentes e adultos, os acidentes de trânsito e as agressões interpessoais; e em idosos, predominam as quedas da própria altura e os acidentes domésticos.

Quadro clínico e avaliação neurológica inicial

A elevação da PA, associada à bradicardia e às alterações respiratórias, constitui uma das combinações possíveis e indicativas de hipertensão intracraniana aguda e disfunção grave do tronco encefálico, denominada tríade de Cushing.

As vítimas de TCE apresentam manifestações neurológicas diversas, desde pacientes assintomáticos até comatosos. Nesse espectro, são observadas situações de pacientes com vários tipos de déficits neurológicos de acordo com a função cerebral comprometida, como déficits de força muscular em membros em lesões da via motora e até lesão de nervos cranianos isolados.

De forma geral, as repercussões sistêmicas do TCE grave se manifestam por alterações do nível de consciência e, por vezes, pela presença de alterações autonômicas, que ocorrem em até 60% dos casos. Pode haver alterações da pressão arterial (PA), da frequência cardíaca e da respiração.

A avaliação do nível de consciência é feita juntamente com a avaliação inicial do paciente. O procedimento é padronizado, permitindo a sua reprodução por diferentes observadores e o seu acompanhamento evolutivo. A escala de coma de Glasgow (GCS, do inglês Glasgow Coma Scale) (Tab. 19.1) é o padrão mundial atual de avaliação do nível de consciência em trauma e tem as vantagens da simplicidade, da reprodutibilidade e da independência dos diagnósticos topográficos e fisiopatológicos. Baseia-se em três parâmetros independentes: melhor resposta de abertura ocular, melhor resposta motora e melhor resposta verbal.

TABELA 19.1 ■ Escala de coma de Glasgow

Melhor resposta de abertura ocular	
Espontânea	4
Comando verbal	3
Estímulo doloroso	2
Nenhuma	1
Melhor resposta motora	
Obedece comando	6
Localiza o estímulo doloroso	5
Retira o membro à dor	4
Flexão anormal (decorticação)	3
Extensão anormal (descerebração)	2
Nenhuma	1

Melhor resposta verbal	
Orientado	5
Confuso	4
Palavras inapropriadas	3
Sons	2
Nenhuma	1
Total	3-15

O coma é um estado de consciência caracterizado pela falta de resposta adequada aos estímulos e pela impossibilidade de despertar e de abrir os olhos, independentemente de sua duração. Na GCS, é possível observar diferentes combinações da capacidade de abertura ocular, resposta motora e verbal. Assim, qualquer combinação que some 7 ou menos está na definição de coma; do mesmo modo, 90% das combinações que somem 8 ou menos. Por essa razão, são considerados graves os pacientes com o somatório da pontuação nessa escala igual ou inferior a 8.

O tamanho e a reatividade das pupilas constituem outros parâmetros controlados evolutivamente. Anormalidades pupilares são observadas em lesões oculares, dos nervos, quiasma e tratos ópticos, assim como do mesencéfalo. A ausência de resposta pupilar pode ser observada de imediato após o trauma, por anoxemia, choque, hipertensão intracraniana aguda ou mesmo após uma crise epiléptica. Já a anisocoria pode ser o resultado da lesão direta do globo ocular, do nervo óptico ou do nervo oculomotor homolaterais. A lesão do nervo oculomotor no TCE pode ser resultado de hérnia cerebral interna unilateral do úncus temporal, que constitui a insinuação da porção anterior do giro para-hipocampal pela borda livre da tenda do cerebelo, como consequência de uma lesão com efeito hipertensivo ou hipertensão intracraniana aguda. Pupilas midriáticas, bilateralmente, persistentes por algumas horas, em geral significam lesão grave do tronco encefálico.

A avaliação periódica dos parâmetros mencionados nos permite o controle clínico evolutivo e determina os procedimentos terapêuticos, após a realização dos exames complementares.

Diagnóstico

De acordo com a situação, a complementação da avaliação do TCE com método de imagem se faz necessária. Na atualidade, a radiografia simples de crânio não é empregada de forma rotineira. O padrão-ouro no diagnóstico de pacientes vítimas de TCE é a tomografia computadorizada (TC) de crânio.

A TC de crânio é fundamental para a adequada avaliação inicial e sequencial das anormalidades intracranianas pós-TCE. Deve ser realizada imediatamente após a avaliação clínica inicial.

Exames normais ou pouco alterados não predizem quadros estáveis, ausência de lesões tardias ou mesmo imediatas. Contusões cerebrais em geral pioram nas primeiras 48 horas e isso ocorre principalmente pelo ressangramento ou pela formação de edema e processos inflamatórios secundários que promovam inchaço e discrasia. As coagulopatias e os riscos de ressangramento exigem controles tomográficos precoces, evitando-se aumento inadvertido da pressão intracraniana (PIC).

Embora apresente melhor definição de imagem, a ressonância nuclear magnética (RNM) do encéfalo não é utilizada de forma rotineira na avaliação do TCE. Porém, pela qualidade das suas imagens, é utilizada na complementação diagnóstica e na avaliação evolutiva de muitos pacientes. As contusões e os efeitos das compressões cerebrais são também mais bem caracterizados do que pela TC. Passada a fase inicial de maior instabilidade clínica, as imagens de RNM podem trazer informações úteis quanto à extensão do edema e à presença de micro-hemorragias e áreas isquêmicas. Outros exames complementares, utilizados em condições específicas, incluem a angiografia cerebral, a cisternotomografia, o doppler transcraniano e o registro contínuo do eletroencefalograma.

Classificação

O TCE tem sido tradicionalmente classificado de acordo com sua gravidade, com base no somatório da pontuação obtida pela aplicação da GCS. A pontuação de 14 a 15 é considerada trauma leve; de 9 a 13, moderado; e 8 ou menos pontos, grave e estado de coma. A GCS Ia é universalmente aceita como ferramenta para a classificação do TCE em razão de sua simplicidade, reprodutibilidade e valor preditivo para o prognóstico geral. No entanto, é limitada em determinadas condições clínicas, como paciente sob sedação, apresentando paralisias, em casos de intubação endotraqueal, hematoma periorbicular e intoxicação exógena. Esses fatores que interferem e prejudicam a avaliação são proeminentes sobretudo em pacientes com uma baixa pontuação na GCS.

O TCE ainda pode ser classificado de acordo com o mecanismo da lesão (em aberto ou fechado), com a presença e a morfologia de eventual fratura craniana (abóbada craniana, base de crânio, craniofacial) ou mesmo de acordo com a morfologia da lesão intracraniana, como descrito adiante.

As lesões da fase secundária, frequentemente, são mais graves do que as da fase primária e responsáveis pela cascata de eventos que podem determinar o óbito e exigem grande atenção, uma vez que são influenciadas pelas medidas terapêuticas.

Geralmente, o TCE é dividido em duas fases:

1) **Primária** – relacionadas ao evento traumático, exceto pelas medidas preventivas sociais, são em geral lesões imediatas e inevitáveis;

2) **Secundária** – correspondem às complexas reações orgânicas que se desenvolvem a partir do impacto inicial perdurando por dias e até semanas (não serão abordadas neste capítulo).

Lesões primárias

As lesões primárias decorrem do impacto, da aceleração, da desaceleração e das lesões vasculares relacionadas a esses fenômenos. O trauma direto no crânio promove lesões locais no tecido subgaleal como hematomas e fraturas ósseas subjacentes que, dependendo da cinética do trauma, podem promover afundamentos cranianos, estender-se pela calvária ou pela base do crânio, provocar hemorragias pelo acometimento de artérias ou seios venosos e ocasionar lesões pelo deslocamento das estruturas cerebrais, por exemplo, contusões e lesões axonais difusas.

Essas lesões são diretamente consequentes ao impacto e à desaceleração e, quando extremas, tornam-se incompatíveis com a vida e ocasionam a morte em geral antes da admissão hospitalar.

Fratura craniana

As fraturas do crânio são encontradas em 80% dos casos fatais, mas, apesar disso, não há uma correlação direta entre a presença de fratura e de alterações cerebrais. O inverso também é verdadeiro, apenas 15,3% dos pacientes graves, internados em unidade de terapia intensiva (UTI), apresentam fratura em crânio. Sua presença serve para avaliar a intensidade do impacto e sua absorção pela calota craniana. As fraturas da base do crânio têm significado mais importante, pois frequentemente se associam ao mecanismo de trauma com alta transmissão de energia cinética determinando lesões do tecido nervoso, fístulas arteriovenosas, fístulas liquóricas, além de lesões associadas em outros órgãos. As fístulas liquóricas podem levar à formação de pneumoencéfalo hipertensivo, por mecanismo valvular, e à hipertensão intracraniana aguda.

Hemorragias intracranianas

As roturas de vasos sanguíneos determinam hemorragias intracranianas sob a forma de hematomas epidurais (HED), subdurais, intraparenquimatosos, ventriculares e hemorragias subaracnóideas (Fig. 19.1). Os hematomas podem determinar compressões e consequentes desvios do tecido nervoso, ou mesmo causar reação inflamatória tardia, resultando em edema e lesão tecidual durante a evolução clínica.

O apagamento dos sulcos e o achatamento dos giros corticais são a primeira manifestação dessas compressões, uma vez que os hematomas, quando volumosos, provocam desvios anatômicos importantes e hérnias cerebrais. Áreas de contusão podem confluir nos dias seguintes ao TCE, levando à formação de áreas hemorrágicas e hematomas intracerebrais. Em alguns casos, dada a cinética envolvida no trauma, muitas lesões podem coexistir, não sendo incomum observar a presença de diferentes lesões no mesmo paciente.

Hematoma subdural

Hemorragias no espaço subdural são a principal causa de internação em UTI, constituindo cerca de 50% dos TCE admitidos. Geralmente, resultam de lesões em seios venosos e de veias em ponte. Sangramentos agudos (< 72 h) apresentam-se como hiperdensidade em forma de crescente à TC de crânio (Fig. 19.1A). São lesões com altas taxas de mortalidade, estando, em geral, associadas a edema cerebral. Provocam prejuízo do fluxo sanguíneo cerebral (FSC) por aumentar a PIC, promover desvio de estruturas da linha média e consequente compressão de vasos, e por provocar diminuição de fluxo sanguíneo e reduzir a oxigenação do tecido cerebral subjacente. Clinicamente, é possível observar diminuição do nível de consciência com sonolência, confusão mental, torpor e, em muitos casos, estado de coma.

Hematoma epidural

Apesar de representar pequena proporção dos pacientes admitidos com TCE grave (6%), o HED requer extrema vigilância, e a maioria dos pacientes é tratada cirurgicamente. A característica clínica de apresentação dos HED é o intervalo lúcido, em que o paciente sofre momentânea perda de consciência e, com o aumento da lesão, evolui de forma gradativa com declínio do nível de consciência. Dessa forma, pacientes admitidos com pequenas coleções epidurais, diagnosticadas nas primeiras 6 horas após o trauma, requerem intensa vigilância neurológica. O prognóstico desses pacientes está intimamente ligado ao quadro neurológico inicial. A mortalidade é nula em pacientes despertos; 9% em torporosos; e 20% em comatosos.

As imagens pela TC de crânio em geral mostram fraturas cranianas, que cruzam sulcos arteriais ou venosos, sobretudo os da artéria meníngea média, e coleções hiperdensas com aspecto biconvexo que, geralmente, respeitam as linhas de sutura (Fig. 19.1B). Predominam na fossa média, seguindo-se os frontoparietais e os da fossa posterior.

Contusão cerebral

As contusões corticais são o resultado do impacto da superfície cortical contra as estruturas rígidas intracranianas (Fig. 19.1C) e predominam nas regiões frontotemporais, pelo choque dos polos e faces basais desses lobos contra a face interna, irregular, das fossas cranianas anterior e média. Ocorrem também no polo occipital e nas estruturas adjacentes à foice inter--hemisférica e à tenda do cerebelo. Há extravasamento de sangue capilar na substância cinzenta que pode se estender pelos espaços subpial e subaracnóideo. Essas contusões são usualmente múltiplas, bilaterais e assimétricas. Já os impactos mais intensos podem determinar lacerações, com roturas teciduais, acompanhadas de hemorragias focais. Não há relação direta entre o número e a extensão das contusões e lacerações corticais e o nível de consciência do paciente. Este último depende de outros fatores como grau do edema, inchaço, desvios estruturais e fenômenos vasomotores, que podem ser desencadeados por reações secundárias às alterações celulares determinadas pelas contusões.

Lesão axonal difusa

As lesões difusas da substância branca correspondem à secção das fibras dos hemisférios cerebrais, do corpo caloso e do tronco encefálico. São consequentes ao movimento brusco do tecido nervoso sobre si mesmo, durante o impacto, por aceleração e desaceleração assíncronas. Na maioria das vezes, correspondem a quadros neurológicos muito graves, desenvolvendo coma imediato após o impacto. Essas lesões são quase imperceptíveis macroscopicamente e aos exames neurorradiológicos. Estes últimos, podem ser normais, ou mostrar apenas pequenas petéquias na substância branca, constituindo um aparente paradoxo em pacientes comatosos.

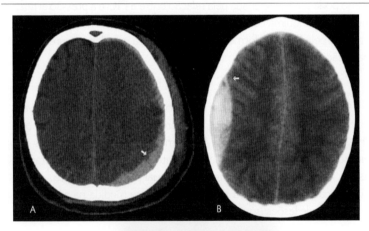
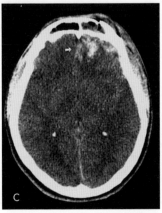

FIGURA 19.1 ▪ Cortes axiais de TC de crânio sem contraste em pacientes vítimas de TCE.
A) Hematoma subdural: observa-se lesão hiperatenuante "em crescente" característica de hemorragias subdurais. Note que o sangue se espalha ao redor do encéfalo.
B) HED: lesão hiperatenuante em aspecto "biconvexo". A seta demonstra área de resistência ao crescimento do hematoma por aderência da dura-máter à sutura coronal.
C) Contusão cerebral: área hiperatenuante irregular, associada ao edema cerebral em região frontal esquerda, junto à área de fratura em calota craniana.

Tratamento e prevenção

A prevenção do TCE envolve medidas de cunho educacional e de segurança, em geral mais associadas aos orgãos gestores do sistema governamental. A assistência médica é restrita ao tratamento das lesões existentes e, principalmente, para evitar os danos decorrentes da lesão cerebral secundária.

> Todos os pacientes vítimas de TCE, independentemente da existência de outros sistemas afetados, devem ser submetidos ao atendimento inicial, segundo preconiza o Advanced Trauma Life Support (ATLS).

No TCE grave, os conceitos de ATLS e reanimação cerebral fundem-se visando otimizar o atendimento e evitar o agravamento do quadro clínico. Assim, é sabido que a evolução neurológica e funcional pode ser prejudicada por situações como hipoxemia, hipercapnia e hipovolemia.

Nos pacientes comatosos, a monitorização da PIC é mandatória, tendo em vista que a maioria dos TCE graves desenvolve hipertensão intracraniana (PIC superior a 20 mmHg). A compreensão da dinâmica do fluxo sanguíneo intracraniano pode ser equacionada pela relação entre a PIC e a pressão arterial média (PAM) porque, para nutrir o parênquima cerebral, é necessário que a PA vença a resistência imposta pela PIC, conforme a equação clássica que define a pressão de perfusão cerebral (PPC):

> A elevação constante da PIC, geralmente, sugere agravamento de lesões primárias ou secundárias, como edema cerebral, hemorragia e hidrocefalia, ou agravamento dos fenômenos isquêmicos. O manejo da PIC tornou-se uma das bases do atendimento neurointensivo.

$$PPC = PAM - PIC$$

Outros fatores relevantes nesse contexto são os distúrbios vasculares que podem ocorrer, como a perda da autorregulação cerebral (Fig. 19.2), o vasoespasmo e a hiperemia cerebral. Em geral, os pacientes se apresentam neurologicamente comprometidos, limitando, assim, a capacidade de se detectar eventual piora neurológica. A monitorização da PIC tornou-se uma importante medida na avaliação e prevenção de lesões isquêmicas.

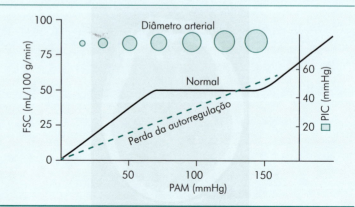

FIGURA 19.2 ■ A autorregulação é um fenômeno pelo qual, dentro de parâmetros normais da PIC, ocorre dilatação ou constrição arterial no intuito de preservar o FSC. Em situações em que esse fenômeno é afetado, o fluxo tende a variar conforme a PAM.

FSC, fluxo sanguíneo cerebral; PAM, pressão arterial média; PIC, pressão intracraniana.

A hipertensão intracraniana consequente ao inchaço cerebral, à contusão ou ao edema é tratada clinicamente. Os pacientes são mantidos euvolêmicos, com cabeceira elevada desde que a sua PA esteja normalizada; ou são mantidos normotérmicos, pois a hipertermia associa-se ao aumento da demanda metabólica cerebral e ao pior prognóstico. Já nos pacientes graves, utiliza-se hipotermia com o objetivo de diminuir a cascata inflamatória, aumentar a tolerância à hipóxia e reduzir a hipertensão intracraniana. Induz-se a hipotermia utilizando colchão térmico, compressas frias e irrigação gástrica com soro gelado. O objetivo é atingir temperatura entre 34°C e 32°C. Você deve fazer o reaquecimento do paciente lenta e espontaneamente, na razão de 1°C a cada 8 a 12 horas. O uso de soluções hipertônicas (manitol ou solução salina hipertônica) é outra medida de 1ª linha para o tratamento da hipertensão intracraniana.

Quando todas essas medidas falham no controle da PIC, é possível adotar linhas secundárias de tratamento cuja efetividade não está totalmente estabelecida. Por curtos períodos de tempo, pode-se hiperventilar o paciente para níveis de pressão parcial de dióxido e carbono (PCO_2) inferiores a 30 mmHg, monitorizando a diferença arteriovenosa de oxigênio, a saturação do oxigênio (SaO_2) venoso jugular ou o FSC, para identificar episódios de isquemia cerebral secundária à hiperventilação.

Se necessário, induzimos o coma medicamentoso para controle da PIC, mas o paciente deve estar hemodinamicamente estável e as demais medidas terapêuticas devem ter sido esgotadas.

Preferencialmente, utiliza-se o propofol, iniciando com dose de 25 a 50 mg em injeção endovenosa, seguida de infusão contínua por bomba na dose de 0,1 a 0,2 mg/kg/min. O pentobarbital é utilizado na dose inicial de 10 mg/kg em 30 minutos ou 5 mg/kg a cada hora por três vezes, seguindo-se dose de manutenção de 1 mg/kg/h, antes de induzir o coma medicamentoso.

As hemorragias cerebrais frequentemente necessitam de tratamento cirúrgico. De modo geral, pacientes com coleções hemorrágicas epidurais ou subdurais com espessura maior que 10 mm, ou que determinem desvio das estruturas da linha média em mais que 5 mm devem ser operados para drenagem do hematoma.

Os HED têm maior tendência a serem tratados cirurgicamente por causa de sua origem arterial e possível rápida evolução para quadros graves e risco de morte. Ocasionalmente, pequenos hematomas estáveis são tratados de forma expectante, sob controle tomográfico rigoroso.

Contusões hemorrágicas são tratadas cirurgicamente quando determinam compressões importantes ou apresentam caráter evolutivo nas TC seriadas.

Anticonvulsivantes são utilizados em pacientes que tenham apresentado convulsão após o TCE. As convulsões ocorrem nas primeiras 24 horas, em 60% das vezes. A difenil-hidantoína é administrada na dose de 15 a 20 mg/kg por via venosa, seguida de 100 mg a cada 8 horas, durante 7 dias.

A utilidade do uso profilático de anticonvulsivantes nos TCE não foi comprovada, exceto em pacientes com contusões graves em áreas motoras e temporais.

> O tratamento intensivo dos TCE possibilita a melhoria contínua dos resultados, particularmente em pacientes graves. O restabelecimento das funções hemodinâmicas e respiratórias é essencial e determinante para esses resultados, devendo, portanto, ser feito o mais rápido possível no local do TCE.

A hidantoína e a carbamazepina são efetivas na prevenção das convulsões pós-traumáticas precoces. Recentemente, o levetiracetam tem sido considerado promissor no controle das crises epilépticas com possível efeito neuroprotetor, mas ainda não está disponível em nosso meio para uso endovenoso.

A identificação rápida das alterações primárias e secundárias intracranianas por meio da TC e demais meios neurorradiológicos permite o tratamento clínico e cirúrgico dessas alterações, juntamente com o controle da hipertensão intracraniana, das alterações circulatórias cerebrais e dos distúrbios nutricionais e metabólicos.

Caso clínico

Paciente de 30 anos, vítima de acidente motociclístico, politraumatizado e com perda momentânea de consciência após o trauma. Foi realizado atendimento inicial pela equipe médica de cuidados pré-hospitalares, levado ao pronto-socorro e prontamente atendido pelo médico emergencista. À avaliação inicial mostrava-se pouco responsivo, sendo incapaz de abrir os olhos mesmo aos estímulos dolorosos, movimentava espontaneamente apenas o hemicorpo direito de maneira inespecífica, além de emitir alguns rangidos nesses momentos.

— Atividades

1) Assinale a alternativa que corresponde à sua primeira conduta no caso clínico.
   a) Solicitar avaliação da equipe de neurocirurgia.
   b) Hidratação com 2.000 mL de Ringer lactato.
   c) Administrar 200 mL de manitol.
   d) Encaminhar o paciente à tomografia computadorizada (TC) para obter o diagnóstico e definir o melhor tratamento para o caso.
   e) Assegurar a via aérea definitiva do paciente com intubação orotraqueal.

   Gabarito: e

2) Assinale a alternativa correta com base nos achados do exame clínico.
   a) É esperado que o paciente apresente lesão no hemisfério cerebral direito.
   b) Pela escala de coma de Glasgow (GCS), este paciente apresenta entre 7 e 8 pontos.

c) Administrar solução hipertônica associada a manitol a fim de proteção cerebral.
d) Pode-se inferir que o déficit motor é resultado de uma fratura de coluna cervical associada.
e) Caso o paciente mantenha parâmetros ventilatórios satisfatórios com saturação do oxigênio (SaO_2) acima de 93% em ar ambiente, a intubação pode ser postergada.

Gabarito: B

Leituras sugeridas

Carney N, Totten AM, O'Reilly C, Ullman JS, Hawryluk GW, Bell MJ, et al. Guidelines for the management of severe traumatic brain injury. 4th ed. Neurosurg. 2016 Set 20. Pubmed; PMID:27654000.

Frattalone AR, Ling GSF. Moderate and severe traumatic brian injury: pathophysiology and management. Neurosurg Clin N Am. 2013;24:309-319.

American College of Surgeons' Committee on Trauma. Advanced trauma life support (ATLS). 9th ed. 2012.

Trauma vascular

Gustavo Teles

Objetivos
- Descrever os aspectos clínicos e os critérios diagnósticos do trauma vascular.
- Apresentar a abordagem inicial e as opções de tratamento definitivo do trauma vascular.

Introdução

O trauma é a causa mais frequente de morte em adultos jovens. Até o início do século XX, as lesões vasculares eram tratadas com a simples ligadura do vaso lesado, o que resultava em alto índice de isquemia e amputações. Durante as grandes guerras, especialmente na Primeira Guerra Mundial, Segunda Guerra Mundial, na da Coreia e na do Vietnã, o tratamento dos traumas vasculares apresentou um grande desenvolvimento.

No decorrer da Primeira e da Segunda Guerras Mundiais, o tratamento dessas lesões se baseava na ligadura do vaso e iniciou-se a experiência com alguns reparos cirúrgicos. Entre o final da Segunda Guerra Mundial e a da Coreia, as técnicas de sutura avançaram, o uso de enxertos venosos se acentuou, iniciou-se o uso de *clamps* não traumáticos e a arteriografia estava surgindo. Ainda durante a guerra da Coreia, surgiram os enxertos sintéticos, o que permitiu a realização de revascularização em uma escala ainda maior.

A origem do trauma vascular pode ser contusa, penetrante, iatrogênica ou, mais raramente, por irradiação. O ferimento penetrante é a causa mais comum das lesões vasculares. Já a lesão vascular no politraumatizado não é comum, estando frequente em 3 a 10% dos casos.

Os traumas fechados, aqueles de alta energia, cursam com uma maior incidência de lesões vasculares e outras lesões associadas. Esses traumas de extremidades, quando apresentam lesões vasculares associadas a lesões ortopédicas, neurológicas e extensa lesão de partes moles, estão associados com um alto índice de amputação primária e falha no tratamento de revascularização.

As lesões de grandes vasos necessitam de rápida intervenção em razão de sua alta letalidade. A severidade da lesão arterial depende da extensão da lesão vascular, da efetividade da circulação colateral, da presença de choque e do tempo entre o trauma e o tratamento (sendo o ideal menor que 6 h). Já nos traumas penetrantes, você deve considerar se a lesão se apresenta em trajeto vascular e, nos casos de ferimento por arma de fogo, a energia da lesão e lesões associadas.

Quadro clínico

Alguns sinais e sintomas sugerem a presença de lesão vascular e podem ser sangramento ativo, hematomas, fístulas arteriovenosas ou isquemias de membros. Os sangramentos ativo, pulsátil e vermelho claro ou não pulsátil e vermelho escuro são sugestivos de lesão arterial e venosa respectivamente.

As manifestações que sugerem uma lesão arterial ainda podem se apresentar como hematoma pulsátil ou em expansão. Já a presença de sopro e frêmito pode significar a presença de fístula arteriovenosa.

O exame físico dos membros deve ser realizado comparativamente com lado contralateral não traumatizado. Nesse exame, verificamos a presença de pulsos, a temperatura, a perfusão e avaliação neurológica periférica. Na avaliação inicial de identificação de lesões arteriais, os sinais encontrados podem ser divididos em sinais maiores e menores.

Os sinais maiores são fortes fatores preditivos de lesão arterial e de necessidade de intervenção cirúrgica.

Os sinais maiores são sangramento pulsátil, hematoma em expansão e presença de isquemia com os seis sinais (ausência de pulso, palidez, paralisia, parestesia, dor e frialdade), presença de frêmito e sopro e índice tornozelo/tornozelo menor que 0,9. Esse índice se obtém pela divisão da pressão sistólica do membro traumatizado pela pressão sistólica do membro contralateral (não traumatizado).

Os sinais menores são lesão neurológica próxima ao vaso, pequenos a moderados hematomas, hipotensão sem causa aparente, grande perda sanguínea no local da cena e lesões penetrantes em trajeto vascular. O Quadro 20.1 apresenta uma relação dos sinais maiores e menores.

QUADRO 20.1 ■ Sinais maiores e menores

Sinais maiores	Sinais menores
Sangramento arterial ativo	Lesão neurológica próxima ao vaso
Sinais isquêmicos	Pequeno a moderado hematoma
Hematoma pulsátil em expansão	Hipotensão sem causa aparente
Sopro ou frêmito	Grande perda sanguínea no local (na cena) resultante de lesão com proximidade de grandes vasos
Índice tornozelo/tornozelo < 0,9	Lesões penetrantes em trajeto vascular

As lesões vasculares traumáticas fechadas de tórax e abdome geralmente cursam com grande hipotensão de causa não aparente. Além disso, são causadas por mecanismos de alta energia.

Diagnóstico

As lesões vasculares necessitam de um diagnóstico precoce, o que impactará na morbimortalidade do paciente.

É possível fazer o diagnóstico das lesões vasculares de extremidades, em sua maioria, por meio da história e do quadro clínico do paciente, avaliando a presença dos sinais maiores e menores citados anteriormente.

Em alguns casos, os sinais clínicos podem ser mínimos ou estar ausentes. Para evitar que lesões vasculares passem desapercebidas e que ocorram complicações precoces e tardias, é fundamental a suspeição da lesão com base no mecanismo do trauma, no agente causador e no trajeto da lesão.

Por esse motivo, devemos proceder à investigação de lesão vascular em vítimas de trauma, sem sinais de lesão vascular, mas que apresentem lesões em trajetos vasculares, lesão neurológica próxima ao feixe vascular, fratura ou luxação em áreas de risco para lesão vascular, grande perda sanguínea na cena do trauma e hipotensão sem causa aparente.

A ultrassonografia (US) com doppler de onda contínua é um exame rápido, não invasivo e de alta sensibilidade para lesões de extremidades. Com esse exame, obtemos o índice tornozelo/tornozelo e tornozelo/braço, mediante a divisão da pressão sistólica dos membros estudados.

Já o mapeamento duplex com US pode nos trazer outras informações, como o local e a extensão da lesão (arterial ou venosa), o tipo de lesão (flap intimal, pseudoaneurisma, lesão parcial ou total) e estudar o leito distal. Ele também tem alta sensibilidade, baixo custo e não é invasivo, porém, é examinador-dependente. Além disso, é muito utilizado no seguimento das lesões, quando se opta pelo acompanhamento não operatório.

O alargamento de mediastino é o indicador mais confiável e a perda do contorno do botão aórtico é o indicador mais específico da ruptura traumática da aorta torácica descendente. Ambos são detectáveis na radiografia de tórax.

Nos traumas torácicos, a radiografia de tórax pode ser de grande valia para suspeição de lesões de grandes vasos (Quad. 20.2).

O exame padrão-ouro para diagnóstico das lesões de grandes vasos é a arteriografia. É um exame com alta sensibilidade e especificidade, importante não só para o diagnóstico, como também para o planejamento terapêutico.

QUADRO 20.2 ■ Sinais radiográficos sugestivos de lesão de grandes vasos (tórax)

Alargamento de mediastino maior que 8 cm
Depressão do brônquico principal esquerdo
Desaparecimento do botão aórtico
Desvio da SNG, tubo traqueal ou da traqueia para a direita
Fratura de primeira ou segunda costelas, escápula ou esterno
Capuz apical esquerdo
Apagamento do espaço aortopulmonar
Fratura ou deslocamento da coluna torácica
Duplo contorno evidente da aorta
Fratura de múltiplas costelas
Hemotórax volumoso

SNG, sonda nasogástrica.

Já a tomografia computadorizada tem pouquíssima utilidade no diagnóstico das lesões vasculares torácicas.

Tratamento e prevenção

O tratamento inicial consiste na compressão do local de sangramento e estabilização das fraturas e luxações nos casos de lesões ortopédicas associadas. Você deve evitar o uso de torniquetes que, se mal aplicado, pode causar o aumento do sangramento; e, se aplicado por tempo prolongado, pode agravar lesões vasculares e nervosas.

As pinças hemostáticas, na abordagem pré-operatória, não devem ser realizadas às cegas ou por pessoas inexperientes. O seu uso indiscriminado poderá causar mais danos.

É preciso conseguir o acesso venoso calibroso em membro não traumatizado e, preferencialmente, nos superiores. Existem razões para isso, tais como as lesões venosas na pelve ou a necessidade de usar as veias do membro inferior para enxerto de *bypass*.

A reposição volêmica com cristaloide e hemoderivados deve ser realizada de forma criteriosa, evitando-se um volume exagerado para que lesões vasculares tamponadas não voltem a sangrar.

As abordagens das lesões vasculares não devem ser realizadas diretamente no local da lesão. Fazemos, de preferência, uma abordagem do vaso na sua porção proximal e distal, para posterior acesso no local da lesão vascular.

Quando abordamos lesões vasculares e ortopédicas associadas, geralmente, nos deparamos com um dilema: realizar a redução ortopédica ou fazer o reparo vascular primeiro?

O reparo vascular deve ser a prioridade, porém existem vantagens também na redução ortopédica anterior ao tratamento definitivo vascular. A lesão por fragmentos ósseos e pela manipulação ortopédica é evitada e a medição do enxerto vascular ou a decisão da possibilidade de anastomose término-terminal sem tensão pode ser mais bem avaliada com o membro já reduzido e fixado. Observando esses aspectos, o cirurgião pode optar por realizar um *shunt* vascular provisório antes da abordagem ortopédica, reestabelecendo a circulação distal ou retorno venoso para, após a fixação das fraturas, realizar o tratamento definitivo.

O reparo pode ser feito com sutura lateral, sutura com remendo (geralmente um patch venoso) (Fig. 20.1), anastomose término-terminal (Fig. 20.2) ou enxerto com *bypass* (Fig. 20.3).

Nos traumas com outras lesões associadas, a prioridade, geralmente, é o reparo vascular. A abordagem rápida é essencial, já que o tempo de isquemia é fundamental para o desfecho. A demora no restabelecimento da circulação distal pode implicar a perda do membro ou um déficit neurológico definitivo.

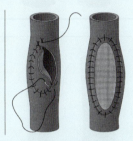

FIGURA 20.1 ■ Sutura com remendo.

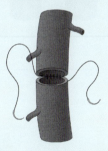

FIGURA 20.2 ■ Anastomose término-terminal.

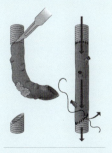

FIGURA 20.3 ■ Anastomose término-terminal com *bypass* venoso.

Pequenas artérias e veias que não ameacem a viabilidade do membro podem ser ligadas. A sutura lateral (Fig. 20.4) pode ser realizada em ferimentos perfurantes e lacerações com margens nítidas (vitalizadas). A Figura 20.5 apresenta a sutura longitudinal.

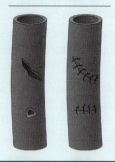

FIGURA 20.4 ■ Sutura oblíqua e transversa (ou lateral).

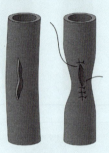

FIGURA 20.5 ■ A sutura longitudinal pode causar estenose local.

▬ Atividades

1) Leia as afirmações que se seguem e marque V para as verdadeiras ou F para as falsas. Em seguida, assinale a alternativa com a sequência correta.

( ) A origem do trauma vascular pode ser contusa, penetrante, iatrogênica ou, mais raramente, por irradiação. O ferimento penetrante é a causa mais comum das lesões vasculares.

( ) A severidade da lesão arterial depende da extensão da lesão vascular, da efetividade da circulação colateral e da presença de choque, sendo o tempo entre o trauma e o tratamento de menor importância.

( ) Sangramento ativo, hematomas, fístulas arteriovenosas ou isquemias de membros sugerem a presença de lesão vascular.

( ) A presença de sopro e frêmito pode significar a presença de fístula arteriovenosa.

a) F, V, V, F.
b) F, F, V, V.
c) V, F, V, V.
d) F, V, F, F.

Gabarito: c

2) Leia as afirmações sobre o diagnóstico e o tratamento das lesões do trauma vascular e marque V para as verdadeiras ou F para as falsas. Em seguida, assinale a alternativa com a sequência correta.

( ) O mapeamento duplex com ultrassonografia (US) é muito utilizado no seguimento das lesões, quando optamos pelo acompanhamento não operatório.

( ) O alargamento de mediastino é o indicador mais confiável e a perda do contorno do botão aórtico é o indicador mais específico da ruptura traumática da aorta torácica descendente, mas não contamos com um exame confiável para detectá-los.

( ) As abordagens das lesões vasculares não devem ser realizadas diretamente no local da lesão, mas por uma abordagem do vaso na sua porção proximal e distal, para posterior acesso no local da lesão vascular.

( ) Embora o reparo vascular deva ser a prioridade no contexto de lesões ortopédicas associadas, existem vantagens também na redução ortopédica anterior ao tratamento definitivo vascular.

a) V, F, V, V.
b) V, V, F, F.
c) V, F, F, V.
d) F, F, V, F.

Gabarito: a

Leituras sugeridas

Rich NM, Mattox KL, Hirshberg A. Vascular trauma. 2nd ed. Philadelphia: Elsevier, 2004.

Rossi M, Brito CJ, Vergara E, Miranda F, Meirelles S. Trauma vascular. São Paulo: Revinter, 2006.

Chant ADB, D'SA AABB. Emergência vascular. São Paulo: Dilivros, 2001.

Perkins ZB, Yet B, Glasgow S, Cole E, Marsh W, Brohi K et al. Meta-analysis of prognostic factors for amputation following surgical repair of lower extremity vascular trauma. Br J Surg. 2015 Apr;102(5):436-50.

Fox N, Rajani RR, Bokhari F, Chiu WC, Kerwin A, Seamon MJ, et al. Evaluation and management of penetrating lower extremity arterial trauma: an Eastern Association for the Surgery of Trauma practice management guideline. J Trauma Acute Care Surg. 2012; 3:315–320.

SEÇÃO III

CIRURGIA GERAL

Hipertensão portal

Fábio Arnoni Gonçalves Pinto e
Maurício Alves Ribeiro

Q Objetivos

✓ Descrever as etiologias, os métodos de avaliação e as estratégias terapêuticas da hipertensão portal (HP).

✓ Abordar importância da padronização do manejo do paciente com HP e suas complicações.

Introdução

A HP é a alteração hemodinâmica associada às complicações mais graves da cirrose, entre elas a ascite, a encefalopatia hepática e o sangramento digestivo. Existem ainda outras causas de HP, como a esquistossomose, com 3 a 3,5 milhões de infectados em 2004 no Brasil, sendo 3 a 10% com a forma hepatoesplênica, e a trombose da veia porta (VP), porém a cirrose permanece a mais frequente.

A patofisiologia da HP decorre de uma série de alterações sequenciais nas circulações esplâncnica e sistêmica como a que segue:

- bloqueio do fluxo portal leva a um aumento da pressão portal;

- resposta do leito vascular esplâncnico: inicialmente, uma resposta vasoconstritora aumentada e vasodilatadora diminuída aumenta a resistência intra-hepática, porém a resposta vasodilatadora passa a predominar, com aumento no fluxo esplâncnico;

- desenvolvimento de circulação colateral entre as circulações portal e sistêmica;

- aumento do volume plasmático com o desenvolvimento de circulação sistêmica hiperdinâmica.

A causa mais frequente de sangramento na HP é o rompimento de varizes de esôfago, com mortalidade de 10 a 40% nas primeiras semanas, apesar dos recentes avanços no tratamento da hemorragia aguda.

Quadro clínico

Os pacientes com HP podem se apresentar desde assintomáticos, com achado incidental de varizes esofagogástricas por endoscopia digestiva alta (EDA), até pacientes com doença descompensada. Nesse caso, podem apresentar ascite com ou sem peritonite bacteriana espontânea (PBE); circulação colateral abdominal (cabeça de medusa) e telangiectasias torácicas (*spiders*); encefalopatia hepática, manifestando desde alterações na escrita, no ciclo sono e vigília, *flapping* e alterações do comportamento até coma; e hemorragia digestiva alta (HDA) por varizes esofagogástricas.

A compensação da doença hepática crônica (DHC) deve ser o enfoque do manejo do paciente com cirrose, evitando que ele desenvolva hipertensão portal clinicamente significativa (HPCS).

Diagnóstico e rastreamento

A avaliação dos pacientes com HP deve ser realizada logo na apresentação inicial da doença e deve ser composta pela avaliação da doença hepática e da circulação portal e EDA.

A avaliação hepática consiste nos achados clínicos e em exames laboratoriais. Icterícia, ascite, encefalopatia e desnutrição definem a doença hepática em fase terminal, mas alguns pacientes com sangramento varicoso não apresentam esses achados e têm função hepática preservada. Exames laboratoriais podem contribuir objetivamente para essa avaliação com os níveis séricos de bilirrubina, albumina, tempo de protrombina e creatinina. Para avaliar a severidade da doença hepática, são utilizados principalmente dois escores, o de Child-Turcotte-Pugh (CTP) e o *model of end-stage liver disease* (MELD). A utilização de exames de imagem como tomografia computadorizada (TC) e ressonância nuclear magnética (RNM) pode ser útil para definição do fator etiológico, bem como a biópsia hepática.

A elastografia hepática transitória (EHT) e o gradiente de pressão da veia hepática (HVPG) identificam pacientes com DHC com risco de desenvolver HPCS e permitem, no seguimento desses doentes, identificar aqueles com risco de aparecimento e/ou rompimento de varizes esofágicas.

A **EHT** é um método não invasivo para medir a elasticidade hepática que utiliza ondas elásticas (50 Hz) e ultrassons de baixa frequência. A velocidade de propagação da onda de ultrassom está diretamente relacionada à elasticidade, ou seja, quanto mais endurecido o tecido, mais rápida é a propagação das vibrações. Logo, quanto maior o resultado em quilopascals (kPa), maior o grau de fibrose do parênquima hepático.

Valores de EHT < 10 kPa sem sinais clínicos descartam doença hepática crônica compensada (DHCc); entre 10 e 15 kPa, sugerem DHCc e necessitam de maiores investigações; enquanto valores > 15 kPa são altamente sugestivos.

O exame padrão-ouro para definição de HPCS se dá com valores de HVPG ≥ 10 mmHg, com incidência de varizes de 50% em 5 anos, enquanto nos demais de 25%, sendo esse o principal preditor da presença de varizes.

O estudo do paciente mediante ultrassonografia (US) com doppler de abdome pode identificar as alterações do fluxo portal, a presença de circulação colateral ou de trombose da VP em seus diversos graus, com ou sem sinais de recanalização, e os sinais de hiperesplenismo.

A EDA pode ser útil para diagnóstico do paciente com HP, diagnóstico e rastreamento de varizes e tratamento do sangramento varicoso.

No acompanhamento desses doentes, o rastreamento varia dependendo da presença do fator etiológico (etilismo, vírus da hepatite C [VHC] ativo etc.) e da gravidade da doença hepática, variando a realização da EDA a cada 2 a 3 anos. Alguns autores defendem ainda que pacientes CTP A, sem varizes na primeira endoscopia, deverão realizar rastreamento a cada 2 anos; enquanto aqueles Child B ou C, anualmente.

Nos pacientes com varizes já diagnosticadas, o acompanhamento depende dos fatores já mencionados e do tamanho das varizes. Os doentes com varizes finas deverão realizar o rastreamento anualmente, independentemente da gravidade de sua hepatopatia. Naqueles em que o fator etiológico foi afastado (abstinência alcoólica, ácido ribonucleico [RNA, do inglês ribonucleic acid] do VHC indetectável após 2 anos de tratamento), pode ser realizada EDA a cada 2 anos.

Para confirmação da DHCc, é necessária biópsia hepática com fibrose severa ou cirrose estabelecida (podendo afastar ainda hepatocarcinoma), EDA com varizes esofagogástricas e medida de HVPG (valores acima de 5 mmHg indicam HP).

O melhor meio de rastreamento de varizes de esôfago é aquele por meio da EDA em pacientes com DHCc e deve ser realizado tão logo estabelecido o diagnóstico.

 ## Tratamento e prevenção

Até o momento, não há indicação de tratamento farmacológico com betabloqueadores não seletivos (BBNS) de paciente com DHCc sem varizes (profilaxia pré-primária).

A prevenção do primeiro episódio de sangramento varicoso é chamada de profilaxia primária. Os pacientes com varizes de fino calibre e sinais de risco de sangramento (varizes de médio e grosso calibre, Child B ou C, presença de sinais vermelhos nas varizes e HVPG ≥ 12 mmHg) devem receber BBNS, como propranolol, para diminuição do HVPG. O uso de carvedilol também apresentou bons resultados e pode ser utilizado, com reduções de HVPG maiores que o propranolol, porém mais estudos são necessários para compará-las. Sugerimos o seu uso aos pacientes sem sinais de risco de sangramento e varizes de fino calibre. Quando conseguimos uma diminuição substancial do HVPG (< 12 mmHg ou redução de 20% nos níveis basais), obtemos uma redução importante do risco de sangramento.

Pacientes com varizes de médio ou grosso calibre podem ainda realizar ligadura elástica para profilaxia primária, dependo da disponibilidade do serviço e da aderência, ou com contraindicações ao uso de BBNS.

As medicações redutoras da circulação esplâncnica (p. ex., a somatostatina, o octreotida, a vasopressina ou, preferencialmente, a terlipressina) e, assim, da pressão portal, devem ser utilizadas o mais breve possível, por reduzirem a mortalidade, com resultados comparáveis aos do tratamento endoscópico.

O tratamento do episódio de HDA por sangramento varicoso baseia-se na reposição volêmica com cristaloides ou hemoderivados, tendo como meta Hb 7 a 8 g/dL, a depender da presença de comorbidades, uso de balão esofágico, farmacoterapia, terapia endoscópica, cirurgias descompressivas, derivativas, derivação intra-hepática portossistêmica transjugular (TIPS) e transplante hepático.

Complicação frequente no uso das medicações redutoras da circulação esplâncnica, a hiponatremia deve ser monitorada nestes pacientes. Em pacientes com cirrose, você deve investigar a presença de infecções como urinárias, PBE, pulmonares ou bacteremias espontâneas, uma vez que 20% deles apresentam infecção na admissão ou 50% desenvolvem infecções durante a internação. A antibioticoprofilaxia com quinolonas, como o ciprofloxacino, ou com ceftriaxona, está relacionada à redução de infecções e da mortalidade.

A profilaxia da encefalopatia hepática com lactulona parece ser eficaz, porém mais estudos são necessários para sua comprovação.

O tratamento de escolha no episódio de sangramento de varizes esofagogástricas é a combinação da abordagem farmacológica, mantida por 5 dias, com o endoscópico, o mais precoce possível, preferencialmente nas primeiras 12 horas, realizando ligadura elástica ou escleroterapia em varizes de médio ou grosso calibre ou com sinais de sangramento recente, como os sangramentos decorrentes de varizes gástricas que devem ser tratados com injeção endoscópica de cianoacrilato. Nos pacientes com cirrose que apresentem ressangramento, uma nova terapêutica endoscópica pode ser tentada. O balão esofágico (Sengstaken-Blakemore) deve ser empregado por no máximo 24 horas, caso o paciente apresente instabilidade hemodinâmica, como ponte para um tratamento definitivo.

São estabelecidos como falha do tratamento o óbito ou a necessidade de mudança na terapêutica, esta é definida como um dos seguintes eventos: um novo episódio de hematêmese; aspirado nasogástrico com > 100 mL de sangue vivo; instabilidade hemodinâmica; queda de 3 g de Hb (ou 9% Hto) em 24 horas sem ter sido realizada transfusão de hemoderivados, após 2 horas de iniciado o tratamento e em até 5 dias dele.

Nos casos de falha do tratamento, está indicada a derivação do fluxo portal, cirurgicamente ou por TIPS. Nos pacientes candidatos a transplante hepático e nos pacientes Child C, a opção preferencial é pelo TIPS, não estando indicado para pacientes com esquistossomose.

O tratamento cirúrgico depende do agente etiológico da HP. Nos pacientes com esquistossomose, a realização de cirurgias derivativas como esplenorrenal distal (Teixeira-Warren), ou, preferencialmente, a desconexão ázigo-portal com esplenectomia (DAPE), está indicada nos casos de falha do tratamento endoscópico na urgência, ou eletivamente após o primeiro episódio de sangramento.

As vantagens desta em relação àquela são a correção do hiperesplenismo, fácil exiquibilidade, menor índice de morbidade, não apresentar encefalopatia no pós-operatório e não piorar a hipertensão pulmonar que pode estar presente em alguns desses doentes.

Como desvantagens, apresenta maiores índices de recidiva hemorrágica e trombose de VP (50%). Nos paciente com cirrose, pode-se realizar transecção esofágica (indicado para casos selecionados, com recidiva hemorrágica em torno de 30%), derivação mesentérico-cava (reservada aos casos de trombose da VP em razão de seu trajeto relativamente longo, com risco aumentado de trombose); ou a derivação porto-cava, realizada com enxerto de 8 mm ou 10 mm de diâmetro, recebendo o nome de porto-cava-calibrada, reduzindo a pressão portal, porém mantendo fluxo hepático, procurando reduzir a encefalopatia hepática. O resultado é satisfatório em pacientes com disfunção hepática leve, Child A e B.

O tratamento definitivo de escolha nos pacientes com cirrose é o transplante hepático, a maior revolução no tratamento da doença hepática avançada. Porém, apresenta diversas dificuldades para a sua realização, como a seleção dos pacientes, o momento do transplante, a falta de doadores e os bons resultados.

Na profilaxia secundária (quando o paciente já apresentou pelo menos um episódio de hemorragia digestiva), combinamos o tratamento endoscópico com o uso de BBNS até a dose máxima tolerada.

Pacientes que apresentem melena recorrente ou hematêmese que acarrete em internação hospitalar, transfusão sanguínea, 3 g de queda de Hb ou morte após 5 dias do tratamento e em até 6 semanas são considerados casos com falha da profilaxia secundária.

Nas crianças com trombose de VP, que apresentam varizes e sangramento, o tratamento de escolha é o meso-porta (*shunt* rex).

Caso clínico

Paciente encaminhado para o ambulatório do fígado após cirurgia de desconexão ázigo-portal com esplenectomia (DAPE) na urgência. Está no 14º pós-operatório e encontra-se assintomático; ao exame físico, corado, hidratado, eupneico, anictérico, orientado. Exame abdominal discretamente ascítico e ferida operatória de incisão de Lennander com bom aspecto com pontos de nylon. Traz hemograma colhido no 10º pós-operatório. O hemograma apresenta 900.000 plaquetas e o paciente não foi vacinado, pois foi operado no pronto-socorro.

▬ Atividades

1) Considerando o caso clínico, assinale a alternativa que corresponde à conduta que você seguiria.
   a) Retirar os pontos, introduzir ácido acetilsalicílico e encaminhar para vacinação.
   b) Retirar os pontos, introduzir enoxaparina sódica e encaminhar para vacinação.
   c) Manter os pontos até o 21º pós-operatório, introduzir ácido acetilsalicílico e encaminhar para vacinação.

d) Manter os pontos até o 21º pós-operatório, introduzir enoxaparina sódica e encaminhar para vacinação.

e) Retirar os pontos, não introduzir nenhuma medicação, não encaminhar para vacinação.

Gabarito: e

2) Após 1 ano, o paciente do caso clínico retorna assintomático sem queixas, com ultrassonografia (US) com doppler de abdome sem trombose de veia porta (VP) e com velocidade de fluxo portal de 13,5 cm por segundo, realizou também endoscopia com varizes de esôfago de médio calibre, finas e sem sinal da cor vermelha. Assinale a alternativa que corresponde ao que você orientaria ao paciente.

a) Repetir doppler anualmente e realizar tratamento endoscópico das varizes de esôfago.

b) Repetir doppler semestralmente e realizar tratamento endoscópico das varizes de esôfago.

c) Repetir doppler anualmente e não realizar tratamento endoscópico das varizes de esôfago.

d) Repetir doppler semestralmente e não realizar tratamento endoscópico das varizes de esôfago.

e) Esse paciente não apresenta mais chance de sangramento e, portanto, não precisa mais repetir nenhum exame.

Gabarito: c

3) Após 2 anos, o paciente do caso clínico é encaminhado novamente ao ambulatório de fígado depois de tratado por endoscopia em razão de recidiva do sangramento das varizes de esôfago na urgência. Assinale a alternativa que corresponde à conduta que você seguiria.

a) Indicar tratamento endoscópico e realizar arteriografia com tempo venoso.

b) Indicar tratamento venoso e não realizar arteriografia com tempo venoso.

c) Indicar nova cirurgia de desconexão ázigo-portal com esplenectomia (DAPE), pois a primeira não deve ter sido feita de forma completa.

d) Indicar cirurgia de Teixeira-Warren.

e) Indicar cirurgia de Warren.

Gabarito: a

Leituras sugeridas

de Franchis R, Faculty BV. Expanding consensus in portal hypertension: report of the Baveno VI Consensus Workshop: stratifying risk and individualizing care for portal hypertension. J Hepatol. 2015;63(3):743-52.

Bittencourt PL, Farias AQ, Strauss E, Mattos AA. Pannel of the 1st Brazilian Consensus of Variceal Bleeding BaSoH. Variceal bleeding: consensus meeting report from the Brazilian Society of Hepatology. Arq Gastroenterol. 2010;47(2):202-16.

de Franchis R, Faculty BV. Revising consensus in portal hypertension: report of the Baveno V consensus workshop on methodology of diagnosis and therapy in portal hypertension. J Hepatol. 2010;53(4):762-8.

Barros AZA, Ribeiro MA. Tamponamento esofágico com balão. In: Valdir Golin. Procedimentos do internado à residência médica. São Paulo: Atheneu, 2012.

Szutan LA, Ribeiro, MA, Assef JC. Hemorragia digestiva alta por varizes esofágicas no esquistossomótico. In: Assef JC, et al. Emergências cirúrgicas traumáticas e não traumáticas: condutas e algoritmos. São Paulo: Atheneu, 2012.

Hérnia inguinal e parede abdominal

Luciano Tastaldi e Luca Giovanni Antonio Pivetta

Objetivos

- ✓ Descrever a epidemiologia e a classificação dos tipos mais prevalentes de hérnias da parede abdominal.
- ✓ Abordar critérios diagnósticos e princípios do tratamento cirúrgico, com foco no conteúdo cobrado em concursos médicos.

Introdução

Quando somamos todos os tipos de hérnia da parede abdominal, o risco de um ser humano ser acometido pela doença desde o seu nascimento até a sua morte gira em torno de 27% para homens e 3% para mulheres. Esse fato ilustra claramente a alta prevalência da doença e sua implicação na prática clínica diária. As cirurgias para correção dos diversos tipos de hérnia estão entre os procedimentos mais realizados na prática diária do cirurgião geral, e é dever de todo médico, independentemente de sua especialidade, deter o conhecimento básico para adequado diagnóstico e encaminhamento do doente aos seus cuidados para que possa receber tratamento.

Em razão da alta prevalência na população, o tema é recorrente nos concursos médicos e, geralmente, cobrado de forma previsível. Sendo assim, faremos, neste capítulo, uma abordagem objetiva das noções básicas sobre fisiopatologia, anatomia, diagnóstico e tratamento das principais hérnias, revisando os principais tópicos recorrentes em questões de concursos médicos.

A **hérnia da parede abdominal**, de forma simplista, é definida como a protrusão, o abaulamento ou a projeção anormal de uma víscera intra-abdominal através de um orifício na parede abdominal, revestida por peritônio (saco herniário), seja ele fisiológico ou patológico.

Esse orifício nada mais é do que um defeito da parede abdominal, por onde se projeta uma víscera sob efeito da pressão intra-abdominal. Esses defeitos podem ser congênitos (p. ex., hérnias umbilicais na criança) ou adquiridos (p. ex., hérnias incisionais).

Um defeito congênito nem sempre é sintomático ou facilmente diagnosticado ao nascimento, porém com o progressivo envelhecimento, o aumento da pressão intra-abdominal e o próprio enfraquecimento da parede abdominal, esse defeito pode se tornar evidente e provocar sintomas. Todas as condições patológicas que causam aumento progressivo da pressão intra-abdominal, entre elas obesidade, hiperplasia prostática benigna (HPB), doença pulmonar obstrutiva crônica (DPOC), constipação crônica etc., podem promover o aparecimento de uma hérnia ou o aumento progressivo de um defeito pré-existente na parede abdominal.

Classificação e localização

Para fins didáticos e para manter o foco nas principais questões de concurso, dividiremos as hérnias da parede abdominal em hérnias ventrais primárias (linha média –, umbilical, epigástrica e linha semi-lunar – Spiegel) e hérnias incisionais e hérnias da região inguinocrural (inguinal e femoral). A Figura 22.1 ilustra os principais tipos de hérnias e sua localização.

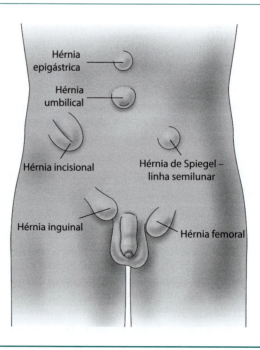

FIGURA 22.1 ■ Hérnias ventrais primárias (linha média: umbilical e epigástrica; linha semilunar; hérnia de Spiegel). Hérnias incisionais e hérnias da região inguinocrural (inguinal e femoral).
Fonte: www.uptodate.com.

Hérnias ventrais primárias

Linha média

Hérnia umbilical

As hérnias umbilicais, logo após as inguinais, são as hérnias de diagnóstico mais frequente na prática clínica. São geralmente congênitas e decorrem da ausência ou defeito no fechamento do orifício da parede abdominal por onde o cordão umbilical emergia durante a vida embrionária e seu fechamento completo ocorre, em geral, até os 2 anos. Apesar de se tratar de um defeito congênito, por ser frequentemente pequena e assintomática, a hérnia umbilical pode passar desapercebida durante grande parte da vida e tornar-se visível e sintomática somente na idade adulta como resultado de condições que aumentem a pressão intra-abdominal. Gestação, obesidade, ascite estão entre os principais fatores de risco. Ela acomete com mais frequência o sexo feminino, em uma proporção de 3:1. O doente geralmente queixa-se de abaulamento, dor ou desconforto local, sobretudo ao realizar esforço físico.

> É importante ao exame físico caracterizar se o conteúdo herniário é redutível (retorna à cavidade abdominal ao se fazer pressão) ou irredutível (encarcerado).

Quadro clínico e diagnóstico

O diagnóstico é feito mediante inspeção e exame físico. Nem sempre um abaulamento evidente é percebido à inspeção estática, mas você pode percebê-lo solicitando ao doente que realize a manobra de Valsalva. A palpação de uma massa amolecida no umbigo, exatamente na localização da cicatriz umbilical (ou imediatamente abaixo ou acima desta) diagnostica a hérnia umbilical. Em pacientes magros, é possível palpar o anel herniário – que se trata das bordas da aponeurose do músculo reto abdominal. O conteúdo do saco herniário, em geral, é constituído de omento ou gordura pré-peritoneal.

> Em casos de encarceramento agudo, o doente queixa-se de dor local importante, que piora ao exame físico. Nesse caso, o tratamento cirúrgico de urgência está indicado.

Tratamento cirúrgico

Defeitos congênitos geralmente são observados até os 2 anos, visto que o fechamento espontâneo ocorre nesse período.

No adulto, o tratamento cirúrgico eletivo é indicado para todas as hérnias umbilicais que sejam sintomáticas. Hérnias pequenas e assintomáticas podem ser observadas e o paciente deve ser orientado sobre a existência da hérnia e os sintomas de encarceramento e estrangulamento (sofrimento isquemico da víscera encarcerada) para que possa procurar tratamento de pronto na vigência de complicação. Porém, de forma geral, o reparo eletivo deve ser sempre encorajado, principalmente no jovem, visto que estudos observacionais reportam que, ao longo do tempo, praticamente todas as hérnias se tornarão sintomáticas.

A herniorrafia umbilical é um tratamento cirúrgico que inclui uma vasta gama de possibilidades, desde as cirurgias convencionais com sutura primá-

> Quanto maior o defeito, principalmente se for maior que 1,5 cm, menor será a chance de fechamento espontâneo. Sendo assim, em defeitos que não fecharam até os 2 anos, em defeitos grandes ou caso haja sintomas (dor, obstrução ou encarceramento), o reparo cirúrgico está indicado.

Atualmente no nosso meio, a técnica mais usada de herniorrafia umbilical consiste no fechamento primário do defeito por meio de suturas.

ria, com ou sem reforço com colocação de tela, até o uso de técnicas minimamente invasivas.

A técnica utilizada deve ser decidida em conjunto com o paciente, após minuciosa discussão sobre os benefícios de cada uma e suas chances de complicações e recidiva.

O simples fechamento primário é efetivo para defeitos pequenos (Fig. 22.2) e em doentes sem fatores de risco para recidiva (como obesidade ou quaisquer outras condições que causem aumento da pressão intra-abdominal).

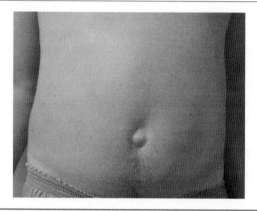

FIGURA 22.2 ■ Pequena hérnia umbilical em paciente jovem.

A técnica mais prestigiada em que se realiza fechamento primário é a de Mayo, que advoga o fechamento mediante um embricamento das bordas do defeito, suturadas uma sobre a outra transversalmente.

Para defeitos maiores que 2 cm, ou na presença dos fatores de risco, em geral é associada à colocação de tela de polipropileno como forma de reforço do reparo. Você pode utilizar técnicas minimamente invasivas, marcadamente laparoscópicas, principalmente nos defeitos grandes e sempre acompanhadas da colocação de tela.

Hérnia epigástrica

Corresponde a 1 a 5% de todas as hérnias. É um defeito na parede abdominal anterior, localizado na linha média, entre o apêndice xifoide e o umbigo. São geralmente únicas e pequenas (Fig. 22.3), porém também pode ser múltipla e adquirir tamanhos grandes em decorrência do aumento da pressão intra-abdominal. O conteúdo do saco herniário, em geral, é constituído de gordura pré-peritoneal.

Geralmente, são defeitos pequenos congênitos, que só se tornarão sintomáticos na vida adulta, pelas razões já citadas. As hérnias epigástricas também podem decorrer do enfraquecimento da linha alba, permitindo a herniação de gordura pré-peritoneal por esses pequenos defeitos. Sua sintomatologia é variável e nem sempre o defeito é evidente. Alguns pacientes queixam-se de episódios de dor epigástrica localizada, sem abaulamento notável.

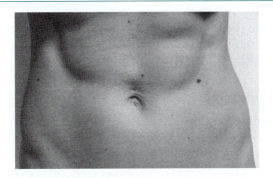

FIGURA 22.3 ■ Pequena hérnia epigástrica notada 2 cm acima da cicatriz umbilical.

Quadro clínico e diagnóstico

O diagnóstico é feito pela inspeção estática, dinâmica (à manobra de Valsalva) e ao exame físico, em que, de forma análoga ao exame físico da hérnia umbilical, palpamos o abaulamento e, eventualmente, o anel herniário na linha média. Exames de imagem como ultrassonografia (US) e tomografia computadorizada (TC) podem ser ferramentas úteis para o diagnóstico caso haja dúvida ao exame físico.

Tratamento

Da mesma forma, o reparo eletivo da hérnia epigástrica está indicado se houver sintomas. Usualmente, é empregado o reparo primário com suturas, efetivo em doentes magros e defeitos pequenos. Já em obesos, defeitos grandes ou múltiplos, é preferível o reforço com colocação de tela – aberto ou laparoscópico.

Hérnia da linha semilunar

Hérnia de Spiegel

É um tipo raro de hérnia, correspondendo à aproximadamente 0,12% de todas as hérnias da parede abdominal. Ocorre na intersecção entre a borda lateral do músculo reto abdominal, a linha semilunar e a linha arqueada (ou arcada de Douglas). Este é considerado um ponto específico de fraqueza da parede abdominal. Sua fisiopatologia está relacionada à herniação de conteúdo gorduroso pré-peritoneal através desse ponto de fraqueza. É muito mais frequente em adultos, entre 40 e 70 anos.

Quadro clínico e diagnóstico

A sintomatologia da hérnia de Spiegel é frustra e de difícil caracterização ao exame físico. Já o uso de exames de imagem como US e TC facilita o diagnóstico.

> Para fins de concurso, a hérnia de Spiegel se localiza na linha semilunar e o reparo eletivo é sempre indicado ao diagnóstico, de preferência por videolaparoscopia e colocação de tela.

> O principal fator, não somente na formação da hérnia incisional, mas também na recidiva após o reparo, é a obesidade, pelo regime crônico de hipertensão intra-abdominal existente, mantendo a ferida sob tensão e propiciando sua deiscência.

Tratamento

O reparo eletivo é indicado ao diagnóstico e, geralmente, a técnica laparoscópica com colocação de tela é o método de escolha, estando associada a melhores resultados e menor recidiva.

Hérnia incisional

A **hérnia incisional**, por definição, é a que se desenvolve no sítio de uma incisão prévia decorrente de cirurgia abdominal. Estima-se que aproximadamente 20% dos adultos submetidos a cirurgias abdominais abertas desenvolverão hérnia incisional. Quaisquer condições que atrapalhem a cicatrização normal da ferida cirúrgica aumentarão as chances de deiscência e formação de hérnia. Estas incluem infecção, obesidade, diabetes, desnutrição, tabagismo, uso de medicações imunossupressoras ou corticosteroides, tensão excessiva no fechamento da aponeurose, entre outros.

Pode aparecer em quaisquer topografias em que haja uma incisão prévia, porém é mais frequente na linha média, devido ao maior uso da incisão mediana nos procedimentos abdominais. Trata-se de patologia bastante heterogênea, que pode afetar marcadamente a qualidade de vida do paciente quando atinge grandes proporções.

Quadro clínico e diagnóstico

A sintomatologia da hérnia incisional inclui dor ou desconforto contínuo ou aos esforços, deformidade cosmética, dificuldade para locomoção e realização de atividades diárias e até episódios de suboclusão/obstrução intestinal.

O diagnóstico se dá pela inspeção estática, dinâmica e pela palpação ao exame físico. O abaulamento pode estar presente à inspeção estática ou ser apenas notado quando solicita-se ao doente que tussa ou realize a manobra de Valsalva.

A TC auxilia na programação cirúrgica e na detecção de defeitos associados não perceptíveis ao exame físico (Fig. 22.4).

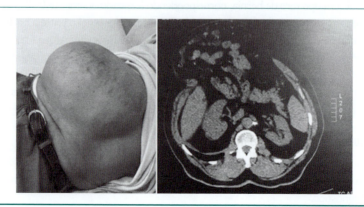

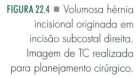

FIGURA 22.4 ▪ Volumosa hérnia incisional originada em incisão subcostal direita. Imagem de TC realizada para planejamento cirúrgico.

Tratamento

O reparo cirúrgico eletivo da hérnia incisional está sempre indicado e, de forma geral, consiste no fechamento do defeito e reforço com colocação de tela.

O conceito do fechamento da aponeurose sem tensão (*tension-free repairs*), com a utilização rotineira de tela de polipropileno (Fig. 22.5), historicamente melhorou os resultados cirúrgicos ao diminuir muito a recivida herniária.

A tendência atual é a aplicação rotineira do fechamento sem tensão (*tension-free*), associado ao esforço com tela. A cirurgia para correção de hérnias incisionais evoluiu muito nos últimos 10 anos com o advento de técnicas de reconstrução da parede abdominal baseadas em separação miofascial. Na hérnia incisional, também é cada vez maior o emprego de técnicas minimamente invasivas, laparoscópicas ou robóticas, associadas a menores taxas de complicação de ferida operatória, menor tempo de internação e retorno mais rápido às atividades.

Na hérnia incisional, o fechamento primário com suturas está relacionado a altos índices de recidiva e deve ser evitado.

De modo geral, para fins de concurso, o reparo cirúrgico eletivo sempre está indicado.

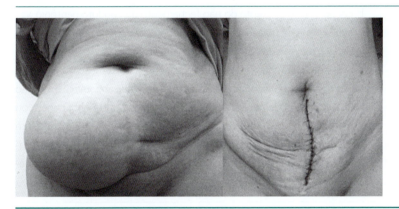

FIGURA 22.5 ■ Hérnia incisional originada em incisão mediana infraumbilical, após reparo cirúrgico aberto com colocação de tela de polipropileno.

Hérnias da região inguinocrural

A anatomia, o diagnóstico e o tratamento das hérnias da região inguinocrural são os temas mais cobrados em concursos médicos e merecem atenção redobrada em seus principais conceitos. As hérnias da região inguinocrural compreendem a hérnia inguinal e a femoral.

A hérnia inguinal corresponde a aproximadamente 95% dos casos, sendo a femoral responsável pelos outros 5%. Ela é a mais frequente entre todas as outras hérnias da parede abdominal, sendo 20 vezes mais frequente no homem do que na mulher. O lado direito, por sua vez, também é mais frequentemente acometido.

Quadro clínico e diagnóstico

O doente queixa-se classicamente de abaulamento, dor e desconforto na região inguinal. É possível notar o abaulamento durante a inspeção estática, dinâmica e a palpação. Já o desconforto é frequentemente notado durante a realização de esforços físicos.

A palpação é realizada por meio da manobra de Landivar, em que o examinador introduz a ponta do dedo indicador no anel inguinal externo do paciente e solicita a ele que realize a manobra de Valsalva. Nota-se, ao esforço, a herniação de conteúdo intra-abdominal tocando a ponta ou a polpa do dedo do examinador.

De acordo com sua fisiopatologia, bastante distinta, e localização, as hérnias inguinocrurais são subdivididas em inguinal indireta, inguinal direta e femoral (crural) e têm basicamente a mesma sintomatologia.

Hérnia inguinal indireta

É congênita e decorrente do não fechamento do conduto peritônio-vaginal, que se trata de uma invaginação do peritônio parietal por onde ocorre a migração testicular da cavidade abdominal em direção à bolsa testicular durante a vida embrionária. Quando não ocorre a obliteração do conduto, permanece patente uma comunicação entre a cavidade abdominal e a região inguinal, por onde pode haver herniação de estruturas intra-abdominais; ou seja, a herniação ocorre por dentro do funículo espermático, por meio de um prolongamento peritoneal (saco herniário). Quando o saco herniário estende-se até a bolsa escrotal e há herniação, a hérnia inguinal indireta é denominada hérnia inguinoescrotal (Figs. 22.6 e 22.7).

Frequentemente abordada em concursos, a hérnia indireta congênita ocorre pela patência do conduto peritônio-vaginal e é lateral aos vasos epigástricos inferiores.

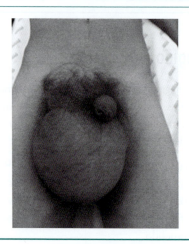

FIGURA 22.6 ■ Volumosa hérnia inguinoescrotal direita.

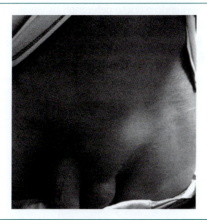

FIGURA 22.7 ■ Pequena hérnia inguinal esquerda.

Hérnia inguinal direta

Trata-se de uma hérnia adquirida, decorrente do enfraquecimento progressivo do assoalho do canal inguinal (fáscia transversalis). A área onde ocorre a hérnia direta é delimitada anatomicamente pelo trígono de Hasselbach. Já a causa da hérnia inguinal direta é o enfraquecimento progressivo do assoalho do canal inguinal, relacionado ao envelhecimento e quaisquer condições que aumentem cronicamente a pressão intra-abdominal.

Abordagem frequente em concursos: a hérnia é adquirida. Anatomicamente, é definida por uma hérnia que se origina medialmente aos vasos epigástricos inferiores. Os limites do trígono de Hasselbach são frequentes temas de questões de concurso médico e são: medial (borda lateral do músculo reto abdominal), lateral (ligamento inguinal) e superior (vasos epigástricos inferiores).

Hérnia femoral (crural)

Corresponde a apenas 5% das hérnias da região inguinocrural. É mais frequente em mulheres e, nesse tipo de hérnia, é mais comum o encarceramento.

A hérnia femoral, também denominada crural, é definida por um defeito na fáscia transversalis abaixo do ligamento inguinal. A herniação, nesse caso, ocorre através do canal femoral, localizado abaixo da fáscia transversal e do ligamento inguinal.

O abaulamento notado na hérnia femoral situa-se abaixo do ligamento inguinal, aspecto importante no diagnóstico diferencial com a hérnia inguinal.

A parede inferior, ou assoalho, é formada pela calha do ligamento inguinal e pelo ligamento lacunar; a parede superior, ou teto, é formada pelas bordas arqueadas dos músculos oblíquo interno e transverso. O principal ocupante do canal inguinal é o funículo espermático – recoberto pelo mús-

A técnica historicamente utilizada para o reparo cirúrgico da hérnia femoral é a de McVay, em que se realiza a aproximação do tendão conjunto ao ligamento de Cooper por meio de suturas.

culo cremaster, contendo o ducto deferente, os vasos espermáticos, o ramo genital do nervo genitofemoral, os vasos do plexo pampiniforme, os vasos espermáticos e linfáticos. Nas mulheres, o ligamento redondo do útero é o equivalente do funículo espermático.

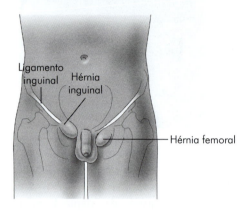

FIGURA 22.8 ■ Hérnias da região inguinocrural.
Fonte: www.uptodate.com.

A classificação de Nyhus é a mais cobrada em questões de concursos médicos e deve ser memorizada (Quad. 22.1).

QUADRO 22.1 ■ Classificação de Nyhus para as hérnias inguinocrurais

\multicolumn{2}{c}{Classificação de Nyhus}	
Tipo I	Hérnia inguinal indireta sem alargamento do anel inguinal interno (< 2 cm)
Tipo II	Hérnia inguinal indireta com alargamento do anel inguinal interno (> 2 cm)
Tipo III	Fraqueza/defeito da parede posterior/fáscia transversal
a	hérnia inguinal direta
b	hérnia inguinal mista – componentes indireto e direto concomitante
c	hérnia femoral/crural
Tipo IV	Hérnia com recidiva

Anatomia

Anatomicamente, o canal inguinal é uma passagem oblíqua com cerca de 4 cm, cujos limites são: o anel inguinal profundo e o anel inguinal superficial; a parede anterior é a aponeurose de inserção do músculo oblíquo externo; e a parede posterior é a fáscia transversal.

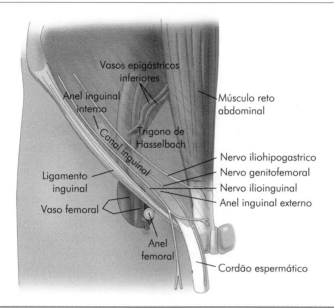

FIGURA 22.9 ■ Canal inguinal.
Fonte: www.uptodate.com

Tratamento

Historicamente, os reparos de hérnias inguinais consistiam em suturas ou plicaturas, realizadas sob tensão, ao se aproximar a fáscia transversal doente de alguma estrutura fixa (ligamento de Cooper, ligamento inguinal etc.).

Os índices de recidiva atuais giram entre 0,5 a 1%, comparados aos mais de 30% das técnicas sem tela. Revisaremos as principais técnicas que aparecem em questões de concursos médicos.

Em todas as técnicas, é realizada a exploração sistemática do funículo espermático em busca de um saco herniário indireto (hérnia indireta). O que difere as técnicas é o modo de realizar o reforço do assoalho do canal inguinal/fáscia transversalis.

Lichtenstein

Trata-se da fixação da tela de polipropileno ao ligamento inguinal, ao tubérculo púbico e ao arco aponeurótico sobre a fáscia transversal, permitindo a passagem do funículo espermático e a criação de um reforço do anel inguinal profundo (Fig. 22.10).

Com o advento da técnica de Lichtenstein, o conceito *tension-free* foi aplicado à cirurgia da hérnia inguinal, em que o reforço do assoalho do canal inguinal/fáscia tranversalis é feito com o emprego de tela de polipropileno.

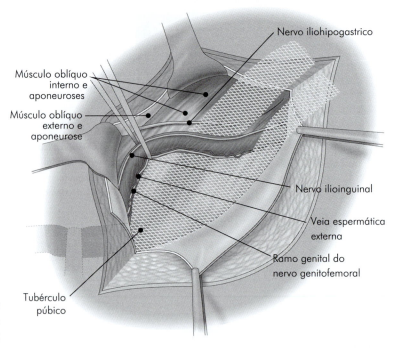

FIGURA 22.10 ■ Técnica de Lichtenstein.
Fonte: http://hernia.ucla.edu/.

McVay

É a sutura do tendão conjunto ao ligamento de Cooper, utilizada para correção de hérnias femorais. Atualmente, é uma das técnicas utilizadas para o tratamento de hérnias crurais.

Técnicas videolaparoscópicas

Utilizando-se tanto o acesso transabdominal pré-peritoneal (TAPP) como o totalmente extraperitoneal, as técnicas videolaparoscópicas têm uso crescente entre cirurgiões treinados, com resultados comparáveis aos da técnica aberta. Apresentam como benefício menor dor pós-operatória e retorno mais rápido às atividades. São os procedimentos de eleição para hérnias inguinais bilaterais e hérnias recidivas após qualquer tipo de reparo aberto.

▬ Atividades

1) Leia as afirmações sobre as hérnias da parede abdominal anterior e marque V para verdadeiro ou F para falso. Em seguida, assinale a alternativa com a sequência correta.

( ) Apesar de frequentemente pequena e assintomática, a hérnia umbilical é perceptível já na infância e a correção cirúrgica pode ser feita precocemente.

( ) No adulto, o tratamento cirúrgico eletivo é indicado para todas as hérnias umbilicais que sejam sintomáticas.

( ) O reparo primário com suturas é efetivo em doentes magros e defeitos pequenos, mas pode ter o mesmo resultado em obesos, defeitos grandes ou múltiplos, sem a necessidade de reforço com colocação de tela.

( ) Quaisquer condições que atrapalhem a cicatrização normal da ferida cirúrgica aumentarão as chances de deiscência e formação de hérnia incisional.

a) V, V, F, F.
b) F, V, F, V.
c) V, F, F, V.
d) V, F, V, F.

Gabarito: b

2) Leia as afirmações sobre as hérnias inguinocrurais e marque V para verdadeiro ou F para falso. Em seguida, assinale a alternativa com a sequência correta.

( ) De acordo com sua fisiopatologia e localização, as hérnias inguinocrurais são subdividas em inguinal indireta, inguinal direta e femoral, diferindo profundamente na sua sintomatologia.

( ) A causa da hérnia inguinal direta é o enfraquecimento progressivo do assoalho do canal inguinal, relacionado ao envelhecimento e quaisquer condições que aumentem cronicamente a pressão intra-abdominal.

( ) As técnicas videolaparoscópicas são os procedimentos de eleição para hérnias inguinais bilaterais e hérnias recidivas após qualquer tipo de reparo aberto.

( ) As técnicas de reparo de hérnias inguinais se diferenciam pelo modo de realizar o reforço do assoalho do canal inguinal/fáscia transversalis.

a) F, V, V, V.
b) F, V, F, V.
c) F, V, F, F.
d) V, F, F, V.

Gabarito: a

Leituras sugeridas

Rosen MJ. Atlas of Abdominal Wall Reconstruction. 2nd ed. Philadelphia: Elsevier, 2016.

Novitski YW. Hernia surgery: current principles. Cleveland: Springer, 2016.

Brooks DC, Hawn M, Rosen MJ. Classification, clinical features and diagnosis of inguinal and femoral hernias in adults. Disponível em: http://www.uptodate.com/contents/classification-clinical-features-and-diagnosis-of-inguinal-and-femoral-hernias-in-adults.

Hérnia de hiato e doença do refluxo gastroesofágico

Ruy França de Almeida

 Objetivos
- Descrever a doença do refluxo gastresofágico (DRGE) e como ela se associa à hérnia de hiato.
- Demonstrar critérios diagnósticos, quadro clínico e abordagem terapêutica adequados para a DRGE.

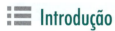 **Introdução**

O refluxo gastresofágico resulta do retorno do conteúdo gástrico para o esôfago e isso é considerado fisiológico quando não traz sintomas ou lesões ao paciente.

A **DRGE** foi definida, por consenso, quando traz sintomatologia esofágica de pirose ou regurgitação na frequência maior de três vezes na semana por mais de 6 semanas ou quando estes trazem grande desconforto.

Os principais mecanismos fisiológicos antirrefluxo conhecidos são: esfíncter inferior do esôfago, pilares diafragmáticos, peristaltismo do esôfago, ângulo de His, válvula de Gubaroff, colar de Helvetius, pressão positiva abdominal e etiopatogenia. A DRGE ocorre na falha dos mecanismos antirrefluxos, podendo ou não ser acompanhada de aumento da secreção ácida pelo estômago.

Estudos com utilização de ressonância nuclear magnética (RNM) funcional demonstram que os episódios de refluxos ácidos ocorrem mais comumente após a alimentação, quando as células parietais gástricas, que geralmente estão no fundo gástrico, produzem ácido para a digestão formando uma espécie de filme que reveste o bolo alimentar, e isso ficou conhecido como *acid-film*.

Outro mecanismo que explica o refluxo ácido pós-alimentação é o *acid-poket*, ou bolsão de ácido, que fica sobre o bolo alimentar na digestão na contração do antro gástrico durante o processo digestório. Entretanto, podem ainda ocorrer refluxos não ácidos e alcalinos a depender do pH gástrico durante o episódio de refluxo.

O principal mecanismo antirrefluxo é o esfíncter inferior do esôfago e, quando este apresenta hipotonia, é bastante comum a presença de doença do refluxo. Mesmo na integridade do esfíncter, é possível ocorrer o que ficou conhecido por relaxamento transitório do esfíncter que deveria manter seu tônus, porém permite o refluxo por mecanismo incerto e, com isso, predispor à doença.

Quadro clínico

Os sintomas da doença do refluxo são muito comuns, presentes em aproximadamente 20% dos adultos que apresentam pirose e/ou regurgitação pelo menos uma vez por semana e 40% ao mês.

Os sintomas de pirose e regurgitação são considerados típicos de DRGE, porém a doença pode ser acompanhada de outros sintomas chamados de atípicos por acometerem órgãos acima do esôfago (Quad. 23.1).

QUADRO 23.1 ■ Órgãos acometidos e sintomas atípicos da DRGE

Órgãos	Sintomas
Faringe	Glóbus
Laringe	Rouquidão
Traqueia e brônquios	Broncospasmo
Pulmão	Tosse
Orelha	Otalgia
Seios da face	Cefaleia
Nariz	Prurido nasal
Boca	Aftas

A DRGE pode ser dividida em doença do refluxo erosiva (DRE) na presença de erosões ou evidências de suas complicações na mucosa esofágica, e doença do refluxo não erosiva (DRNE) quando existem os mesmos sintomas, porém sem as lesões referidas. Como o refluxo gastresofágico pode causar lesões ao esôfago, existem mecanismos para que isso não seja frequente ou provoque sintomas ou lesões.

Muito associada à DRGE, estimada em torno de 40% dos casos, está a hérnia de hiato que ocorre a partir do afastamento dos pilares diafragmáticos com migração do esfíncter inferior do esôfago e do estômago, que passam a sofrer pressão negativa torácica da inspiração e, assim, reduzem a efetividade do esfíncter em conter o refluxo.

Os distúrbios do clareamento esofágico e do peristaltismo do corpo do esôfago, chamados dismotilidade, são frequentes na doença do refluxo gastresofágico erosiva; entretanto, não se sabe se são causa ou consequência da doença do refluxo. Existem ainda causas menos comuns de aparecimento da doença do refluxo que são as iatrogênicas ou consequentes a procedimentos endoscópicos ou operatórios envolvendo a transição esofagogástrica.

> Alguns dos fatores que podem predispor ao aparecimento da DRGE são: obesidade, gravidez, déficit de esvaziamento gástrico, tabagismo, esclerodermia e síndrome de Zollinger-Ellison.

Diagnóstico

O diagnóstico da DRGE é feito mediante história clínica na presença de sintoma típico persistente. São indicados a exames complementares quando ocorrem apenas sintomas atípicos, na presença de dúvida diagnóstica ou de sinais de alarme ou, ainda, na persistência dos sintomas após o tratamento inicial.

São considerados sinais de alarme para DRGE pelo risco de outras doenças que podem simular sintomas de refluxo e, por isso, merecem investigação antes do tratamento as seguintes situações: pessoas maiores de 40 anos, emagrecimento, hematêmese, disfagia e anemia crônica.

Quando exames complementares são necessários, sugerimos iniciar com a endoscopia digestiva alta (EDA) porque ela possibilita a diferenciação entre DRE ou DRNE, além de excluir obstrução mecânica e neoplasias; pode ainda identificar complicações da doença do refluxo tipo esôfago de Barrett e estenose péptica do esôfago.

Para fins de diagnóstico diferencial, ainda é importante a realização de ultrassonografia (US) de abdome superior para avaliação de doença biliar litiásica que pode predispor à gastroparesia e simular sintomas de refluxo.

A nasofibroscopia deve ser realizada em pacientes que apresentem sintomas atípicos, pois a presença de laringite posterior é bastante sugestivo de refluxo laringofaríngeo que pode explicar esses sintomas.

As radiografias contrastadas de esôfago e de estômago são importantes na identificação e tamanho da hérnia hiatal quando presente, além de auxiliar nos casos de disfagia funcional como diagnóstico diferencial com megaesôfago inicial.

A pHmetria esofágica de 24 horas e a impedanciopHmetria esofágica são os exames mais sensíveis para identificar o pH do esôfago e determinar a presença de refluxo gastresofágico fisiológico ou patológico.

Outro método utilizado no diagnóstico, em especial em crianças, é a cintilografia do esôfago pela sua fácil execução mostrando o mesmo que a radiografia contrastada.

A manometria esofágica é um método fundamental no diagnóstico da hipotonia do esfíncter inferior do esôfago e das dismotilidades do corpo esofágico identificando doenças motoras do esôfago tipo megaesôfago ou presbiesôfago que fazem diagnóstico diferencial com DRGE.

Tratamento e prevenção

O tratamento da DRGE deve ser clínico pela utilização de medicações e mudanças de estilo de vida, tendo taxas de sucesso em aproximadamente 90% dos casos.

As medicações mais utilizadas no tratamento da DRGE são os bloqueadores de bomba de prótons, bloqueadores H2 e procinéticos. Eles podem ser utilizados em doses progressivas ou iniciar com um bloqueio ácido total com uso das três classes de medicação com posterior retirada progressiva conforme paciente melhora dos sintomas.

As principais mudanças de estilo de vida dizem respeito à perda de peso, à prática de atividades físicas e à alimentação. Na mudança de hábito alimentar, você deve sugerir ao paciente comer devagar; mastigar bem os alimentos; e evitar alimentação copiosa e alimentos com xantina, irritantes de mucosa oral, gasosos e gordurosos.

O tratamento operatório na DRGE tem excelentes resultados, porém deve ser reservado aos casos em que o tratamento clínico falha, nas complicações esofágicas decorrentes do refluxo e em pacientes que não conseguem um desmame de medicação mesmo após as mudanças de estilo de vida.

As complicações esofágicas mais frequentes da doença do refluxo são: estenose péptica, esôfago em quebra-nozes, esôfago de Barrett e adenocarcinoma de esôfago.

Quando ocorre a estenose péptica do esôfago, o tratamento envolve programa de dilatação endoscópica para melhora da disfagia e isso leva à piora do refluxo por destruição do esfíncter inferior do esôfago, tendo melhor resultado quando as dilatações são associadas a uma válvula antirrefluxo ou uma antrectomia.

Inicialmente, o esôfago de Barrett menor de 3 cm sem displasia ou com displasia leve pode ser tratado clinicamente; acima disso, deve ser operado sempre.

O esôfago em quebra-nozes é uma dismotilidade decorrente do refluxo na tentativa de aumentar o clareamento esofágico e responde mal ao tratamento clínico.

O esôfago de Barrett é uma alteração do epitélio esofágico com o aparecimento de metaplasia intestinal que pode evoluir para adenocarcinoma esofágico em quase 10% dos casos.

O adenocarcinoma de esôfago é a complicação mais temida da DRGE, devendo ser sempre uma preocupação de quem acompanha a doença do refluxo.

O tratamento operatório da doença do refluxo é necessário em menos de 10% dos casos e, preferencialmente, a técnica de escolha é uma crurorrafia associada a uma valvuloplastia que pode ser total (Nissen) ou parcial (Lind).

As técnicas que envolvem gastrectomias com reconstrução em "Y" de Roux com vagotomia são as que apresentam melhor resultado no controle do refluxo, mas, por se tratarem de procedimentos mutilantes, são reservados para casos de recidiva.

Para pacientes obesos, as cirurgias de gastroplastia têm mostrado grande eficácia no controle da doença do refluxo.

A doença do refluxo tem prevalência crescente associada ao aumento da obesidade. São importantes o conhecimento, os adequados diagnóstico e tratamento para evitar complicações, frequentemente graves. Nesses casos, o seguimento correto e o eventual tratamento operatório podem ser necessários.

Atividades

1) Na presença de sintomas persistentes de tosse e rouquidão, deve-se pensar em doença do refluxo gastresofágico (DRGE). Assinale a alternativa correta que indica qual deve ser o passo seguinte.
   a) Realizar tratamento medicamentoso.
   b) Realizar tratamento operatório.
   c) Utilizar corticosteroide inalatório.
   d) Realizar impedanciopHmetria.
   e) Utilizar antibióticos.

   Gabarito: d

2) Assinale a alternativa que indica o exame que deve ser solicitado antes de iniciar tratamento medicamentoso da paciente de 20 anos com pirose e regurgitação há 6 meses sem tratamento prévio.
   a) Endoscopia digestiva alta (EDA).
   b) pHmetria esofágica de 24 horas.
   c) Não é necessário fazer exames.
   d) Manometria esofágica.
   e) Nasofibroscopia.

   Gabarito: c

3) Qual a conduta mais adequada diante de paciente masculino, de 20 anos, obeso que não melhorou com tratamento medicamentoso para DRGE?

Gabarito: Orientar perda de peso, discutir possibilidade de tratamento operatório, solicitar acompanhamento nutricional especializado e sugerir prática de atividade física.

▬ Leituras sugeridas

Andreollo NA, Lopes LR, Coelho-Neto JS. Doença do refluxo gastroesofágico: qual a eficácia dos exames no diagnóstico? ABCD. Arq Bras Cir Dig. 2010 Mar;23 (n. 1).

Corsi PR, et al. Factors related to the presence of reflux in patients with typical symptoms of gastroesophageal reflux disease (GERD). Rev Assoc Med Bras. 2007 Abr;53(n.2).

Gurski RR, et al. Manifestações extra-esofágicas da doença do refluxo gastroesofágico. J Bras Pneumol. 2006 Abr; 32 (n. 2).

Nasi A, Moraes-Filho JP, Cecconello PI. Doença do refluxo gastroesofágico: revisão ampliada. Arq Gastroenterol. 2006 Dez;43 (n. 4).

Vicente AMB, et al. Evolução clínica e endoscópica após fundoplicatura para tratamento da doença do refluxo gastroesofágico. Arq Gastroenterol. 2009 Jun;46 (n. 2).

Obesidade mórbida

Wilson Rodrigues de Freitas Junior e Elias Jirjoss Ilias

Objetivos

- Avaliar e definir os diferentes graus de sobrepeso e de obesidade.
- Identificar os indivíduos obesos elegíveis para o tratamento cirúrgico da obesidade e a opção de tratamento cirúrgico adequada para cada caso clínico.
- Avaliar o risco da escolha entre a terapêutica cirúrgica e a não cirúrgica.

Introdução

"Vivemos uma epidemia de obesidade". Essa frase, muito usada desde o ano 2000 por vários autores de trabalhos científicos, tem grande relevância, pois nos reporta uma preocupação crescente com o aumento do peso da população brasileira e mundial.

Dados do Ministério da Saúde (MS) de 2014 já alertavam para uma alta prevalência do excesso de peso na população adulta brasileira, que se elevou de 43% da população em 2005 para 52% em 2014 (crescimento de 23% em 9 anos). Além disso, mostraram que 17,9% dos brasileiros com mais de 18 anos estavam obesos.

Quadro clínico e diagnóstico

Um dado importante referente à obesidade é sua repercussão na saúde, pois o excesso de peso é considerado fator de risco para doenças crônicas como as do coração, hipertensão e diabetes melito (DM), que, somadas, respondem por 72% dos óbitos no Brasil.

Descubra mais sobre a aplicação do termo "obesidade mórbida" consultando:
http://www.sbcbm.org.br/wordpress/tratamento-cirurgico/quem-pode-fazer/

Baseados no risco de doenças associadas, utilizamos a classificação de peso que determina baixo peso, peso adequado, sobrepeso e obesidade graus I, II e III. O termo "obesidade mórbida" foi amplamente usado para descrever a obesidade grau III (era definida como um índice de massa corporal [IMC] maior que 40 kg/m² ou 45 kg acima do peso ideal, que apresente consequências mórbidas orgânicas ou psicossociais). No entanto, hoje é preferível usar a classificação com os graus de obesidade baseada no IMC.

Assim, o cálculo do IMC se faz pela divisão do peso em kg pelo quadrado da altura em metros e se baseia no Quadro 24.1.

QUADRO 24.1 ■ IMC e comorbidades

Faixa de IMC (kg/m²)	Tipo de peso	Risco de comorbidades
Até 18,5	Baixo peso	Baixo
18,6-24,9	Normal	Baixo
25-29,9	Sobrepeso	Pouco aumentado
30-34,9	Obesidade grau I	Moderado
35-39,9	Obesidade grau II	Grave
Maior ou igual a 40	Obesidade grau III	Muito grave

IMC, índice de massa corporal.

Entre os indivíduos obesos, uma parcela preenche os critérios determinados pelo Conselho Federal de Medicina (CFM) e pelo MS para a cirurgia da obesidade, conforme sistematizado no Quadro 24.2.

QUADRO 24.2 ■ Critérios do CFM e do MS para indicação cirúrgica da obesidade

Critério	Descrição
Com relação ao IMC	■ IMC acima de 40 kg/m², independentemente de comorbidades. ■ IMC entre 35 e 40 kg/m² na presença de comorbidades.
Com relação à idade	■ Abaixo de 16 anos: apenas em caráter experimental CFM. ■ Entre 16 e 18 anos: sempre que houver indicação e consenso entre a família ou o responsável e a equipe multidisciplinar. ■ Entre 18 e 65 anos: sem restrições. ■ Acima de 65 anos: avaliação individual pela equipe multidisciplinar, considerando risco cirúrgico, presença de comorbidades, expectativa de vida e benefícios do emagrecimento.
Com relação ao tempo da doença	■ Apresentar IMC e comorbidades em faixa de risco há pelo menos 2 anos e ter realizado tratamentos convencionais prévios; insucesso ou recidiva do peso, verificados na história clínica.

IMC, índice de massa corporal; CFM, Conselho Federal de Medicina.

Algumas situações configuram condições adversas ou contraindicações à realização de procedimentos cirúrgicos para o controle da obesidade, como limitação intelectual significativa em pacientes sem suporte familiar adequado; quadro de transtorno psiquiátrico não controlado, incluindo uso de álcool ou drogas ilícitas; e algumas doenças genéticas.

Quadros psiquiátricos graves sob controle não são contraindicativos de cirurgia.

Em janeiro de 2016, houve incremento nas doenças associadas à obesidade grau II (IMC entre 35 e 39,9 kg/m²) que justificam a cirurgia; além das comorbidades já clássicas como DM tipo 2, apneia do sono, hipertensão arterial, dislipidemia, doença coronariana, osteoartrites, constam, na nova resolução, doenças cardiovasculares (infarto do miocárdio, angina, insuficiência cardíaca congestiva, acidente vascular cerebral, hipertensão e fibrilação atrial, cardiomiopatia dilatada, cor pulmonale e síndrome da hipoventilação), asma grave não controlada, osteoartroses, hérnias discais, refluxo gastresofágico (DRGE) com indicação cirúrgica, colecistopatia calculosa, pancreatites agudas de repetição, esteatose hepática, incontinência urinária de esforço na mulher, infertilidade masculina e feminina, disfunção erétil, síndrome dos ovários policísticos, veias varicosas e doença hemorroidária, hipertensão intracraniana idiopática, estigmatização social e depressão.

Quando respeita os critérios de indicação, o médico deseja atingir os benefícios da cirurgia bariátrica e metabólica que são perda de peso, remissão das doenças associadas à obesidade (p. ex., DM e hipertensão), diminuição do risco de mortalidade, aumento da longevidade e melhoria na qualidade de vida.

Uma vez que o paciente se enquadre nos critérios de indicação e não apresente contraindicação de cirurgia bariátrica, ele deve passar pelo preparo multiprofissional que envolve profissionais de diversas áreas e especialidades: anestesista, cirurgião bariátrico, endocrinologista, nutricionista, psicóloga, psiquiatra, fisioterapeuta, educador físico e cirurgião plástico.

 ## Tratamento e prevenção

Para o paciente que é obeso, elegível para cirurgia e que tenha completado o preparo, temos algumas opções de cirurgia a discutir com ele. No Brasil, são aceitas as cirurgias valendo para a banda gástrica ajustável (hoje em caráter de exceção), a gastrectomia vertical, a derivação gastrojejunal em "Y" de Roux e a cirurgia de Scopinaro ou de *duodenal switch*.

A banda gástrica ajustável vem caindo em desuso e deve ser empregada apenas em situações de exceção pela grande porcentagem de complicações após 3 anos de cirurgia, reganho de peso e pior controle das comorbidades. Seu mecanismo de ação se deve basicamente à restrição do volume ingerido, não apresentando componente metabólico de destaque. É chamada de cirurgia restritiva e consiste na colocação de um dispositivo siliconado ao redor do fundo gástrico, determinando uma bolsa pequena com volume de aproximadamente 35 mL, o que restringiria o volume de alimentos ingeridos (Fig. 24.1).

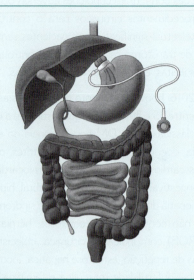

FIGURA 24.1 ▪ Banda gástrica ajustável.

A cirurgia de Scopinaro e a inversão duodenal (*duodenal switch*) são cirurgias com caráter disabsortivo muito acentuado e possibilitam grande perda de peso e o controle das doenças metabólicas, pois levam à regulação das incretinas e dos entero-hormônios como grelina, Glucacon-like peptide-1 (GLP-1) e peptídeo YY (PYY), o que permite bom controle metabólico. Apesar da melhora metabólica, são pouco realizadas no Brasil em virtude de suas complicações e seu difícil controle nutricional (*duodenal switch* – Fig. 24.2).

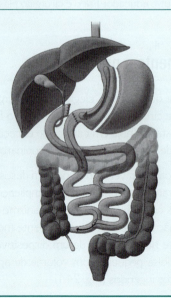

FIGURA 24.2 ▪ Inversão duodenal (*duodenal switch*).

A cirurgia de gastrectomia vertical vem ganhando espaço como opção na terapêutica cirúrgica da obesidade e já é a segunda técnica de cirurgia bariátrica mais realizada no Brasil. Ela leva a uma perda de 65% do excesso de peso e determina bom controle de doenças como dislipidemias e hipertensão arterial. Dados recentes mostram bom controle do diabetes DM, principalmente naqueles indivíduos que não faziam uso da insulina. Seu mecanismo de ação se baseia na restrição do volume gástrico e na diminuição da produção da grelina (produzida no fundo do estômago e conhecida como hormônio da fome), o que leva a uma diminuição da "fome" com diminuição do peso. Além disso, sua taxa de complicações é baixa e comparável à da gastroplastia, com bom controle de peso após 5 anos de cirurgia, assim como bom controle das doenças associadas à obesidade (Fig. 24.3).

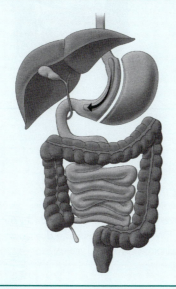

FIGURA 24.3 ■ Gastrectomia vertical.

A gastroplastia com reconstrução em "Y" de Roux é a técnica mais utilizada no Brasil por levar a uma perda de 70% do excesso de peso, além de excelente controle das comorbidades. Sua taxa de complicações é baixa, varia por volta de 4% e seu reganho de peso é menor do que o da gastrectomia vertical e da banda gástrica.

A cirurgia bariátrica representa melhor controle da obesidade e das comorbidades potencialmente fatais como DM e hipertensão. Respeitados os critérios de indicação da cirurgia, os benefícios do tratamento cirúrgico superam, em muito, o risco da cirurgia e possibilitam bom controle das comorbidades e ganho na expectativa de vida.

A gastroplastia com reconstrução em "Y" de Roux consiste na confecção de uma pequena bolsa gástrica com volume de 40 a 50 mL que desemboca em uma alça intestinal caracterizando o "Y" de Roux, o que determina uma diminuição do volume gástrico, melhora das incretinas com diminuição da grelina e aumenta o GLP-1 e o PYY (Fig. 24.4).

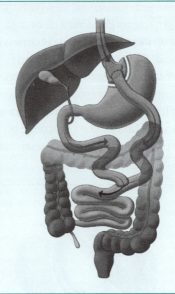

FIGURA 24.4 ■ Gastroplastia com reconstrução em "Y" de Roux.

 Caso clínico

Paciente de 51 anos, sexo masculino, vem com peso de 134 kg, altura de 1,76 m e portador de hipertensão arterial sistêmica (HAS), diabetes melito (DM) em uso de insulina e doença do refluxo gastresofágico (DRGE). Já fez tratamento clínico com regular melhora do DM há 11 meses.

■ **Atividades**

1) Descreva os critérios de indicação de cirurgia da obesidade citados a seguir.
   a) Idade.
   b) Índice de massa corporal (IMC).
   c) Tempo de doença.

Gabarito: A) menor que 16 – experimental; 16 a 18 – situações especiais com a avaliação de equipe multiprofissional que inclua pediatra, além de consenso entre os profissionais e a família;18 a 65 – sem restrições; acima de 65 – sempre que os riscos forem menores que eventuais benefícios. B) IMC 30 a 35 – experimental (Conselho Federal de Medicina [CFM]); IMC 35 a 40 – com comorbidades; IMC > 40. C) IMC e comorbidades há pelo menos 2 anos e insucesso ao tratamento clínico; o tempo de doença não é analisado em pacientes com IMC maior que 50 kg/m².

2) Descreva a melhor opção de tratamento para o paciente do caso clínico.

Gabarito: O paciente preenche os critérios de indicação de cirurgia da obesidade por apresentar IMC 43,25 kg/m², comorbidades associadas, ter realizado tratamento clínico nos últimos 2 anos sem resolução e idade entre 18 e 65. Por ter diabetes melito (DM) e ser insulinodependente e com doença do reflexo gastresofágico (DRGE), a melhor opção seria a gastroplastia com reconstrução em "Y" de Roux.

▬ Leituras sugeridas

Colquitt JL, Pickett K, Loveman E, Frampton GK. Surgery for weight loss in adults. Cochrane database of systematic reviews 2014, Issue 8. CD003641.DOI:10.1002/1465858.CD 003641.pub4.

Schauer PR, Bhatt DL, Kirwan JP, Wolski K, Brethauer SA, Navaneethan SD. Bariatric surgery versus intensive medical therapy for diabetes — 3-year outcomes. N Engl J Med. 2014;370(21):2002-13.

Doenças orificiais

Sylvia Heloisa Arantes Cruz

Objetivos

- ✓ Descrever os principais grupos de doenças orificiais, bem como suas causas e apresentação.
- ✓ Apresentar o diagnóstico e o tratamento das doenças orificiais.

Introdução

As **doenças orificiais** são aquelas que acometem a região anal e dividem-se em cinco grupos principais:

1) hemorroidas;
2) fissuras anais;
3) abscessos e fístulas anais;
4) cistos pilonidais sacrococcígeos;
5) verrugas anais (doenças sexualmente transmissíveis [DST]).

Hemorroidas

As hemorroidas fazem parte da anatomia humana, acometem 50% da população adulta e estão ligadas os seguintes aspectos: hereditariedade, aspectos anatômicos, nutrição, gestação, hábito de evacuação e ocupação profissional. São coxins vasculares no ânus que apresentam suprimento sanguíneo das artérias hemorroidárias inferiores, médias e superiores. As veias hemorroidárias superior, média e inferior drenam o sangue do canal e se comunicam com os ramos arteriais. Esses coxins mostram que a submucosa não apresenta um anel contínuo de tecido espesso no canal anal oriundo do músculo esfíncter externo do ânus. Já o tecido de sustentação se deteriora e causa a extrusão do mamilo. Existem quatro principais teorias para esse fato: dilatação anormal das veias do plexo venoso hemorroidário interno; distensão das anastomoses arteriovenosas; prolapso dos coxins hemorroidários; e destruição do tecido conjuntivo de sustentação. Dessa forma, não se trata de varizes.

Os três grupos hemorroidários principais são anterior direita, posterior direita e lateral esquerda. Caso o canal anal fosse visto como um relógio e levando-se em consideração o púbis como as 12 horas e o cóccix como as 6 horas; o mamilo localizado na lateral esquerda representaria as 3 horas; anterior direita, as 11 horas; e posterior direita, as 7 horas.

Quadro clínico e diagnóstico

As hemorroidas são classificadas em graus, como sistematizado no Quadro 25.1.

QUADRO 25.1 ■ Classificação das hemorroidas

Grau das hemorroidas	Descrição
Grau I	Refere-se aos mamilos que não sofrem prolapso durante a evacuação
Grau II	Refere-se aos mamilos que sofrem prolapso durante a evacuação e retornam espontaneamente ao canal anal
Grau III	Refere-se aos mamilos que sofrem prolapso durante a evacuação e exigem manobras manuais para retornarem ao canal anal
Grau IV	Refere-se aos mamilos que sofrem prolapso e não retornam ao canal anal

A seguir, a Figura 25.1 exemplifica hemorroidas de grau IV.

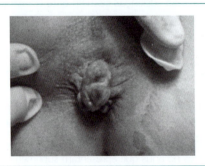

FIGURA 25.1 ■ Hemorroidas grau IV.

Os principais sintomas decorrentes da enfermidade são prurido, sangramento, abaulamento e desconforto. A dor é decorrente da trombose hemorroidária, fato resultante de grande esforço para a evacuação e consequente formação de coágulos no mamilo hemorroidário. Já os plicomas anais são as pregas redundantes na borda anal.

O diagnóstico das hemorroidas é feito mediante exame proctológico, no qual, o doente é submetido ao exame de toque retal e à anuscopia. Durante a anuscopia, são visualizados os mamilos hemorroidários.

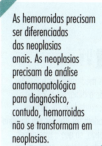

As hemorroidas precisam ser diferenciadas das neoplasias anais. As neoplasias precisam de análise anatomopatológica para diagnóstico, contudo, hemorroidas não se transformam em neoplasias.

Tratamento e prevenção

O tratamento inicial deve ser feito com orientações higiênicas e dietéticas. Dietas ricas em fibras e pobres em gorduras tendem a melhorar o habito de evacuação e, consequentemente, os sintomas decorrentes da doença hemorroidária. Já o aprimoramento da higiene anal com banhos após a evacuação proporciona melhora do prurido anal e sangramento.

Na ausência de melhora com o tratamento clínico, podem ser indicadas medidas ambulatoriais para os mamilos hemorroidários internos (graus I e II). Essas medidas consistem na ligadura elástica dos mamilos ou injeção de substância esclerosante.

Para os mamilos hemorroidários graus III e IV, são indicadas as hemorroidectomias. Suas principais técnicas são a aberta (Milligan Morgan) ou a fechada (Ferguson). Ambas consistem na ressecção do mamilo hemorroidário no plano submucoso sem atingir a musculatura esfincteriana anal e com a preservação de pontes cutaneomucosas entre eles a fim de evitar a estenose anal. As principais complicações resultantes do procedimento cirúrgico são dor e sangramento.

A ligadura elástica dos mamilos ou a injeção de substância esclerosante não devem ser feitas nos mamilos hemorroidários externos pela dor que poderá decorrer do procedimento, pois o canal anal apresenta inervação semelhante à visceral.

Fissuras anais

As fissuras anais consistem em úlceras na borda anal, desta até a linha pectínea, podem ser agudas ou crônicas e decorrentes de obstipação intestinal ou diarreia. Outra possibilidade seria o aumento de pressão de repouso no canal anal por hipertonia do esfíncter interno do ânus.

Quadro clínico e diagnóstico

As principais queixas dos pacientes são dor durante a evacuação ou até em repouso e sangramento, geralmente durante a higiene anal.

Como o paciente apresenta intensa dor, muitas vezes o exame proctológico ambulatorial só se viabiliza com o uso de anestesia.

A descrição clássica da fissura anal crônica é chamada de tríade de Gabriel e consiste em fissura anal, plicoma anal e papila hipertrófica. A papila anal hipertrófica é uma hipertrofia das glândulas de transição do canal anal.

Tratamento e prevenção

O tratamento das fissuras anais consiste em medidas higiênicas e dietéticas. Nos pacientes portadores de diarreia crônica, a investigação deverá ser feita descartando-se as doenças inflamatórias intestinais. As pomadas utilizadas visam melhorar a vascularização do leito de fissura e proporcionar a cicatrização.

Na ausência de melhora com o tratamento clínico, podem ser indicadas a aplicação de toxina botulínica no músculo esfíncter anal interno ou a cirurgia. A toxina botulínica tem duração aproximada de 6 meses e, após isso, pode ser reaplicada. Já a cirurgia mais comum é a fissurectomia anal acompanhada da esfincterotomia anal lateral.

Os medicamentos utilizados são o diltiazem a 2% ou o isossorbida a 2%. Ambos podem ser diluídos em vaselina sólida, só que a isossorbida pode ocasionar cefaleia aos pacientes pela absorção da medicação.

A esfincterotomia anal pode causar incontinência fecal em até 30% dos casos.

Abscessos anais e fístulas

Os **abscessos anais** são coleções de pus no ânus que podem decorrer de procedimentos cirúrgicos, traumas, neoplasias, imunossupressão, doenças inflamatórias intestinais, radiação, tuberculose e DST. Resultam da obstrução das glândulas anais que estão na transição do canal anal ao reto e acometem mais homens do que mulheres. As localizações mais comuns são a perianal, a isquiorretal, a interesfincteriana e supraelevador.

As **fístulas anais** são comunicações anômalas do canal anal à região perianal (Fig. 25.2).

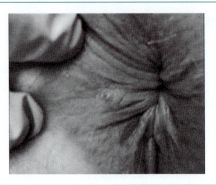

FIGURA 25.2 ■ Fístula anal.

Quadro clínico

As fístulas são classificadas conforme o trajeto que apresentam. Dessa forma, veja a Figura 25.3 para compreender a seguinte classificação das fístulas: interesfincterianas, 55 a 70% (A e B); transesfincterianas, 20 a 25% (C); supraesfincterianas, 3% (D); extraesfincterianas, 3% (E), ferradura, orifícios interno e externo antagônicos, não linear.

A causa mais comum das fístulas anais são os abscessos anais, mas elas também podem resultar de doença inflamatória intestinal, DST, tuberculose e neoplasias.

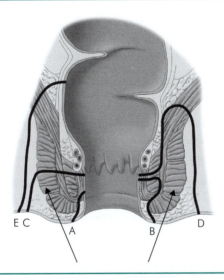

FIGURA 25.3 ■ Trajeto das fístulas anais e esfíncter anal externo.
(A e B) Interesfincteriana.
(C) Transesfincterianas. (D) Supraesfincterianas. (E) Extraesfincterianas.

A regra de Goodsall demonstra que o orifício externo anterior denota um trajeto retilíneo e o orifício externo posterior, um trajeto semicircular (orifício interno na linha mediana posterior). Porém, essa regra só pode ser usada para orifícios externos que se localizam até 3 cm da borda anal.

Diagnóstico e tratamento

Os abscessos causam abaulamentos dolorosos na borda anal e podem estar acompanhados de febre e leucocitose. Ao exame, apresentam ponto de flutuação.

A incisão para drenagem deverá ser o mais próximo possível da borda anal para facilitar abordagem futura caso o doente evolua para fístula anal.

Quanto às fístulas anais, o diagnóstico de certeza nos trajetos complexos pode ser feito com auxílio de fistulografia (injeção de contraste iodado no trajeto fistuloso e realização de múltiplas radiografias), tomografia computadorizada de pelve, ressonância nuclear magnética de pelve e ultrassonografia endoanal com transdutor 360°.

O tratamento dos abscessos anais consiste na drenagem em ambiente hospitalar e o uso de antibióticos está indicado principalmente nos pacientes imunocomprometidos.

Abscessos anais não tratados podem evoluir para a gangrena de Fournier e a morte, portanto o tratamento deve ser o mais precoce possível.

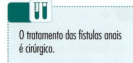

O tratamento das fístulas anais é cirúrgico.

As principais técnicas cirúrgicas para o tratamento das fístulas anais são:

- **Fistulotomia** – abertura do trajeto fistuloso, usado nas fístulas simples que acometem pouca musculatura anal. Geralmente, indicada em trajetos simples.

- **Fistulectomia anal extraesfincteriana com avanço mucoso endorretal** – retirada do trajeto fistuloso e fechamento do orifício interno no canal anal com avanço mucoso. Usada em trajetos complexos.

- **Fio de sedenho ou seton** – colocação de fio para realizar reação de granuloma de corpo estranho. Usado em trajetos complexos.

- **Cola de fibrina** – oclui o trajeto e tem recorrência superior a 50%. Pode ser usada em trajetos simples ou complexos.

- *Ligation of the intersphincteric fistula tract* **(LIFT)** – técnica que consiste na ligadura e divisão do trajeto no espaço interesfincteriano, com sutura do trajeto interno. Usado em trajetos complexos.

- **Plugue anal** – sutura do orifício interno da fístula e colocação do plugue no trajeto até o orifício externo. Tem recorrência ao redor de 30%. Usado em trajetos complexos.

Cistos pilonidais sacrococcígeos

Os cistos pilonídais sacrococcígeos caracterizam-se por trajeto fistuloso subcutâneo crônico no sulco interglúteo que drena em orifício externo na pele. Não são um cisto verdadeiro porque não apresentam cápsula e contêm pelos no seu interior. Podem ocorrer por vestígios do canal medular ou por reação de corpo estranho aos pelos, com inflamação dos folículos, e ocorrem mais comumente em homens jovens.

Quadro clínico e tratamento

Os pacientes apresentam saída de secreção purulenta no orifício da pele com episódios de melhora e piora intermitente. Os casos que não apresentam regressão espontânea podem evoluir para abscesso, que deverá ser drenado e os cistos crônicos deverão ser operados.

A cirurgia dos cistos crônicos consiste em incisão do cisto e curetagem do trajeto, mas eles também podem ser ressecados e submetidos ao fechamento primário (marsupialização). Os muito volumosos, quando ressecados, podem ser submetidos a avanços de retalho para fechamento de grandes áreas cruentas.

Doenças sexualmente transmissíveis

A principal DST é a infecção transmitida pelo papilomavírus humano (HPV) e causa verrugas anais.

As verrugas anais ou condilomas podem causar prurido, dor, sangramento, desconforto e saída de secreção. Existem mais de 200 sorotipos de HPV e os mais comuns são 6 e 11 (causadores de verrugas) e 16 e 18 (causadores de neoplasias anais). Lesões anais são identificadas por inspeção anal, anuscopia e anuscopia com magnificação com uso de ácido acético a 3%. O tratamento do paciente é orientado conforme a clínica, sendo a primeira escolha o uso de pomadas que cauterizam e estimulam a imunidade de pele e mucosa. São elas: podofilina a 25%, imiquimode 5% e ácido acético a 90% (Fig. 25.4). A cirurgia é indicada na ressecção de lesões remanescentes, o que diminui recorrência (Figs. 25.5 e 25.6).

A infecção causada pelo HPV pode estar relacionada a outras DST e o paciente deverá ser rastreado para vírus da imunodeficiência adquirida HIV, hepatite B e C e sífilis.

A melhor forma de prevenção é a vacina já disponível, em nosso país, para meninas em idade escolar.

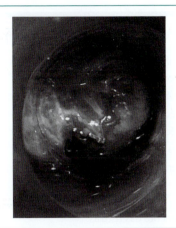

FIGURA 25.4 ▪ Verruga anal evidente com ácido acético a 3% e anuscopia com magnificação.

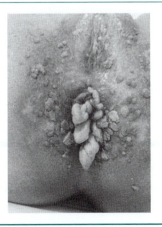

FIGURA 25.5 ▪ Pré-operatório de cauterização de HPV.

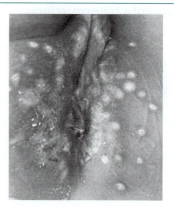

FIGURA 25.6 ■ Pós-operatório de cauterização de HPV.

■ Atividades

1) No tratamento das fístulas perianais, a regra de Goodsall é importante, pois pode ajudar a localizar o orifício interno da fístula. Assinale a afirmação correta quanto ao que diz a regra.
   a) Fístulas posteriores drenam para a linha média posterior.
   b) Fístulas anteriores drenam para a linha média anterior.
   c) Fístulas anteriores drenam para a linha média posterior.
   d) Fístulas posteriores apresentam um trajeto retilíneo.
   e) Tanto as fístulas anteriores como as posteriores drenam para a linha média.

   Gabarito: b

2) Assinale a alternativa correta quanto ao tratamento das fístulas.
   a) A cola de fibrina é uma abordagem não invasiva que evita o risco de incontinência com grandes taxas de sucesso.
   b) A colocação de seton promove o fechamento prematuro das fístulas.
   c) O seton é indicado para delimitar o local de uma fístula transesfincteriana em casos de infecção anorretal maciça.
   d) O uso de plugue biológico é indicado para trajetos curtos sem infecção.

   Gabarito: c

■ Leituras sugeridas

Corman ML, Allison SI, Kuehne JR. Manual de cirurgia colorretal. Rio de Janeiro: Revinter, 2006.

Castro LP, Savassi-Rocha PR, Filho AL, da Conceição SA. Tópicos em gastroenterologia – avanços em coloproctologia. Rio de Janeiro: Medsi, 2001.

Doença diverticular colônica

Fernanda Bellotti Formiga, Paulo de Azeredo Passos Candelária e Fang Chia Bin

Objetivos

- ✓ Apresentar a relevância da doença diverticular do colo (DDC), sua etiopatogenia e suas formas de apresentação.
- ✓ Discutir o diagnóstico baseado em dados clínicos, de imagem e endoscópicos.
- ✓ Apresentar o tratamento clínico e cirúrgico das diversas formas de apresentação da doença diverticular não complicada e complicada.

Introdução

A prevalência da DDC aumentou nos países industrializados desde o início do século XX e esse incremento resulta da facilidade diagnóstica pelo acesso a exames complementares, do envelhecimento da população e da mudança nos padrões alimentares. A incidência da DDC aumenta com a idade, a adoção de dieta rica em carnes vermelhas, açúcar refinado e farinha e diminui com grãos, frutas e vegetais.

A real prevalência no Brasil é desconhecida, mas nos Estados Unidos estima-se risco de 5% aos 40 anos e superior a 80% aos 80 anos. Em torno de 450 mil hospitalizações por DDC são computadas por ano, assim como 2 milhões de atendimentos médicos e 3 mil óbitos, transformando a DDC e, principalmente, suas complicações, em uma afecção benigna de extrema relevância.

Dez a 20% das pessoas com divertículo (diverticulose) desenvolvem diverticulite aguda, que é a complicação mais comum, e somente 10 a 20% desses são hospitalizados, dos quais 20 a 50% necessitarão de intervenção cirúrgica. Os homens parecem desenvolver mais diverticulite na idade jovem até 50 anos e mulheres, acima dessa idade.

Quadro clínico

A palavra divertículo vem do latim *diverticulum* que significa pequeno desvio do trajeto normal ou pequena saculação.

A presença do divertículo está relacionada à alta pressão intraluminal e esta leva à segmentação colônica: o colo, em vez de funcionar como um tubo contínuo, funciona em compartimentos que geram movimentos anárquicos, sem uniformidade.

A alta pressão age diretamente na parede colônica, predispondo à herniação da mucosa pela abertura natural da muscular em que os vasos sanguíneos penetram para alcançar mucosa e submucosa (vasa *recta brevia*). O local mais característico dessa abertura é entre a tênia mesentérica e antimesentérica, portanto, local de maior prevalência dos divertículos. O sigmoide, por ser o local mais estreito do colo, é o mais comprometido.

Assim, o divertículo falso caracterizado por essa fisiopatologia adquirida não apresenta a camada muscular, por ser uma herniação da mucosa (Fig. 26.1). Já o divertículo verdadeiro é congênito e se caracteriza por conter todas as camadas, além de predominar no lado direito do colo.

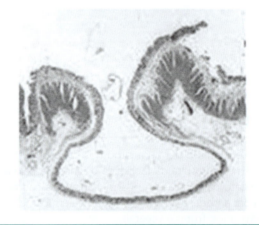

FIGURA 26.1 ■ Fisiopatologia do divertículo: herniação adquirida da mucosa pela muscular através da vasa *recta brevia*, em virtude do aumento da pressão intraluminal.

Embora sob o ponto de vista anatomopatológico a moléstia seja caracterizada pelo aparecimento dos divertículos, a alteração que melhor define tal enfermidade é a anormalidade da camada muscular: espessamento da camada circular e longitudinal, resultando em encurtamento das tênias e estreitamento do lúmen. Além de elastose, notamos a presença de hiperplasia e de hipertrofia celular. Isso subdivide a doença diverticular em duas formas: hipotônica, que é representada por camada muscular delgada e hipotrófica; e a forma hipertônica, com camada muscular espessa e hipertrofiada.

O quadro clínico que caracteriza a doença diverticular é baseado na sua apresentação, seja na forma não complicada ou complicada (Quad. 26.1).

QUADRO 26.1 ■ Formas de apresentação

Formas não complicadas		Quadro clínico
Diverticulose	Divertículo como achado de exame.	Assintomático com exame físico normal.
Doença diverticular não complicada	Divertículo acompanhado de sintomas leves.	Dor abdominal em cólica, intermitente, pior no QIE que piora com abuso alimentar. Pode haver distensão abdominal e alteração de HI. Exame físico normal ou dor leve à palpação profunda no QIE.
Formas complicadas		**Quadro clínico**
Diverticulite aguda	Inflamação justadiverticular (ao lado do divertículo): pressão intraluminal aumentada ou partículas de fecalito erodem a parede diverticular, que progride para inflamação, necrose focal e perfuração (micro ou macroscópica).	Dor no QIE de piora progressiva, associada ao quadro febril/subfebril. Pode haver alteração de HI para menos no início do quadro, e diarreia, se tiver coleção pélvica associada. Ao exame, dor bem localizada e pode haver DB+ ou plastrão palpável. Quadros graves evoluem para sepse e/ou peritonite.
Sangramento	Hemorragia da vasa *recta brevia* justadiverticular por trauma local ou pico hipertensivo.	Enterorragia franca, autolimitada. Se for quadro inicial, paciente pode se apresentar hipertenso como fator desencadeante. Se for enterorragia de grande monta, seguem-se taquicardia e/ou hipotensão.
Perfuração	Perfuração do divertículo em peritônio livre por aumento intenso da pressão intraluminal.	Dor abdominal súbita, tipo aperto, com distensão abdominal. Pode haver dor torácica associada ou em ombro esquerdo. Sinal de Jobert positivo (perda da macicez hepática).
Estenose	Obstrução do lúmen por processo inflamatório crônico diverticular: surtos de diverticulite, muitas vezes subclínica, determinando fibrose progressiva e/ou estreitamento do colo.	Dor abdominal em cólica, insidiosa, com piora progressiva até parada da eliminação de flatos e fezes com distensão abdominal e vômitos associados. No quadro agudo: hipertimpanismo abdominal, ampola retal vazia e ruídos hidroaéreos aumentados.
Fístula	Processo inflamatório justadiverticular que evolui para abscesso ou inflamação crônica cujo local é descomprimido espontaneamente por meio de perfuração de estrutura adjacente.	Fístula colovesical (65% dos casos): pneumatúria, fecalúria e infecção urinária. Colovaginal/útero: fezes/ar pela vagina. Enterocolônica: diarreia. Colocutânea: secreção abdominal.

QIE, quadrante inferior esquerdo; HI, hábito intestinal; DB+, descompressão brusca positiva.

Diagnóstico

O diagnóstico da DDC depende da sua forma de apresentação (Quad. 26.2):

QUADRO 26.2 ■ Diagnóstico clínico, laboratorial, por imagem e endoscópico das diversas formas de apresentação da DDC

Formas não complicadas	Diagnóstico laboratorial	Diagnóstico por imagem	Diagnóstico endoscópico
Diverticulose Diagnóstico: incidental	Sem alterações	Enema opaco e TC de abdome evidenciam divertículos.	Colonoscopia evidencia óstios diverticulares (Fig. 26.2).
Doença diverticular não complicada Diagnóstico: clínico + imagem ou colonoscopia	Sem alterações	Enema opaco e TC de abdome evidenciam divertículos. Pode haver certa tortuosidade de colo sigmoide.	Colonoscopia evidencia óstios diverticulares. Pode haver certa tortuosidade: "sigmoide em saca-rolha"

Formas complicadas	Diagnóstico laboratorial	Diagnóstico por imagem	Diagnóstico endoscópico
Diverticulite aguda Diagnóstico: clínico imagem	Leucocitose com desvio à esquerda Proteína C reativa elevada	TC evidencia mesocolite com espessamento de parede, pode haver coleções, ar fora de alça ou líquido livre.	A colonoscopia é contraindicada nessa fase da doença, mas é mandatória após 6-8 semanas do tratamento.
Sangramento Diagnóstico: clínico + colonoscopia	Queda hematimétrica	Não há indicação de exame de imagem.	Colonoscopia pode evidenciar divertículos com sinais de sangramento ou apenas resíduos de sangue no lúmen intestinal.
Perfuração Diagnóstico: clínico + imagem	Quadro laboratorial está relacionado ao tempo de história: normal no início e leucocitose por peritonite na evolução.	Radiografia de abdome com pneumoperitônio volumoso. TC de abdome confirma achado e pode mostrar líquido livre.	Colonoscopia está contraindicada.
Estenose Diagnóstico: clínico + imagem + colonoscopia se quadro não agudo	Alterações se relacionam à repercussão aguda ou crônica. AAO pode cursar com leucocitose por translocação bacteriana. Estenose crônica: exames normais.	Radiografia com distensão colônica a montante da obstrução (comumente sigmoide), sem ar no reto. TC de abdome confirma achados e visualiza divertículos.	Colonoscopia evidencia divertículos, estenose inflamatória que impede passagem do aparelho por deformidade local.
Fístula Diagnóstico: clínico + imagem + colonoscopia	Leucocitúria se fístula colovesical ou colovaginal.	TC evidencia fístula do colo cronicamente inflamado, podendo haver abscesso associado/ bloqueio de estruturas. Pode haver ar na bexiga.	Colonoscopia descarta tumor. Há dificuldade técnica por deformidade local. Azul de metileno intraluminal pode identificar fístula colovesical ou colovaginal.

TC, tomografia computadorizada; AAO, abdome agudo obstrutivo.

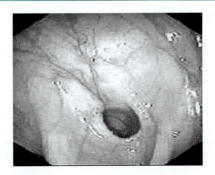

FIGURA 26.2 ■ Aspecto endoscópico do óstio diverticular. Notamos o vaso que é responsável pela fisiopatologia e sangramento da doença diverticular.

A diverticulite aguda pode ser diagnosticada apenas de forma clínica e laboratorial por ser um quadro de apresentação típica. A TC de abdome é indicada na dúvida diagnóstica (tumores colorretais incidem na mesma faixa etária e podem estar associados a complicações inflamatórias que se assemelham ao quadro); para identificar complicação/gravidade da doença em caso de não melhora com o tratamento clínico proposto após 48 horas; e na presença de sinais de alarme na apresentação inicial que sugiram forma complicada da doença (estado geral comprometido, plastrão).

A colonoscopia é mandatória após 6 a 8 semanas do quadro agudo para excluir tumores colorretais (até 2% dos casos de diverticulite são tumores de sigmoide complicados).

A diverticulite aguda também pode ser subdividida em forma não complicada e complicada. A forma não complicada se caracteriza por espessamento da parede acima de 4 mm, mas sem nenhum comprometimento de tecidos adjacentes, sem flegmão. Já na forma complicada, a inflamação ultrapassa a serosa. Para tal, há várias classificações clínicas e tomográficas, sendo duas delas de maior aplicabilidade prática conforme Quadro 26.3.

QUADRO 26.3 ■ Classificação da diverticulite aguda complicada

Estágio	Classificação de Hinchey (1978)	Hinchey modificada (1999)[a]
I	Abscesso pericólico	Ia - inflamação pericólica confinada (flegmão)
		Ib - abscesso pericólico confinado (dentro do mesocolo sigmoide)
II	Abscesso a distância	Abscesso a distância (fora do mesocolo)
III	Peritonite purulenta generalizada	Peritonite purulenta generalizada
IV	Peritonite fecal	Peritonite fecal

[a] Esta classificação foi modificada por Wasvary H., et al. (Am Surg. 1999;65:632).

Tratamento e prevenção

O tratamento da DDC é predominantemente clínico, mas, nos quadros complicados, a cirurgia tem seu importante papel. O tratamento é diferente para cada forma de apresentação da doença conforme mostra o Quadro 26.4.

QUADRO 26.4 – Tratamento geral, medicamentoso e invasivo nas diversas formas de apresentação da DDC

Formas não complicadas	Tratamento geral	Tratamento medicamentoso	Tratamento invasivo
Diverticulose	Dieta rica em fibras e água.	Não requer.	Não requer.
Doença diverticular não complicada	Dieta rica em fibras e água. Regularizar HI.	Antiespasmódicos Mesalazina	Não requer.

Formas complicadas	Tratamento geral	Tratamento medicamentoso	Tratamento invasivo
Diverticulite aguda 1. Não complicada 2. Complicada	1. Dieta pobre em resíduos e hidratação oral 2. Jejum, internação e hidratação EV	1. Antiespasmódicos, anti-inflamatórios e/ou ATB 2. Antibioticoterapia EV	Drenagem percutânea: abscesso ≥ 5 cm ou < 5 cm sem redução com ATB. Cirurgia de urgência indicada se houver peritonite ou ausência de melhora com tratamento clínico.
Sangramento	Jejum. Reposição volêmica com cristaloides e concentrado de hemácias se: - Hb < 7 g/dL - Hb < 9 g/dL com sangramento ativo ou comorbidades.	Drogas para controle pressórico. Preparo de colo anterógrado quando atingir estabilidade hemodinâmica.	Colonoscopia terapêutica: adrenalização, cauterização, clipe metálico, ligadura elástica, argônio Embolização microseletiva na falha da colonoscopia. Cirurgia: conduta de exceção (colectomia total com ileostomia terminal).
Perfuração	Jejum, internação e hidratação	ATB EV.	Cirurgia de urgência: avaliar grau de contaminação da cavidade. Contaminação difusa: cirurgia de Hartmann Contaminação contida: RSA com ou sem derivação.
Estenose	AAO: jejum, internação, hidratação EV. Suboclusão crônica: dieta pobre em resíduos.	Antiespasmódicos	Cirurgia de urgência no AAO: avaliar condições clínicas para indicar cirurgia de Hartmann X RSA com ou sem derivação. Cirurgia eletiva: RSA.
Fístula	Dieta pobre em resíduos	Analgesia, tratar infecção geniturinária se necessário.	Cirurgia: RSA com ressecção/sutura da estrutura adjacente fistulizada.

EV, endovenosa; ATB, antibióticos orais; RSA, retossigmoidectomia anterior; HI, hábito intestinal; AAO, abdome agudo obstrutivo.

O quadro inflamatório predomina e não há estudos que comprovem o benefício do ATB nessa fase da doença. O grupo ATB *versus* sem ATB mostrou mesma taxa de complicações, o que justifica um tratamento ambulatorial cauteloso sem ATB, mas com risco de evolução da doença independentemente do tratamento.

Após um surto de diverticulite aguda não complicada, não há indicação de cirurgia eletiva. Se os surtos forem recorrentes e os sintomas entre crises forem exuberantes, descartados diagnósticos diferenciais como síndrome do intestino irritável ou intolerância a lactose, a cirurgia eletiva (RSA) deve ser ponderada com base na qualidade de vida, na idade e nas comorbidades. Já na diverticulite aguda complicada, o uso de ATB é obrigatório: cefalosporina de 2ª ou 3ª geração associado ao metronidazol.

Os princípios básicos da cirurgia na DDC se baseiam na ressecção do segmento de colo comprometido e reconstrução do trânsito intestinal ao mesmo tempo (cirurgia eletiva) ou em tempo subsequente (urgência). Na diverticulite aguda, a margem de ressecção distal é o terço superior do reto e a margem proximal é o colo sem edema ou espessamento.

Diverticulite aguda Hinchey I e II, que não melhoraram com tratamento clínico e/ou punção, beneficiam-se de RSA com anastomose, de preferência laparoscópica, considerando derivação nos pacientes com piores condições clínicas. No Hinchey III, a cirurgia de Hartmann ainda é a mais realizada e resolutiva, mas há opção não consensual de lavagem laparoscópica sem retirar o foco infeccioso. O objetivo é transformar a cirurgia definitiva em eletiva. No Hinchey IV, a cirurgia de Hartmann é a mais abreviada.

No Hinchey I e II tratados clinicamente, a cirurgia eletiva é indicada em abscesso maior ou igual a 5 cm por apresentar risco de 40% de recidiva. Flegmão ou ar livre adjacente ao processo inflamatório não são indicações cirúrgicas.

O risco de ressangramento após primeiro episódio é de 25% e aumenta para 50% após o segundo episódio. Assim, caso o paciente inicie quadro recorrente de sangramento diverticular, pondera-se a colectomia total eletiva com ileorretoanastomose.

Para finalizar, a prevenção da DDC é o aumento da ingesta de fibras (20-35 g/dia) com a regularização do HI. Diferente do que se pensava no passado, a ingesta de fibras, exceto em vigência de quadros agudos, deve ser estimulada para previnir novos surtos.

Na diverticulite aguda não complicada, o uso de ATB (metronidazol associado com sulfametoazol e trimetoprima ou quinolona) deve ser seletivo: com base nas comorbidades, no estado clínico geral e no grau de compreensão sobre os cuidados domiciliares.

Há três opções cirúrgicas mais realizadas: RSA com sepultamento do reto e colostomia terminal (cirurgia de Hartmann), RSA com anastomose com ou sem derivação e drenagem da cavidade sem extração do foco infeccioso por videolaparoscopia. A opção dependerá da gravidade do doente e da doença.

A cirurgia de urgência em caso de sangramento por DDC é indicada na instabilidade hemodinâmica apesar de todas as medidas de reposição volêmica ou na ineficácia do tratamento conservador com colonoscopia terapêutica ou embolização micro seletiva.

Caso clínico

Mulher, 58 anos, com diabetes melito (DM) malcontrolado, tabagista e com insuficiência coronariana (ICo), inicia dor no quadrante inferior esquerdo (QIE) que irradia para dorso há 3 dias. Dor com piora progressiva, associada a náuseas, inapetência e disúria. Exame clínico com intensa dor à palpação profunda de QIE, sem descompressão brusca.

▬ Atividades

1) Assinale a alternativa que indica o diagnóstico diferencial que deve ser excluído no caso clínico.
   a) Colite isquêmica.
   b) Diverticulite aguda.
   c) Pielonefrite.
   d) Síndrome do intestino irritável.
   e) Doença inflamatória pélvica.

   Gabarito: d

2) Descreva os passos do diagnóstico e tratamento da paciente do caso clínico, considerando que a figura a seguir representa um dos exames que ela realizou.

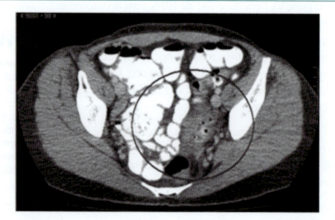

Gabarito: Internação, analgesia, jejum, hidratação. Paciente grave em relação a comorbidades com vários fatores de risco para doenças relacionadas à descompensação da doença de base: colite isquêmica secundária à má perfusão intestinal resultante de tabagismo, diabetes melito (DM) e insuficiência coronariana (ICo) e pielonefrite ascendente secundária à imunossupressão do DM descompensado. Necessita, portanto, de exames laboratoriais e tomografia computadorizada (TC) de abdome por dúvida diagnóstica. Visualizado na TC de abdome, espessamento de colo sigmoide, sem coleção e com ar justacolônico, caracterizando diverticulite aguda complicada Hinchey modificado Ia. Ao tratamento instituído, associam-se antibioticoterapia endovenosa (EV) e controle clínico rigoroso. Tal paciente tem indicação de colonoscopia após 6 a 8 semanas da melhora do quadro atual para descartar tumor colônico e não tem indicação de cirurgia eletiva caso esse tratamento seja eficaz.

Leituras sugeridas

Sethbhakdi S. Pathogenesis of colonic diverticulitis and diverticulosis. Postgrad Med. 1976;60:76-81.

Beck DE, Roberts PL, Saclarides TJ, Senagore AJ, Stamos MJ, Wexner SD (eds.). The ASCRS textbook of colon and rectal surgery. Philadelphia: Springer, 2011.

Chabok A, Pahlman L, Hjern F, Haapaniemi S, Smedh K. Randomized clinical trial of antibiotics in acute uncomplicated diverticulitis. Br J Surg. 2012;99(4):532-539.

Feingold D, Steele SR, Lee S. Practice parameters for the treatment of sigmoid diverticulitis. Dis Colon Rectum. 2014;57:284.

Gentile V, Ferrarese A, Marola S, Surace A, Borello A, Ferrara Y, et al. Perioperative and postoperative outcomes of perforated diverticulitis Hinchey II and III: open Hartmann's procedure vs. laparoscopic lavage and drainage in the elderly. Int J Surg. 2014;12 (Suppl) 2:S86-9.

Litíase vesicular

Fernando Torres Vasques

 Objetivos

- Descrever os fatores de risco e os critérios para o diagnóstico da litíase vesicular.
- Apresentar as opções de tratamento para os casos sintomáticos e assintomáticos da litíase vesicular.

Introdução

A vesícula biliar é uma estrutura piriforme, aderida ao fígado e com uma face livre, recoberta por peritôneo, e tem a função de armazenamento da bile, com uma capacidade de 30 a 50 mL. Ela tem três regiões: o fundo, o corpo e o infundíbulo, por onde sai a bile através do ducto cístico, o qual se une ao ducto hepático, originando, a partir daí, o ducto colédoco. Junto ao ducto cístico, que varia de milímetros a até 5 cm, existe um meso que envolve a artéria cística. No seu interior, apresenta dobras circulares, ou septos mucosos, denominadas válvulas de Heister. A região entre o ducto hepático comum, o ducto cístico e a face inferior do fígado forma o triângulo hepatocístico (Calot) e, nessa região, geralmente temos a artéria cística.

A irrigação vesicular é feita através da artéria cística, que é ramo da artéria hepática direita. A drenagem venosa em geral ocorre por veias curtas que se dirigem diretamente ao fígado; mas, em alguns casos, pode existir uma veia paralela à artéria cística. Já a drenagem linfática ocorre para o linfonodo cístico (junto ao cístico) e para o linfonodo omental, junto ao colédoco; daí drenam para os linfonodos hepáticos e celíacos.

A inervação vesicular recebe fibras simpáticas e parassimpáticas. O parassimpático tem fibras motoras para a parede e secretoras para o epitélio ductal.

A mucosa vesicular apresenta alta capacidade de absorção e mesmo tendo a vesícula uma capacidade pequena (30-50 mL), em virtude dessa capacidade, circulam por ela cerca de 500 mL de bile por dia.

A bile é sintetizada nos hepatócitos, secretada para diminutos canalículos biliares que vão se confluindo até o ducto comum. São produzidos de 600 a 1.200 mL por dia e têm, graças aos ácidos graxos e sais biliares, papel importante na digestão e absorção das gorduras. A bile tem também importante função excretória, eliminando, assim, os produtos finais do metabolismo como a bilirrubina e o colesterol.

A bile é formada por componentes orgânicos e inorgânicos, como água, ácidos biliares, pigmentos biliares, sais biliares, eletrólitos, colesterol, fosfolipídeos, lecitina e pequenas quantidades de proteína. A bile excretada pelo fígado sofre mudanças na vesicula biliar, pois água e eletrólitos são reabsorvidos, deixando-a com altas concentrações de sais biliares, colesterol e lecitina.

Aproximadamente 1 a 2 g de colesterol são eliminados na bile por dia. O colesterol, por ser insolúvel, combina-se com os sais biliares e a lecitina, formando micelas. Quando a bile fica saturada de colesterol, este pode precipitar-se e formar os cálculos biliares que são divididas em três tipos: de colesterol, de bilirrubinato de cálcio e os cálculos marrons. O cálculo de colesterol representa a maioria dos cálculos, tendo também o cálcio como um de seus componentes. O cálculo de bilirrubinato de cálcio, também chamado de cálculo preto, é o segundo mais comum, sendo encontrado geralmente em pessoas com destruição das hemácias. O cálculo de cor marrom ocorre em cerca de 5% das vezes e, ao contrário dos outros, não é formado na vesícula biliar.

Quadro clínico

A dor biliar é a principal queixa na maioria dos pacientes sintomáticos com cálculos biliares. Embora os pacientes com litíase biliar sintomática em geral sejam considerados portadores de colecistite crônica, esta não é uma designação completamente precisa porque a formação de cálculos biliares precede a inflamação.

A dor biliar é visceral, localiza-se no epigástrio ou hipocôndrio direito, com frequência irradia-se para o ombro direito e a escápula e resulta da obstrução transitória do canal cístico pelos cálculos, seguida de espasmo. Ela pode ser precipitada por uma refeição, porém, mais comumente, não há evento estimulante e a dor pode começar até mesmo à noite. Essa dor é constante, e não intermitente, assim o termo "cólica" é inadequado. Uma crise típica consiste em dor que aumenta durante 15 minutos a 1 hora, que permanece em um platô durante 1 hora ou mais e, depois, diminui lentamente. Em um terço dos pacientes, a dor tem início súbito e, menos frequentemente, o alívio também é súbito. A dor que dura mais de 5 a 6 horas deve sugerir colecistite aguda.

O intervalo entre as crises pode ser de semanas, meses ou anos, e a imprevisibilidade de sua duração é uma característica da doença. Além disso, sua atividade tende a se manter com as mesmas características durante longos períodos. O exame físico geralmente é normal, mas alguns pacientes apresentam dor no epigástrio e no hipocôndrio direito durante uma crise de dor biliar.

A distensão crônica da vesícula biliar pode ser causada pela obstrução crônica do canal cístico, que, nessa condição, contém um líquido mucoide claro não infectado (vesícula hidrópica). Os pacientes com vesícula hidrópica podem ou não apresentar sintomas.

Os fatores de risco para desenvolver a litíase biliar estão sistematizados no Quadro 27.1, a seguir.

QUADRO 27.1 ■ Fatores de risco para o desenvolvimento da litíase biliar

- Mulheres em idade fértil
- Idade acima de 40 anos
- Sobrepeso ou obesidade
- Estar grávida
- Dieta rica em gordura
- Dieta rica em colesterol ruim
- Dieta pobre em fibras
- História familiar de cálculos biliares
- DM
- Perder peso muito rapidamente
- Medicamentos com estrógeno

DM, diabetes melito.

O doente com maior risco de desenvolver a litíase biliar entra no perfil dos 5F, do inglês: *fat, fertile, females, forty e family*, porém mesmo estando fora desse perfil, pode desenvolver os cálculos.

A dieta rica em gorduras, a absorção exagerada de água, os sais biliares e a lecitina na bile predispõem à formação dos cálculos. A hemólise exarcebada, entre outros fatores, também favorecem a formação do cálculo marrom.

Diagnóstico

A ultrassonografia (US) de abdome (Fig. 27.1) ainda é o método mais utilizado para o diagnóstico da litíase vesicular, pois é um exame não invasivo, não utiliza irradiação, tem baixo custo em relação aos outros métodos, apresenta alta sensibilidade e é favorecida pelo fácil deslocamento dos aparelhos portáteis. Outros métodos como a tomografia computadorizada (TC) de abdome (Fig. 27.2), a ressonância nuclear magnética (RNM) de abdome e a ecoendoscopia também podem ser utilizados.

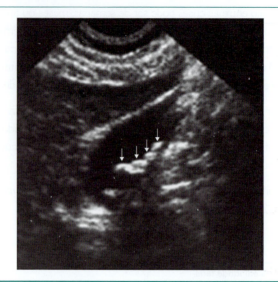

FIGURA 27.1 ■ Imagem ultrassonográfica de litíase vesicular múltipla.

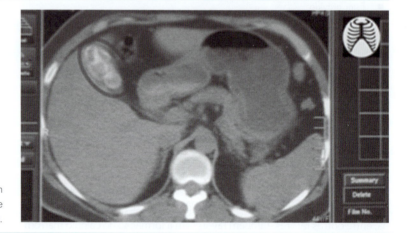

FIGURA 27.2 ■ Imagem tomográfica de litíase vesicular múltipla.

A litíase biliar pode ter como complicações a colecistite aguda, o empiema da vesícula, gangrena e perfuração, hidropsia vesicular, fístulas com o estômago, duodeno, colo e intestino delgado, a fístula colecisto-coledociana (Mirizzi), o íleo biliar, o câncer vesicular e a coledocolítiase.

A migração do cálculo para a via biliar pode causar pancreatite aguda, colangite, hepatite e cirrose, câncer da via biliar, estenose da papila duodenal, entre outros menos frequentes.

Aproximadamente 15% dos cálculos biliares contêm cálcio suficiente para serem observados em radiografias simples do abdome, mas, sem estudos adicionais, não é possível termos certeza de que estejam realmente dentro da vesícula biliar. O principal método para visualização dos cálculos biliares é a US, cujas especificidade e sensibilidade são muito altas, superando 95%.

 ## Tratamento e prevenção

A colecistectomia não é indicada como operação profilática para pacientes assintomáticos. Contudo, em função da prevalência elevada da colelitíase em algumas regiões e de sua história natural relativamente silenciosa, a indicação da colecistectomia, nessa situação, é feita de forma seletiva.

A colecistectomia é o único tratamento definitivo para a colelitíase e é indicada para a maioria dos pacientes sintomáticos.

Em casos selecionados, você pode tentar a terapia de dissolução dos cálculos. Rewbridge descreveu o uso de sais biliares em 1937, Danzinger descreveu a utilização do ácido quenodesoxicólico e, em 1975, Makino et al. utilizaram o ácido ursodesoxicólico.

O Quadro 27.2 sistematiza as recomendações quanto à indicação cirúrgica.

QUADRO 27.2 ■ Recomendações e condições na indicação cirúrgica na litíase vesicular

Recomendação	Condições
Forte	■ Suspeita ou risco de malignidade, litíase associada a pólipo ≥ 1 cm, vesícula escleroatrófica, cálculo ≥ 3 cm de diâmetro
	■ Colelitíase assintomática em pacientes com coledocolitíase ou que será submetido ao tratamento cirúrgico em razão de outra afecção
	■ Doença hemolítica crônica; candidatos a transplante de órgãos
Relativa	■ Risco aumentado de evolução para colelitíase sintomática: expectativa de vida maior que 20 anos, pacientes portadores de cálculos > 1,5 cm (risco de colecistite aguda) e cálculos pequenos, menores que 0,3 cm, e numerosos em função dos riscos de coledocolitíase e pancreatite biliar
	■ Vesícula não funcionante
	■ Pacientes com sintomas dispépticos vagos
Questionável	■ Pacientes que serão submetidos à cirurgia na cavidade abdominal
	■ Pacientes que têm dificuldade para o acesso aos serviços de saúde

Até 1986, o tratamento preconizado era a colecistectomia por via laparotômica (mediana ou subcostal), porém, após esse período, iniciou-se a utilização do procedimento laparoscópico com os quatro portais. Mouret, em Lyon, na França (1987), foi o primeira a realizar o procedimento por videolaparoscopia com sucesso.

A cirurgia laparoscópica tem, nos seus princípios técnicos, a triangulação, a tração e a contratração, permitindo, com o auxílio de óticas de 30 graus, visão lateralizada e uma ergonimia adequada. Na técnica de incisão única, o maior problema se dá no alinhamento da ótica e das pinças.

Na tentativa de minimizar o trauma cirúrgico e até mesmo por razões estéticas, iniciou-se o acesso por via transgástrica e pelo fundo de saco, porém, essas vias de acesso requerem pinças e trocateres especiais, além de treinamento. A via transgástrica viola um órgão saudável, sendo também uma das críticas ao método.

A utilização de portal único (Fig. 27.3) de 2 a 2,5 cm foi iniciado por Navarra, em 1997, porém foi um método criticado por dificultar o manuseio delicado das estruturas do hilo hepático e aumentar o índice de lesões biliares. Para esse procedimento, são necessárias pinças articuladas ou anguladas.

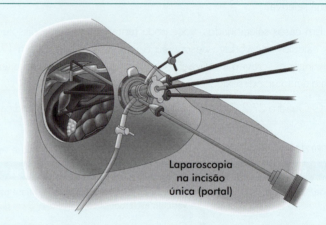

FIGURA 27.3 ■ Desenho ilustrativio do portal único.

Entre as opções terapêuticas e diferentes vias de acesso, a videolaparoscopia ainda é a técnica de escolha para a colecistectomia nos pacientes sintomáticos. É o método consagrado, com baixa taxa de complicações e cuja tecnologia está disponível na maioria dos hospitais, diferentemente da cirurgia robótica.

Macedo et al., 2015, com o aparecimento da cirurgia robótica, demonstraram o manuseio e a factibilidade do procedimento, pois o robô apresenta movimentos mais ergonômicos e delicados, quando comparados à cirurgia não robótica. A crítica ao método se deve ao alto custo desses aparelhos que, então, estão ausentes na maioria dos hospitais.

Uma complicação frequente da litíase biliar é a coledocolitíase. Seu tratamento inicial era a exploração da via biliar por coledocotomia e drenagem a Kehr (Fig. 27.4). Com o surgimento da colangiopancreatografia retrógrada endoscópica (CPRE), o manuseio dessa complicação tornou-se menos invasivo (Fig. 27.5).

A litíase da vesícula biliar é uma doença frequente no mundo todo e, com as novas técnicas de tratamento minimamente invasivas, sua resolução ocorre de maneira rápida e com baixíssima complicação. Dessa maneira, você deve pesar bem a indicação cirúrgica e comparar os riscos cirúrgicos com aqueles relacionados às complicações de não se fazer a cirurgia.

Litíase vesicular 259

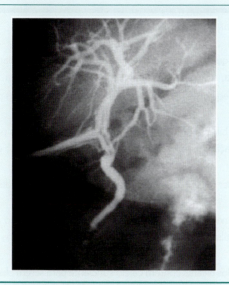

FIGURA 27.4 ■ Drenagem a Kehr.

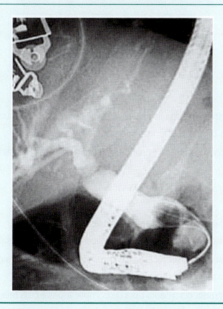

FIGURA 27.5 ■ Colangiopancreatografia retrógrada endoscópica.

Atividades

1) Leia as seguintes afirmações sobre o quadro clínico e o diagnóstico da litíase vesicular e marque V para verdadeiro ou F para falso. Em seguida, assinale a alternativa com a sequência correta.

( ) A dor biliar, apesar de intensa e frequente, não é a principal queixa na maioria dos pacientes sintomáticos com cálculos biliares.

( ) Embora os pacientes com litíase biliar sintomática em geral sejam considerados portadores de colecistite crônica, esta não é uma designação completamente precisa porque a formação de cálculos biliares precede a inflamação.

( ) O intervalo entre as crises pode ser de semanas, meses ou anos, e a imprevisibilidade de sua duração é uma característica da doença.

( ) A ultrassonografia (US) de abdome é o método mais utilizado para o diagnóstico da litíase vesicular, pois é um exame não invasivo, não utiliza irradiação, tem baixo custo em relação aos outros métodos e apresenta alta sensibilidade.

( ) Aproximadamente 15% dos cálculos biliares contêm cálcio suficiente para serem observados em radiografias simples do abdome e confirmam que estão realmente dentro da vesícula biliar.

a) V, V, V, F, F.
b) V, F, V, F, V.
c) F, V, V, V, F.
d) F, V, V, F, F.

Gabarito: c

2) Leia as seguintes afirmações sobre o tratamento da litíase vesicular e marque V para verdadeiro ou F para falso. Em seguida, assinale a alternativa com a sequência correta.

( ) A colecistectomia não é indicada como operação profilática para pacientes assintomáticos, mas pode ser indicada de forma seletiva.

( ) Uma das críticas ao uso da via transgástrica é que ela viola um órgão saudável, sendo também uma das críticas ao método.

( ) A utilização de portal único é criticada por dificultar o manuseio delicado das estruturas do hilo hepático, mas o método é amplamente utilizado em razão do baixo índice de lesões biliares.

( ) A colangiopancreatografia retrógrada endoscópica (CPRE) possibilitou o tratamento menos invasivo da coledocolitíase, uma complicação frequente da litíase biliar.

( ) A videolaparoscopia, método consagrado, com baixa taxa de complicações e cuja tecnologia está disponível na maioria dos hospitais privados, é a técnica de escolha para a colecistectomia nos pacientes sintomáticos.

a) V, V, F, V, V.
b) V, F, V, F, V.
c) F, F, V, V, V.
d) V, F, F, F, V.

Gabarito: a

Leituras sugeridas

Abaid RA, Cecconello I, Zilberstein, B. Colecistectomia videolaparoscópica simplificada com duas incisões. ABCD Arq Bras Cir Dig. 2014;27(2):154-156.

Coelho J. Aparelho digestivo. Vols. 1 e 2. 4. ed. São Paulo: Atheneu, 2012.

Pinto MAL, Andrade RFCG, Silva LGO, Lacerda Pinto MA, Muharre RJ, Leal RA. Colecistectomia videolaparoscópica através de acesso único: técnica sem necessidade de materiais especiais e melhor ergonomia. Rev Col Bas Cir. 2015;42(5):337-340.

Schraibman V, Epstein MG, Maccapani GN, Macedo ALV. Single-port robotic cholecystectomy. Initial and pioneer experience in Brazil. Einstein. 2015;13(4).

Saad Jr R, Salles RARV, Carvalho WR, Maia AM, Castro Filho, HF. Tratado de cirurgia do Colégio Brasileiro de Cirurgiões. 2. ed. São Paulo: Atheneu, 2015.

Pancreatite aguda

Aline Celeghini Rosa Vicente e Tercio de Campos

Objetivos
- Descrever a pancreatite aguda (PA) e os respectivos critérios diagnósticos.
- Apresentar as possibilidades de tratamento da PA.

Introdução

A PA é uma doença comum nos serviços de emergência e, no Brasil, a incidência varia de 15 a 20 casos a cada 100 mil habitantes por ano. Na Santa Casa, temos dois casos por semana, sendo dois casos graves por mês.

O tratamento da PA permanece controverso em vários tópicos, principalmente em virtude da dificuldade em realizar estudos prospectivos, dado o pequeno número de casos graves em cada centro. Desse modo, alguns pontos são caracterizados por discussões frequentes, tais como o diagnóstico de PA, como se determina a gravidade da doença, como se determina sua etiologia e como tratá-la.

A PA de origem biliar é a mais comum em nosso meio, representando 60% dos casos no pronto-socorro da Santa Casa de São Paulo, seguida da etiologia alcoólica, com cerca de um terço dos casos.

Quadro clínico e diagnóstico

O diagnóstico de PA é feito, no início, pelo quadro clínico típico, caracterizado principalmente por dor abdominal em faixa, além de vômitos, mas febre e icterícia também podem estar presentes. A distensão abdominal e a presença de sinais de irritação peritoneal caracterizam o doente como potencial portador de complicação pancreática.

Laboratorialmente, a elevação da amilase ou da lipase sérica pelo menos três vezes acima do normal determina o diagnóstico de PA, frente a um quadro clínico compatível. A lipase tem grande importância para os pacientes de etiologia alcoólica, em que a amilase pode não fazer o diagnóstico.

Há consenso hoje que dois critérios em três possíveis confirmam o diagnóstico de PA. São eles: quadro clínico característico; elevação de amilase e/ou lipase maior que três vezes o valor normal; tomografia computadorizada (TC) com contraste comprovando alterações pancreáticas.

A ultrassonografia (US) é a melhor maneira de estabelecer a causa da PA e todos os doentes necessitam de uma US assim que têm o diagnóstico confirmado, para avaliação da vesícula e vias biliares. Caso a US seja normal e não exista outra causa para a PA, uma segunda US deve ser feita para excluir a presença de cálculos na vesícula antes de o doente ir para casa. No doente que tem duas US normais durante a internação e não tem uma outra etiologia provável (medicamentosa, dislipidemia, entre outras), a pesquisa da etiologia deve ser feita ambulatorialmente pela ecoendoscopia, o exame mais sensível para a avaliação de microcálculos da vesícula.

Gravidade da doença

Existem classicamente duas fases de mortalidade na PA. Na primeira, que abrange os primeiros 10 dias da doença, o doente morre em virtude da síndrome da resposta inflamatória sistêmica (SIRS) e da falência orgânica; já na segunda fase da doença, a partir do final da 2ª semana, as complicações infecciosas provenientes principalmente da necrose pancreática e/ou peripancreática são responsáveis pela morte desses doentes.

Por isso, dois fatores são fundamentais para a determinação do prognóstico do doente com PA: SIRS e falência orgânica (primeira fase da doença) e necrose e infecção (segunda fase da doença). Se um paciente não tiver nenhuma dessas complicações, será um doente com PA leve e, se ele tiver uma ou ambas, será um doente grave.

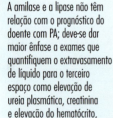

A amilase e a lipase não têm relação com o prognóstico do doente com PA; deve-se dar maior ênfase a exames que quantifiquem o extravasamento de líquido para o terceiro espaço como elevação de ureia plasmática, creatinina e elevação do hematócrito, sobretudo se este não se eleva após ressuscitação volêmica.

Os dois métodos mais difundidos na avaliação da gravidade precoce e da falência orgânica na PA são os critérios de Ranson e o APACHE II. As principais críticas relacionadas aos critérios de Ranson se devem à necessidade de esperar 48 horas para sabermos se um doente é grave. Além disso, eles não permitem a reavaliação diária do escore. Esses critérios têm sido utilizados ainda hoje em muitos serviços, especialmente para estratificar um doente como grave em protocolos de pesquisa.

O APACHE II, apesar de muito difundido em unidade de terapia intensiva (UTI) e permitir o cálculo diário de seu escore quando necessário, também apresenta problemas, como a complexidade de seu cálculo e o fator idade pelo qual um doente com mais de 75 ganha seis pontos (com oito, ele é considerado grave). Além disso, o APACHE II superestima a gravidade da PA, considerando alguns doentes como graves, mas que, na realidade, não apresentam falência orgânica. Por isso, outros critérios têm sido sugeridos na avaliação do doente com PA grave, a exemplo do SOFA e do Marshall. A simplicidade do cálculo do SOFA (Tab. 28.1) e, especialmente do Marshall, está promovendo sua difusão. Já para o cálculo do Marshall, por exemplo, utilizam-se apenas três critérios: pressão arterial, ventilação e função renal (Tab. 28.2).

TABELA 28.1 ■ SOFA escore

	Escore				
	0	**1**	**2**	**3**	**4**
Respiração PaO_2/FiO_2 (Torr)	>400	301-400	201-300	101-200 com suporte respiratório	≤ 100 com suporte respiratório
Coagulação Plaquetas $(x10^3/mm^3)$	>150	101-150	51-100	21-50	≤ 20
Fígado Bilirrubinas (mg/dL)	< 1,2	1,2-1,9	2-5,9	6-11,9	≥ 12
Cardiovascular Hipotensão	Não	PAM < 70 mmHg	Dopamina ≤ 5 ou dobutamina (qualquer dose)	Dopamina > 5 e ≤ 15 ou adrenalina ≤ 0,1 ou noradrenalina ≤ 0,1	Dopamina > 15 ou adrenalina > 0,1 ou noradrenalina > 0,1
SNC Glasgow Coma Escore	15	13-14	10-12	6-9	3-5
Renal Creatinina (mg/dL) ou débito urinário	< 1,2	1,2-1,9	2-3,4	3,5-4,9 ou 200-500 mL/dia	≥ 5 ou < 200 mL/dia

SNC, sistema nervoso central; PAM, pressão arterial média.

TABELA 28.2 ■ Escore de Marshall

Sistema orgânico	Escore				
	0	1	2	3	4
Respiratório (PaO_2/FIO_2)	> 400	301-400	201-300	101-200	≤ 101
Renal					
(creatinina sérica, mcmol/L)	≤ 134	134-169	170-310	311-439	> 439
(creatinina sérica, mg/dL)	< 1,5	1,5-1,9	1,9-3,5	3,5-5	> 5
Cardiovascular (pressão sistólica, mmHg)	> 90	< 90 Responsiva a fluidos	< 90 Não responsiva a fluidos	< 90, pH < 7,3	< 90, pH < 7,2

Atualmente, o conceito de falência orgânica transitória na PA tem ganhado espaço e, assim, os sistemas que podem ser utilizados para avaliação diária têm se estabelecido. Alguns autores têm recomendado que a falência orgânica que melhora após 48 horas pode ser classificada como falência orgânica transitória com melhora do prognóstico e redução da necessidade de tratamento intensivo.

Dessa forma, foram sugeridas duas novas maneiras de estratificação dos doentes com PA de acordo com as complicações locais e a falência sistêmica apresentada, mantendo os fatores de determinação dos pacientes leves e subdividindo os pacientes graves: a revisão da Classificação de Atlanta (Quad. 28.1), mais difundida atualmente; e os Determinantes de Gravidade (Quad. 28.2), que agrupa de forma mais homogênea as diferentes taxas de morbimortalidade dos doentes.

QUADRO 28.1 ■ Categorias de gravidade segundo a revisão da Classificação de Atlanta

Gravidade da PA	Falência orgânica e complicações locais ou sistêmicas
PA leve	■ Sem falência orgânica
	■ Sem complicações locais ou sistêmicas
PA moderadamente grave	■ Falência orgânica transitória e/ou
	■ Complicações locais ou sistêmicas sem persistência de falência orgânica
PA grave	■ Falência orgânica persistente (única ou múltipla)

PA, pancreatite aguda.

A Classificação de Atlanta classifica os doentes em PA leve, moderadamente grave e grave, sendo que o paciente moderadamente grave apresenta falência orgânica transitória e/ou complicações locais ou sistêmicas ou exacerbação de comorbidades preexistentes, e o paciente grave apresenta falência orgânica persistente.

QUADRO 28.2 ■ Categorias de gravidade segundo os Determinantes de Gravidade

Determinantes de gravidade	Classificação de gravidade na PA			
	Leve	Moderada	Grave	Crítica
Necrose pancreática ou peripancreática	Não	Estéril	Infectada	Infectada
	e	e/ou	ou	e
Falência orgânica	Não	Transitória	Persistente	Persistente

PA, pancreatite aguda.

Os determinantes de gravidade classificam os doentes em leve, moderada, grave e crítica, sendo o paciente moderado aquele que apresenta necrose pancreática estéril e/ou falência orgânica transitória; grave, o paciente com necrose peripancreática infectada ou falência orgânica persistente; e o paciente com pancreatite crítica, aquele cuja necrose é infectada e há falência orgânica persistente.

Para detectar a necrose pancreática de forma objetiva, utiliza-se dosagens bioquímicas. A proteína C reativa (PCR) com valores superiores a 15 mg/dL (ou 150 mg/L), quando dosada 48 horas após o início do surto, apresenta acurácia maior que 85% para necrose pancreática.

A TC é o melhor método para a avaliação do pâncreas, a identificação de complicações locais, especialmente a necrose, e a determinação do prognóstico, detectando não apenas alterações pancreáticas, mas também extrapancreáticas.

A classificação tomográfica mais completa é o índice tomográfico de gravidade, também conhecido com índice de Balthazar-Ranson, que além de considerar a classificação de Balthazar (A: pâncreas normal; B: edema no pâncreas; C: perda dos contornos pancreáticos; D: presença de uma coleção; E: presença de duas ou mais coleções ou gás), classifica a necrose em ausência de necrose, necrose até 30%, necrose de 30 a 50% e necrose acima de 50%, e em que a presença de necrose tem um maior peso que a presença de coleções, obtendo-se correlação entre o índice tomográfico e a morbimortalidade do doente (Tab. 28.3).

A presença de necrose pancreática é fundamental na determinação de gravidade, evolução, infecção e complicações da PA.

TABELA 28.3 ■ Índice tomográfico de gravidade (Balthazar-Ranson)

Balthazar	Escore	Necrose	Escore
A	0	Sem necrose	0
B	1	Necrose < 30%	2
C	2	Necrose 30-50%	4
D	3	Necrose > 50%	6
E	4		

O índice tomográfico de gravidade é calculado pela somatória do escore de Balthazar com o escore de necrose, totalizando de 0 a 10.

A TC não é indicada de forma sistemática em todos os doentes com PA, já que o uso de contraste endovenoso não é isento de complicações, pois, além de reações alérgicas e nefrotoxicidade, pode induzir alterações significativas na microcirculação pancreática. A radiação excessiva também é um problema citado atualmente na literatura. A TC precoce, ou seja, antes de 3 ou 4 dias do início do surto não é recomendada (exceto quando necessário confirmar o diagnóstico) porque não mostra a necrose, já que o desenvolvimento desta é um processo contínuo nesse período.

Por isso, a TC deve ser empregada a partir de 72 horas após o início dos sintomas, e nos doentes classificados como portadores da forma grave da PA, ou seja, aqueles com Ranson ≥ 3 ou APACHE II ≥ 8, ou com SOFA ≥ 3 e/ou Marshall ≥ 2 por mais de 48 horas, e ainda naqueles doentes com sinais de complicações locais, como distensão abdominal, sinais de irritação peritoneal e US sugerindo líquido ou coleção peripancreática. A elevação da PCR para valores acima de 15 mg/dL sugerindo necrose deve também ser seguida de uma avaliação tomográfica. Os doentes que mantêm quadro doloroso por tempo prolongado (maior que 4 dias) e aqueles que não conseguem ser alimentados por causa de dor, distensão ou vômitos também devem ser submetidos à TC (Quad. 28.3).

QUADRO 28.3 ■ Indicações para TC de abdome na PA

Avaliação de gravidade local pela TC (após 72 h)
Peritonite/distensão abdominal
APACHE II ≥ 8 / SIRS / Marshall ≥ 2 / SOFA ≥ 3
US com líquido peripancreático ou alteração pancreática
PCR > 150 mg/L
Ausência de melhora ou piora da dor
Não consegue se alimentar
Dúvida diagnóstica (situação em que pode ser feita antes de 72 h)

Conduta no pronto-socorro da Santa Casa de São Paulo.

TC, tomografia computadorizada; SIRS, síndrome da resposta inflamatória sistêmica; US, ultrassonografia; PCR, proteína C reativa.

Tratamento e prevenção

Não há tratamento específico para a PA. Nos casos de PA leve, o tratamento consiste em jejum, hidratação e analgesia (inicialmente com antiespasmódicos) por aproximadamente 48 horas. Alguns estudos indicam a necessidade de hidratação precoce e vigorosa com cerca de 200 a 500 mL/hora ou 5 a 10 mL/kg de peso nas primeiras 24 horas, com possíveis benefícios com a utilização de Ringer lactato, entretanto, mais estudos são necessários para definição dessa conduta. Nos doentes com PA de origem biliar, a colecistectomia deve ser feita na mesma internação, pois a recidiva do surto chega a 50% em 6 meses. Nos doentes com PA grave, alguns aspectos devem ser discutidos: antibióticos, nutrição, colangiopancreatografia retrógrada endoscópica (CPRE) e cirurgia.

Antibióticos

As complicações infecciosas são responsáveis por 50 a 80% das mortes nos doentes com PA. Entre 40 e 75% dos doentes com necrose pancreática desenvolvem infecção, 24% após 1 semana e 72% após 3 semanas, com mortalidade, nesses casos, de até 50%.

Os mecanismos de infecção na PA são: translocação bacteriana, que é o principal; via linfática; via hematogênica; via biliar; pela ascite; ou pelo duodeno.

Se o maior risco na PA é o desenvolvimento de infecção da necrose pancreática, é razoável imaginar que o uso de antibióticos poderia ajudar na redução da morbimortalidade desses doentes. Porém, não há consenso sobre seu uso.

Os estudos realizados na década de 1990 por Pederzoli, Delcenserie e Schwarz mostraram redução da infecção pancreática, mas sem redução da mortalidade, enquanto apenas o estudo de Sainio mostrou redução significativa da mortalidade. Vários consensos sobre o tratamento da PA são relatados na literatura e a maioria deles até 2005 recomenda o uso precoce de antibióticos nos casos de necrose pancreática; ao passo que a partir daí a maioria dos estudos não o recomenda por falta de comprovação científica. A prática clínica mostra que um grupo de doentes se beneficia de antibióticos, mas que os estudos falham nessa comprovação.

Os problemas relacionados ao emprego precoce de antibióticos na PA são resistência bacteriana e infecção fúngica; entretanto, não há evidências de que estejam relacionados ao aumento da mortalidade dos doentes.

Para escolher um antibiótico, é importante que ele atinja as bactérias mais frequentes na PA (*Escherichia coli*, *Klebsiella pneumoniae*, *Enterococcus*) e que alcance o tecido pancreático (quinolonas, metronidazol e carbapenêmicos). Além disso, as características do hospital e o custo são importantes para definir os antibióticos que serão utilizados. O período inicial em que usa-se antibióticos precoce é de 10 a 14 dias.

Apesar de não haver consenso no momento, nossa preferência é pela utilização de antibióticos nos doentes com necrose maior que 30%, com início logo após ela ser confirmada. Os dois principais esquemas são o imipenem, ou a associação do ciprofloxacino com o metronidazol (este último escolhido pelo nosso serviço), por um período de 10 a 14 dias, devendo este ser suspenso, trocado ou mantido dependendo da evolução clínica e das culturas.

Nutrição

Outro aspecto que você pode considerar no tratamento é a nutrição enteral precoce, que tem sido defendida pela maioria dos autores como suporte nutricional de escolha na PA em vez da parenteral. Os estudos comparativos entre nutrição enteral e parenteral mostram benefícios nítidos nos doentes que receberam nutrição enteral, tais como menores complicações sépticas, menor falência orgânica e menor tempo de internação.

Uma ação importante da nutrição enteral na PA é a redução da translocação bacteriana, o principal mecanismo de infecção na PA

A dieta via oral (VO) é a preferencial na maioria dos doentes, porém, caso o paciente não possa ser realimentado até 48 horas de internação, uma sonda nasoenteral é introduzida por endoscopia e posicionada no jejuno e a dieta semielementar é iniciada a 20 mL/hora, com progressão diária de 10 mL/hora/dia, com base na tolerância. Os principais problemas são a perda do posicionamento da sonda e a intolerância à alimentação com desconforto e distensão abdominal. A maioria dos doentes desenvolve algum tipo de distensão abdominal, mas tolerável.

Colangiopancreatografia retrógrada endoscópica

Outro recurso terapêutico, a CPRE com papilotomia na vigência do surto de PA, é utilizado apenas em duas situações pouco frequentes: na colangite associada à pancreatite (conforme definição do consenso de Tokyo); e quando houver um cálculo impactado na papila, caracterizado por elevação progressiva dos níveis de bilirrubinas. Nos doentes com PA grave e que estejam anictéricos, não há vantagens em realizar a CPRE precoce, com aumento da morbimortalidade desses doentes.

Nos pacientes com risco cirúrgico elevado para a colecistectomia, a realização de papilotomia endoscópica é um procedimento alternativo à cirurgia que pode evitar a recidiva do surto. Nos doentes com PA grave de origem biliar, a colecistectomia deve ser postergada até a sua recuperação.

Cirurgia

Tão ou mais importante do que operar é determinar o momento em que devemos operar. A cirurgia precoce, ou seja, nos primeiros 14 dias do surto, deve ser evitada, a não ser que o diagnóstico de infecção seja feito nessa época e o doente apresente falência orgânica.

A hemorragia intracavitária é rara e depende da erosão de vasos peripancreáticos por ação enzimática. A artéria esplênica é a mais comumente envolvida e, nessa situação, antes da intervenção operatória, se possível, indicamos o estudo angiográfico para identificação do local do sangramento e eventual embolização.

A abordagem cirúrgica é uma das maiores dificuldades na condução de um doente com PA e sua decisão é apoiada principalmente na presença de infecção. Desse modo, é importante fazer o diagnóstico de infecção, que pode ser clínico (doente de risco: necrose extensa, a partir da segunda semana, que apresenta uma nova falência orgânica, ou o agravamento de uma falência orgânica já diagnosticada), laboratorial (procalcitonina e PCR), radiológico (presença de gás na TC) e por punção com agulha fina guiada por US ou TC (padrão-ouro).

Na fase inicial do surto, o cirurgião encontra tecido necrótico com área ainda não delimitada e a intervenção se resume em apenas identificar e caracterizar a afecção, sem possibilidade de remoção adequada de tecido desvitalizado, além de apresentar aumento do risco de sangramento, com mortalidade mais elevada.

Atualmente, existe a tendência de postergar ainda mais o tratamento cirúrgico da PA. A espera para operar depois de 2 semanas, hoje é de 4 semanas, desde que o doente apresente condições para tal. O tempo médio de intervenção em alguns centros de referência no mundo varia de 26 a 33 dias após o início do surto. O tratamento clínico da necrose infectada é possível em determinadas situações. A cirurgia postergada tem vantagens nítidas, como reduzir o número de procedimentos cirúrgicos, pois o processo estará mais delimitado, e evitar o trauma cirúrgico em uma fase precoce em que o doente já se encontra em uma fase inflamatória crítica e o trauma cirúrgico pode ser decisivo para uma evolução desfavorável.

Além disso, a cirurgia postergada possibilita o emprego de técnicas minimamente invasivas, tais como, a necrosectomia por videolaparoscopia, por endoscopia ou a necrosectomia percutânea retroperitoneal, além das punções percutâneas. Esses procedimentos estão atualmente em desenvolvimento e em fase de validação em centros de referência. Existe a tendência atual do *step-up approach*, ou seja, primeiro puncionamos (transparietal ou por endoscopia) e, se necessário, puncionamos novamente, e, por fim, se necessário, fazemos uma necrosectomia através de uma pequena incisão no flanco com o auxílio de uma ótica laparoscópica e de pinças convencionais. É possível afirmar que o tratamento cirúrgico da PA, quando indicado, deve ser realizado preferencialmente por punção. Caso não seja possível, ou não haja sucesso, o tratamento deverá ser feito de modo tradicional.

Na PA biliar, faz-se a colecistectomia pelo risco de recidiva, cujo momento certo para a realização depende da gravidade do caso. Nos casos leves, ela é realizada na mesma internação, após resolução do quadro. Nos graves, posterga-se até completa recuperação do doente, ainda que realizada de forma eletiva em outra internação.

As coleções peripancreáticas fluídas não requerem terapia, exceto se infectadas. Já os pseudocistos sintomáticos são inicialmente tratados com técnicas endoscópicas, a depender da experiência local.

▬ Atividades

1) Leia as afirmações sobre o quadro clínico e o diagnóstico da pancreatite aguda (PA) e marque V (verdadeiro) ou F (falso). Em seguida, assinale a alternativa com a sequência correta.
   ( ) O diagnóstico de PA é feito inicialmente pelo quadro clínico típico, caracterizado principalmente por dor abdominal em faixa, além de vômitos.
   ( ) A distensão abdominal e a presença de sinais de irritação peritoneal caracterizam o doente como potencial portador de complicação pancreática.
   ( ) Laboratorialmente, a elevação da amilase ou da lipase sérica pelo menos três vezes acima do normal determina o diagnóstico de PA, frente a um quadro clínico compatível.
   ( ) A ultrassonografia US não auxilia no diagnóstico de PA.
   ( ) A classificação tomográfica mais completa é o índice tomográfico de gravidade, também conhecido com índice de Balthazar-Ranson.
   a) V, F, F, V, F.
   b) V, V, V, F, V.
   c) V, V, F, F, V.
   d) V, F, V, F, V.

   Gabarito: b

2) Leia as afirmações sobre o tratamento da PA, depois assinale a alternativa correta.

I – Não há tratamento específico para a PA.

II – Nos casos de PA leve, o tratamento consiste em jejum, hidratação e analgesia por aproximadamente 48 horas.

III – Nos doentes com PA grave, são consideradas as seguintes abordagens: antibióticos, nutrição, colangiopancreatografia retrógrada endoscópica (CPRE) e cirurgia.

IV – A antibioticoterapia e a cirurgia são condutas simples e rotineiras no tratamento da PA grave.

V – Nos doentes com PA grave e que estejam anictéricos, há muitas vantagens em realizar a CPRE precoce.

a) As afirmativas II, III, IV e V estão corretas.
b) As afirmativas I, III e V estão corretas.
c) As afirmativas I, II e III estão corretas.
d) As afirmativas I, III, IV e V estão corretas.

Gabarito: c

▬ Leituras sugeridas

De Campos T, Parreira JG, Assef JC, Rizoli S, Nascimento B, Fraga GP. Classificação de gravidade na pancreatite aguda. Rev Col Bras Cir. [periódico na Internet] 2013;40(2). Disponível em: http://www.scielo.br/rcbc.

De Campos T, Cerqueira C, Kuryura L, Parreira JG, Soldá S, Perlingeiro JA. Morbimortality indicators in severe acute pancreatitis. JOP. 2008 Nov 3;9(6):690-7.

Bakker OJ, van Santvoort HC, Besselink MG, van der Harst E, Hofker HS, Gooszen HG. Dutch Pancreatitis Study Group. Prevention, detection, and management of infected necrosis in severe acute pancreatitis. Curr Gastroenterol Rep. 2009;11(2):104-10.

De Campos T, Braga CF, Kuryura L, Hebara D, Assef JC, Rasslan S. Changes in the management of patients with severe acute pancreatitis. Arq Gastroenterol. 2008;45(3):181-5.

Forsmark CE, Vege SS, Wilcox CM. Acute Pancreatitis. N Engl. J Med. 2016;375:1972-1981.

Acessos venosos

Fernando Pinho Esteves

Objetivos

✓ Descrever todos os tipos de acessos venosos e suas indicações.
✓ Apresentar a anatomia venosa e as técnicas de inserção nos acessos venosos.

Introdução

Acesso venoso é toda forma de inserção de cateter biocompatível no espaço intravenoso, com sua ponta em posição central ou periférica.

Os acessos venosos podem ter as seguintes funções:

- **Infusão** – de medicamentos, fluídos, hemoderivados, nutrição parenteral e meios de contraste.
- **Coleta de sangue** – para exames laboratoriais ou doação sanguínea.
- **Monitorização** – aferição de pressão venosa central, cateter de Swan-Ganz, entre outros.
- **Realização de hemodiálise.**
- **Procedimentos intervencionistas** – implante de marca-passo, estudo eletrofisiológico e cirurgias endovasculares (angioplastias, trombectomias, implante de filtro de veia cava etc.)

O sítio de acesso pode ser uma veia periférica (veias de membros superiores [MMSS] e inferiores [MMII]) ou central (veias subclávia, jugular e femoral), já a técnica para obtenção desses acessos pode ser a de punção ou dissecção venosa.

Anatomia venosa para implante

O corpo humano apresenta rica rede venosa que pode ser utilizada na aquisição dos diferentes acessos venosos. Os acessos periféricos são implantados majoritariamente nas veias de mmss, estas tendo ampla distribuição em dorso de mão, antebraço e braço. As principais veias do sistema venoso superficial de membro superior são as cefálica e basílica, que recebem sangue da maioria das veias e são a primeira escolha para implante do cateter central de inserção periférica (PICC, do inglês peripherally inserted central venous catheter) e do cateter de perfusão rápida (RIC, do inglês rapid infusion catheter). Apesar de pouco comum, as veias de MMII também podem ser utilizadas para implante de acessos venosos e o principal exemplo dessa prática é a dissecção da veia safena magna em politraumatizados.

Já os acessos centrais são implantados nas veias jugular interna, subclávia e femoral por técnicas de acesso que serão explicadas no decorrer do capítulo.

Materiais e unidades de medida

Vários materiais biocompatíveis já foram utilizados para confecção dos diferentes acessos venosos disponíveis no mercado. Destacam-se o poliuretano, o polietileno, o silicone, o polivinil clorido e o politetrafluoretileno (PTFE) Teflon®, variando seu uso de acordo com o tipo e a marca do dispositivo.

As unidades de medidas universalmente empregadas nos acessos venosos são o french (Fr) e o gauge. Um Fr equivale a 0,33 mm e é a unidade de medida empregada para graduar o calibre de cateteres em geral. Já o gauge é a unidade de medida empregada para graduar o calibre de agulhas e quanto maior o valor em gauge, menor o calibre da agulha.

Acesso periférico

Os acessos venosos periféricos são obtidos por punção sob visão direta da veia a ser puncionada que representa o procedimento mais comum a que qualquer paciente que adentra uma unidade de atendimento médico (pronto-socorro ou internação) é submetido. Os principais exemplos de acesso periférico são:

- **Cateteres agulhados (Scalp ou Butterfly)** – dispositivos compostos de tubo vinílico transparente com Luer-lock conectado à agulha bisel com asas plásticas de empunhadura. São utilizados geralmente para infusões de baixo volume e curta duração, bem como para coleta de sangue; devendo-se evitar a punção venosa em áreas de dobra. É implantado por punção sob visão direta da veia, através da qual a agulha deve progredir.

- **Cateteres plásticos (Abocath ou Jelco)** – dispositivos compostos por cateter plástico com Luer-lock + agulha bisel removível com câmara de refluxo. Indicados para infusões de média duração (72-96 h), com calibres variados de acordo com a veia a ser puncionada e o volume a ser infundido. São implantados por punção sob visão direta da veia, progredindo-se o cateter plástico no interior da veia e retirando-se a agulha após a visualização de sangue na câmara de refluxo.

- **Cateteres RIC** – dispositivos de grosso calibre (7-9 Fr) e de inserção periférica, indicados nos casos em que é necessária a ressuscitação volêmica agressiva (permite até 750 mL/min de infusão). São implantados em veias superficiais de grosso calibre de mmss (cefálica ou basílica) pela técnica de Seldinger.

- **Venodissecção** – indicada em situações de emergência em que é impossível a punção periférica ou intraóssea. Obtida por dissecção da veia e implante de um cateter plástico, geralmente na veia basílica em face medial do braço ou safena magna junto ao tornozelo.

As principais complicações dos acessos periféricos são a infiltração cutânea, tromboflebite superficial e celulite local.

Cateter central de inserção periférica

O PICC é um dispositivo de acesso vascular inserido perifericamente, tendo a ponta localizada em nível central, na altura do terço distal da veia cava, podendo apresentar lúmen único ou duplo. É constituído de poliuretano ou silicone, sendo os de silicone mais flexíveis e, em sua maioria, inertes, causando menor irritação à parede dos vasos.

Punção intraóssea

A punção intraóssea é uma opção de acesso periférico em situações de urgência em que a punção venosa não seja possível (esgotamento venoso, colabamento por desidratação, crianças etc.), e você pode empregá-la em qualquer faixa etária. É obtida por dispositivos especiais e os sítios principais de punção são a tuberosidade da tíbia, o manúbrio esternal, a região maleolar e a espinha ilíaca anterossuperior, tendo permanência máxima de 24 horas.

Acesso central

Os cateteres venosos centrais são aqueles cujo princípio fundamental é a inserção por punção de uma veia central (jugular interna, subclávia ou femoral), com posicionamento de sua ponta em veia cava superior (ou inferior no caso da punção femoral). As indicações para implante de um acesso venoso central são dificuldade de acesso periférico, necessidade de infusão de medicamentos em veia central (p. ex.: medicações vasoativas e nutrição parenteral), realização de hemodiálise, monitorização hemodinâmica (medida de pressão venosa central) e coleta de exames (gasometria venosa central).

> A punção venosa para implante de cateter venoso central é realizada segundo parâmetros e orientações anatômicas pré-definidos, que permitem o acesso dos vasos na anatomia prevalente em grande parte da população.

O implante dos cateteres venosos centrais é realizado pela técnica de Seldinger, que consiste na punção da veia a ser cateterizada, procedendo-se com a passagem de um fio-guia no interior da veia, através da qual toda a manipulação será realizada. Nesse fio-guia, são navegados dispositivos de dilatação venosa subsequentes até atingir o calibre do cateter que pretende implantar.

Os parâmetros anatômicos de punção de acordo com cada vaso estão sistematizados no Quadro 29.1.

QUADRO 29.1 ■ Parâmetros anatômicos de punção venosa

Sítio venoso	Observações
Veia jugular interna	Paciente em decúbito dorsal horizontal, em posição de Trendelemburg, com coxim abaixo das escápulas, deixando a cabeça rodada para o lado oposto ao da punção. Introduzir a agulha pouco acima do ápice do triângulo de Sedillot (formado pela clavícula e porções clavicular e esternal do músculo esternocleidomastóideo) em ângulo de 30-45° em relação ao plano coronal, em direção ao mamilo ipsilateral.
Veia subclávia	Paciente em decúbito dorsal horizontal, em posição de Trendelemburg, com a cabeça em posição mediana e o pescoço levemente estendido. Introduzir a agulha na junção dos terços médio e medial da clavícula em um ângulo de 30° em relação à pele até a passagem sob a clavícula (a agulha deve passar tangenciando a clavícula). A partir daí, a agulha é inclinada 10-15° e direcionada à fúrcula esternal.
Veia femoral	Paciente em decúbito dorsal horizontal, com a coxa fixada em ligeira rotação externa. Identificar a artéria femoral pela palpação ou, se os pulsos estiverem ausentes, encontrando o ponto médio entre a crista ilíaca anterossuperior e a sínfise púbica. O ponto de referência para a punção da veia femoral é 5 mm medial ao pulso arterial e 2-3 cm abaixo do ligamento inguinal. A agulha deve ser inserida nesse ponto, paralelamente à artéria femoral, em direção ao umbigo, com inclinação de 45° em relação ao plano da pele.

As principais complicações relacionadas ao implante de cateteres venosos centrais podem ser mecânicas, infecciosas e tromboembólicas. As complicações mecânicas incluem punção arterial, hematoma, pneumotórax e hemotórax (associados à cateterização de veia jugular interna e subclávia), além de arritmia pelo contato do fio-guia com o miocárdio. Infecções nos cateteres são comuns e sua ocorrência está relacionada ao tempo de permanência e aos cuidados com o dispositivo. O germe mais isolado nas infecções é o *Staphylococcus aureus*. As complicações trombóticas podem ocorrer desde o primeiro dia e o local com o maior risco de trombose é a veia femoral. O tempo de permanência do cateter deve ser limitado ao mínimo necessário para diminuir o risco de trombose.

Uso da ultrassonografia

A ultrassonografia (US) tem assumido papel fundamental nos procedimentos para implante de acesso venoso, possibilitando avaliar perviedade e detalhes anatômicos dos vasos a serem puncionados, priorizando aqueles com maior chance de sucesso. Utilizada para guiar as punções, aumenta muito a segurança do procedimento, minimizando complicações como pneumotórax, hemotórax, hematomas e punções inadvertidas. Tais benefícios se fazem ainda mais importantes em situações de maior risco ou dificuldade como em pacientes anticoagulados, variações anatômicas e antecedentes de múltiplos cateteres prévios.

A US para guiar a punção é ferramenta valiosa nos acessos venosos centrais e deve ser utilizada sempre que possível, pois aumenta a segurança do procedimento, sobretudo em variações anatômicas, pacientes muito desidratados ou com história de múltiplas punções prévias.

■ Atividades

1) Assinale a alternativa que indica o sítio de punção de acesso venoso central com maior incidência de complicações trombóticas.
    a) Veia axilar.
    b) Veia jugular interna.
    c) Veia subclávia.
    d) Veia jugular externa.
    e) Veia femoral.

    Gabarito: e

2) Assinale a alternativa que indica o patógeno mais prevalente nas infecções de corrente sanguínea relacionadas a cateteres.
    a) *Klebsiella pneumoniae*.
    b) *Staphylococcus aureus*.

c) *Proteus mirabilis*.
d) *Candida albicans*.
e) Influenza.

Gabarito: b

3) Assinale a alternativa que indica uma condição que não trata de uma complicação do implante de acesso venoso central.
a) Hemotórax.
b) Trombose venosa profunda.
c) Pneumotórax.
d) Enfisema subcutâneo.
e) Infecção de corrente sanguínea.

Gabarito: d

Leituras sugeridas

Maffei FHA. Doenças vasculares periféricas. Vol 2. 5. ed. São Paulo: Guanabara Koogan, 2015.

Brito CJ. Cirurgia vascular: cirurgia endovascular. In: Angiologia. Vol 2. Rio de Janeiro: Revinter, 2014.

Colégio Americano de Cirurgiões. ATLS – Suporte Avançado de Vida no Trauma para Médicos (ebook). 9. ed. 2014.

Afecções arteriais

Gustavo Teles

 Objetivos
- Descrever o quadro clínico e os critérios diagnósticos das afecções arteriais.
- Apresentar as possibilidades de tratamento das afecções arteriais.

Introdução

As afecções arteriais que ocorrem com maior frequência são os aneurismas arteriais e as oclusões de artérias, que podem ser agudas ou crônicas.

As oclusões crônicas, conhecidas como doença arterial obstrutiva crônica, são frequentemente causadas por aterosclerose e provocam uma diminuição progressiva no aporte sanguíneo para os tecidos irrigados. Outras causas menos frequentes dessas oclusões crônicas são as doenças inflamatórias.

Já as doenças arteriais agudas são causadas por uma obstrução aguda do vaso, determinada por embolia ou trombose. Nas oclusões arteriais agudas, causadas por embolia arterial, ou seja, a impactação de um êmbolo distante do seu local de origem, a principal fonte emboligênica é a cardíaca (em até 96% dos casos), sendo a fibrilação atrial a causa mais frequente de formação destes trombos.

Os aneurismas são dilatações arteriais localizadas e permanentes, maiores que 50% do diâmetro esperado para aquele vaso. Segundo sua etiologia, eles podem ser: degenerativos (ou ateroscleróticos), inflamatórios, micóticos (ou infecciosos), congênitos ou pós-estenóticos. Quanto à forma, podem ser fusiformes; saculares ou dissecantes; verdadeiros, aqueles cuja parede é formada pela própria parede arterial; e falsos (pseudoaneurismas), cuja parede é formada pelos tecidos adjacentes. O aneurisma arterial mais comumente encontrado é o de aorta abdominal infrarrenal.

Quadro clínico

Oclusões arteriais crônicas

A sintomatologia é causada pela isquemia dos tecidos nutridos pela artéria acometida pela aterosclerose

O quadro clínico pode variar desde casos assintomáticos até a presença de necroses e está sistematizado no Quadro 30.1.

QUADRO 30.1 ■ Sintomatologia da doença obstrutiva crônica

Sinais/Sintomas	Descrição
Claudicação intermitente	Geralmente é a primeira manifestação dos casos de aterosclerose obliterante periférica. Descrita como uma dor em cãibra, em aperto ou fadiga de grupos musculares durante a atividade física, melhorando com a sua interrupção. Piora com a evolução da doença e se inicia em distâncias cada vez mais curtas, podendo evoluir até para dor em repouso.
Dor em repouso	Ocorre quando já há uma isquemia tecidual grave e geralmente se inicia pelas regiões mais periféricas, como artelhos e pés, podendo se estender para panturrilha. A dor em geral melhora com o membro pendente, permitindo que o paciente durma com o pé pendurado.
Úlcera e gangrena	Geralmente acompanhadas de dor moderada ou intensa. Podem aparecer espontaneamente após um trauma ou em casos de isquemia mais grave.
Alterações tróficas	Queda de pelos, pele seca e descamativa.
Pulsos	Diminuição ou ausência de pulsos.

A síndrome de Leriche ocorre nas oclusões arteriais do território da aorta terminal e artérias ilíacas e é caracterizada por ausência de pulsos femorais, claudicação de coxa e glúteo e impotência sexual nos homens e amenorreia secundária nas mulheres.

Oclusões arteriais agudas

Como já mencionado, as oclusões arteriais agudas podem ser causadas por uma obstrução aguda do vaso, determinada por embolia ou trombose. Os fatores de riscos tanto para as tromboses arteriais como para as crônicas são: tabagismo, hipertensão arterial sistêmica (HAS), hiperlipidemia, idade avançada, diabetes melito (DM) e sexo masculino.

As oclusões arteriais agudas se manifestam de forma abrupta, caracterizadas por dor, palidez, ausência de pulso, parestesia, paralisia e hipotermia.

Os primeiros tecidos a sofrerem com a isquemia são os nervos periféricos, seguidos pela musculatura esquelética. Isso ocorre nas primeiras 6 horas e, portanto, deve-se tentar uma reversão do quadro antes desse prazo.

Muitas vezes, a diferenciação entre embolia e trombose é difícil de ser estabelecida com base apenas na apresentação clínica. Porém, o Quadro 30.2 apresenta algumas características que podem auxiliar nessa diferenciação.

> A pele, o tecido celular subcutâneo e os tecidos ósseo e cartilaginoso são os de maior resistência à isquemia. A isquemia cutânea, por exemplo, pode ser reversível mesmo após 48 horas.

QUADRO 30.2 ■ Diferenças entre embolia e trombose

	Embolia	Trombose
Início	Agudo	Agudo ou gradual
Dor	Aguda e geralmente mais intensa	Pode ser intensa ou moderada
Antecedente de claudicação	Ausente	Presente
Doença cardíaca	Frequente	Incomum
Déficit de pulsos contralateral	Incomum	Frequente
Idade	Pacientes mais jovens	Pacientes mais idosos

Aneurisma de aorta abdominal infrarrenal

Tendo como aterosclerose a sua principal causa, os casos de aneurisma de aorta abdominal são, em sua maioria, assintomáticos. Muitas vezes, seu diagnóstico é feito pela presença de uma tumoração abdominal pulsátil e indolor ou como achado de exame durante algum exame de imagem realizado para outro fim. A dor pode estar presente nos aneurismas inflamatórios, nos casos de rápida expansão do aneurisma ou quando há compressão de estruturas vizinhas pelo aneurisma.

Outros sintomas que podem aparecer são os de isquemia periférica causados pela embolização ou por trombose do aneurisma; a compressão ureteral causando hidronefrose; a compressão duodenal determinando quadros de náusea e vômitos; e a compressão venosa causando trombose venosa.

> Os aneurismas, quando se rompem, apresentam uma elevada letalidade e verifica-se como quadro clínico a tríade de massa abdominal pulsátil, dor abdominal ou lombar e hipotensão. Em 85% dos casos, a ruptura ocorre no espaço retroperitoneal.

Diagnóstico

Doença arterial obstrutiva crônica

O diagnóstico da doença arterial obstrutiva crônica é estabelecido mediante a história clínica e o exame físico.

O índice tornozelo/braço estima a gravidade da doença e é um exame simples, obtido pela ultrassonografia (US) com doppler de onda contínua,

A arteriografia é o exame com maior capacidade de fornecer detalhes das lesões, da circulação colateral, do aspecto da artéria antes e após as estenoses. É utilizada, geralmente, para programação de tratamento cirúrgico, fibrinolítico ou angioplastia.

em que se identifica uma relação entre a pressão sistólica das artérias do pé (pediosa e tibial posterior) e uma artéria do braço. Pacientes com índices ≥ 0,9 geralmente se apresentam assintomáticos. Índices entre 0,6 e 0,9 correspondem a pacientes com claudicação intermitente, enquanto valores entre 0,25 e 0,6 estão presentes nas dores de repouso. Já pacientes com lesão trófica apresentam índices ≤ 0,25 e, não raras vezes, apresentam índices de zero ou próximo a zero.

Os exames de imagem são utilizados para programação cirúrgica ou em alguns casos específicos de dúvida diagnóstica, fazendo o diagnóstico diferencial de algumas doenças, como a tromboangeíte obliterante. Entre os exames que podem ser realizados, estão o duplex scan, a angiorressonância, a angiotomografia (angio-TC) e a arteriografia.

Na insuficiência arterial crônica, pode ser utilizada a classificação de Fontaine (Quad. 30.3).

QUADRO 30.3 ■ Classificação de Fontaine para a insuficiência arterial

Classificação	Descrição
I	Assintomático
IIa	Claudicação leve
IIb	Claudicação moderada e grave
III	Dor de repouso
IV	Lesão trófica (úlcera ou gangrena)

Uma lesão trófica pode ser vista na Figura 30.1.

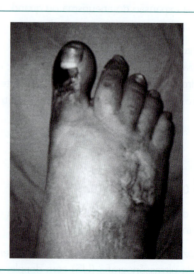

FIGURA 30.1 ■ Lesão trófica (insuficiência arterial crônica – Fontaine IV).

Oclusões arteriais agudas

Na maioria dos casos, você pode diagnosticar oclusões arteriais agudas mediante história clínica e exame físico. Os exames de imagem, quando realizados, são úteis para alguns diagnósticos diferencias como as arterites, ou, em alguns casos, para diferenciar a embolia (Fig. 30.2) da trombose arterial (Fig. 30.3). Assim como nas oclusões crônicas, podem ser importantes para o planejamento terapêutico cirúrgico ou fibrinolítico e a angioplastia.

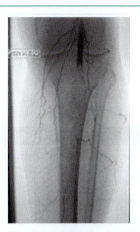

FIGURA 30.2 ▪ Arteriografia de embolia de artéria poplítea.

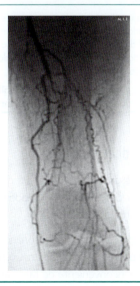

FIGURA 30.3 ▪ Arteriografia de trombose de artéria poplítea.

Há algumas características que podem diferenciar a embolia da trombose na arteriografia e estão relacionadas no Quadro 30.4.

QUADRO 30.4 ■ Diferenças entre a embolia e a trombose na arteriografia

	Embolia	Trombose
Imagem da oclusão	Em taça invertida	Em ponta de lápis ou em secção transversa
Circulação colateral	Pouca	Exuberante
Características das artérias	Lisas	Com irregularidades e estenoses
Local da oclusão	Em bifurcações arteriais	Locais de estenoses arteriais

Rutherford classifica as oclusões arteriais agudas segundo mostra o Quadro 30.5.

QUADRO 30.5 ■ Classificação Rutherford para as oclusões arteriais agudas

Classificação	Descrição
I	Viáveis: dor em repouso, com déficit neurológico ou fraqueza muscular e enchimento capilar normal. Sinais de doppler arterial e venoso audíveis.
II	Viabilidade ameaçada dos tecidos acometidos.
IIa	Marginalmente ameaçados: dormência e pequena perda sensorial de artelhos e dor descontínua. Ausência de sinal doppler arterial, porém venoso audível. Passível de salvamento, se tratado de imediato.
IIb	Ameaça imediata: dor de repouso persistente, perda de sensibilidade além dos artelhos e alguma perda motora. Ausência de sinal doppler arterial, porém venoso audível. O salvamento dos tecidos acometidos é possível se tratados com revascularização imediatamente.
III	Inviáveis: perda da sensibilidade e paralisia muscular acima do pé. Ausência de sinal doppler arterial e venoso.

Aneurisma de aorta abdominal

O exame inicial de escolha é a US, por ser de baixo custo, não invasivo e sem efeitos colaterais. Geralmente, é utilizado para realizar também o seguimento do crescimento do aneurisma.

A angio-TC (Fig. 30.4) e a angiorressonância são também excelentes métodos para diagnóstico e avaliação do aneurisma. A tomografia computadorizada (TC) tem o inconveniente de fazer uso de radiação ionizante e de contraste. Já na ressonância nuclear magnética (RNM), faz-se uso de contraste gadolínio. Além disso, ambas têm maior custo.

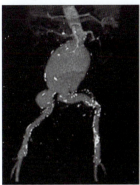 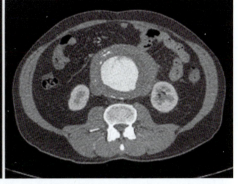

FIGURA 30.4 ■ Angiotomografia de aneurisma de aorta abdominal infrarrenal.

A aortografia tem pouca utilidade no diagnóstico e seu uso fica reservado para avaliação nos casos de doenças arteriais obstrutivas associadas ou no detalhamento dos ramos viscerais (Fig. 30.5).

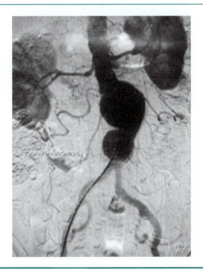

FIGURA 30.5 ■ Artografia de aneurisma da aorta abdominal infrarrenal.

 ## Tratamento e prevenção

Doença arterial obstrutiva crônica

O tratamento clínico consiste nos controles dos fatores de risco, como a interrupção do tabagismo; controle da HAS, do DM, da hiperlipidemia e da obesidade; e na prática de atividades físicas.

O tratamento medicamentoso consiste no uso de antiagregantes plaquetários, como o ácido acetilsalicílico, o clopidogrel, a ticlopidina e outros; e uso de vasodilatadores, anticoagulantes e analgésicos.

O tratamento cirúrgico é recomendado nos casos de claudicação limitante, dor de repouso e presença de lesões tróficas (úlcera ou gangrena).

A tromboendarterectomia, utilizada principalmente no território aortoilíaco e nas femorais comum e profunda, consiste na retirada da placa aterosclerótica, com sutura primária ou colocação de remendo.

Nos casos de embolia, o tratamento cirúrgico não deve ser retardado e a tromboembolectomia deve ser realizada de imediato. Esse é um procedimento simples, realizado com cateter de Fogarty, para a retirada do material embólico e dos trombos secundários.

Na técnica endovascular, obtem-se, por dissecção ou punção, dois acessos inguinais às artérias femorais comuns. Por meio de radioscopia e injeção de contraste, é possível por uma endoprótese, que reveste o aneurisma, fixando-a distal e proximamente à região dilatada, desviando o fluxo do saco aneurismático.

O tratamento cirúrgico pode ser realizado por derivações ou pontes. As pontes podem ser realizadas tanto com substituto autógeno como nas próteses. O substituto autógeno mais utilizado é a veia safena magna, já as próteses são as de Dacron e de politetrafluoretileno (PTFE).

O tratamento endovascular, no qual é feita a angioplastia com balão com ou sem colocação de *stent*, tem sido cada vez mais frequente, tornando-se a primeira opção no tratamento cirúrgico. A amputação está reservada para os casos avançados, com gangrenas extensas, em paciente sem perspectiva de reabilitação da marcha ou sem condições clínicas para os demais procedimentos cirúrgicos.

Oclusões arteriais agudas

Nas oclusões arteriais agudas, inicia-se o tratamento clínico de imediato, com anticoagulação, para evitar a trombose secundária causada pela diminuição do fluxo sanguíneo. Você pode realizar a analgesia, a hidratação e o aquecimento do membro com enfaixamento.

Nos quadros de trombose arterial aguda, o tratamento clínico pode ser indicado inicialmente nos pacientes com isquemia Rutherford I e IIa. Pode-se optar pela anticoagulação plena ou, em alguns casos, pelo uso de fibrinolítico.

Já os casos de Rutherford IIb e III, a indicação cirúrgica deve ser imediata. O tratamento convencional inclui tromboendarterectomia, derivação (enxerto vascular) ou angioplastia para as condições que ameaçam a viabilidade do membro em curtíssimo prazo ou amputações para casos já irreversíveis ou naqueles pacientes cujas condições clínicas sejam desfavoráveis.

Aneurisma de aorta abdominal

O tratamento cirúrgico está indicado diante de complicações como trombose aguda, embolização distal e comprometimento de estruturas vizinhas pela compressão do aneurisma, por exemplo, corrosão de vértebras, compressão de ureter e duodenal. Estas, porém, são condições raras. Em razão da frequência e da gravidade, a indicação cirúrgica geralmente se faz diante do risco de ruptura.

Os aneurismas menores que 5 cm de diâmetro têm baixíssimo risco de ruptura, portanto aventa-se a hipótese de correção cirúrgica em aneurismas com diâmetro maior. Grandes centros têm preconizado esse tratamento quando o aneurisma atinge 5,5 cm ou mais.

Outra característica de risco de ruptura é o crescimento rápido no diâmetro do aneurisma. Aneurismas com crescimento maior que 0,5 cm em 6 meses apresentam indicação de correção cirúrgica devido ao seu elevado risco de ruptura.

Os aneurismas que não apresentam critérios de indicação cirúrgica devem ser acompanhados com US a cada 6 meses.

O tratamento cirúrgico pode ser realizado em cirurgia aberta ou endovascular. Na cirurgia aberta, o acesso é por uma laparotomia via transperitoneal ou extraperitoneal, que consiste na substituição da artéria doente (dilatada) por um tubo sintético de Dacron, técnica chamada de aneurismectomia (Fig. 30.6).

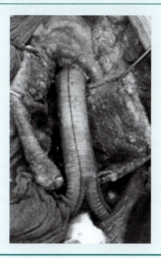

FIGURA 30.6 ■ Aneurismectomia com reconstrução com enxerto de Dacron aorto bi-ilíaco.

A Figura 30.7 ilustra o procedimento da técnica endovascular.

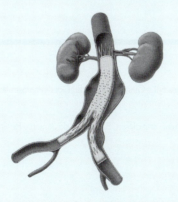

FIGURA 30.7 ■ Correção endovascular de aneurisma de aorta abdominal.

Atividades

1) Leia as afirmações e marque V para as verdadeiras ou F para as falsas. Em seguida, assinale a opção com a sequência correta.

   ( ) Nas oclusões arteriais agudas causadas por embolia arterial, a principal fonte emboligênica é a cardíaca.

   ( ) As oclusões crônicas, conhecidas como doença arterial obstrutiva crônica, são frequentemente causadas por aterosclerose e provocam uma diminuição progressiva no aporte sanguíneo para os tecidos irrigados.

   ( ) Os aneurismas são dilatações arteriais localizadas e permanentes, maiores que 50% do diâmetro esperado para aquele vaso e de etiologia indeterminada.

   ( ) Os aneurismas falsos, ou pseudoaneurismas, são aqueles cuja parede é formada pelos tecidos adjacentes.

   a) V, V, F, F.
   b) V, V, F, V.
   c) V, F, V, F.
   d) V, F, F, V.

   Gabarito: b

2) Assinale alternativa correta quanto ao tratamento das afecções arteriais.

   a) O tratamento cirúrgico é a primeira escolha terapêutica para a doença arterial obstrutiva crônica.
   b) O tratamento endovascular da doença arterial obstrutiva crônica, em que fazemos a angioplastia com balão com ou sem colocação de *stent*, caiu em desuso por seu alto custo e contraindicações.
   c) Os aneurismas que não apresentam critérios de indicação cirúrgica também dispensam acompanhamento.
   d) Aneurismas com crescimento maior que 0,5 cm em 6 meses apresentam indicação de correção cirúrgica devido ao seu elevado risco de ruptura.

   Gabarito: d

Leituras sugeridas

Maffei FHA, Yoshida WB, Rollo HA, Moura R, Sobreira ML, Giannini M, et al. Doenças vasculares periféricas. 5. ed. Rio de Janeiro: Guanabara Koogan, 2016.

Brito CJ, Rossi M. Cirurgia vascular: cirurgia endovascular, angiologia. 3. ed. Rio de Janeiro: Revinter, 2014.

Afecções venosas — insuficiência venosa crônica e trombose venosa profunda

Fernando Pinho Esteves

Objetivos

- ✓ Descrever os principais aspectos que norteiam a identificação do quadro clínico da insuficiência venosa crônica e da trombose venosa profunda (TVP).
- ✓ Apresentar os critérios diagnósticos e os principais aspectos do tratamento da insuficiência venosa crônica e da TVP.

Introdução

A insuficiência venosa crônica é a doença vascular mais prevalente em nosso meio, acometendo até 80% do público feminino em todas as suas apresentações. O espectro de quadros clínicos dessa doença vai desde a presença das telangiectasias até o aparecimento de úlceras varicosas.

As telangiectasias são pequenas veias intradérmicas, menores que 1 mm e que podem aparecer isoladamente ou ser confluentes, e não produzem danos à saúde nem sintomas importantes. As veias reticulares são subdérmicas, dilatadas e azuladas, com 1 a 3 mm de diâmetro e não produzem saliência na pele. Já as varizes são veias subcutâneas, dilatadas e tortuosas, com diâmetro superior a 3 mm na posição em pé, geralmente produzindo saliência em relação ao plano da pele. Elas podem envolver as veias safenas e suas tributárias ou veias superficiais não relacionadas com as safenas.

A progressão da doença leva ao aparecimento de espessamento cutâneo e pigmentações de pele que podem culminar com o desenvolvimento de úlceras. Quanto à etiologia, a insuficiência venosa crônica pode ser congênita, primária ou secundária, e atinge os sistemas venoso superficial e profundo, além das veias perfuro-comunicantes. Sua patofisiologia compreende obstrução, refluxo e obstrução e refluxo.

Já a TVP é a patologia vascular que está presente no dia a dia de praticamente todas as especialidades médicas clínicas e é fundamental o conhecimento de seus aspectos principais para a prática médica diária. Consiste na formação aguda de trombos nas veias do sistema venoso profundo, podendo acometer qualquer parte do corpo. Apresenta como complicações principais a embolia pulmonar, que ocorre quando fragmentos desses coágulos se desprendem e migram para impactar ramos da artéria pulmonar; e a síndrome pós-trombótica, representada por importante quadro de insuficiência venosa crônica que pode se instalar após uma TVP, ocorrendo tanto pela oclusão venosa inicial como pela recanalização do trombo, com perda da função valvular.

Os fatores desencadeantes necessários para ocorrência de TVP estão descritos na tríade de Virchow, sendo representados por: lesão endotelial (cirurgias, ortopédicas, ginecológicas e urológicas, traumas etc.); hipercoagulabilidade (gestação, puerpério, uso de anticoncepcional, reposição hormonal, neoplasias etc.); e estase venosa (imobilizações ortopédicas, paralisias, anestesia geral, obesidade, insuficiência cardíaca, insuficiência venosa de Membros Inferiores [MMII] etc.).

Insuficiência venosa crônica

Quadro clínico

O quadro clínico pode ser representado apenas por incômodo estético. Nos pacientes com queixas clínicas, o sintoma mais comum é a sensação de peso ou desconforto dos MMII, que piora com a postura ereta ou sentada e diminui com os pés elevados ou ao deambular, podendo também ser referida como dor. Os sintomas ocasionais referidos pelos pacientes são ardor, prurido, formigamento, edema e câimbras.

Com a progressão da doença, você vai constatar algumas complicações, conforme sistematizado no Quadro 31.1.

QUADRO 31.1 ■ Complicações resultantes da progressão da insuficiência venosa crônica

Complicação	Descrição
Tromboflebite superficial	Formação de coágulos no sistema venoso superficial. Nessa situação, palpamos um cordão varicoso endurecido acompanhado de dor, vermelhidão e inchaço no trajeto das varizes
Varicorragia	Sangramento de veias subdérmicas por erosão da parede
Eczema varicoso	Presença de hemoglobina livre no tecido celular subcutâneo, causando processo inflamatório crônico e exsudativo. O paciente se queixa de prurido local
Alterações tróficas de pele	Representadas pela dermatite ocre, atrofia branca e lipodermatosclerose. Decorrem do extravasamento de hemácias, leucócitos e proteínas no subcutâneo, promovendo inflamação crônica, pigmentação acastanhada (metabolização da hemossiderina nos tecidos) e espessamento cutâneo
Úlcera varicosa	Ulcerações perimaleolares que se desenvolvem por necrose tecidual local oriunda da hipóxia tecidual e podem se instalar após traumas ou espontaneamente

Diagnóstico

O diagnóstico é estabelecido pela história clínica, em que pesquisamos os sintomas típicos descritos no quadro clínico, os antecedentes de trombose venosa prévia e os traumatismos prévios no caso das causas secundárias. Também nos valemos do exame físico que consiste na inspeção dos trajetos varicosos dilatados e tortuosos com o paciente deitado e em posição ortostática. Avaliamos a extensão das varicosidades e o grau de alteração da pele provocado pela estase venosa crônica. Faz parte também do exame físico a palpação de pulsos visando a identificação de eventual comprometimento arterial concomitante.

A US com doppler venoso é o principal exame utilizado na prática clínica diária e fundamental para a programação pré-operatória.

Alguns exames de imagens podem nos auxiliar no diagnóstico, como a ultrassonografia (US) com doppler venoso que permite avaliar tanto o sistema venoso superficial como o profundo na busca de refluxos venosos patológicos e perviedade das veias.

A flebografia é um exame mais invasivo pelo qual é possível avaliar a perviedade e a presença de refluxos venosos mediante punção de uma veia periférica e injeção de contraste. Não faz parte da prática clínica diária e é utilizado apenas em situações de exceção.

As varizes dos MMII podem ser classificadas em primárias e secundárias. As primárias decorrem de insuficiência valvular de veias superficiais e de perfuro-comunicantes, sem relação causal com afecções do sistema venoso profundo. Geralmente estão presentes fatores predisponentes como hereditariedade, sexo feminino e predisposição genética; e fatores desencadeantes como longos períodos na posição sentada ou em pé, obesidade e gestações repetidas. Por sua vez, as secundárias resultam de alterações do sistema profundo, levando à sobrecarga do sistema superficial e formação de varizes, cuja classificação você pode ver no Quadro 31.2.

QUADRO 31.2 ■ Classificação das varizes secundárias dos MMII

Classificação	Descrição
Congênitas	Ocorrem secundariamente a aplasias ou hipoplasias do sistema venoso profundo e são muito raras
Pós-trombóticas	Sequelas de episódios de TVP, tanto pela oclusão das veias profundas acometidas em uma fase inicial como pelo refluxo venoso, que podem se estabelecer nessas veias após a recanalização e consequente perda valvular das mesmas. Também chamadas de síndrome pós-trombótica
Pós-traumáticas	Ocorrem por sobrecarga de pressão do sistema arterial no sistema venoso nas fístulas arteriovenosas

TVP, trombose venosa profunda.

A classificação proposta para a insuficiência venosa crônica é baseada na clínica, etiologia, anatomia e patofisiologia (CEAP) e está sistematizada no Quadro 31.3.

QUADRO 31.3 ■ Classificação CEAP da insuficiência venosa crônica

Classificação	Aspecto clínico
C0 – assintomática	
C1 – telangiectasias e veias reticulares	
C2 – varizes sem edema	
C3 – varizes com edema	

Afecções venosas – insuficiência venosa crônica e trombose venosa profunda

Classificação	Aspecto clínico
C4 – alterações de pele (lipodermatosclerose, atrofia branca, dermatite ocre)	
C5 – úlcera varicosa cicatrizada	
C6 – úlcera varicosa ativa	

Tratamento

O tratamento deve ser individualizado, de acordo com a queixa do paciente, a apresentação clínica e os achados da US com doppler. Além da abordagem cirúrgica, temos disponíveis as modalidades terapêuticas descritas no Quadro 31.4.

QUADRO 31.4 ■ Modalidades terapêuticas da insuficiência venosa crônica

Modalidade	Descrição
Medicações venotônicas	Auxiliam no controle de sintomas como dor, peso e edema. Contemplam várias classes de medicamentos como diosmina, hesperidina, cumarina, rutina, castanha-da-índia, dobesilato etc. Não mudam a estética do membro acometido e não curam veias doentes, sendo apenas para controle sintomático.
Meias elásticas	Diminuem a capacitância venosa, acelerando a velocidade do fluxo venoso e minimizando o extravasamento de líquido para os tecidos. Assim, auxiliam no controle de todos os sintomas da insuficiência venosa. Têm compressão graduada e diferentes tamanhos, devendo ser adaptadas à patologia e morfologia da perna a ser tratada.
Escleroterapia	Injeção de substância que provoca irritabilidade na superfície interna da veia, levando-a à oclusão. De acordo com o tamanho do vaso a ser tratado, emprega-se diferentes substâncias e as principais são: ■ **Glicose hipertônica 75%** – para telangiectasias e veias reticulares. ■ **Polidocanol** – tem diferentes concentrações e pode ser utilizado em qualquer tipo de veia. Na forma líquida e em baixas concentrações, pode ser empregado nas telangiectasias e veias reticulares. Já na forma de espuma (mistura do líquido com gases) e em concentrações maiores, pode ser empregado até em veias safenas.

A técnica cirúrgica consiste na retirada dos trajetos varicosos que pode envolver, conforme acometimento determinado pela US, retirada ou não de veias safenas. Outra técnica cada vez mais presente é a ablativa (oclusão da veia por energia térmica sem sua retirada), que pode ser feita por radiofrequência ou laser endovenosos.

Todos os pacientes com insuficiência venosa devem ser orientados a seguir medidas preventivas como manutenção do peso ideal, realização de atividades físicas regulares e abolição do fumo. Para alguns pacientes, medidas como elevação das pernas durante a noite, limitação do uso de saltos muito altos e paradas para repouso com MMII elevados durante o dia também podem ser recomendadas.

Trombose venosa profunda

Quadro clínico

Os sintomas mais comuns são dor em peso, edema e empastamento muscular, presentes em mais de 80% dos casos. Outros sintomas menos comuns são a dilatação de veias superficiais, a cianose de extremidades e a dor à palpação muscular.

Algumas manobras/sinais clínicos também podem estar presentes, como o sinal de Homans, caracterizado por dor na panturrilha à dorsiflexão (61,7% dos casos); e o de Bancroft, caracterizado pela palpação dolorosa da panturrilha (69,7% dos casos).

A gravidade e a extensão dos sintomas variam de acordo com a veia profunda acometida, sendo mais grave o quadro clínico quanto mais proximal a localização da trombose. As complicações da TVP estão sistematizadas no Quadro 31.5.

QUADRO 31.5 ▪ Complicações da TVP

Complicação	Descrição
Embolia pulmonar	Ocorre em 20 – 50% dos pacientes com TVP proximal de MMII tratada de forma inadequada e, de acordo com a gravidade, pode apresentar sintomas variados
Síndrome pós-trombótica	Complicação tardia da TVP representada por quadro de insuficiência venosa crônica grave, com manifestações clínicas de dor, edema, hiperpigmentação e aparecimento de úlceras, podendo ocorrer em 29-79% dos pacientes
Flegmasias	▪ **Alba dolens:** trombose do segmento ilíaco-femoral associada ao vasoespasmo arterial reacional levando a um quadro clínico de dor, edema, palidez e até diminuição de pulsos distais ▪ **Cerúlea dolens:** trombose do segmento ilíaco-femoral e do sistema venoso superficial e profundo concomitante. Cursa com edema intenso e muito doloroso, associado à cianose, frialdade e formação de áreas de necrose cutânea

TVP, trombose venosa profunda; MMII, membros inferiores.

Diagnóstico

A história clínica e o exame físico dos pacientes com TVP nos ajudam a levantar suspeita, mas não fecham o diagnóstico da doença, este devendo ser complementado com exames de imagem.

A US com doppler venoso é um dos exames que podem nos auxiliar no diagnóstico da TVP. Trata-se de um exame não invasivo e de fácil execução, que consegue avaliar a presença de trombos em todas as veias dos sistemas venosos profundo e superficial.

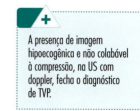

A presença de imagem hipoecogênica e não colabável à compressão, na US com doppler, fecha o diagnóstico de TVP.

Também têm sua importância, na avaliação da extensão da doença para território de veia cava, a tomografia computadorizada (TC) e a ressonância nuclear magnética (RNM).

Além dos citados, há também a flebografia, um exame invasivo com o qual detecta-se a perviedade venosa mediante injeção de contraste intravenoso. É considerado o padrão-ouro para o diagnóstico, mas, em razão de ser muito invasivo e da boa acurácia do doppler venoso, não é utilizado no dia a dia.

Finalmente, há o D-Dímero, teste laboratorial com boa sensibilidade e baixa especificidade. A formação do D-Dímero ocorre 1 hora após a formação do trombo e permanece detectável, em média, por 7 dias. O resultado negativo exclui o diagnóstico de TVP aguda, mas sua positividade apenas indica a necessidade de se prosseguir na investigação.

Tratamento

O tratamento inclui medidas gerais de alívio de dor e redução de edema, como posição de Trendelenburg, analgesia com o uso de anti-inflamatórios, uso de meias elásticas e deambulação precoce.

O tratamento também contempla o emprego de anticoagulação plena, pois ela inibe a progressão do trombo e cria ambiente mais favorável para sua recanalização fisiológica. Geralmente, a efetuamos com uma medicação injetável na fase aguda e migramos para um anticoagulante oral para uso domiciliar em médio e longo prazo. Com o desenvolvimento de novos anticoagulantes, passamos a ter a opção da monoterapia com o uso de uma medicação via oral (VO) desde o começo do tratamento (rivaroxaban). Os principais fármacos empregados estão sistematizados no Quadro 31.6.

A técnica cirúrgica consiste na retirada do trombo na fase aguda que pode ser feita com cirurgia aberta ou com dispositivos endovasculares de aspiração do trombo (mais empregados atualmente). Pode ser indicada em tromboses extensas das veias ilíacas ou subclávias na tentativa de minimizar sequelas da síndrome pós-trombótica ou no caso das flegmasias.

A abordagem cirúrgica compreende a retirada do trombo na fase aguda ou o uso de filtro de cava, um dispositivo que previne formas mais graves de embolização pulmonar. As indicações absolutas para ele são a contraindicação ao uso de anticoagulação, o tromboembolismo pulmonar (TEP) na vigência de anticoagulação adequada, a suspensão forçada da anticoagulação, o trombo iliofemoral flutuante em exames de imagem e imediatamente após embolectomia pulmonar. Essas indicações são relativas à embolia séptica e à baixa reserva pulmonar.

Afecções venosas – insuficiência venosa crônica e trombose venosa profunda

QUADRO 31.6 ■ Principais anticoagulantes no tratamento da TVP

Anticoagulantes	Descrição
Anticoagulantes injetáveis ● Heparina não fracionada ● HBPM	A administração deve ser precoce com apresentações na forma venosa contínua ou SC e mantida até o paciente apresentar anticoagulação adequada com medicação VO. A dose é controlada pelo TTPA e os valores do RT devem ficar entre 1,5 e 2,5. Também chamada enoxaparina, é de uso SC e a mais utilizada nas fases iniciais da TVP. A relação dose-efeito dessa apresentação é muito confiável, dispensando o controle laboratorial na dose de 1 mg/kg, 12/12 h, para anticoagulação plena.
Anticoagulantes orais ● Varfarina ● Rivaroxaban ● Dabigatrana	Interfere na produção hepática dos fatores vitamina K-dependentes (II, VII, IX e X), restringindo a cascata de coagulação indiretamente. É iniciada juntamente com a heparina, ajustando-se a dose para manter INR entre 2 e 3 (geralmente após 3-5 dias). Novo anticoagulante inibidor da ação do fator Xa. Pode ser utilizado como monoterapia (desnecessária medicação injetável no início de tratamento) e dispensa controle laboratorial. A dose em pacientes com função renal normal é de 15 mg, 12/12 h, por 21 dias, migrando-se para 20 mg diários após 21 dias de tratamento. Novo anticoagulante inibidor direto da trombina. Pode ser utilizado sem controle laboratorial após os primeiros 5 dias de tratamento com heparina, na dose de 150 mg, 12/12 h.
Fibrinolíticos	Em condições especiais, podem ser utilizados com cateteres intratrombo com infusão locorregional, como em tromboses extensas das veias ilíacas ou subclávias para minimizar sequelas da síndrome pós-trombótica.

VO, via oral; SC, via subcutânea; TVP, trombose venosa profunda; TTPA, tempo de tromboplastina parcial ativada; HBPM, heparina de baixo peso molecular; INR, razão normalizada internacional; RT, razão dos tempos.

Caso clínico

Paciente de 55 anos, tabagista, hipertenso e em tratamento de neoplasia pulmonar maligna, dá entrada no serviço de emergência com quadro de dor e edema em membro inferior esquerdo (MIE) há cerca de 1 dia. Ao exame, apresenta no MIE edema e empastamento muscular de panturrilha, com sinal de Homans positivo.

Atividades

1) Assinale a alternativa que indica o sintoma mais frequente e o exame diagnóstico mais utilizado nos pacientes com insuficiência venosa crônica, respectivamente.
   a) Edema, flebografia.
   b) Sensação de peso, ultrassonografia (US) com doppler venoso.
   c) Úlcera varicosa, US com doppler venoso.
   d) Prurido, flebografia.
   e) Sensação de peso, pletismografia.

   Gabarito: b

2) Considerando o caso clínico, assinale a alternativa correspondente ao diagnóstico suspeito e ao primeiro exame a ser solicitado, respectivamente.
   a) Edema pós-quimioterapia, flebografia.
   b) Erisipela, US com doppler venoso.
   c) Trombose venosa profunda (TVP), US com doppler venoso.
   d) Edema de origem cardiogênica, D-Dímero.
   e) TVP, flebografia.

   Gabarito: c

3) Assinale a alternativa que indica a classificação clínica, etiologia, anatomia e patofisiologia (CEAP) da insuficiência venosa crônica em um paciente com varizes de membros inferiores (MMII), edema e dermatite ocre perimaleolar.
   a) C1.
   b) C2.
   c) C3.
   d) C4.
   e) C5.

   Gabarito: d

Leituras sugeridas

Maffei FHA. Doenças vasculares periféricas. Vol. 2. 5. ed. Rio de Janeiro: Guanabara Koogan, 2015.

Brito CJ, Rossi M. Cirurgia vascular: cirurgia endovascular. Angiologia. Vol. 2. 3. ed. Rio de Janeiro: Revinter, 2014.

Projeto Diretrizes – Insuficiência venosa crônica, diagnóstico e tratamento. 2015. Disponível em: http://www.sbacv.com.br/pdf/diretrizes-2016/INSUFICIENCIA-VENOSA-CRONICA.pdf.

Projeto Diretrizes – Trombose venosa profunda, diagnóstico e tratamento. 2015. Disponível em: http://www.sbacv.com.br/pdf/diretrizes-2016/TROMBOSE-VENOSA-PROFUNDA.pdf.

Insuficiência coronariana

Felipe Machado Silva

Objetivos

- Descrever a insuficiência coronariana (ICo) e seus respectivos critérios diagnósticos.
- Apresentar o tratamento cirúrgico da ICo por doença aterosclerótica.
- Descrever os métodos e as estratégias de revascularização cirúrgica do miocárdio.

Introdução

A revascularização cirúrgica foi a primeira opção de tratamento intervencionista para portadores de insuficiência coronariana ICo e sua primeira realização com sucesso ocorreu na década de 1950. Desde então, ocorreram modificações quanto às indicações, aos métodos e às estratégias cirúrgicas para revascularização do miocárdio (RM), sintetizadas a seguir. ■

Indicações

São três as possibilidades de tratamento para ICo:

1) revascularização cirúrgica;
2) angioplastia com colocação de *stent*;
3) tratamento clínico otimizado.

Muitos estudos foram desenvolvidos durante décadas e tantos outros se encontram em andamento com a finalidade de assegurar a melhor escolha

> A identificação de variáveis que podem influenciar na resposta ao tratamento é importante para a tomada de decisões, como lesões uni, bi ou multiarterial; disfunção ventricular; diabetes melito (DM); risco cirúrgico; expectativa de vida; entre outros.

entre as disponíveis. Fundamentalmente, os desfechos estudados, denominados *major adverse cardiovascular and cerebrovascular events* (MACCE), incluem óbito, acidente vascular cerebral (AVC), infarto agudo do miocárdio (IAM) e necessidade de reintervenção coronariana.

O melhor guia para definir nossa conduta são as diretrizes European Society of Cardiology/European Association of Cardiothoracic Surgery (Guidelines on myocardial revascularization, 2014) e American Heart Association (Guideline for Coronary Artery Bypass Graft Surgery, 2011), que são as principais e mais atuais.

Os bons resultados com o uso de fibrinolíticos e sobretudo da angioplastia primária na fase aguda diminuíram as indicações da RM em pacientes com IAM com supradesnivelamento do segmento ST (IAMSSST), podendo ser considerada em: isquemias persistentes ou recorrentes apesar da fibrinólise ou angioplastia, não passíveis de resgate por angioplastia; anatomia coronariana desfavorável que não permite angioplastia com segurança; isquemia persistente com instabilidade hemodinâmica não passível de angioplastia transluminal coronária (ATC); complicações mecânicas como comunicação interventricular; ou ruptura de músculo papilar com insuficiência mitral importante.

A RM nas demais situações inclui pacientes assintomáticos de alto risco, angina crônica estável, angina instável e IAM sem supra de ST. A Tabela 32.1 apresenta as indicações com a classe e o nível de evidência para RM e para ATC.

TABELA 32.1 ■ Recomendações do tipo de RM em pacientes com anatomia coronária que permite esse procedimento e a ATC

Característica da lesão coronariana	RM cirúrgica		Angioplastia com *stent*	
	Classe de recomendação	Nível de evidência	Classe de recomendação	Nível de evidência
Uma ou duas coronárias acometidas sem lesão da DA proximal	IIb	C	I	C
Lesão da DA proximal	I	A	I	A
Duas coronárias com DA proximal	I	B	I	C
Lesão de tronco de coronária esquerda com escore Syntax ≤ 22	I	B	I	B
Lesão de tronco de coronária esquerda com escore Syntax 23-32	I	B	IIa	B
Lesão de tronco de coronária esquerda com escore Syntax > 32	I	B	III	B
Três coronárias acometidas com escore Syntax ≤ 22	I	A	I	B
Três coronárias acometidas com escore Syntax ≤ 23-32	I	A	III	B
Três coronárias acometidas com escore Syntax > 32	I	A	III	B

Rm, revascularização do miocárdio; DA, descendente anterior.

O escore Syntax é um sistema de pontos que basicamente reflete a gravidade e a eventual dificuldade em relação à angioplastia. Quanto maior a pontuação, mais "grave" a lesão, sendo indicado de preferência o tratamento cirúrgico porque, com ele, alcançamos melhores resultados

Além do que já expusemos, as características clínicas dos pacientes devem ser consideradas na escolha do tratamento intervencionista. Há duas situações cuja superioridade dos resultados com revascularização cirúrgica, em comparação à ATC, é demonstrada em estudos: pacientes com DM; e pacientes com disfunção ventricular grave (baixa fração de ejeção).

O benefício do tratamento cirúrgico nos pacientes com disfunção ventricular grave, comparado ao tratamento clínico otimizado, foi bem demonstrado nos estudos STICH (acompanhamento de 1 ano) e STICHES (acompanhamento de 5 anos).

Já nos pacientes com DM, há dois estudos que também corroboram a superioridade do tratamento cirúrgico em relação ao tratamento clínico e à angioplastia: BARI 2D e FREEDOM, respectivamente.

Nas lesões triarteriais, independentemente do escore Syntax, a RM é considerada superior à ATC.

Estratégias relacionadas à cirurgia de revascularização miocárdica

Revascularização do miocárdio com e sem circulação extracorpórea

A circulação extracorpórea (CEC) propiciou grande avanço à cirurgia cardíaca e é de suma importância. Porém, com o desenvolvimento das técnicas de RM, houve uma tendência a evitar o seu uso acreditando-se haver benefício na redução da reposta inflamatória e, consequentemente, da morbimortalidade.

Diversos estudos têm comparado a RM com e sem CEC. O grupo de estudo mais atual é o CORONARY com duas publicações em que foram comparados os resultados com ambas as estratégias sendo os *endpoints* primários: óbito, AVC, IAM e insuficiência renal aguda com necessidade de diálise nos prazos de 30 dias a 1 ano.

Em 30 dias, o grupo sem CEC teve menor transfusão sanguínea, reoperação por sangramento, insuficiência renal e complicações respiratórias; e, no mesmo período, teve maior taxa de reabordagem para rerrevascularização.

Em 1 ano, os resultados em ambos os grupos foram totalmente indiferentes em relação aos já expostos, inclusive quanto à qualidade de vida e à função cognitiva. A análise em 5 anos não mostrou diferença em nenhum dos parâmetros analisados.

O *shunt* é um delicado tubo de silicone introduzido na luz da coronária de forma transitória, que permite a anastomose em campo exangue dispensando o garroteamento do vaso e evitando, assim, isquemia regional e temporária. Ele permite também moldar a coronária, facilitando a anastomose.

Você deve dissecar a ATI, sempre que possível, de modo esqueletizado, e não pediculado (junto das veias torácicas internas, da fáscia endotorácica e do músculo), sobretudo em pacientes com DM, obesos e nos quais utilizar ATIE e ATID. Assim, infecções e dificuldades de cicatrização da FO são reduzidas.

O uso do *shunt* intracoronário pode influenciar positivamente nos resultados da RM sem CEC, mas não há consenso na literatura quanto ao seu uso. Em nosso serviço, utilizamos de forma sistemática.

Os estabilizadores mecânicos de tecido também são importantes facilitadores para realização da cirurgia sem CEC. Assim sendo, sugerimos a RM sem CEC sempre que possível e com segurança, ou seja, usando o *shunt* intracoronariano e o estabilizador de tecidos, certificando-se da estabilidade hemodinâmica e da não ocorrência de arritmias ou alterações isquêmicas no traçado eletrocardiográfico ao mobilizar o coração, além de proceder à anastomose segura; enquanto a RM com CEC deve ser realizada sempre que necessário, ou seja, quando houver alguma contraindicação para realização sem CEC.

Escolha dos enxertos

Historicamente, o enxerto de veia safena e o da artéria torácica interna esquerda (ATIE) são os dois principais enxertos para a realização da RM.

Após diversos estudos comparativos, sabe-se hoje que o melhor enxerto, demonstrando taxa de patência superior a 90% ao longo de 10 anos, é a ATIE.

Anatomicamente aproxima-se com maior facilidade da artéria DA ou interventricular anterior, considerada a mais importante artéria coronária uma vez que é responsável pela maior parte da irrigação do septo interventricular e da parede anterior do ventrículo esquerdo. Dessa maneira, sempre que possível você deve utilizar como estratégia a anastomose da artéria torácica interna (ATI) (mais frequentemente, a esquerda) para o ramo interventricular anterior (DA).

Há uma tendência ao uso de ambas ATIE e artéria torácica interna direita (ATID), como na anastomose ATIE-DA e ATID-coronária direita ou para ramo marginal via retroaórtica. Porém, em pacientes obesos e com DM, há maior risco de infecção profunda de ferida operatória (FO) e mediastinite.

O enxerto de veia safena ainda é considerado bom, pois apresenta patência entre 50 e 60% em 10 anos, ou até maior quando utilizado para a DA e os vasos com diâmetro maior que 2 mm. Além disso, a dissecção de uma ou duas veias safenas magnas permite a confecção de vários enxertos.

Outro enxerto de destaque é a artéria radial com patência igual ou superior ao enxerto de safena, sendo, em geral, anastomosado próximo à ATIE e distalmente à coronária, evitando a manipulação da aorta ascendente em pacientes com aterosclerose significativa na aorta ascendente. A Tabela 32.2 traz um resumo de algumas recomendações técnicas do Consenso Europeu de RM, de 2014.

TABELA 32.2 ■ Resumo de recomendações do Consenso Europeu de RM

Recomendações para RM cirúrgica	Classe de recomendação	Nível de evidência
Considerar dissecção esqueletizada de rotina da ATI	IIa	B
Recomendada dissecção esqueletizada de rotina da ATI quando utilizada bilateralmente em pacientes com DM	I	B
Recomenda RM completa	I	B
Recomendado uso da ATI para coronária descendente	I	B
Uso bilateral da ATI deve ser considerado em pacientes com menos de 70 anos	IIa	B
Recomendado uso da artéria radial apenas quando é lesão coronariana grave (alto grau de estenose)	I	B
Recomendada RM apenas com enxertos arteriais em pacientes com má qualidade de enxerto venoso (safena) independentemente da idade	I	C
Recomendada RM apenas com enxertos arteriais em pacientes com razoável expectativa de vida	IIa	B
Recomendado minimizar manipulação da aorta ascendente	I	B
Considerar RM sem CEC em pacientes de alto risco em centros de grande volume cirúrgico	IIa	B
Recomendada RM sem CEC e evitar manipulação da aorta ascendente quando há significativa aterosclerose para prevenir AVC	I	B
Considerar RM minimamente invasiva quando lesão única em coronária DA	IIa	C

RM, revascularização do miocárdio; AVC, acidente vascular cerebral; ATI, artéria torácica interna; DM, diabetes melito; CEC, circulação extracorpórea; DA, descendente anterior.

Caso clínico

Paciente do sexo masculino, 65 anos, com antecedentes de diabetes melito (DM) em uso de insulina, hipertensão arterial e ex-tabagista. Apresentou há 5 anos infarto agudo do miocárdio com supradesnivelamento do segmento ST (IAMSSST), tendo sido submetido à angioplastia primária da coronária direita. Porém, depois disso, perdeu seguimento. Retorna agora porque tem apresentado dor precordial aos esforços. Após exames iniciais, realizou cinecoronariografia que mostrava: lesão intra-stent com estenose de até 80%; lesões em coronária descendente anterior (DA) e artéria circunflexa (ostial) estimadas em 70%; sendo a lesão da DA extensa e calcificada. Há ainda comprometimento do óstio de um segundo ramo marginal importante. À ventriculografia, observa-se disfunção ventricular moderada com fração de ejeção estimada em 42%.

▬ Atividades

1) Assinale a alternativa que indica a melhor opção terapêutica e sua estratégia para o caso clínico.
    a) Tratamento clínico otimizado e evitar esforços físicos.
    b) Realizar novamente angioplastia intra-stent e novas angioplastias em coronárias descendente anterior (DA) e circunflexa.

c) Revascularização do miocárdio (RM), sendo indicadas a artéria torácica interna esquerda (ATIE) (esqueletizada)- DA, safena-coronária direita (saf-CD), safena-diagonal (saf-diag) e radial em Y da ATIE para marginal (Mg), com circulação extracorpórea (CEC).
d) RM sem CEC, sendo indicadas ATIE (pediculada)-DA, artéria torácica interna direita (ATID) (pediculada)-CD, saf-mg e saf-diag sem CEC.

Gabarito: c

Comentário: Trata-se de paciente multiarterial com disfunção ventricular e diabetes melito (DM), motivo pelo qual é indicada a RM. Pelo fato de ser jovem, deve-se priorizar enxertos arteriais, mas evitando o uso de ATI bilaterais e priorizando dissecção esqueletizada pelo risco de infecção profunda de ferida operatória (FO) e mediastinite. Pelo fato de ser multiarterial e haver vasos retrocardíacos a serem revascularizados, a não utilização pode trazer significativas dificuldades técnicas, sendo então, se possível, indicada a CEC.
Obs.: alguns detalhes podem ser modificáveis dependendo da experiência de alguns serviços, mas essa resposta estaria de acordo com a maior parte dos serviços de cirurgia cardíaca atualmente.

2) Leia as afirmações a seguir e marque com V ou F as que julgar verdadeiras ou falsas. Em seguida, assinale a alternativa com a asequência correta.

( ) A indicação de RM inclui pacientes assintomáticos de alto risco, angina crônica estável, angina instável e infarto agudo do miocárdio (IAM) sem supra de ST.

( ) Os bons resultados com o uso da angioplastia primária diminuíram as indicações da RM em pacientes com IAM com supradesnivelamento do segmento ST (IAMSSST).

( ) Nas lesões triarteriais, a RM é considerada superior à angioplastia com colocação de *stent* a depender do escore Syntax e das características do paciente.

( ) O uso das artérias torácias internas esquerda e direita, como na anastomose ATIE-DA e ATID-coronária direita, é uma tendência importante porque inclui pacientes obesos e com DM, sem maior risco de infecção profunda de FO e mediastinite.

a) V, V, V, V.
b) V, F, V, F.
c) F, V, F, V.
d) V, V, F, F.

Gabarito: d

▬ Leituras sugeridas

Windecker S, Kolh P, Alfonso F, Coelet JP, Cremer J, Falk V, et al. ESC/EACTS Guidelines on myocardial revascularization. Eur Heart J. 2014;35:2541-2619.

Kouchoukos NT, Blackstone EH, Hanley FL, Kirklin JK. Cardiac Surgery. 4th. ed. Philadelphia: Elsevier Saunders, 2013.

Velazquez EJ, Lee KL. Coronary-artery bypass surgery in patients with ischemic cardiomyopathy. N Engl J Med. 2016;374:1511-1520.

Lamy A, Devereaux PJ, Prabhakaran D, Taggart DP, Hu S, Paolasso E, et al. Off-Pump or On-Pump Coronary-Artery Bypass Grafting at 1 year. N Engl J Med. 2013;368:1179-88.

Lamy A, Devereaux PJ, Prabhakaran D, Taggart DP, Hu S, Straka Z, et al. Five-Year Outcomes after Off-Pump or On-Pump Coronary-Artery Bypass Grafting. N Engl J Med. 2016;375:2359-2368.

Aneurisma e dissecção de aorta

Felipe Machado Silva

Objetivos

- ✓ Apresentar as indicações cirúrgicas dos aneurismas e dissecções de aorta.
- ✓ Descrever os principais métodos e estratégias do tratamento cirúrgico dos aneurismas de aorta (AnAo) e das dissecções de aorta (DisAo).

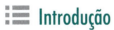 **Introdução**

A aorta, maior artéria do corpo humano, divide-se nas porções ascendente, arco, torácica descendente e abdominal. Neste capítulo, serão abordadas as afecções das porções ascendente e do arco.

As principais afecções da aorta são os aneurismas, a síndrome aórtica aguda (DisAo, hematoma de aorta e úlcera penetrante) e as lesões traumáticas (que não serão abordadas neste capítulo).

Sugerimos que você reveja os conhecimentos anatômicos da porção da aorta e suas relações, sumariamente demonstrado na Figura 33.1, para melhor entendimento das técnicas cirúrgicas descritas.

Quadro clínico

Aneurisma de aorta

Os aneurismas do arco aórtico, de grandes dimensões, podem comprimir estruturas adjacentes provocando rouquidão (compressão do nervo laríngeo recorrente), dispneia (compressão da traqueia e dos pulmões), disfagia (compressão esofágica) e edema facial (compressão da veia cava superior).

Trata-se de um processo patológico no qual o vaso assume mais de 50% do diâmetro predito para o paciente. As manifestações clínicas são eventualmente diagnosticadas como "achado de exame" em indivíduos assintomáticos, mas podem surgir com sinais de insuficiência cardíaca e dor precordial em presença de insuficiência aórtica associada.

A dor torácica pode ocorrer quando o aneurisma se dilata de maneira mais significativa e, geralmente, está associada a picos hipertensivos, cuja localização precordial é a aorta ascendente; na região interescapular e no ombro esquerdo, ela é aorta descendente.

Síndrome aórtica aguda

Uma das manifestações da síndrome, a dissecção aguda da aorta, tem incidência de aproximadamente 2 a 3,5 casos por 100 mil pessoas ao ano, com maior prevalência no sexo masculino na razão de 2:1.

A dissecção aguda da aorta apresenta alta letalidade, visto que aproximadamente 50% dos pacientes morrem nas primeiras 48 horas.

Entre as causas e os fatores de risco, a hipertensão arterial está presente em 75% dos casos e, por si, pode causar alterações estruturais na parede da aorta. Diversas outras situações levam à alteração estrutural na parede causando seu "enfraquecimento", como aterosclerose, estenose aórtica, valva aórtica bicúspide, síndromes genéticas (Marfan, Loeys-Dietz, Ehlers-Danlos, entre outras), arterites (sífilis, Takayasu, Behçet, células gigantes) e infecções (aneurisma micótico).

O quadro clássico e mais frequente envolve dor súbita precordial intensa que irradia para a região cervical e o dorso e, em seguida, "descendo pelo dorso". As demais manifestações incluem acidente vascular cerebral (AVC), infarto agudo do miocárdio (IAM), diferença de pulso entre membros (isquemia periférica), insuficiência aórtica aguda, tamponamento cardíaco, entre tantas outras.

Diagnóstico

Aneurisma de aorta

A tomografia computadorizada (TC) de tórax (angiotomografia [angio-TC] de aorta) é padrão-ouro por permitir o diagnóstico e a análise de outros ramos, de estruturas adjacentes e da extensão da doença, além do planejamento terapêutico.

O diagnóstico é feito por meio de exames de imagem como a radiografia de tórax que sugere AnAo e/ou DisAo quando há aumento da área mediastinal, ou ao perfil, aumento da área da aorta.

Outro exame que também nos auxilia é a ressonância nuclear magnética (RNM), pois oferece alta qualidade de imagem para diagnóstico e demais análises, porém não é muito utilizada em virtude de menor disponibilidade, maior tempo de duração do exame e restrições para pacientes com dispositivos (ventilação mecânica, marca-passos, cardiodesfibriladores, bombas de infusão etc.). A ecocardiografia transesofágica e a transtorácica, importantes na avaliação da função cardíaca e das valvas, permitem o diagnóstico, mas requerem complementação com angio-TC ou RNM. Por fim, temos a aortografia, que é pouco utilizada atualmente por menor disponibilidade, menor acurácia na mensuração do tamanho do AnAo e pelo caráter invasivo.

Síndrome aórtica aguda

Os exames diagnósticos para uma das manifestações da síndrome, a DisAo, se assemelham muito aos do AnAo. A única observação que fazemos é a da clássica imagem em "S" na luz da aorta, visível ao corte transversal deste, ou imagem de falha de enchimento de uma porção da luz aórtica.

Há duas principais classificações para a síndrome aórtica aguda, como você pode ver na Figura 33.1.

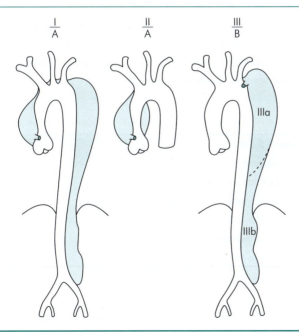

FIGURA 33.1 ■ Classificação da síndrome aórtica aguda.

A classificação de Stanford diz respeito ao ponto de início (entrada) da dissecção (*flapping*), sendo do tipo A quando se inicia na aorta ascendente ou no arco, ou do tipo B quando se inicia em qualquer porção da aorta após a emergência da artéria subclávia esquerda. Já a classificação de DeBakey considera, além do ponto de entrada e da extensão da falsa luz, os tipos sistematizados no Quadro 33.1.

QUADRO 33.1 ■ Classificação DeBakey para a dissecção da aorta

Classificação	Descrição
Tipo I	Inicia-se na aorta ascendente e progride até a porção descendente
Tipo II	Inicia-se na ascendente e fica nessa porção limitada sem progredir
Tipo IIIa	Inicia-se na porção torácica descendente e progride sem invadir o segmento abdominal
Tipo IIIb	Inicia-se na porção torácica descendente e progride até o segmento abdominal

Tratamento cirúrgico

Aneurisma de aorta

Alguns estudos sobre AnAo torácico identificaram que, quando não efetuado o tratamento cirúrgico indicado, a sobrevida em 5 anos variou de 13 a 39% e a principal causa de óbito foi a sua ruptura. As indicações cirúrgicas estão sistematizadas no Quadro 33.2.

QUADRO 33.2 ■ Indicações cirúrgicas para aneurisma aorta ascendente e arco

Diâmetro > 5,5 cm
quando síndrome de Marfan > 5 cm
quando síndrome de Loeys-Dietz > 4,6 cm
Ponderar em aortas com aneurisma < 5,5 cm quando:
■ crescimento > 0,5 cm/ano
■ história familiar de DisAo e
■ insuficiência aórtica de moderada a importante

DisAo, dissecção de aorta.

O princípio da cirurgia de AnAo é ressecar o segmento aneurismático e implantar uma prótese vascular (enxerto de poliéster – Dacron), sendo que as anastomoses proximal e distal devem ser realizadas em segmentos da aorta mais sadios possíveis.

As possibilidades e estratégias principais são comuns às da DisAo e serão abordadas no tópico referente a esta, a seguir.

Síndrome aórtica aguda

Os objetivos das técnicas cirúrgicas são: a ressecção da porção da aorta onde há o *flapping* e porções adjacentes, com o implante de prótese vascular (p. ex., tubo de poliéster); e a correção de outros processos secundários à dissecção (p. ex., troca da valva aórtica quando a dissecção levou à insuficiência importante, reimplante de artérias coronárias ou revascularização miocárdica quando a dissecção comprometeu significativamente os óstios coronários, reimplante dos ramos do arco aórtico e assim por diante).

A indicação cirúrgica vale para todos os pacientes que apresentam DisAo ascendente ou arco, pois a mortalidade do tratamento clínico é muito elevada nessa população.

A complexidade das técnicas cirúrgicas, das estratégias de circulação extracorpórea (CEC) e dos métodos de proteção cerebral não permite que elas sejam discutidas aqui, assim, serão apresentadas, de maneira resumida, apenas algumas dessas técnicas.

A primeira delas é a dissecção na aorta ascendente sem comprometimento da valva aórtica ou do arco (Figs. 33.2-33.7), que apresenta como opção a troca da aorta ascendente por tubo não valvado.

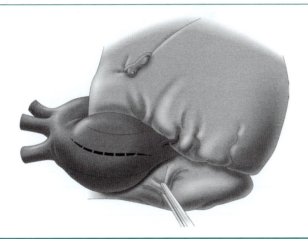

FIGURA 33.2 ■ Dissecção na aorta ascendente.

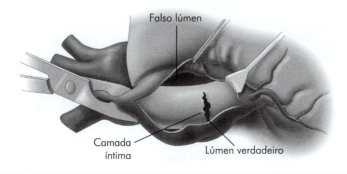

FIGURA 33.3 ■ Dissecção na aorta ascendente.

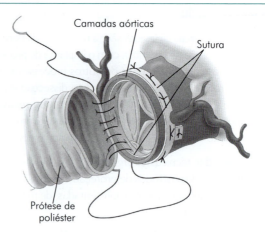

FIGURA 33.4 ■ Dissecção na aorta ascendente.

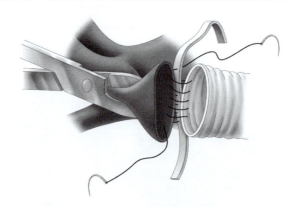

FIGURA 33.5 ■ Dissecção na aorta ascendente.

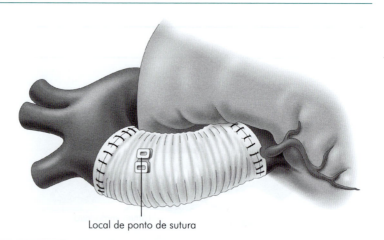

FIGURA 33.6 ■ Dissecção na aorta ascendente.

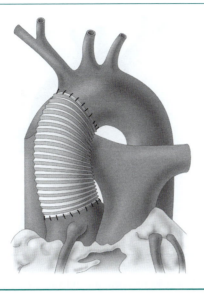

FIGURA 33.7 ■ Dissecção na aorta ascendente.

Em seguida, veja a dissecção na aorta ascendente com comprometimento da porção inicial do arco aórtico (Figs. 33.8 e 33.9), cuja opção é a troca da aorta ascendente por tubo de poliéster não valvado com sutura distal no arco aórtico (estende-se pela ressecção na concavidade do arco), chamada de técnica do hemiarco.

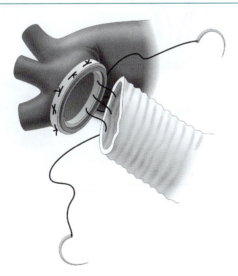

FIGURA 33.8 ■ Dissecção na aorta ascendente com comprometimento da porção inicial do arco aórtico.

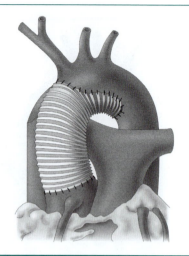

FIGURA 33.9 ■ Dissecção na aorta ascendente com comprometimento da porção inicial do arco aórtico.

A seguir, a dissecção na aorta ascendente com comprometimento da valva aórtica em que esta não é passível de reutilização (Fig. 33.10). A opção é a troca da aorta ascendente com implante de tubo valvado e reimplante das artérias coronárias (cirurgia de Bentall de Bono).

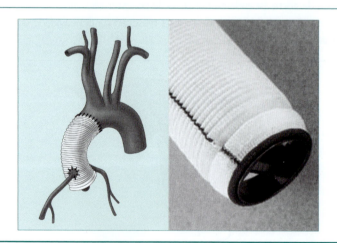

FIGURA 33.10 ■ Cirurgia de Bentall do Bono.

Quando a valva aórtica é passível de reutilização, você deve trocar a aorta ascendente com implante de tubo não valvado com suspensão da valva aórtica e reimplante das coronárias (cirurgia de Tirone David).

Na dissecção na aorta ascendente ou no arco (comprometimento significativo do arco), as opções são a troca da aorta ascendente e do arco aórtico com reimplante dos ramos do arco aórtico (Fig. 33.11) ou a troca da aorta ascendente e do arco com derivação dos ramos do arco aórtico.

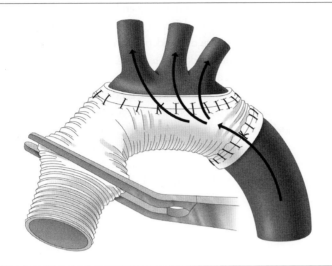

FIGURA 33.11 ■ Troca do arco aórtico com reimplante do arco e aorta ascendente.

Já na dissecção no arco aórtico sem comprometimento da aorta ascendente, fazemos a derivação da aorta ascendente com tubo bi ou trifurcado para tronco braquiocefálico, carótida comum esquerda e artéria subclávia esquerda, seguida de endoprótese cobrindo toda a área comprometida, chamada de técnica híbrida (Fig. 33.12).

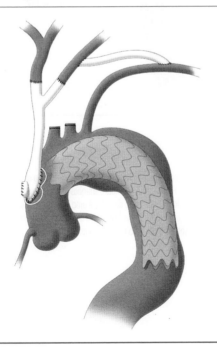

FIGURA 33.12 ■ Dissecção no arco aórtico sem comprometimento da aorta ascendente: técnica híbrida.

Nos casos de dissecção na aorta ascendente com comprometimento significativo (reentradas, outros *flappings*, parede vascular muito fina e delicada) do arco e da torácica descendente, tem-se empregado a técnica de "tromba de elefante", utilizando um *stent* de aorta de implante anterógrado com parada circulatória e perfusão cerebral seletiva. Em seguida, efetua-se a troca de arco e da aorta ascendente por tubo ramificado para a derivação dos ramos do arco aórtico e, por fim, na região proximal, avalia-se a valva aórtica e qual a melhor estratégia (preservação da valva aórtica ou troca, com ou sem reimplante das artérias coronárias). Essa técnica é chamada *frozen elephant trunk* com troca de aorta ascendente e arco aórtico por tubo ramificado e *debranching* de arco (Fig. 33.13).

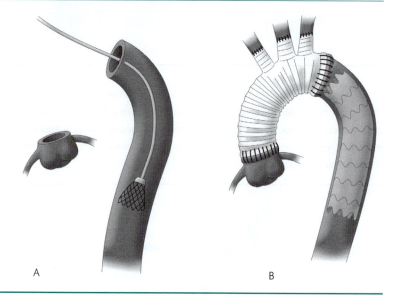

FIGURA 33.13 ■ A) *Stent* de aorta com reimplante anterogrado. B) Técnica *frozen elephant*.

O hematoma mural se refere às prováveis dissecções iniciais que não progrediram a ponto de causar *flapping*, visto que o sangue, extravasado da luz, permanece na camada média. Nos exames de imagem, visualiza-se conteúdo hemático trombosado, sem evidências de verdadeira e falsa luz ou segmento intimal rompido que as separe (*flapping*). Já a úlcera penetrante de aorta é uma placa aterosclerótica que não progride intraluminalmente, mas se aprofunda nas camadas do vaso, causando uma erosão. Nas fases mais avançadas, pode causar os mesmos sintomas do hematoma mural, DisAo ou até predispor à ocorrência de uma dissecção a partir do local ulcerado.

Caso clínico

Paciente do sexo masculino, 66 anos, chega ao pronto-socorro trazido por familiares com relato de hipertensão de tratamento irregular. Estava em casa fazendo algum esforço físico e teve repentina dor precordial intensa, seguida de síncope. Ao despertar, sem déficits, informava que a dor estava menos intensa no precórdio, mas intensa na região interescapular. Ao exame físico: consciente, descorado 1+, discreta taquidispneia, frequência respiratória de 26 irpm, $SatO_2$ 90% ar ambiente. Bulhas rítmicas hipofonéticas, com sopro regurgitativo diastólico em foco aórtico e aórtico acessório 3+ e frequência cardíaca de 120 bpm. Sem déficits de pulsos distais. Pressão arterial em membro superior esquerdo (MSE) de 110 x 70 mmHg, pressão arterial em membro superior direito (MSD) 170 x 100 mmHg. Ausculta pulmonar sem alterações. Na sala de emergência, mediante os achados citados, foi feita hipótese diagnóstica de síndrome aórtica aguda e realizadas eletrocardiografia que não mostrava sinais de isquemia coronariana; radiografia de tórax com significativo alargamento de mediastino; e, a seguir, angiotomografia (angio-TC) de aorta. À angio-TC, foi visualizada dissecção de aorta Stanford A, que se iniciava próximo ao plano valvar e se estendia até a aorta abdominal, porém sem sinais de reentradas ou outros *flappings* e derrame pericárdico moderado. Iniciadas medidas clínicas com oxigênio suplementar, analgesia potente, controle da hipertensão com betabloqueador e vasodilatador parenterais. Indicada cirurgia de emergência.

— Atividades

1) Com base nas informações clínicas e tomográficas, assinale a alternativa que representa a melhor estratégia.
   a) Cirurgia de troca de aorta ascendente por tubo não valvado.
   b) Cirurgia de troca de aorta ascendente e de arco aórtico com reimplante dos ramos do arco aórtico.
   c) Cirurgia de implante de *stent* de aorta anterógrado + *debranching* do arco aórtico.
   d) Cirurgia de Bentall de Bono: troca da aorta ascendente por tubo valvado com reimplante das artérias coronárias, porém devendo estar preparado para, caso sejam evidenciadas reentradas ou novos *flappings* ou aorta muito delicada que não permita anastomose segura, alterar o procedimento para técnica do hemicarco ou *frozen elephant trunk* + *debranching* do arco, porém mantendo a troca da valva aórtica na porção proximal, pois esta está desfuncionalizada.

Gabarito: d
Comentário: A cirurgia deve ser feita em caráter de emergência em razão do derrame pericárdico que indica provável "transudação" de sangue pela aorta dissecada intrapericárdica, aumentando o risco de mortalidade precoce por ruptura de aorta e/ou tamponamento cardíaco. O comprometimento da valva aórtica indica que pode ser realizada a troca da valva (alternativa D) ou a plastia com ressuspensão desta (porém esse procedimento não foi contemplado em nenhuma das alternativas).

2) Leia as afirmações que se seguem e marque com V ou F as que julgar verdaderias ou falsas. Em seguida, assinale a alternativa com a sequência correta.

   (   ) A dor torácica pode ocorrer quando o aneurisma se dilata e, geralmente, está associada a picos hipertensivos, cuja localização precordial é a aorta ascendente; na região interescapular e no ombro esquerdo, ela é aorta descendente.

( ) O princípio da cirurgia de aneurismas de aorta é ressecar o segmento aneurismático e implantar uma prótese vascular, sendo que as anastomoses proximal e distal devem ser realizadas em segmentos da aorta mais sadios possíveis.

( ) Os objetivos das técnicas cirúrgicas são: a ressecção da porção da aorta onde há o *flapping* e porções adjacentes, com o implante de prótese vascular; e a correção de outros processos secundários à dissecção.

( ) A indicação cirúrgica vale para todos os pacientes que apresentam dissecções de aorta (DisAo) ascendente ou arco, pois a mortalidade do tratamento clínico é muito elevada nessa população.

a) V, V, V, V.
b) F, F, V, V.
c) F, V, V, F.
d) V, F, F, V.

Gabarito: b

Leituras sugeridas

Kouchoukos NT, Blackstone EH, Hanley FL, Kirklin JK. Cardiac Surgery. 4th. ed. Philadelphia: Elsevier Saunders, 2013.

Mann DL, Zipes DP, Libby P, Bonow RO. Braunwald's heart disease. 10th ed. Philadelphia: Elseviers Saunders, 2015.

Erbel R, Aboyans V, Boileau C, Bossone E, Di Bartolomeo R, Eggebrecht H, et al. Guidelines on the diagnosis and treatment of aortic diseases. Eur Heart J. 2014;35(41):2873-2926.

Valvopatias

Felipe Machado Silva

Objetivos

✓ Descrever as indicações cirúrgicas das principais valvopatias nos adultos.
✓ Apresentar alguns métodos e estratégias das cirurgias valvares.

Introdução

As principais valvopatias nos adultos, em relação à etiologia, podem ser divididas em degenerativas, congênitas e adquiridas. Quanto à apresentação clínica, manifestam-se na forma de estenoses ou insuficiências ou com ambos componentes, denominadas, então, de dupla lesão valvar. Além disso, podem ocorrer lesões concomitantes em mais de uma das valvas cardíacas. Por motivos didáticos e de relevância, abordaremos as doenças mitrais e aórticas e suas indicações cirúrgicas valva a valva e, ao final, a endocardite infecciosa (EI) será discutida separada e sucintamente.

Sugerimos reavaliar conhecimentos básicos propedêuticos e de patologias valvares, uma vez que estes não serão revistos neste capítulo. Ainda, ressaltamos que, não será abordado o tratamento clínico das valvopatias, apesar de estar sempre presente, mesmo em indicação cirúrgica.

Quadro clínico e diagnóstico

Valva aórtica

Estenose aórtica

As principais causas de estenose aórtica são: sequelas de febre reumática (FR); degeneração senil e consequente calcificação; e evolução de uma valva aórtica bicúspide. Em todas essas situações, haverá obstáculo à ejeção do sangue do ventrículo esquerdo (VE) para a aorta. Dessa maneira, o VE sofrerá, em sua câmara, um regime de hipertensão que o hipertrofiará e, posteriormente, causará sua dilatação. Já as manifestações clínicas mais importantes são: síncope, angina e insuficiência cardíaca (IC).

Insuficiência aórtica

As principais causas de insuficiência aórtica (IAo) são: secundária à dilatação da raiz da aorta (p. ex., aneurisma). Ao ascendente na síndrome de Marfan, aortite sifilítica etc.); secundária à FR; e secundária à endocardite. Nessa situação, o VE trabalha com sobrecarga volumétrica e pode-se dilatar já nas fases iniciais da doença, mesmo em indivíduos assintomáticos.

As principais manifestações clínicas são: IC (dispneia, dispneia paroxística noturna [DPN], ortopneia etc.), ou seja, sinais e sintomas de congestão pulmonar, hipertensão venocapilar pulmonar. Na IAo importante, geralmente, verifica-se aumento do diferencial da pressão arterial sistólica (PAS) e da diastólica (PAD) (p. ex., pressão arterial [PA] 180×30 mmHg), pulso tipo "martelo d'água" e desvio do ictus.

A gravidade da IAo pode ser verificada pelos seguintes achados, conforme a Tabela 34.1.

TABELA 34.1 ■ Achados para a gravidade da IAo

IAo			
Aortografia	Regurgitação subjetiva e qualitativa 3-4+/4 = grave		
Ecocardiografia	Vena contracta	> 0,6	– grave
	Volume regurgitante (mL/beat)	> 60 mL	– grave
	Fração regurgitante (%)	> 50	– grave

IAo. insuficiência aórtica.

Válvula mitral
Estenose mitral

A estenose mitral (EMi) ocorre por fusão comissural e/ou espessamento dos folhetos e sua causa principal é a FR, que ocorre isoladamente em apenas 40% dos casos. A FR, quando acomete a válvula mitral, em geral causa dupla lesão, estenose e insuficiência em variados graus. As principais manifestações clínicas são: IC esquerda (dispneia inicialmente ao esforço progredindo para repouso ou DPN) e IC direita (edema em membros inferiores, ascite e hepatomegalia). Ainda podem ocorrer aumento do átrio esquerdo e fibrilação atrial (FA).

Os critérios ecocardiográficos de gravidade da EMi são: EMi moderada (área valvar 1-1,5 cm^2, gradiente transvalvar médio 5-10 mmHg) e EMi importante (área valvar < 1 cm^2, gradiente transvalvar médio > 10 mmHg).

Insuficiência mitral

A insuficiência mitral (IMi) pode decorrer de FR, prolapso mitral (10% podem evoluir para IMi significativa), ruptura de corda tendínea idiopática, disfunção ou ruptura de músculo papilar por isquemia. As principais manifestações clínicas são semelhantes aos da EMi.

Assim como as demais valvopatias, a IMi é dividida em leves, moderadas e graves. A Tabela 34.2 traz os critérios de gravidade segundo o ecodopplercardiograma.

TABELA 34.2 ▪ Critérios de gravidade para a IMi segundo o ecodopplercardiograma

IMi – Quantificação ecocardiográfica	
Grave	
Vena contracta	≥ 0,7 cm
Volume regurgitante (mL/batimento)	≥ 60
Fração regurgitante (%)	≥ 50
Área do jato regurgitante (cm^2)	> 40% da área do AE

AE, átrio esquerdo; IMi, insuficiência mitral.

 ## Tratamento e prevenção

A seguir, uma sequência de quadros mostrará as indicações cirúrgicas para estenose aórtica, IAo, EMi e IMi. Os Quadros 34.1 e 34.2 resumem as principais indicações cirúrgicas na estenose aórtica e suas características ao ecocardiograma.

CIRURGIA

QUADRO 34.1 ■ Indicações cirúrgicas na estenose aórtica

Estenose aórtica – Indicações cirúrgicas
1. Pacientes sintomáticos com estenose aórtica importante
2. Pacientes que serão submetidos a outra cirurgia cardíaca (p. ex., coronária) com estenose aórtica moderada ou importante
3. Pacientes assintomáticos com estenose aórtica importante que apresentam:
■ fração de ejeção de VE < 50%
■ hipotensão e intolerância ao exercício
■ taquicardia ventricular
■ hipertrofia VE, parede de VE ≥ 15 mm
■ área valvar < 0,6 cm²

VE, ventrículo esquerdo.

QUADRO 34.2 ■ Características da estenose aórtica importante ao ecocardiograma

■ Velocidade jato (aceleração via de saída do VE)	> 4 m/s
■ Gradiente médio	> 40 mmHg
■ Área valvar aórtica	< 1 cm²
■ Área valvar indexada	< 0,6 cm²/m²

VE, ventrículo esquerdo.

As principais indicações cirúrgicas nos pacientes com IAo estão resumidas no Quadro 34.3.

QUADRO 34.3 ■ Indicações cirúrgicas na IAo

IAo – Indicações cirúrgicas	
IAo grave	Paciente sintomático
	Paciente assintomático com evidência de disfunção ventricular ou dilatação do VE secundária à IAo

VE, ventrículo esquerdo; IAo, insuficiência aórtica.

O Quadro 34.4 apresenta resumidamente as principais indicações cirúrgicas dos pacientes com EMi.

QUADRO 34.4 ■ Indicações cirúrgicas na EMi

EMi – Indicações cirúrgicas
EMi moderada/importante
Sintomáticos – CF III/IV (NYHA)
Eventos cardioembólicos apesar de anticoagulação adequada
Assintomático/oligossintomático – CF I/II (NYHA) com PSAP > 80 mmHg

CF, classe funcional; PSAP, pressão sistólica de artéria pulmonar; NYHA, New York Heart Association, Emi, estenose mitral.

As indicações cirúrgicas para a IMi estão sintetizadas no Quadro 34.5.

QUADRO 34.5 ■ Indicações cirúrgicas na IMi.

IMi – Indicações cirúrgicas
IMi importante, sintomáticos (CF II, III ou IV), com FE > 30% e DsVE < 55 mm
IMi importante, assintomáticos, com FE entre 30 e 60% e DsVE ≥ 40 mm
IMi importante, assintomáticos, com FE normal e FA de início recente
IMi importante, assintomáticos, com FE normal e PSAP > 50 mmHg em repouso ou > 60 mmHg com exercício

CF, classe funcional; FE, fração de ejeção ou função ventricular; DsVE, diâmetro sistólico de ventrículo esquerdo; FA, fibrilação atrial; PSAP, pressão sistólica de artéria pulmonar; IMi, insuficiência mitral.

O Quadro 34.6 resume as principais indicações relacionadas à cirurgia para a EI.

QUADRO 34.6 ■ Indicações cirúrgicas na EI

Indicações e momento da cirurgia para EI		
IC	EI mitral ou aórtica com insuficiência grave, obstrução ou fístula causando edema de pulmão refratário ou choque cardiogênico	Emergência
	EI mitral ou aórtica com insuficiência grave, obstrução ou fístula causando IC ou sinais de piora hemodinâmica ecocardiográficos	Urgência
Infecção não controlada	Infecção localmente não controlada (abscesso, fístula, aumento da vegetação)	Urgência
	Infecção causada por fungos ou germes multirresistentes	Urgência/eletiva
	Hemoculturas positivas persistentes apesar de antibioticoterapia adequada	Urgência
Prevenção de embolização	EI mitral ou aórtica com vegetações persistentes ≥ 10 mm após 1 ou mais eventos embólicos apesar de antibioticoterapia adequada	Urgência
	EI mitral ou aórtica com vegetações grandes > 15 mm (CF IIb) 30 mm (CF IIa)	Urgência

IC, insuficiência cardíaca; EI, endocardite infecciosa; CF, classe funcional.

Uma vez indicado o tratamento cirúrgico das valvopatias, este é realizado principalmente por dois métodos: plastia valvar e troca valvar. Há um terceiro método, o implante de prótese valvar, também conhecido como *transcatheter aortic-valve implantation* (TAVR), de pouco uso em nosso meio.

Plastia valvar

Existem diversas estratégias para a plastia das valvas cardíacas e as mais realizadas, por apresentarem os melhores resultados, são as aplicadas na valva mitral.

Na IMi, a plastia valvar compreende a redução do anel valvar, secção de segmentos dos folhetos (ressecção triangular e quadrangular), reconstrução de parte dos folhetos com pericárdio e implante de anel protético no anel valvar nativo (originalmente anel de *Carpentier*).

A plastia valvar na EMi, geralmente, envolve a comissurotomia (resolução da fusão comissural) e a secção de cordas tendíneas encurtadas e eventual confecção de neocordas.

Troca valvar

Duas principais próteses estão à disposição hoje e têm vantagens e desvantagens como você pode ver resumidamente no Quadro 34.7.

QUADRO 34.7 ■ Vantagens e desvantagens das próteses valvares

	Prótese biológica		Prótese mecânica
Tipos	Porcina	Pericárdio bovino	Duplo folheto: feita em base de carbono pirolítico
Vantagens	Não necessitam de anticoagulação		Durabilidade estendida, a princípio não requerem troca
Desvantagens	Sofrem desgaste e requerem sucessivas trocas a cada 10 anos em média		Necessitam de anticoagulação, o que predispõe a eventos hemorrágicos e tromboembólicos

Implante de prótese valvar

O TAVR não está largamente disponível em nosso meio, mas há literatura demonstrando e definindo seu papel hoje. Trata-se de uma prótese especialmente desenhada e montada em um cateter que pode ser introduzido por via periférica (artéria femoral) ou central (aorta ascendente ou ponta do VE). Uma vez posicionada no lugar da valva aórtica, a prótese é liberada (seja autoexpansível, seja expansível por balão), "esmagando" contra a parede a valva nativa e assumindo a posição desta. É indicada em pacientes com estenose aórtica grave que não são candidatos à cirurgia pelo alto risco.

A EI, principalmente bacteriana, ainda é frequente em nosso meio e, em 2015, tanto a Sociedade Americana como a Europeia de Cardiologia revisaram as diretrizes.

Estudo que comparou, nesses pacientes, o tratamento clínico otimizado com o TAVR, demonstrou que pacientes submetidos ao TAVR tiveram menores mortalidade e internação e melhora dos sintomas cardíacos a despeito de a maior taxa de acidente vascular cerebral (AVC). Outro estudo comparou o TAVR ao tratamento cirúrgico convencional e não mostrou diferença de mortalidade em 1 ano.

Estudo recente comparou o TAVR ao tratamento cirúrgico convencional em pacientes de moderado risco e não observou diferença em relação à mortalidade ou AVC em até 2 anos, sendo este um grupo que futuramente também poderá ser candidato a essa terapia.

Caso clínico

Paciente de 76 anos, do sexo masculino, internou pelo pronto-socorro após síncope. Referia sopro desde a infância que não precisou de tratamento específico e que, há cerca de 20 dias, vem cursando com dispneia progressiva aos esforços; atualmente, aos mínimos esforços e sensação de febre vespertina. Ao exame físico, verificou-se paciente febril, taquicárdico com frequência cardíaca de 106 bpm, pressão arterial de 140 × 30 mmHg, ausculta pulmonar com estertores creptantes basais e, à ausculta cardíaca, em foco mitral sopro sistólico em foco mitral 2+/6 e, em foco aórtico, sopro sistólico 3+/6 e sopro diastólico 3+/4. Exames complementares mostravam discreto aumento do índice cardiotorácico e sinais de congestão pulmonar à radiografia de tórax. Realizado ecocardiograma, que evidenciou: fração de ejeção do ventrículo esquerdo (VE) discretamente reduzida; valva aórtica com vegetação medindo no seu maior eixo 16 mm, causando turbilhonamento e insuficiência importante com imagem compatível com perfuração de folheto não coronariano. A valva mitral com vegetação em folheto anterior medindo 9 mm causando insuficiência valvar moderada e imagem compatível com ruptura de corda tendínea.

Atividades

1) Assinale a alternativa que indique a hipótese diagnóstica para o caso clínico.
   a) Prolapso da valva mitral.
   b) Insuficiência aórtica (IAo) decorrente de febre reumática (FR).
   c) Dupla lesão aórtica decorrente de FR.
   d) Dupla lesão aórtica e insuficiência mitral (IMi) por FR.
   e) Endocardite infeciosa (EI) causando disfunção das valvas aórtica e mitral e possível antecedente de prolapso mitral.

   Gabarito: e

2) Considerando a principal hipótese diagnóstica e os resultados dos exames no caso clínico, assinale qual seria a melhor proposta terapêutica.
   a) Antibioticoterapia ampla e ajuste de acordo com antibiograma.
   b) Cirurgia imediata de plastia de valva aórtica.
   c) Cirurgia imediata de troca valvar aórtica.
   d) Estabilização clínica com antibioticoterapia ampla e programação na urgência para plastia valvar aórtica e mitral.
   e) Estabilização clínica com antibioticoterapia ampla e programação na urgência para troca valvar aórtica e provável troca valvar mitral.

   Gabarito: e

Leituras sugeridas

Kouchoukos NT, Blackstone EH, Hanley FL, Kirklin JK. Cardiac Surgery, 4th ed. Philadephia: Elsevier Saunders, 2013.

Tarasoutchi F, Montera MW, Grinberg M, Barbosa MR, Piñeiro DJ, Sánchez CRM, et al. Diretriz Brasileira de Valvopatias - SBC 2011/I Diretriz Interamericana de Valvopatias - SIAC 2011. Arq Bras Cardiol. 2011;97(5 supl. I):1-67.

Habib G, Lancellotti P, Antunes MJ, Bongiorni MG, Casalta JP, Del Zotti F, et al. Guideline for the management of infective endocarditis. Eur Heart J. 2015 Aug;36(44):3075-128.

Leon MB, Smith CR, Mack M, Miller DC, Moses JW, Svensson LG, et al. Transcatheter Aortic-ValveImplantation for Aortic Stenosisin Patients Who Cannot Undergo Surgery. N Engl J Med. 2010;363:1597-1607.

Leon MB, Smith CR, Mack MJ, Makkar RR, Svensson LG, Kodali SK, et al. Transcatheter or surgical aortic-valve replacement in intermediate-risk patients. N Engl J Med. 2016;374:1609-20.

Derrame e empiema pleural

Bianca Ribeiro Rodrigues, Vicente Dorgan Neto e Márcio Botter

Objetivos

- ✓ Explicar a formação e a drenagem do líquido pleural, os parâmetros do líquido pleural analisado, o diagnóstico e o tratamento do derrame pleural.
- ✓ Diferenciar as etiologias dos derrames pleurais.
- ✓ Apontar os meios de diagnóstico de um empiema pleural, os critérios diagnósticos e as formas de tratamento.

Introdução

Derrame pleural é o acúmulo anormal de líquido na cavidade pleural, o que significa que a produção de líquido supera a capacidade pleural de reabsorção. Os derrames podem resultar de doenças pulmonares (mais comum) e de outros órgãos como coração (insuficiência cardíaca congestiva [ICC]), fígado (cirrose), rins (síndrome nefrótica) e pâncreas (pancreatite), ou de doenças sistêmicas (lúpus) e neoplásicas. Podem ocorrer ainda por iatrogenia (punção de subclávia) ou trauma.

A dinâmica do líquido pleural de origem capilar depende das pressões hidrostática e coloidosmótica atuantes no espaço pleural e nos capilares de ambas as pleuras (parietal e visceral).

Os mecanismos de formação de derrame mais comuns são o aumento da pressão hidrostática na microcirculação (IC), da pressão coloidosmótica na microcirculação (síndrome nefrótica) ou da permeabilidade da microcirculação (pleurite); diminuição da pressão no espaço pleural (atelectasia); obstrução da drenagem linfática pleural (neoplasia ou fibrose); ou contiguidade com fluido do espaço peritoneal (ascite).

Já o empiema pleural é a presença de pus no espaço pleural e apresenta três fases evolutivas definidas, com tratamento predominantemente cirúrgico.

A maioria dos casos se origina de infecções pulmonares prévias, nas quais ocorre a passagem direta de bactérias do parênquima pulmonar para a cavidade pleural. Outras importantes causas são o trauma torácico (trauma penetrante ou hemotórax retido) e aqueles secundários a procedimentos cirúrgicos. Os empiemas secundários a procedimentos diagnósticos são menos comuns.

Derrame pleural

Quadro clínico

Na maior parte dos casos, os sintomas decorrem da patologia de base. O derrame pleural pode ser assintomático ou até causar insuficiência respiratória, porém o sintoma mais comumente referido é a dor localizada, e suas manifestações clínicas dependem do volume de líquido existente. Ele pode levar à compressão pulmonar, produzindo restrição ventilatória em virtude da diminuição dos volumes e das capacidades pulmonares, podendo cursar com atelectasia do parênquima adjacente. Os derrames maciços podem causar insuficiência respiratória aguda e até a piora do débito cardíaco (desvio do mediastino).

No exame físico, podem ser notados abaulamentos e diminuição da expansibilidade no hemitórax afetado, como o sinal de Lemos-Torres. Em crianças, pode haver também retração intercostal. Como o derrame forma uma barreira na transmissão do som, frêmito e broncofonia estão diminuídos. À percussão do tórax, observamos macicez, podendo ser descritos os sinais de Signorelli e a parábola de Damoiseau. Já na ausculta, há diminuição do murmúrio vesicular.

Diagnóstico

A ultrassonografia (US) de tórax é importante no diagnóstico diferencial das opacificações encontradas na radiografia. É útil na diferenciação entre tumores e derrames, e auxilia na sua localização e medida. Pode ainda guiar punções ou drenagem de derrames septados.

Além da suspeição durante o exame físico, a radiografia de tórax é o principal meio de diagnóstico dos derrames pleurais.

A radiografia deve ser realizada com o paciente em pé de frente e em perfil, também é utilizado o decúbito lateral com raios paralelos (Laurel), com o objetivo de diagnosticar derrames "septados" ou "encistados". É importante diferenciar derrames livres de septados, bem como de atelectasias (nestas, há retração do parênquima e desvio da traqueia para o hemitórax afetado).

A tomografia computadorizada (TC) de tórax também é muito usada, sendo importante na identificação de tumores pulmonares ou pleurais, detecção de derrames septados, diferenciação de empiema com abscessos pulmonares e até identificar o tipo de derrame, em razão das diferenças nas características radiológicas. Além disso, também pode mostrar espessamentos pleurais.

A ressonância nuclear magnética de tórax tem seu papel limitado em virtude da semelhança dos resultados com a TC, que é mais disponível e tem menores custos.

A toracocentese (punção da cavidade pleural) fornece dados imediatos, como o aspecto do líquido – coloração, densidade, odor – e material para análise laboratorial. Além de diagnóstica, também pode ser curativa ou diminuir a intensidade dos sintomas.

A análise laboratorial permite a diferenciação entre transudato e exsudato, feita com base nos critérios propostos por Light. A presença de qualquer um deles caracteriza o exsudato (Tab. 35.1).

Quando você constatar um derrame pleural, deve obter uma amostra (punção ou drenagem pleural) para analisá-lo e buscar sua etiologia.

TABELA 35.1 ■ Critérios de Light para diagnóstico de exsudato

Proteína pleural/proteína sérica > 0,5
DHL pleural/DHL sérico > 0,6
DHL pleural > 2/3 limite superior normal sérico

DHL, desidrogenase lática.

Quando nenhum dos critérios for preenchido, temos um transudato, o que indica que a doença de base provavelmente leva a um desequilíbrio na pressão hidrostática e oncótica do tórax (ICC, síndrome nefrótica, síndrome de veia cava superior). Os transudatos, geralmente, são amarelo citrino, não viscosos e sem odor.

Nos exsudatos, há aumento da permeabilidade na microcirculação, ocorrendo a passagem de proteínas através da parede vascular para a cavidade pleural, aumentando, assim, a sua concentração. As causas são variáveis e estão sistematizadas no Quadro 35.1.

QUADRO 35.1 ■ Causas do exsudato

Causa	Descrição
Doenças infecciosas	Infecções pleuropulmonares, abscessos por contiguidade
Doenças inflamatórias	TEP, asbestose, sarcoidose, pancreatite
Doenças do colágeno	Lúpus, artrite reumatoide
Comprometimento linfático	Neoplasias primárias ou secundárias dos pulmões e pleura, linfoma, leucemias
Induzido por medicamentos	Nitrofurantoína, amiodarona

TEP, tromboembolismo pulmonar.

Derrames parapneumônicos com pH < 7,2 associados à glicose baixa têm indicação absoluta de drenagem.

Qualquer derrame com sinais de complicação (glicose baixa e alteração de pH) deve ser tratado com drenagem pleural. Nos derrames parapneumônicos e no empiema, é fundamental a combinação de antibioticoterapia, na fase exsudativa, com a drenagem das coleções pleurais.

Para a indicação da pleurodese, é necessário que o paciente apresente boa expansão pulmonar e alguma expectativa de vida, além de uma performance status (aferida pela escala de Karnofsky) satisfatória. A pleurodese pode ser feita por videotoracoscopia ou por instilação do agente através do dreno, à beira do leito.

Em virtude da destruição celular, aumenta a concentração DHL, sendo este um bom marcador da evolução do processo inflamatório local. Também o aumento no consumo de glicose e alterações no pH do líquido podem ser considerados fatores de complicação, tratando-se de coleções provavelmente infectadas.

A contagem celular também é importante no estudo do líquido e a diferencial auxilia na investigação. Contagem alta de linfócitos no líquido indica intensa inflamação pleural. Processos agudos, com rápida evolução, como pneumonia, embolia, pancreatite aguda, cursam com predomínio neutrofílico. Já naquelas insidiosas, como neoplasias e tuberculose, há predomínio de linfócitos.

A amilase também deve ser dosada e, quando se encontra acima do limite superior plasmático, devemos considerar pancreatite aguda, pseudocisto de pâncreas, rotura esofágica e neoplasia. Nos derrames parapneumônicos, especialmente os complicados, também há elevação de amilase.

A pesquisa de triglicérides deve ser realizada em todo derrame pleural com aspecto leitoso e, quando maior que 110 mg/dL, indica quilotórax.

No Brasil, em razão da alta prevalência de tuberculose, faz-se importante a dosagem da adenosina-deaminase (ADA). Valores acima de 60 UI/L têm sensibilidade e especificidade para o diagnóstico de tuberculose pleural acima de 90%.

A citologia do líquido também pode mostrar a presença de células atípicas ou neoplásicas, podendo diferenciar derrames malignos e inflamatórios.

Uma vez constatado o derrame com características de exsudato, é útil no diagnóstico diferencial a biópsia pleural, que pode ser realizada sob visão direta (videotoracoscopia) ou às cegas (agulha de Cope). Deve ser indicada em exsudatos não diagnosticados pela citologia, especialmente naqueles com predomínio de linfócitos.

Tratamento

Trata-se o derrame pleural com base na sua etiologia. Em geral, derrames relacionados a doenças não pulmonares ou pleurais, como o da IC e renal ou nas colagenases, resolvem-se com a compensação da doença de base, sendo raramente necessários os procedimentos invasivos.

Os derrames neoplásicos podem responder a tratamento quimioterápico. Entretanto, casos recorrentes que demandam múltiplas drenagens ou toracocenteses de alívio são beneficiados com a realização da pleurodese, procedimento que se baseia na instilação de um agente irritante na cavidade pleural ou exérese da pleural parietal (pleurectomia), levando à aderência dos folhetos pleurais.

Em paciente com baixa expectativa de vida, baixa performance status ou expansão pulmonar inadequada, em vez da pleurodese, opta-se pelo uso de um cateter de longa permanência.

Empiema pleural

Quadro clínico

Os sintomas são relacionados à doença de base, à fase evolutiva, à imunocompetência do paciente e ao patógeno, e podem se abrandar com a sua evolução. Estão presentes na maioria dos casos febre, dor torácica e dispneia; prostração, diminuição do murmúrio vesicular, macicez à percussão e postura antálgica também podem ocorrer.

Diagnóstico

A radiografia simples de tórax possibilita o diagnóstico do derrame, mas não confirma a presença de empiema. Já a US e a TC são complementares, possibilitam a identificação de septações e podem caracterizar a densidade do líquido auxiliando na diferenciação das fases do empiema.

> O diagnóstico definitivo se dá pela toracocentese e análise do líquido pleural.

O aspecto purulento do líquido já corrobora o diagnóstico e indica a drenagem. Para líquidos de aspecto amarelo citrino ou duvidosos, Lights estabeleceu pH > 7, glicose < 60 mg/dL, DHL > 1.000 UI/L como definidores de derrames parapneumônicos complicados. A Figura 35.1 ilustra os passos e os critérios para o estabelecimento do diagnóstico do empiema pleural.

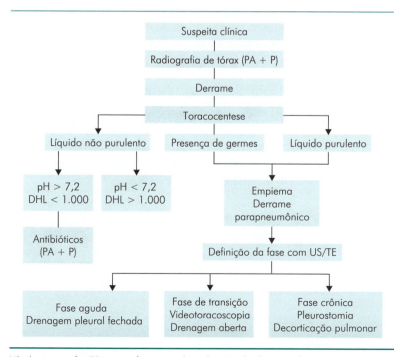

FIGURA 35.1 ■ Critérios para o estabelecimento do diagnóstico do empiema pleural.

US, ultrassonografia; TC, tomografia computadorizada; DHL, desidrogenase lática.

O Quadro 35.2 sistematiza as fases evolutivas do empiema pleural segundo a American Thoracic Society.

QUADRO 35.2 ■ Fases evolutivas do empiema pleural estabelecidas pela American Thoracic Society

Fase do empiema pleural	Descrição
Fase aguda (exsudativa)	Acúmulo de líquido na cavidade pleural em resposta à reação inflamatória, com parâmetros bioquímicos (pH, DHL, glicose) dentro da normalidade. Ainda não há prejuízo da mobilidade e da expansão pulmonar
Fase de transição (fibrinopurulenta)	Presença de líquido mais turvo, com aumento progressivo de DHL e de leucócitos, somados à diminuição do pH e glicose. Inicia-se a deposição de fibrina na cavidade pleural, evoluindo para a formação de septações e loculações. Ocorre a chamada "fixação do mediastino", resultante do espessamento pleural importante
Fase crônica (organização)	Líquido pleural espesso e francamente purulento. Ocorre proliferação de fibroblastos, levando ao encarceramento pulmonar, com limitação da infecção e impedindo sua disseminação hematogênica

DHL, desidrogenase lática.

Tratamento

Após a chamada "fixação do mediastino", podemos lançar mão também da drenagem aberta, na qual o dreno não está conectado a nenhum sistema de selo. Esse método possibilita alta precoce, mesmo com o paciente ainda portando o dreno.

Na fase exsudativa, o tratamento inicial mais indicado é a drenagem pleural fechada, se comprovada a presença de derrame complicado. Em caso de derrame não complicado, podemos recorrer à toracocentese de alívio.

Durante a fase fibrinopurulenta, a drenagem fechada pode já não ser tão efetiva e podemos empregar a toracotomia com limpeza da cavidade. A cada dia ganha mais espaço o emprego da videotoracoscopia nesses casos.

A evolução para fase crônica implica medidas mais agressivas, como a realização de pleurostomia, decorticação pulmonar ou até toracoplastia, dependendo do grau de expansão pulmonar conseguida.

Derrame e empiema pleural 331

Caso clínico

Paciente masculino, 56 anos, natural e procedente de São Paulo, vendedor. Refere febre e tosse há 14 dias, tratada com xarope de guaco e mel em sua própria residência. Sem melhora, apresenta piora da febre, prostração, calafrios e dor torácica à inspiração. No exame físico, apresenta regular estado geral, taquipneia. Murmúrio vesicular diminuído em hemitoráx direito (HTD), com presença de estertores difusos. Realizado hemograma que apresenta leucocitose de 12.000 cels/mm³, com 5% de bastões. Sem mais alterações laboratoriais. Realizada radiografia de tórax que mostra infiltrado difuso em HTD e opacificação em terço inferior, com velamento de seio costofrênico direito. Durante a toracocentese, observa-se saída de líquido amarelo citrino. A análise bioquímica aponta desidrogenase lática (DHL) 3.250, pH 6,9 e glicose 61 mg/dL. Predomínio de neutrófilos (95%). Iniciada antibioticoterapia com cefalosporina. Submetido à drenagem torácica com dreno 34 Fr, com saída imediata de 800 mL de líquido amarelo citrino. O paciente refere melhora da dispneia. Após 7 dias de drenagem, o paciente apresenta melhora importante do quadro, com débito do dreno amarelo citrino inferior a 100 mL. A radiografia de tórax com melhora do infiltrado e sem imagens sugestivas de coleções.

▬ Atividades

1) Quais são os mecanismos de formação do derrame pleural?

    Gabarito: Aumento da pressão hidrostática na microcirculação (insuficiência cardíaca [IC]), da pressão coloidosmótica na microcirculação (síndrome nefrótica) ou da permeabilidade da microcirculação (pleurite); diminuição da pressão no espaço pleural (atelectasia); obstrução da drenagem linfática pleural (neoplasia ou fibrose); ou contiguidade com fluido do espaço peritoneal (ascite).

2) Diferencie com critérios laboratoriais exsudato de transudato e enumere as causas de cada tipo.

    Gabarito: A análise laboratorial permite a diferenciação entre transudato e exsudato, feita com base nos critérios propostos por Light. A presença de qualquer um deles caracteriza o exsudato. Quando nenhum deles é preenchido, temos um transudato. São eles: Proteína pleural/proteína sérica > 0,5; desidrogenase lática (DHL) pleural/DHL sérico > 0,6; DHL pleural > 2/3 limite superior normal sérico. Entre as principais causas de transudatos temos a insuficiência renal ou cardíaca. Já o exsudato pode ocorrer em doenças infecciosas (pneumonia, tuberculose pleural), neoplásicas (primárias ou metástases pulmonares ou pleural), doenças inflamatórias (colagenoses, tromboembolismo pulmonar [TEP]).

3) Quais as fases evolutivas do empiema e suas diferenças?

    Gabarito: Fase aguda (exsudativa) – caracterizada pelo acúmulo de líquido na cavidade pleural em resposta à reação inflamatória, com parâmetros bioquímicos (pH, DHL, glicose) dentro da normalidade. Ainda não há prejuízo da mobilidade e da expansão pulmonar. Fase de transição (fibrinopurulenta) – presença de líquido mais turvo, com aumento progressivo de DHL e de leucócitos, somados à diminuição do pH e glicose. Inicia-se a deposição de fibrina na cavidade pleural, evoluindo para a formação de septações e loculações. Ocorre a chamada "fixação do mediastino", resultante do espessamento pleural importante. Fase crônica (organização) – líquido pleural espesso e francamente purulento. Ocorre proliferação de fibroblastos, levando ao encarceramento pulmonar, com limitação da infecção e impedindo sua disseminação hematogênica.

Leituras sugeridas

Saad Jr R, Carvalho VR, Netto MX, Forte V. Cirurgia torácica geral. 2. ed. São Paulo: Atheneu, 2011.

Pereira RR, Boaventura LR, Dias MF, Ibiapina CC, Alvim CG. Derrame pleural parapneumônico: aspectos clínico-cirúrgicos e revisão da literatura. Ver Méd MG. 2014;24:31-37.

Kang DW, Campos JR, Andrade Filho LO, Engel FC, Xavier AM, Macedo M, et al. Thoracoscopy in the treatment of pleural empyema in pediatric patients. J Bras Pneumol. 2008;34(4):205-11.

Ibrahim AJ, Khoulood F. Management and prognosis of parapneumonic effusion and empyema in children. Uptodate, 2013.

Afecções da tireoide

William Kikuchi e Antonio A. T. Bertelli

Q Objetivos

✓ Identificar as patologias tireoidianas de tratamento cirúrgico.
✓ Diferenciar lesões benignas e malignas.
✓ Descrever os exames diagnósticos para as afecções tireoidianas.

Introdução

A tireoide é um órgão em forma de H, localizado à frente da traqueia e irrigado pelas artérias tireoidiana superior, ramo da carótida externa e pelas artérias tireoidianas inferiores, ramo do tronco tireocervical, que, por sua vez, é ramo da subclávia (Fig. 36.1).

Apresenta íntima relação com o nervo laríngeo recorrente, localizado no sulco traqueoesofágico, posteromedial à tireoide, cruzando a artéria tireoidiana inferior em direção à musculatura intrínseca da laringe. A tireoide se relaciona também com as paratireoides, diminutas glândulas, geralmente em número de quatro, que são responsáveis pela produção de hormônio da paratireoide (PTH).

Ela é constituída principalmente por células foliculares, responsáveis pela formação do coloide, e por células parafoliculares ou células C, produtoras de calcitonina.

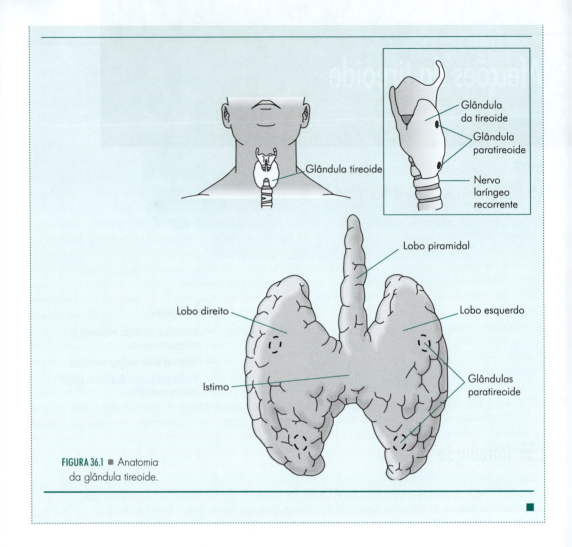

FIGURA 36.1 ■ Anatomia da glândula tireoide.

Quadro clínico

Os nódulos tireoidianos são frequentes, podem ser palpados em 5 a 10% da população e achados por ultrassonografia (US) com prevalência que varia de 19 a 68%, sendo que 7 a 15% são malignos.

Os pacientes com nódulos tireoidianos, geralmente, são oligossintomáticos, porém alguns dados auxiliam o direcionamento do raciocínio clínico, como história familiar de doença imune ou de nódulo benigno; presença de hipertireoidismo ou hipotireoidismo; e nódulo amolecido, liso e móvel. Além dessas informações, precisamos considerar fatores que sugerem malignidade, por exemplo, crescimento rápido do nódulo; nódulo endurecido, fixo e aderido a estruturas; paralisia de prega vocal ipsilateral à lesão – disfonia e/ou dispneia; linfonodomegalia ipsilateral; história de irradiação cervical ou para transplante de medula óssea (TMO); história familiar de neoplasia de tireoide; e idade < 20 anos e > 70 anos.

Diagnóstico

A pesquisa de autoanticorpos antirreceptor de TSH TRab e anti-tireoperoxidase (TPO) auxilia no diagnóstico do hipertireoidismo (Quad. 36.1).

QUADRO 36.1 ■ Pesquisa de autoanticorpos para o diagnóstico do hipertireoidismo

Doença/condição	Autoanticorpos
Doença de Graves	TRab+, Anti-TPO+
Bócio multinodular tóxico	TRab-, Anti-TPO-
Adenoma tóxico (doença de Plummer)	TRab-, Anti-TPO-
Tireoidite de Hashimoto (fase hipertireoidiana)	TRab-, Anti-TPO+

TRab, antirreceptor de TSH; TPO, tireoperoxidase.

O exame de escolha para avaliação inicial da função tireoidiana é o que mede o hormônio estimulante da tireoide (TSH); se esse marcador estiver baixo ou no limite inferior, é preciso solicitar a avaliação de tiroxina livre (T4L) para confirmar o hipertireoidismo.

Confirmado o hipertireoidismo, a cintilografia de tireoide está indicada para avaliar a presença de uma doença difusa da tireoide ou se o nódulo é funcionante (quente) (Quad. 36.2).

QUADRO 36.2 ■ Cintilografia para pesquisa diagnóstica após confirmação de hipertireoidismo

Condição/doença investigada	Resultado da cintilografia
Doença de Graves	Captação difusa de radioisótopo
Bócio multinodular tóxico	Captação irregular com áreas de captação mais intensas permeadas por áreas de hipocaptação
Adenoma tóxico	Captação em nódulo, parênquima com coaptação normal
Tireoidite subaguda	Pouca ou nenhuma coaptação de iodeto

O nódulo funcionante é compatível com a doença de Plummer (Fig. 36.2).

Para o caso de TSH acima do valor limite, é possível complementar o diagnóstico mediante a investigação do hipotireoidismo com o anti-TPO, diagnosticando a tireoidite de Hashimoto. Na situação de eutireoidismo ou hipotireoidismo e presença de nódulos tireoidianos, temos o diagnóstico de bócio multinodular atóxico (Fig. 36.3), que compreende a maioria dos pacientes com nódulo.

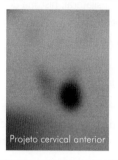

FIGURA 36.2 ■ Cintilografia de tireoide demonstrando nódulo hipercaptante e baixa captação no restante do parênquima: nódulo quente, doença de Plummer.

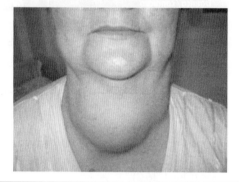

FIGURA 36.3 ■ Paciente com bócio multinodular atóxico de grande volume.

Além da investigação laboratorial, alguns exames de imagem devem ser realizados. A US de tireoide é o exame de escolha, pois permite a avaliação adequada do tamanho do nódulo (Fig. 36.4).

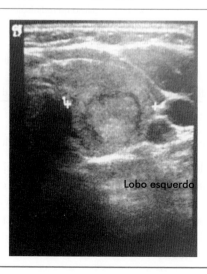

FIGURA 36.4 ■ US de tireoide demonstrando nódulo em lobo esquerdo.

A US também nos auxilia na avaliação das características do nódulo à procura de sinais de malignidade (Tab. 36.1), além de guiar procedimentos como a punção aspirativa por agulha fina (PAAF), quando indicada.

TABELA 36.1 ■ Características ultrassonográficas e a correlação com malignidade

US	Características	Risco de malignidade (%)	Indicação de PAAF
Alta suspeita	Nódulo sólido hipoecoico ou com componente cístico com um ou mais de: margem irregular, microcalcificação, extravasamento capsular, diâmetro anteroposterior maior que o transverso	> 70-90	Nódulos ≥ 1 cm
Suspeita intermediária	Nódulo hipoecoico com margem fina e ausência de microcalcificação, extravasamento capsular ou diâmetro anteroposterior maior que o transverso	10-20	Nódulos ≥ 1 cm
Baixa suspeita	Isoecóico ou hiperecoico, sólido ou parcialmente cístico e ausência de microcalcificação, margem irregular, extravasamento capsular ou diâmetro anteroposterior maior que o transverso	5-10	Nódulos ≥ 1,5 cm
Muito baixa suspeita	Espongiforme ou parcialmente cístico e ausência de fatores descritos nos riscos alto, intermediário ou baixo	< 3	Nódulos ≥ 2 cm
Benigno	Cístico	< 1	Sem PAAF

PAAF, punção aspirativa por agulha fina; US, ultrassonografia.

A tomografia computadorizada (TC) e a ressonância nuclear magnética (RNM) não permitem diferenciar nódulos malignos ou benignos e seu uso fica reservado às avaliações de bócios mergulhantes (ultrapassam a fúrcula em direção ao mediastino superior), da compressão de traqueia (Fig. 36.5) ou de invasão de estruturas adjacentes na suspeita de carcinoma invasivo e metastático para linfonodos.

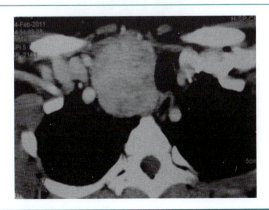

FIGURA 36.5 ■ TC de pescoço e tórax demonstrando bócio mergulhante e desvio da traqueia.

A PAAF é um exame citológico que permite distinguir nódulos malignos de nódulos benignos e é classificado no sistema Bethesda (Tab. 36.2).

TABELA 36.2 ■ Classificação Bethesda para o risco de malignidade

Classificação Bethesda	Risco de malignidade (%)
I - Insatisfatório	1-4
II - Benigno	0-3
III - Folicular ou atipia de significado indeterminado	5-15
IV - Neoplasia folicular	15-30
V - Suspeita de malignidade	60-75
VI - Maligno	97-99

Tratamento e prevenção

São indicações de tireoidectomia os casos de sintomas compressivos; malignidade comprovada ou suspeita; bócio multinodular tóxico sem outra opção terapêutica; doença de Graves com nódulo; presença de exoftalmia grave ou falha terapêutica ou contraindicação para o tratamento com iodo radioativo e/ou medicações antitireoidianas; estética; nódulo > 4 cm; e bócio mergulhante.

Para os nódulos benignos sem indicação cirúrgica, está indicado o seguimento clínico, entre 12 e 18 meses, com exame físico e US.

O tratamento cirúrgico pode abranger a tireoidectomia total ou a parcial. Quando a doença é unilateral e benigna, opta-se pela tireoidectomia parcial, como na doença de Plummer e nos bócios atóxicos uninodulares. Já em caso de doença bilateral, a indicação é de tireoidectomia total, como nos bócios multinodulares tóxicos e atóxicos (Fig. 36.6), na doença de Graves e nos bócios mergulhantes.

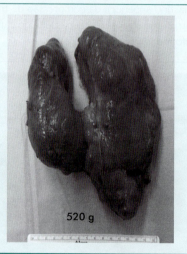

FIGURA 36.6 ■ Produto de tireoidectomia total: bócio multinodular atóxico de grande volume.

Para os carcinomas bem diferenciados de tireoide, que representam 90% dos quadro de neoplasias malignas da tireoide, sendo o carcinoma papilífero o mais prevalente, o tratamento é cirúrgico com tireoidectomia total. Já a tireoidectomia parcial pode ser uma opção para paciente com carcinoma papilífero de tireoide que contemple todos os seguintes critérios: menor que 1 cm, unifocal, sem extensão extratireoidiana, ausência de metástase linfonodal, sem história de irradiação cervical e sem história de câncer de tireoide na família. Esses pacientes possuem um excelente prognóstico independentemente da extensão da cirurgia realizada.

A incidência de carcinoma papilífero de tireoide vem aumentando na maior parte do mundo, especialmente nos países desenvolvidos e áreas com maior acesso à saúde. Isso se explica parcialmente pelo aumento da detecção de tumores pequenos em razão da maior facilidade de realização de US e PAAF e pelo aumento de tumores avançados e metastáticos; ou seja, representa um aumento real na incidência desse tipo de tumor por fatores ainda desconhecidos.

> A técnica da tireoidectomia inclui a dissecção regrada e cuidadosa dos nervos laríngeos inferiores e a identificação e preservação das glândulas paratireoides. A drenagem, preferencialmente a vácuo, não é obrigatória.

O esvaziamento do compartimento central do pescoço (nível VI) está indicado quando há evidências de linfonodos metastáticos no leito. Se houver linfonodo em cadeia lateral, o esvaziamento cervical seletivo dos níveis acometidos está indicado.

A complementação com radioiodoterapia é necessária para pacientes com risco intermediário e alto de recorrência da doença. Estão recomendadas doses de levotiroxina para supressão do TSH, exceto para os doentes com baixo risco de recorrência.

O seguimento dos pacientes com neoplasia bem diferenciada de tireoide é realizado com exame físico, dosagem de tireoglobulina e US cervical. Aqueles pacientes com elevação da tireoglobulina e suspeita de recorrência da doença podem requerer investigação com TC, RNM, pesquisa de corpo inteiro, TC por emissão de pósitrons (PET-TC) e outros exames.

A tireoidectomia total apresenta complicações bem características, como o hipoparatireoidismo e a paresia do nervo laringe inferior.

O hipoparatireoidismo causa hipocalcemia sintomática se não for tratado precocemente e, nos casos mais graves, pode até requerer internação por necessidade de infusão endovenosa contínua de cálcio. A dosagem do PTH 1 hora após a cirurgia ou a retirada da peça podem predizer os pacientes que apresentarão hipocalcemia sintomática, permitindo que sejam tratados de maneira precoce, antes que desenvolvam os sintomas (geralmente presentes de 24-72 h de pós--operatório).

> O hipoparatireoidismo é a complicação mais frequente da tireoidectomia total, resulta da manipulação das paratireoides e geralmente é transitório (< 6 meses).

A paresia do nervo laríngeo inferior também pode ocorrer por manipulação do nervo, mesmo que macroscopicamente ele esteja íntegro, e raramente é definitiva (1-2%), em geral, desaparecendo após algumas semanas da cirurgia.

A monitorização intraoperatória dos nervos vagos e laríngeos tem permitido a avaliação da função do nervo, mas não teve impacto nos índices de paralisia definitiva, visto que esta é uma complicação rara. Essa inovação tecnológica permite abreviar a tireoidectomia caso haja perda de sinal do primeiro lado operado para evitar a paralisia bilateral, que pode requerer traqueostomia; a ténica também facilita a identificação do nervo, diagnostica lesões em tempo real, diminui o tempo operatório e é um registro de que o nervo foi dissecado e preservado.

Caso clínico

Paciente feminino, 62 anos, com queixa de nodulação cervical anterior há 7 meses. Refere que procurou serviço médico e foi solicitada uma ultrassonografia (US). Nega antecedentes pessoais ou familiares. Ao exame físico, apresenta tireoide tópica aumentada de volume com nódulo de 4,5 cm à esquerda, superfície lisa, indolor móvel à deglutição, endurecido.

À US, visualizam-se duas imagens sólidas hipoecogênicas com fino halo, contornos regulares medindo 1,4 cm à esquerda e 0,8 cm à direita. Hormônio estimulante da tireoide (TSH): 1,82 mlU/mL (0,4-4,2) e Tiroxina livre (T4L): 1 ng/dL (0,7-1,4).

— Atividades

1) Assinale a alternativa que indica a conduta correta no caso clínico.
   a) Seguimento clínico com ultrassonografia (US), pois o paciente não tem indicação de punção aspirativa por algulha fina (PAAF).
   b) Cintilografia de tireoide para avaliar se os nódulos são captantes.
   c) PAAF do nódulo à esquerda apenas, pois é maior que 1 cm com suspeita intermediária.
   d) PAAF do nódulo à esquerda e à direita, pois ambos são suspeita intermediária.
   e) Introduzir levotiroxina.

   Gabarito: c

2) Supondo que a paciente, no caso clínico, realizou uma PAAF cujo resultado foi Bethesda V: sugestivo de carcinoma, assinale a alternativa que representa a melhor sequência terapêutica.
   a) Quimioterapia e radioterapia (RT).
   b) Tireoidectomia total, avaliar a necessidade de radioiodoterapia e supressão de hormônio estimulante da tireoide (TSH).
   c) Tireoidectomia parcial, avaliar a necessidade de radioiodoterapia e supressão de TSH.
   d) Tireoidectomia total, RT e quimioterapia.
   e) Tireoidectomia total, RT, quimioterapia e supressão de TSH.

   Gabarito: b

Leituras sugeridas

Cummings CW, Frederickson JM, Harker LA. Thyroid anatomy. In: (Cummings CW). Otolaryngology - Head and Neck Surgery. 3rd ed. St. Louis: Mosby, 1998. p. 2445-49.

Tan GH, Gharib H. Thyroid incidentalomas: management approaches to nonpalpable nodules discovered incidentally on thyroid imaging. Ann Intern Med. 1997;126:226-31.

Haugen BRM, Alexander EK, Bible KC, Doherty GM, Mandel SJ, Nikiforov YE. 2015 American Thyroid Association management guidelines for adult patients with thyroid nodules and differentiated thyroid cancer. Thyroid. 2016;26:1-133.

Cibas ES, Ali SZ. The Bethesda system for reporting thyroid cytopathology. Am J Clin Pathol. 2009;132: 658–665.

Cicatrização de feridas

Murillo Fraga

Objetivos
- Descrever as fases do processo de cicatrização.
- Apresentar os fatores que influenciam a cicatrização.

Introdução

A cicatrização das feridas consiste em uma perfeita e coordenada cascata de eventos celulares e moleculares que interagem para que ocorra a repavimentação e a reconstituição do tecido. Tal evento é um processo dinâmico que envolve fenômenos bioquímicos e fisiológicos que se comportam de forma sinérgica a fim de promover a restauração tecidual.

Ao longo do processo de cicatrização, ocorrem hemostasia, combate à infecção, diminuição da área cruenta e epitelização. Esses fenômenos garantem proteção contra perdas sanguíneas, processos infecciosos, perdas volêmicas e isolam o meio externo do interno. A reparação de um trauma tecidual pode se fazer por regeneração ou cicatrização. Na regeneração, a reparação é feita pela neoformação de células semelhantes as do tecido lesado. Já na cicatrização, há apenas deposição de tecido fibroso, que tem estrutura e dinâmica própria podendo levar a distorções estruturais dos órgãos afetados, sendo, muitas vezes, mais prejudiciais do que o trauma em si.

A pele é um dos poucos tecidos com capacidade de regeneração e, mesmo assim, dentro de certas condições e limites. Se a lesão cutânea não atinge todas as camadas da derme, haverá regeneração celular a partir do epitélio das bordas da lesão e das células epiteliais dos anexos da pele. A derme exposta será reepitelizada e o aspecto local será similar ao da pele normal, podendo haver diferenças na espessura e na pigmentação. Caso a lesão cutânea acometa a hipoderme, a reparação será feita pela deposição de tecido fibroso, resultando em uma cicatriz.

A cicatrização também depende de fatores que podem ser divididos em internos e externos. Entre os fatores internos, destacam-se desnutrição e doenças prévias como diabetes melito (DM), colagenoses, obesidade ou outras que levem à hipóxia tecidual. Existem diferenças também relacionadas à localização anatômica do ferimento, à raça e ao tipo de pele.

Com relação aos fatores externos, destacam-se o mecanismo do trauma, a presença de infecção, a utilização de fármacos, a irradiação e a técnica cirúrgica utilizada. ■

Fases da cicatrização

Diferentes classificações didáticas da cicratização são utilizadas para facilitar o entendimento de um processo totalmente dinâmico e com fases tão interdependentes. Existem autores que consideram três estágios no processo de cicatrização: inicialmente um estágio inflamatório; seguido por outro estágio de proliferação; e finalizando com o reparo em um estágio de remodelação.

Em um determinado período de tempo, as fases coincidem e ocorrem simultaneamente, permitindo, assim, o sucesso da cicatrização.

Fase inflamatória

A fase inflamatória ocorre imediatamente após o surgimento da ferida. A perda da integridade tecidual leva à vasoconstrição transitória, seguida de vasodilatação e extravasamento de plasma na ferida. Já o colágeno exposto ativa o sistema de coagulação e do complemento. Há aderência plaquetária, degranulação e liberação de substâncias vasoativas e quimiotáxicas, como cininas, leucotrienos, prostaglandinas, tromboxano, histamina, serotonina e fatores de crescimento, por exemplo, fator de transformação de crescimento (TGF-beta), plotelet-derived growth factor (PDGF) e epidermal growth factor (EGF). Como consequência, ocorre vasodilatação, aumentando o fluxo sanguíneo na área (rubor e calor) que é proporcional ao dano causado ao tecido.

A inflamação depende, além de inúmeros mediadores químicos, das células inflamatórias, como os leucócitos polimorfonucleares (PMN), os macrófagos e os linfócitos.

Os PMN chegam no momento da injúria tecidual e ficam por período que varia de 3 a 5 dias. Além disso, eles são os responsáveis pela fagocitose das bactérias. O macrófago é a célula inflamatória mais importante dessa fase, permanecendo do 3º ao 10º dia. São responsáveis pela limpeza da ferida, com remoção de corpos estranhos, bactérias e desbridamento de tecidos desvitalizados.

Já os linfócitos aparecem na ferida em aproximadamente 1 semana. Seu papel não é bem definido, porém sabe-se que, com suas linfocinas, eles têm importante influência sobre os macrófagos.

Fase proliferativa

Dividida em três subfases, a proliferação é responsável pelo "fechamento" da lesão propriamente dita.

Epitelização

Primeira da fase proliferativa, a epitelização é o processo pelo qual se restaura o isolamento entre os meios externo e interno. A partir de 48 a 72 horas da lesão, começa haver intensa atividade mitótica epitelial. Faz-se a migração de queratinócitos não danificados das bordas da ferida e dos anexos epiteliais, quando a ferida é de espessura parcial, e apenas das margens nas de espessura total.

Uma vez em migração, a célula não se divide e só cessa a peregrinação quando encontra outra célula, fenômeno chamado de inibição por contato. Quando a superfície está toda coberta, as células passam novamente a se multiplicar, produzindo novo epitélio. Fatores de crescimento são os prováveis responsáveis pelo aumento das mitoses e pela hiperplasia do epitélio. O controle dessas ações (hipertrofia e hiperplasia) é estabelecido por um complexo bioquímico denominado chalona.

> Entre os fatores que facilitam uma epitelização mais rápida, estão a integridade da membrana basal, a limpeza da ferida, a superfície úmida e a presença de duas superfícies de contato.

Quando a atividade mitótica epitelial perdura por longo período, em razão de frequentes traumas locais ou feridas muito largas e de difícil epitelização, começam a ocorrer falhas no processo de divisão celular, o que pode levar, com o decorrer do tempo, à carcinogênese e ao surgimento de carcinomas (úlcera de Marjolin).

Fibroplasia

Esta segunda fase da proliferação inclui a formação da matriz, que é extremamente importante na formação do tecido de granulação (coleção de elementos celulares, incluindo fibroblastos, células inflamatórias e componentes neovasculares e da matriz, como a fibronectina, as glicosaminoglicanas e o colágeno).

A formação do tecido de granulação depende do fibroblasto, célula crítica na formação da matriz, pois, além de produzir o colágeno, ele produz elastina, fibronectina, glicosaminoglicana e proteases.

Os fibroblastos apresentam intensa proliferação a partir do 3º dia, sendo o tipo celular predominante na ferida ao final da primeira semana. A produção do colágeno cresce rapidamente até 21 dias, prosseguindo de forma mais lenta,

Os miofibroblastos são responsáveis pela contratura cicatricial, efeito indesejável e que, muitas vezes, leva a sequelas.

até que se estabeleça o ponto de equilíbrio entre produção e destruição. Na cicatriz, predominam os colágenos tipo I e III (80 e 20% respectivamente).

Outro tipo celular na fase de fibroplasia são os miofibroblastos, os quais têm características de células musculares lisas e são responsáveis pela aproximação das bordas da ferida de forma centrípeta, reduzindo o tempo necessário para a epitelização.

Angiogênese

A última fase da proliferação, essencial para o suprimento de oxigênio e nutrientes para a cicatrização, é deflagrada a partir da degranulação plaquetária e da liberação de TGF-beta e PDGF, assim como da migração dos macrófagos e consequente produção de fator de necrose tumoral (TNF-alfa) e fibroblast growth factor (FGF).

Esses fatores de crescimento induzem a proliferação de brotos vasculares que proveem melhor oxigenação aos tecidos, tornando o ambiente menos acidótico e hipóxico. O tecido formado pela proliferação vascular e pela matriz extracelular sintetizada pelo fibroblasto recebe o nome de tecido de granulação (Fig. 37.1).

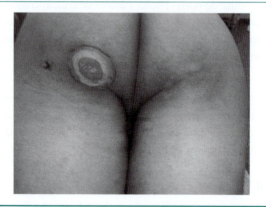

FIGURA 37.1 ■ Tecido de granulação em úlcera de pressão isquiática.

Fase de maturação

A fase de maturação caracteriza-se pela evolução da cicatriz estabelecida e pode perdurar por anos. É marcada pela diminuição do número de fibroblastos e macrófagos e pelo aumento do conteúdo de colágeno. O pico de colágeno é estabelecido após o 21º dia, passando, então, a predominar a colagenólise à síntese.

O desequilíbrio entre a produção e a destruição do colágeno leva a patologias por excesso de deposição colágena ou defeitos da cicatrização. Por alguns meses, as cicatrizes têm aspecto avermelhado e endurecido, tornando-se progressivamente mais claras e macias. Algumas características raciais (negros e asiáticos), assim como determinadas localizações anatômicas (lóbulo das orelhas, deltoide e região pré-esternal), apresentam maior probabilidade de desenvolver cicatrizes hipertróficas e queloides (Figs. 37.2 e 37.3).

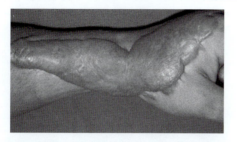

FIGURA 37.2 ■ Cicatrização patológica (queloide) em áreas de trauma.

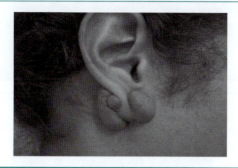

FIGURA 37.3 ■ Cicatrização patológica (queloide) em áreas de trauma.

A força tênsil da cicatriz aumenta durante as primeiras semanas de forma mais acentuada, podendo chegar a 80% da força original após 1 ano. As características da pele ilesa jamais são restabelecidas.

Tipos de cicatrização

A cicatrização pode dar-se por primeira, segunda ou terceira intenção (primária tardia). As feridas sem perdas teciduais, cujas bordas podem ser aproximadas facilmente, cicatrizam por primeira intenção.

A cicatrização primária tardia ocorre quando as bordas da ferida são aproximadas, após alguns dias decorridos da lesão inicial, sendo indicada quando existe algum grau de contaminação ou edema de grande proporção no qual a cicatrização por primeira intenção seria prejudicada pela formação de abscesso ou deiscência.

Já a cicatrização por segunda intenção ocorre quando a ferida permanece aberta, sem que suas bordas sejam aproximadas. Observa-se esse tipo de cicatrização nas grandes perdas teciduais, após desbridamentos e em tecidos infectados. Nesse caso, há maior produção de colágeno e o tempo de reepitelização é prolongado. A ação dos miofibroblastos é responsável pela contração da ferida, porém com um índice maior de contratura nesse tipo de cicatrização (Figs. 37.4 e 37.5).

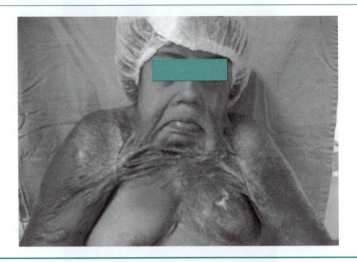

FIGURA 37.4 ■ Áreas de retração (sinéquias e bridas) pós-queimadura e cicatrização por segunda intenção.

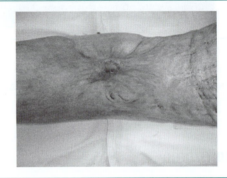

FIGURA 37.5 ■ Áreas de retração (sinéquias e bridas) pós-queimadura e cicatrização por segunda intenção.

Cicatrização de feridas de espessura parcial

Trata-se de feridas em que apenas uma parte da pele foi lesada, sobrando derme íntegra no fundo da lesão. Sua cicatrização ocorre a partir de células dos apêndices dérmicos (glândulas sebáceas e folículos pilosos). São exemplos desse tipo de cicatrização as áreas doadoras de enxerto de pele parcial e as queimaduras de 2° grau.

Fatores que influenciam a cicatrização

Dos fatores gerais, interferem a idade, o estado nutricional do paciente, as comorbidades (DM, insuficiência renal, hepática, alterações cardiocirculatórias e de coagulação, quadros infecciosos) e o uso de medicamentos sistêmicos.

A nutrição adequada fornece energia necessária para a cicatrização e a reposição das deficiências deve ser feita, sempre que possível, previamente à cirurgia. Vitaminas e sais minerais desempenham papel importante. A vitamina A contrabalança os efeitos dos corticosteroides, que inibem a contração da ferida e a proliferação dos fibroblastos; a vitamina B aumenta o número de fibroblastos no tecido cicatricial; e a vitamina C é cofator para a hidroxilação da prolina e lisina, reações sem as quais não há formação de colágeno. A vitamina D facilita a absorção do cálcio, já a vitamina E melhora a resistência da cicatriz e combate radicais livres.

O cobre é cofator na hidroxilação da prolina, o ferro é necessário na produção da hemoglobina e o zinco é um cofator de mais de 200 metaloenzimas envolvidas no crescimento celular e na síntese proteica.

A dor e o estresse podem dificultar a cicatrização por alterarem a resposta imunológica, aumentando a secreção de substâncias como o cortisol, o glucagon e as catecolaminas que bloqueiam o processo inflamatório, reduzem a permeabilidade capilar e provocam isquemia por vasoconstrição.

Entre os fatores locais, é possível citar a técnica cirúrgica, a formação de hematomas, o grau de contaminação da ferida, a reação de corpo estranho e a vascularização das bordas da ferida.

A boa vascularização do tecido depende das condições gerais do paciente, das doenças associadas e, sobretudo, do tratamento dado à ferida. Já a agressão cirúrgica mais acentuada apresenta maior possibilidade de hematomas e infecções. Os cuidados pós-operatórios são fundamentais na prevenção das complicações. Uma cicatriz pode ser amenizada em graus variados, de acordo com seu tipo e localização, porém ela sempre existirá, por mais que tentemos torná-la imperceptível.

Suturas sob tensão, descolamentos cutâneos desnecessários, suturas grosseiras e uso excessivo do eletrocautério são fatores que podem provocar isquemia e necrose da pele.

— Atividades

1) Assinale a alternativa correta quanto às fases da cicatrização.
   a) Na primeira fase, a inflamação depende, além de inúmeros mediadores químicos, das células inflamatórias, como os leucócitos polimorfonucleares (PMN), os macrófagos e os linfócitos.
   b) A fase proliferativa tem três subfases e é a responsável pelo "fechamento" da ferida.
   c) A fase de maturação se caracteriza pela rápida resolução do processo de cicatrização.

d) Características raciais (negros e asiáticos), assim como determinadas localizações anatômicas (lóbulo das orelhas, deltoide e região pré-esternal), não interferem na probabilidade de desenvolvimento de cicatrizes hipertróficas e queloides.

Gabarito: b

2) Assinale a alternativa correta quanto aos fatores que influenciam a cicatrização.
   a) A idade, o estado nutricional do paciente e as comorbidades não interferem no processo de cicatrização.
   b) A nutrição adequada fornece energia necessária para a cicatrização, mas apenas na primeira fase.
   c) A boa vascularização do tecido depende das condições gerais do paciente, das doenças associadas e, sobretudo, do tratamento dado à ferida.
   d) Os cuidados pós-operatórios são fundamentais na prevenção das complicações apenas em pacientes idosos.

Gabarito: c

Leituras sugeridas

Ortonne JP, Clévy JP. Physiologie de la cicatrisation cutanée. 1994;44(13):1733-4.

Clark RAF. Cutaneous tissue repair. Basic biologic considerations. J Am Acad Dermatol. 1985;13:701-25.

Franco T, Collucci NRS, Rzezinski D. Cicatrização. In: Franco T. Princípios de cirurgia plástica. São Paulo: Atheneu, 2002. p. 53-66.

Mandelbaum S, Di Santis EP, Mandelbaum MHS. Cicatrização: conceitos atuais e recursos auxiliares. An. Bras. Dermatol. 2003 Jul;78(4).

Mélega JM, Freitas AG. Biologia da cicatrização. In: Mélega JM. Cirurgia plástica fundamentos e arte. Princípios gerais. Rio de Janeiro: Medsi, 2002. p. 9-12.

Queimaduras

Luiz Antonio Demario

Objetivos
- Apresentar as queimaduras segundo sua classificação.
- Descrever o tratamento inicial do queimado.

Introdução

Queimaduras estão relacionadas à perda de substância cutânea e até de outros tecidos decorrentes de exposição a agentes que determinam aquecimento, congelamento, atrito, passagem de corrente elétrica, liquefação ou coagulação por produtos químicos. As mais frequentes são contato com líquidos aquecidos, exposição direta ao fogo e sólidos aquecidos.

A resposta ao trauma e à infecção desencadeia uma série de eventos inflamatórios em horas ou até dias. As queimaduras mostram, na fase imediata, uma área central de coagulação circundada por área de estase e, perifericamente, de hiperemia (vasodilatação). Os cuidados iniciais sistêmicos (reposição volêmica) e os locais (proteção à temperatura, hidratação, controle de contaminação) poderão converter a área de estase em coagulação ou reverter para hiperemia, reduzindo o seu dano.

A liberação de cininas e bradicinina aumenta a permeabilidade capilar com passagem de proteínas e líquido, aumentando o edema intersticial, bem como a migração de leucócitos em direção às células lesadas. Histamina liberada por leucócitos e plaquetas colabora com o aumento de permeabilidade capilar e edema. Já as alterações do sistema do complemento, da cascata de coagulação, citocinas e prostaglandinas levam também ao incremento metabólico do queimado.

Classificação

Quanto à profundidade

As queimaduras são classificadas em três graus, mas é possível, eventualmente, usar de 4 até 6 graus. As queimaduras acima de 3º grau envolvem tecidos além da pele, (subcutâneo, fáscias, tendões, músculos e até ossos); embora não difiram muito na abordagem inicial, e podem deixar sequelas funcionais e incapacitantes, exigindo até amputações.

Queimaduras de 1º grau

São lesões apenas da epiderme, preservando inervação, vascularização e anexos cutâneos, e apresentam hiperemia acentuada e dor bastante intensa. Não levam a alterações hemodinâmicas de monta, ou seja, não são computadas no cálculo da superfície corporal afetada.

> As queimaduras de 1º grau evoluem bem, com reconstituição epidérmica a partir da derme íntegra e seus anexos, e não deixam sequelas.

Queimaduras de 2º grau

Caracterizadas pela presença de bolhas (Fig. 38.1), as queimaduras de 2º grau se dividem em superficiais e profundas. As superficiais assemelham-se mais às de 1º grau, podendo evoluir para as profundas se não for conduzida adequadamente a reposição volêmica logo no início, por aumento da viscosidade sanguínea e trombose de capilares que poderiam preservar elementos dérmicos que reepitelizariam a ferida.

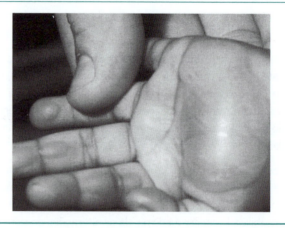

FIGURA 38.1 ■ Lesões de 2º grau caracterizadas pela presença de bolhas.

Elas formam bolhas maiores, são dolorosas, podem cicatrizar e ter bom resultado funcional e estético (Fig. 38.2).

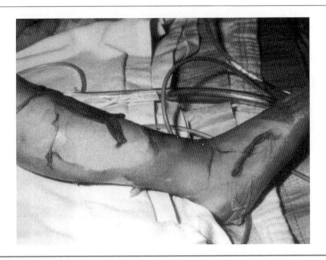

FIGURA 38.2 ■ Lesões de 2° grau por escaldamento com bolhas rota.

Já as queimaduras de 2° grau profundas formam bolhas menores, a dor não é tão intensa e as menores quantidades de anexos resultam em cicatrização mais demorada com maiores prejuízos funcionais e estéticos por retrações, discromias e hipertrofias.

Queimaduras de 3° grau

Lesões que destroem toda a espessura cutânea, de aspecto esbranquiçado (isquêmico) ou enegrecido (exposição direta ao fogo). São secas e inelásticas sem bolhas (não exsudativas, não vascularizadas), necessitando de debridamento espontâneo, químico ou cirúrgico, e requerem substituição por autoenxerto ou mobilização de retalhos (Fig. 38.3).

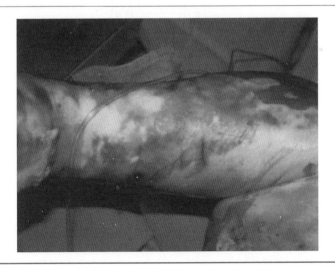

FIGURA 38.3 ■ Queimaduras de 3° grau.

Englobam também queimaduras que podem envolver subcutâneo, fáscias, músculos e até ossos.

Cálculo de extensão

Usa-se o termo "superfície corporal queimada" (SCQ) para referir à extensão atingida que pode ser calculada por três métodos: regra da superfície palmar, regra dos noves (Wallace) e esquema de Lund-Browder.

Regra da superfície palmar

Corresponde a 1% de superfície corporal em qualquer idade e é bastante útil em crianças.

Regra dos noves (Wallace)

A cada segmento corporal pré-determinado, é atribuída a cota de 9%, por exemplo: seguimento cefálico; cada membro superior; porções anterior ou posterior de cada membro inferior; cada metade anterior ou posterior de tronco (Fig. 38.4). A exceção é o períneo, ao qual atribuímos 1%.

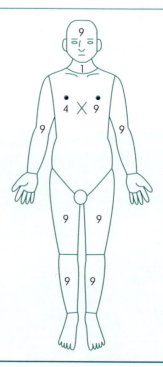

FIGURA 38.4 ■ Regra dos noves (Wallace).

Cabeça 9%; Membros superiores: 9% cada; Tronco anterior 18% e Tronco posterior 18%; Membros inferiores: 18% cada.

Esquema de Lund-Browder

Como existe uma desproporção na área cefálica e de membros inferiores entre crianças e adultos, o melhor cálculo é pelo esquema de Lund-Browder (Fig. 38.5).

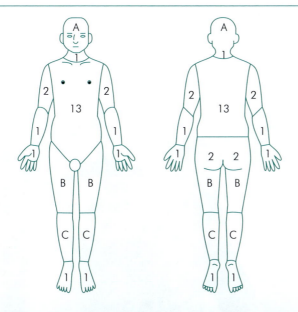

	Áreas			Extensão queimada	
Idade	A	B	C	Cabeça	
0	9,5	2,75	2,5	Pescoço	
1	8,5	3,25	2,5	Tronco	
5	6,5	4,0	2,75	Braço	
10	5,5	4,5	3,0	Antebraço	
15	4,5	4,5	3,25	Mão	
Adulto	3,5	4,25	3,5	Nádegas	
Área total				Genitais	
				Perna	
Provável 1° grau				Pé	

FIGURA 38.5 ■ Esquema Lund-Browder.

Gravidade das lesões

É estabelecida pela relação entre profundidade e extensão, pelo tempo de exposição, por lesão inalatória, passagem de corrente elétrica, impregnação de produtos químicos (ácido, bases, solventes, oxidantes, redutores), comorbidades, pela idade (crianças e idosos têm as lesões mais graves), periorificiais, mãos e pés. As lesões dividem-se em leves, moderadas e graves.

As lesões leves admitem tratamento ambulatorial, atingem qualquer área com lesões de 1° grau e têm menos de 10% de área com lesões de 2° grau e menos de 2% com as de 3° grau. Considera-se moderadas aquelas que requerem internação em hospital geral, situam-se entre 10% e 20% de 2° grau e apresentam 10% de 3° grau. Já os pacientes graves precisam ser encaminhados para serviços de queimaduras, pois apresentam áreas com mais de 20% de lesões de 2° grau e maiores de 10% com as de 3° grau, comorbidades, envolvimento de químicas ou eletricidade, queimaduras periorificiais, mãos e pés acometidos, lesões inalatórias e associações com outras lesões (politrauma), ou são crianças menores de 2 anos ou crianças com área maior que 10% (Figs. 38.6 e 38.7).

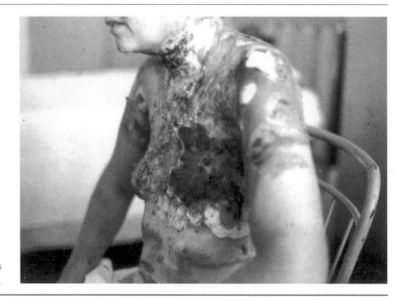

FIGURAS 38.6 ■ Lesões químicas graves de tronsco.

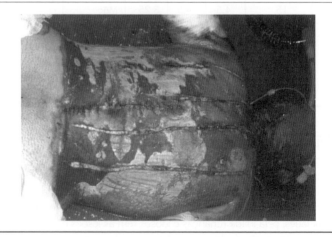

FIGURA 38.7 ■ Paciente de queimaduras graves com entubação orotraqueal. Escalotomias do tronco e lapacotomia exploradora mediana.

Tratamento e prevenção

Atendimento inicial

Você deve buscar a participação de alguém que presenciou o acidente e que forneça dados do local, do tipo de agente, do tempo de exposição e do horário do ocorrido, bem como colher uma anamnese detalhada com o paciente e, na impossibilidade disso, convocar um familiar próximo para esclarecer a história de doenças prévias, o uso de medicações etc.

> A abordagem contempla não só o diagnóstico fechado e exclusivo de queimadura, mas também tratar, investigar e examinar o paciente como um politraumatizado (lesões de órgãos internos, fraturas, inalação de ar aquecido ou gases tóxicos etc.).

Seguir critério do Advanced Trauma Life Support

A - Lesão de vias aéreas

- Queimadura de face afetando pelos nasais (vibrissas).
- Catarro fuliginoso, rouquidão.
- Queimadura em ambiente fechado.
- Intoxicação por monóxido de carbono.

B - Respiração

- Verificar fraturas do tórax.
- Avaliar roncos, sibilos.
- Manter oxigenação úmida a 100%.
- Havendo piora do padrão respiratório por edema ou secreções, efetuar entubação orotraqueal antes que a traqueostomia seja a única solução (Fig. 38.8).

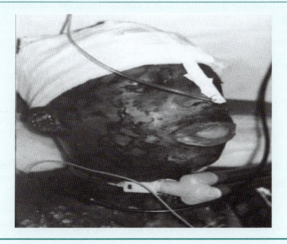

FIGURAS 38.8 ■ Lesões graves artificiais. Grande edema de língua impedindo entubação orotraqueal, necessitando traqueostomia

C - Acesso venoso

- Promover acesso venoso para restaurar a hidratação e preservar a circulação.

- O acesso deve ser por veias de bom calibre, mesmo que através de pele queimada.

D - Trauma de crânio e nível de consciência

- Avaliar trauma de crânio e coluna que pode ocorrer na trajetória de fuga do acidente.

- Avaliar nível de consciência, levando em conta efeitos de analgésico e sedativo.

E - Exposição cutânea

- Retirar roupas e adereços que possam provocar garroteamento (anéis, pulseiras, relógio etc.).

- Remover produtos químicos em contato com pele.

F - *Fluid resuscitation*

- Iniciar reposição hídrica e analgesia adequada.

- Passagem de sonda vesical de demora para quantificar a diurese e avaliar a efetividade da reposição hídrica.

Além dessas medidas, é preciso proceder à profilaxia do tétano com dose de vacina ou uso de imunoglobulina quando indicado. Em queimaduras circunferências de 3° grau, são necessárias as escarotomias com incisões ao longo do maior eixo do segmento (até tecido viável e distensível) para evitar garroteamentos de membros ou impedimentos à expansão torácica. O procedimento dispensa anestesia, pois só é necessário em lesões de 3° grau em que há destruição total de terminações nervosas.

Em pacientes com suspeita de passagem de corrente elétrica, deve-se avaliar a necessidade de fasciotomias para liberar a síndrome compartimental por edema muscular, considerar a passagem de sonda nasogástrica (SNG) para esvaziamento gástrico e evitar regurgitação e broncoaspiração em paciente sedado e deitado.

Na reposição volêmica, a fórmula de Parkland é utilizada:

$$2 \text{ a } 4 \text{ mL} \times \text{peso em kg} \times \% \text{ de SCQ; ou}$$

$$2 \text{ a } 4 \text{ mL} \times \text{peso} \times \text{SCQ.}$$

Deve-se administrar metade do volume calculado até completar as primeiras 8 horas de trauma e a outra metade nas 16 horas seguintes.

A diurese esperada equivale a: 1 a 2 mL/kg/h. A necessidade hídrica diária deve ser reposta segundo o critério de 2.000 mL líquidos/dia para adultos e, para crianças, de 75 a 150 mL/kg.

Analgesia e sedação

Está indicada a meperidina, 2 mg/kg. Deve-se diluir uma ampola (100 mg/2 mL) em 18 mL de soro fisiológico e aplicar lentamente em bólus de 1 a 3 mL a cada 3 minutos, até obter analgesia suficiente para que o paciente possa colaborar e não fique muito sedado.

Curativos

As áreas comprometidas devem ser lavadas com água corrente ou soro fisiológico, de preferência mornos e, se possível, com clorexidina ou polivinilpirrolidona iodo (PVPI). Em seguida, deve-se cobrir as lesões com vaselina líquida ou sulfadiazina de prata ou de cério; envolvê-las com gazes e algodão hidrofílico; e enfaixá-las com atadura de crepom sem compressão, pois o edema aumentará o volume do segmento, o que pode causar garroteamento.

Curativos oclusivos ajudam a manter a temperatura corporal e diminuem o risco de contaminação externa.

É necessário deixar áreas periorificiais com curativos por exposição (só medicamentos tópicos sem gaze, algodão ou enfaixamento), já as mãos e os pés devem ficar com curativo oclusivo, tendo o cuidado de individualizar os dedos para evitar adesão entre eles.

Atividades

1) Assinale a alternativa correta.
   a) As alterações do sistema do complemento, da cascata de coagulação, citocinas e prostaglandinas não interferem no metabolismo do queimado.
   b) As lesões de 1° grau apresentam hiperemia acentuada e dor bastante intensa.
   c) As lesões de 2° grau se caracterizam pela ausência de bolhas.
   d) Apesar de graves, as lesões de 3° grau dispensam a substituição por autoenxerto ou mobilização de retalhos.
   e) Fatores como comorbidades, acometimento orificiais e queimadura de mãos e pés não determinam a gravidade das lesões.

   Gabarito: b

2) Leia as afirmações quanto ao tratamento de queimaduras e marque V para as verdadeiras e F para as falsas. Em seguida, assinale a alternativa com a sequência correta.
   ( ) A abordagem inicial inclui o diagnóstico fechado e exclusivo de queimadura, além de tratar, investigar e examinar o paciente como um politraumatizado.
   ( ) Além das medidas preconizadas pelo Advanced Trauma Life Support (ATLS), temos de proceder à profilaxia do tétano com dose de vacina ou uso de imunoglobulina quando indicado.

(   ) A reposição volêmica do queimado deve ser efetivada integralmente em até 8 horas.
(   ) Analgesia e sedação são dispensáveis, o mais importante é procedermos aos curativos das lesões.
(   ) Curativos oclusivos ajudam a manter a temperatura corporal e diminuem o risco de contaminação externa.

a) F, F, V, V, F.
b) V, V, F, F, V.
c) F, V, F, V, F.
d) F, V, V, V, F.

Gabarito: b

▪ Leituras sugeridas

Artz CP. History of burns. In: Burns a team approach. Philadelphia: WB Saunders, 1979. p. 3-16.

Golin V, Sprovieri SRS. Condutas em urgências e emergências para o clínico. São Paulo: Atheneu, 2008.

Lima JR, Novaes FN, Piccolo NS, Serra MCVF. Tratamento de queimadura no paciente. 2. ed. São Paulo: Atheneu, 2008.

SEÇÃO IV

CIRURGIA ONCOLÓGICA

Tumores hepáticos e via biliar

Maurício Alves Ribeiro

 Objetivos

- Descrever os tumores hepáticos quanto à sua classificação em primários (benignos ou malignos) e secundários (metástases).
- Apresentar os critérios diagnósticos e as possibilidades de abordagem terapêutica dos tumores hepáticos.

Introdução

Os tumores hepáticos podem ser primários (benignos ou malignos) ou secundários (metástases), ou seja, surgem primariamente no fígado ou decorrente da disseminação de um câncer proveniente de outro órgão.

Entre os tumores primários benignos, o hemangioma é o mais frequente e acomete sobretudo mulheres na 3ª e 4ª décadas.

A hiperplasia nodular focal é uma má formação vascular, mais comum em mulheres, apresentando uma relação duvidosa com anticoncepcional oral (ACO) ao contrário do adenoma. Em geral, são tumores pequenos, menores do que 5 cm.

Outro tumor primário benigno é o adenoma. Ele já foi mais raro, mas com o advento do ACO na década de 1960 e o respectivo uso por grande parte das mulheres, sua incidência tem aumentado. É o único, em 70% dos casos, acometendo mulheres em idade fértil, das quais 90% usam ACO há mais de 10 anos. No sexo masculino, está relacionado à reposição hormonal com testosterona ou ao seu uso indiscriminado por alguns em academias, e ao uso de anabolizantes.

Já entre os tumores malignos primários, os mais comuns são o carcinoma hepatocelular (CHC) (90-95%) e o colangiocarcinoma (10-5%). O CHC é o quinto câncer mais comum no mundo; no Brasil, acomete cerca de 3,5 por 100.000 pessoas.

O colangiocarcinoma é um câncer originário do epitélio dos ductos biliares, usualmente desmoplásico em fígados não cirróticos, e seu predomínio é no sexo feminino. Corresponde a 5 a 10% dos tumores hepáticos primários e 65% dos pacientes têm mais de 65 anos. Existe uma associação com colangite esclerosante, litíase intraductal, adenoma de via biliar, doença de Caroli, cisto de colédoco e tabagismo. Cerca de 25% são intra-hepáticos; 50%, peri-hilares; e 5%, multifocal. Quando acomete a confluência dos hepáticos (direito e esquerdo) recebe o nome de tumor de Klatskin.

Quanto aos tumores malignos secundários (metástases), o fígado pode ter metástases de inúmeros tumores como adenocarcinoma colorretal, tumores neuroendócrinos (tumor carcinoide), adenocarcinoma de mama, adenocarcinomas gastrintestinais, tumores urológicos, melanomas, tumores ginecológicos, pancreáticos, pulmonar, tumores de cabeça e pescoço e tumor indeterminados.

Quadro clínico

Tumores primários benignos

Hemangioma

O hemangioma é assintomático, geralmente fruto de um diagnóstico incidental e decorre de trombose, crescimento e distensão da cápsula de Glisson. Nos poucos casos em que apresenta sintoma, a dor é o mais comum, apesar de rara.

A provável etiologia é congênita, sendo que, em 90% dos casos, são únicos e menores que 3 cm, e mais comuns no lobo direito. Na macroscopia, apresentam-se como favo de mel no corte e, na microscopia, são formados por espaços vasculares.

Alguns hemangiomas são gigantes, mas a definição de gigante é controversa na literatura, adota-se 10 cm como definição, pois os maiores do que isso geralmente são sintomáticos por compressão de órgãos e estruturas próximas.

A ruptura descrita em alguns livros é extremamente rara. A síndrome de Kasabach-Merritt foi descrita para trombocitopenia e afibrinogenemia associadas ao hemangioma de pele e baço em crianças, mas o termo é usado como sinônimo em crianças com hemangiomas hepáticos e coagulopatias.

Hiperplasia nodular focal

Na hiperplosia nodular focal, não há degeneração maligna. A maioria é assintomática e, assim como o hemangioma, é um achado incidental.

Trata-se de um rearranjo de hepatócitos com fibrose e proliferação de ductos biliares, células de Kupffer, com aspecto regenerativo mais do que neoplásico. Apresenta uma cicatriz estrelada ao corte correspondente a uma zona de fibrose central com raios e septos.

Adenoma

O adenoma decorre da proliferação de hepatócitos claros por acúmulo de glicogênio ou gordura, sem loculação, espaço porta, ductos biliares, células de Kupffer ou fibrose. Apresenta pseudocápsula e é vascularizado.

Ele pode ser um achado incidental (30% assintomático) e seu quadro clínico pode variar desde uma dor abdominal vaga com desconforto no andar superior do abdome, passando por massa palpável e hemoperitônio pela ruptura com sinas de choque hipovolêmico e peritonite.

Tumores primários malignos

Carcinoma hepatocelular

Nas formas iniciais, o CHC é assintomático. Quando apresenta sintomas tais como dor abdominal, ascite, emagrecimento, icterícia, emagrecimento, massa palpável, entre outros, estamos frente a casos avançados.

Colangiocarcinoma

O quadro clínico do colangiocarcinoma consiste em massa abdominal, anorexia, emagrecimento, ascite e icterícia, entre outros.

Os índices de gama-glutamil transferase (GGT) e fosfatase alcalina geralmente estão muito aumentados. Na ultrassonagrafia (US), apresenta nódulo irregular hiperecoico e heterogêneo com dilatação de vias biliares à montante.

Não existem marcadores específicos, mas o antígeno carboidrato (CA) 19-9 está aumentado em 85% dos casos, já o antígeno carcinoembrionário (CEA) pode estar aumentado em 30% dos casos. Quando apresenta CA 125 aumentado, pode significar carcinomatose peritoneal em 40 a 50% dos casos.

Tumores malignos secundários (metástases)

O câncer colorretal pode ter disseminação hematogênica levando à formação de metástase hepática, carcinomatose ou ambos. As metástases podem ser localizadas ou difusas no parênquima hepático.

Diagnóstico

É possível classificar os tumores hepáticos em benignos – grupo que reúne a maioria dos tumores hepáticos – ou malignos.

Os tumores hepáticos primários surgem a partir das células que formam o fígado, dessa forma, podem surgir a partir de hepatócitos, sistema biliar e tecido mesenquimal, como ilustrado no Quadro 39.1.

QUADRO 39.1 ■ Origem dos tumores hepáticos

	Benigno	Maligno
Hepatócito	Adenoma hepatocelular	CHC
	Hiperplasia nodular focal	Hepatoblastoma
	Nódulo de regeneração	
Sistema biliar	Cisto simples	Colangiocarcinoma
	Doença policística	Cistoadenocarcinoma biliar
	Hamartoma biliar	
	Cistoadenoma	
Mesenquimal	Hemangioma	Angiossarcoma
	Hamartoma	Linfoma
	Angiomiolipoma	Hemangio-endotelioma epitelioide
	Hemangio-endotelioma	
	Lipoma	Angiomiolipoma
	Tumor pseudoinflamátorio	Sarcoma indiferenciado

CHC, carcínoma hepatocelular.

Além dos tumores descritos no Quadro 39.1, há também o carcinoma colangio-hepatocelular derivado de hepatócitos e do sistema biliar.

O fluxo sanguíneo do fígado é proveniente da artéria hepática (ramo do tronco celíaco e, portanto, da aorta) e da veia porta (tributária da veia mesentérica superior e da veia esplênica na maior parte das pessoas). Cerca de 75% do fluxo provém da veia e 25%, da artéria; dessa forma, qualquer câncer no organismo pode gerar metástase hepática (Quad. 39.2).

As metástases podem ainda surgir por contiguidade, como no caso da vesícula biliar ou em alguns casos de estômago.

O maior problema dos tumores benignos decorre da incorporação tecnológica e o excesso de diagnósticos decorrentes dela, sobretudo a US, com achado incidental de tumores primários benignos, com surgimento de novos problemas médicos reais e imaginários, pois a maioria dos tumores é incidental e não apresenta sintomas ou necessidade de terapêutica. Entretanto, é inegável que, para uma pequena parcela dos pacientes, haverá um benefício resultante da melhora no tratamento por um diagnóstico mais precoce (sobretudo no adenoma).

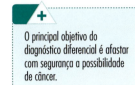

O principal objetivo do diagnóstico diferencial é afastar com segurança a possibilidade de câncer.

QUADRO 39.2 ■ Fluxo sanguíneo hepático e neoplasias

Neoplasia/local	Neoplasia
Veia porta	Colorretal
	Estômago
	Pâncreas
	Duodeno
	Delgado
Artéria hepática	Mama
	Rim
	Pulmão
	Pele (melanoma)
	Sarcomas
	Tireoide
	Entre outros

Tumores benignos primários

Hemangioma

O diagnóstico é fruto da realização de um exame de imagem, geralmente uma US realizada por outra causa, mas outros métodos podem realizar o diagnóstico: ressonância nuclear magnética (RNM); tomografia computadorizada (TC); arteriografia; cintilografia com hemácias marcadas; e US com contraste.

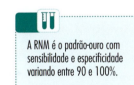

A RNM é o padrão-ouro com sensibilidade e especificidade variando entre 90 e 100%.

O hemangioma apresenta-se como nódulo com hipossinal em T1 e hiperssinal em T2 com limites precisos e homogêneos. Nas fases com contraste, apresenta um preenchimento progressivo pelo contraste de forma centrípeta. Entretanto, na maioria dos casos, uma simples US consegue definir o diagnóstico.

A dúvida diagnóstica surge com lesões maiores de 3 cm, aspecto heterogêneo, contornos irregulares, lesões múltiplas e em pacientes com suspeita de malignidade.

Hiperplasia nodular focal

O diagnóstico pode ser feito por RNM, TC, US com contraste e cintilografia com captação de tecnécio radioativo (células de Kupffer).

O padrão-ouro é a RNM com quase 100% de especificidade. Na fase sem contraste, ele é isodenso (TC) ou isosinal (RNM), sendo que na fase arterial apresenta hiperdensidade (TC) ou hipersinal (RNM), já na fase portal torna hipodenso com cicatriz estrelada central. Apresenta ainda uma artéria nutridora na maioria dos casos. O diagnóstico diferencial é com o adenoma e o CHC variante fibrolamelar.

Adenoma

O diagnóstico é por RNM e TC, com nódulo hipervascular na fase arterial. A transformação maligna é um evento raro para um raro tumor, sendo presente em cerca de 6% dos casos.

Tumores malignos primários

Carcinoma hepatocelular

Os fatores de risco mais comuns são hepatites C ou B, cirrose, álcool, aflatoxinas, obesidade e outras hepatopatias crônicas. Em pacientes com hepatite C compensada, o risco de desenvolver CHC é de aproximadamente 1,4% de pacientes por ano.

Nos pacientes com fatores de risco, o rastreamento é fundamental, e alguns autores estimam um aumento significativo nos casos de diagnóstico precoce. O rastreamento deve ser feito de 4 a 6 meses com realização de US de abdome e dosagem de alfa-fetoproteína.

O diagnóstico de CHC é feito por métodos de imagem: TC, RNM, US com contraste e angiografia. Além disso, a alfa-fetoproteína, um marcador tumoral, pode estar aumentada. A biópsia, na maioria dos casos, não é necessária, entretanto, alguns grupos a fazem sistematicamente para pesquisas em biologia molecular.

A US tem papel fundamental no rastreamento, avaliando tamanho e crescimento de nódulos, os menores de 3 cm são geralmente hipoecoicos. Entretanto, nódulos grandes são, em geral, hiperecoicos em razão de hemorragia, necrose ou esteatose.

A TC e a RNM são similares no diagnóstico e ambas apresentam nódulo hipervascular na fase arterial com *wash-out* ou clareamento do contraste precoce.

A angiografia pode avaliar o tamanho e o padrão de crescimento, além de evidenciar lesões hipervasculares, *blush*, *shunt* arterioportal. Entretanto, seu papel hoje é praticamente restrito à terapêutica.

A alfa-fetoproteína provém do soro fetal, sintetizada no fígado, no saco vitelino e no trato gastrintestinal, podendo estar aumentada no CHC e em tumores germinativos. Em pacientes com hepatopatia crônica, quando está maior que 400 ng/L, é diagnóstica.

O estadiamento pode ser realizado de diversas formas e é fundamental para a decisão terapêutica. As classificações mais utilizadas são: tumor nodo metastases (TNM); Okuda; Barcelona Clinic Liver Cancer (BCLC); model for end-stage liver disease (MELD); Child-Turcotte-Pugh (CTP); entre outras.

Colangiocarcinoma

O diagnóstico do colangiocarcinoma é feito por exames de imagem: US, TC, RNM, colangio-RNM, TC por emissão de pósitrons (PET-TC), colangiopancreatografia retrógrada endoscópica (CPRE) e US endoscópica.

Tumores malignos secundários (metástases)

O diagnóstico é feito por exames de imagem: US, TC, RNM, PET-TC, US com contraste. A elevação de marcadores tumorais como CEA e CA 19-9 podem ajudar no diagnóstico.

Tratamento

Tumores benignos primários

Hemangioma

Na maioria dos casos, nenhuma terapêutica deve ser adotada a não ser o acompanhamento anual com US. Tratamos, em geral, os gigantes, em casos de ruptura (raro) ou coagulopatia (raro) e na dúvida diagnóstica; e nesses poucos casos, o tratamento é a ressecção hepática. Em 15 anos na Santa Casa de São Paulo, operamos sete casos e atendemos novos casos semanalmente.

Hiperplasia nodular focal

A conduta é o acompanhamento e os exames seriados. A cirurgia está indicada nas grandes massas (sobretudo pediculadas) e na dúvida diagnóstica.

Adenoma

O tratamento é a suspensão do ACO. A ressecção cirúrgica está indicada nos maiores de 5 cm, devido ao risco de ruptura e degeneração maligna. No sexo masculino, esse risco de degeneração é maior (47%).

Tumores malignos primários

Carcinoma hepatocelular

Os tratamentos com intenção curativa são transplante de fígado, ressecção hepática, radiofrequência e alcoolização.

Nos pacientes candidatos a transplante, alguns aspectos devem ser analisados, como tempo de lista, escassez de órgãos e progressão da doença.

A ressecção tem sobrevida semelhante a do transplante em 5 anos, entretanto apresenta alta taxa de recidiva no parênquima cirrótico residual.

No Brasil, os critérios para indicar transplante são os de Milão que consistem em 1 nódulo de até 5 cm ou 3 nódulos de até 3 cm, sem invasão vascular macroscópica e sem metástases.

Os tratamentos paliativos de CHC são quimioembolização e, mais recentemente, sorafenibe.

Colangiocarcinoma

O tratamento de colangiocarcinoma é a ressecção hepática. A quimioterapia tem resultados ruins, porém com certa melhora nos últimos anos.

Tumores malignos secundários (metástases)

O tratamento é sempre multidisciplinar, com a associação de quimioterapia e cirurgia. Nos tumores com melhor resposta à quimioterapia, como nos casos de tumor colorretal, a ressecção tem obtido resultados muito bons.

Os avanços na quimioterapia, na técnica cirúrgica, na anestesia e nos cuidados pós-operatórios têm garantido sobrevidas cada vez melhores. A sobrevida hoje está em torno de 40 a 50% em 5 anos e 24% em 10 anos nas metástases de tumor colorretal submetidos à cirurgia e à quimioterapia.

▬ Atividades

1) Uma paciente de 25 anos procura o cirurgião após realizar ultrassonografia (US) de abdome, solicitada por seu ginecologista, que evidenciou nódulo de 2,9 cm sem lobo hepático direito, a lesão tem preenchimento centrípeto. A paciente usa anticoncepcional oral (ACO) há 4 anos. Assinale a alternativa que indica a conduta correta.
   a) Acalmar a paciente, pois se trata de um adenoma sem indicação cirúrgica.
   b) Acalmar a paciente, pois se trata de um adenoma, e solicitar tomografia computadorizada (TC).
   c) Acalmar a paciente, pois se trata de um hemangioma, e solicitar ressonância nuclear magnética (RNM).
   d) Acalmar a paciente, pois, independentemente da etiologia, a lesão não é cirúrgica.
   e) Indicar cirurgia.

   Gabarito: c

2) Uma paciente, em uso de ACO há cerca de 12 anos, ao realizar US de rotina, evidencia nódulo de 5,2 cm e procura seu consultório. Assinale a alternativa correta para a sua conduta.
   a) Suspender ACO imediatamente e solicitar uma TC.
   b) Suspender ACO e indicar cirurgia imediatamente.
   c) Suspender ACO e observar o comportamento da lesão.

d) Manter ACO e observar o comportamento da lesão.
e) Manter ACO e solicitar uma RNM.

Gabarito: a

3) Um paciente de 58 anos recebeu sangue, em 1976, após um acidente automobilístico e procura seu consultório, pois realizou uma US em razão de dor abdominal, que evidenciou um fígado serrilhado de contornos rombos com nódulo de 3,3 cm no segmento VIII. Assinale a alternativa correta para a sua conduta.
a) Solicitar sorologia para hepatite B e C e função hepática.
b) Solicitar TC sem contraste.
c) Solicitar sorologias para hepatite C e TC sem contraste.
d) Solicitar RNM.
e) Solicitar sorologia para hepatite B e C e TC com contraste.

Gabarito: e

▬ Leituras sugeridas

LH Blumgart (eds). Surgery of the liver, biliary tract and pancreas. 4th ed. Vol 1. Philadelphia: Elsevier, 2000.

Friedman LS, Keefe EB (eds). Handbook of liver disease. 3rd ed. 2012. Disponível em: http://www.sciencedirect.com/science/book/9781437717259.

Parise ER, Porta G. Manual de diagnóstico e tratamento das doenças do fígado no paciente adulto e pediatrico. São Paulo: Atheneu, 2011.

KL Korkes, MM Gabriele, RC Garrafa, Amorim VA, Ribeiro MA, Aranzana EMC, et al. Hemangioma hepático gigante: relato de caso. Arq Med Hosp FCMSCSP. 2011;57(2):83-86.

Ferreira KAJM, Aquino CGG, Ribeiro MA, Gallo AS, Aranzana EMC. Resection of a rapid growing 40-cm giant liver hemangioma. World J Hepatology, 2. 2010.

Câncer de esôfago e estômago

Elias Jirjoss Ilias e Wilson Rodrigues de Freitas Junior

 Objetivos
- Apresentar a etiologia dos cânceres de esôfago e estômago.
- Descrever o quadro clínico e o diagnóstico dos cânceres de esôfago e estômago.
- Indicar as condutas mais adequadas para os cânceres de esôfago e estômago.

Introdução

O **câncer de esôfago** é uma neoplasia maligna que acomete mais homens do que mulheres e surge com maior frequência depois dos 50 anos (maior incidência aos 65). O carcinoma espinocelular é mais comum no oriente e influenciado pelo hábito de fumar e de ingerir álcool. O adenocarcinoma é mais comum no ocidente e influenciado pela obesidade, pelo (DRGE) e pelo aparecimento do esôfago de Barrett.

As deficiências nutricionais associadas ao alcoolismo podem contribuir para o processo da carcinogênese e, entre outros fatores, destacam-se os alimentos e as bebidas quentes, os vegetais em conserva (compostos nitrosos), os agentes infecciosos (papiloma vírus humano [HPV]) e os fatores socioeconômicos (má-nutrição).

Já o **câncer de estômago** é uma das neoplasias malignas mais comuns e apresenta alta mortalidade, sendo considerado a segunda causa de morte por câncer mundialmente. Em torno de 22.220 pacientes são diagnosticados anualmente nos Estados Unidos, dos quais 10.990 possuem prognóstico reservado. O adenocarcinoma representa 95% de todos os cânceres gástricos, entre os 5% restantes, incluem-se os linfomas e os sarcomas/tumores estromais gastrintestinais.

> No Brasil, o adenocarcinoma está entre as três primeiras causas de morte por câncer no sexo masculino e entre as cinco primeiras nas mulheres. Sua incidência é maior entre homens, na proporção de 2:1, sendo mais frequente entre 50 e 70 anos, com pico por volta dos 70 anos em ambos os sexos. ∎

Quadro clínico

O carcinoma esofágico tem início insidioso e produz disfagia e obstrução progressiva. Os pacientes se ajustam ao sintomas, alterando progressivamente sua dieta de alimentos sólidos para líquidos. Os outros sintomas para os quais os médicos devem estar atentos são uma leve odinofagia, desconforto retroesternal, sensação de corpo estranho no esôfago proximal, dor epigástrica, anorexia, náuseas, perda sanguínea e emagrecimento sem causa aparente.

A disseminação do carcinoma de esôfago pode ocorrer por contiguidade, via linfática, hematogênica e intramural. O aparecimento de linfonodos endurecidos, palpáveis na fossa supraclavicular (nódulo de Troisier-Virchow) e na axila (nódulo de Irish), geralmente significa doença metastática. Os tumores do terço superior ou médio drenam para linfonodos cervicais profundos, paraesofágicos, mediastínicos posteriores e traqueobrônquicos. Já os do terço distal, para os linfonodos paraesofágicos, celíacos e do hilo esplênico.

> As metástases a distância mais importantes são fígado e pulmão.

Com relação ao adenocarcinoma gástrico, o quadro clínico, geralmente, não apresenta sintomatologia importante em um estádio precoce e, muitas vezes, no diagnóstico, a doença se encontra em estádio avançado. Os sintomas mais comuns incluem perda de peso, vômitos e dor abdominal (em geral epigástrica); náusea, hiporexia e dispepsia também podem ocorrer. Tumores da cárdia ou próximos à junção esofagogástrica podem cursar com disfagia, já tumores em regiões mais distais (como piloro) podem exibir sintomas de obstrução digestiva alta, com vômitos alimentares.

Outros sinais clínicos que se desenvolvem tardiamente com a evolução da doença, muitas vezes relacionados ao processo de metástase, são massa abdominal palpável, linfonodo supraclavicular esquerdo (nódulo de Virchow) ou periumbilicais (nódulo de Sister Mary Joseph), metástases peritoneais palpáveis pelo toque retal (prateleira de Blummer), ou massa ovariana (tumor de Krukenberg).

Diagnóstico

A radiografia contrastada deve incluir o duplo contraste para estudo do relevo mucoso, o que permite diagnosticar 70% dos tumores superficiais e mais de 90% do total de casos de carcinoma do esôfago.

À visão endoscópica, a neoplasia pode apresentar-se de aspecto vegetante, ulcerado ou infiltrante, já os tumores superficiais são identificados como pequenas lesões planas, erosivas ou elevadas. Qualquer irregularidade da mucosa no tocante à coloração, ao brilho ou ao relevo deve ser considerada suspeita. Além da biópsia, pode ser feita a citologia exfoliativa, colhendo-se o material por meio de uma pequena escova durante o exame endoscópico.

A esofagoscopia, complementada pela biópsia e citologia, constitui o melhor método diagnóstico do câncer de esôfago.

A ultrassonografia (US) endoscópica possibilita avaliar a invasão da parede do esôfago e a biópsia de linfonodos periesofágicos suspeitos. A tomografia computadorizada (TC) e a ressonância nuclear magnética (RNM) são utilizadas para o estadiamento.

Quando apenas o exame citológico mostrar a presença de células displásicas, o paciente deverá ser acompanhado; e a biópsia, repetida até a completa elucidação do caso.

A TC permite classificar o câncer de esôfago em quatro estádios: I) lesão polipoide intraluminal ou espessamento localizado da parede esofágica (3-5 mm), sem invasão mediastinal ou metástases; II) espessamento da parede esofágica (>5 mm), sem invasão dos órgãos adjacentes ou metástases; III) espessamento da parede esofágica com extensão direta para o tecido circunjacente, presença ou ausência de adenopatia local ou regional, sem metástase a distância; e IV) metástase a distância.

Já o diagnóstico do câncer de estômago se baseia em biópsia obtida por endoscopia digestiva alta (EDA) e no exame citológico do escovado de mucosa. A EDA possibilita o início do estadiamento, podendo indicar também se o tumor é precoce ou avançado, seu tamanho e sua localização. A sensibilidade de uma biópsia isolada é de 70%, podendo aumentar para até 98% quando realizadas sete biópsias.

O sistema de estadiamento utilizado é o Tumor Nodo Metástases (TNM), que leva em consideração a invasão tecidual do tumor, os linfonodos acometidos e a presença ou não de metástase. Geralmente, são realizados exames de imagem tais como TC de abdome e tórax ou RNM, US endoscópica ou, ainda, videolaparoscopia diagnóstica.

O desenvolvimento do adenocarcinoma gástrico é multifatorial, envolvendo tanto aspectos ambientais como genéticos. Entre os fatores de risco ambientais, é importante citar o tabagismo, o níquel, a dieta com alto teor de sódio, o consumo de alimentos contendo nitrosaminas e benzopireno. Entre os fatores genéticos, citamos a raça amarela, o grupo sanguíneo A, a inativação de genes supressores *p53 e DCC* e a redução da E-caderina. Parentes em 1º grau de pacientes com adenocarcinoma gástrico possuem 2 a 3 vezes mais chance de desenvolver a doença. Pacientes com polipose adenomatosa familiar e polipose juvenil também possuem maior risco.

A importância da identificação desses fatores de risco ficou evidente nos últimos 10 anos, com a diminuição da incidência de câncer gástrico e com o diagnóstico precoce em populações de risco, melhorando o prognóstico dos doentes.

Tratamento e prevenção

No grupo de pacientes com indicação cirúrgica ressecável, realiza-se a ressecção do tumor e dos linfonodos regionais e a reconstrução do trânsito esofagogástrico. Você pode utilizar, nesse caso, a confecção de tubo gástrico e levá-lo à região cervical através do mediastino e efetuar a anastomose gastresofágica cervical.

Por ser o câncer esofágico uma neoplasia extremamente agressiva e de prognóstico reservado, pacientes provenientes de áreas de alta incidência deverão ser submetidos a uma análise mais minuciosa.

O principal tratamento do adenocarcinoma gástrico é a ressecção do tumor, seja ela cirúrgica ou endoscópica.

Outra possibilidade de tratamento para o câncer de estômago é a ressecção endoscópica, que pode ser realizada em tumores precoces, restritos à mucosa, bem diferenciados, sem ulceração e menores que 2 cm.

Infelizmente, a maioria dos pacientes com carcinoma de esôfago já chega ao cirurgião apresentando invasão tumoral local ou metástase em outros órgãos e não é mais passível de um tratamento curativo. Alguns desses pacientes são inoperáveis, isto é, já apresentam um estado geral tão comprometido pela evolução da doença que não podem ser levados à cirurgia. O grupo de pacientes com indicação cirúrgica pode ser dividido em ressecável e irressecável.

No caso do paciente com câncer esofágico incurável e cirurgicamente irressecável, os principais problemas consistem em disfagia, desnutrição e controle das fístulas traqueosofágicas.

As abordagens paliativas incluem dilatação endoscópica seriada, colocação cirúrgica de gastrostomia ou jejunostomia para hidratação e alimentação, colocação endoscópica de uma endoprótese (*stent*) de metal expansiva para manter a luz patente e ocluir fístulas. Podemos realizar também a terapia fotodinâmica. No entanto, a fulguração endoscópica do tumor obstrutivo com laser parece ser a mais promissora dessas técnicas.

No futuro, marcadores moleculares poderão facilitar e identificar os pacientes com maior predisposição para o desenvolvimento dessa neoplasia, assim como a escolha da modalidade terapêutica (quimioterapia, radioterapia (RT) e/ou cirurgia).

A cirurgia padrão com intuito curativo, no câncer de estômago, é a gastrectomia com linfadenectomia D2 (linfadenectomia estendida determinada pela localização do tumor). Com a dissecção linfonodal cuidadosa, é possível aprimorar o estadiamento cirúrgico, aumentar o grau de cura e melhorar o prognóstico do paciente.

O tipo de gastrectomia a ser feita dependerá basicamente da localização do tumor e da margem cirúrgica desejada. Em tumores proximais, são realizadas as gastrectomias totais, já nos tumores mais distais, principalmente se forem bem diferenciados, pode-se realizar a gastrectomia subtotal. Quanto ao tipo de reconstrução a ser realizada, existem várias opções a serem consideradas, como a Billroth I, a Billroth II, a Warren modificada e a reconstrução em "Y" de Roux, todas com seus prós e contras. A escolha depende da localização do tumor e, atualmente, a preferência da maioria dos serviços é pela reconstrução em "Y" de Roux.

Você também pode considerar, como possibilidade para o adenocarcinoma gástrico precoce, o tratamento laparoscópico.

A quimioterapia tem sido empregada como neoadjuvante ou adjuvante no tratamento e, atualmente, preconiza-se, além da ressecção do tumor, o emprego de quimioterápicos em tumores T3/T4 ou N1/N2/N3. Já a RT tem sido cada vez menos utilizada. ∎

Caso clínico

Paciente masculino, 65 anos, casado, comerciante, natural de Alagoas e procedente de São Paulo, com queixa de vômitos pós-prandiais há 2 meses. Relatava dor em queimação em região epigástrica, de média intensidade, associada a vômitos pós-prandiais, náusea e uma perda ponderal de 10 kg em 1 mês, negava febre. Paciente com antecedente pessoal de tabagismo (100 anos/maço). Negava doenças, uso de medicações ou antecedentes familiares de neoplasia ou doenças gástricas.

Ao exame físico, apresentava-se em regular estado geral, corado, desidratado, emagrecido, com abdome escavado, doloroso em região epigástrica, sem massas palpáveis, exames laboratoriais dentro dos limites da normalidade.

Realizou endoscopia digestiva alta (EDA) que mostrou esôfago limpo, com calibre e peristaltismo habituais, estômago com capacidade e elasticidade diminuídas com parede espessada em região antral em virtude de tumoração subestenosante. A biópsia evidenciou adenocarcinoma gástrico pouco diferenciado com células em anel de sinete em mucosa gástrica, com padrão de transição antro-corpórea, ulcerada.

A partir desses achados e da avaliação clínica do paciente foi optado pelo tratamento operatório. Foi realizada gastrectomia total com linfadenectomia D2 e reconstrução de Warren modificada. A peça retirada apresentava lesão tipo IV na classificação de Borrmann T4A (invasão da serosa sem invasão de órgãos adjacentes). O paciente evoluiu bem, estável hemodinamicamente, com boa aceitação da dieta e ausência de dor, recebendo alta hospitalar após 3 semanas de internação. O estudo anatomopatológico evidenciou adenocarcinoma gástrico com células em anel de sinete, de padrão pouco diferenciado, medindo 17 cm em seu maior eixo, do tipo Borrmann 4, com acometimento da serosa e invasão sanguínea, linfática e perineural.

Uma das principais classificações de adenocarcinoma gástrico é a histológica de Lauren, que subdivide os tumores em tipo intestinal e tipo difuso. O tipo histológico mais frequente é o intestinal, resultado de um processo inflamatório que se inicia com gastrite crônica, progredindo para gastrite atrófica, para metaplasia intestinal, displasia e adenocarcinoma. Esse tipo em geral é bem ou moderadamente diferenciado, tem melhor prognóstico, acomete preferencialmente idosos e localiza-se mais comumente no antro e na pequena curvatura. O tipo difuso não apresenta caracteristicamente lesão precursora, é indiferenciado, costuma progredir rapidamente, tem alto poder metastatizante e possui prognóstico reservado, acomete principalmente indivíduos jovens. Com frequência, o tipo difuso pode se apresentar como linite plástica, resultado da tendência do tumor em invadir a parede gástrica, muitas vezes infiltrando grande parte de sua extensão, acarretando rigidez e espessamento da parede. Do ponto de vista histológico é comum apresentar-se em padrão de anel de sinete.

Outra classificação de extrema importância é a que divide o adenocarcinoma gástrico em precoce e avançado. O precoce é aquele que não ultrapassa a submucosa, independentemente do acometimento linfonodal. É subdividido em tipos I (protruso), IIa (superficial elevado), IIb (superficial plano), IIc (superficial deprimido) e III (escavado). A importância do diagnóstico de tumores na fase precoce está na alta possibilidade de cura com procedimentos minimamente invasivos pela abordagem endoscópica. Para o adenocarcinoma gástrico avançado, utilizamos a classificação macroscópica endoscópica de Borrmann, que se subdivide Borrmann I (lesão polipoide ou vegetante, bem delimitada), Borr-mann II (lesão ulcerada, bem delimitada, de bordas elevadas), Borrmann III (lesão ulcerada, infiltrativa em parte ou em todas as suas bordas) e Borrmann IV (lesão difusamente infiltrativa, não se notando limite entre o tumor e a mucosa normal – linite plástica).

Atividades

1) Assinale a alternativa que indica a situação em que a disfagia pode ser encontrada.
   a) Somente no câncer de esôfago.
   b) No câncer de esôfago precoce.
   c) No câncer de esôfago de antro.
   d) No câncer de esôfago avançado e no câncer da cárdia.

   Gabarito: d

2) Assinale a alternativa que indique o melhor método diagnóstico no câncer de esôfago e estômago.
   a) Endoscopia digestiva alta (EDA) com biópsia.
   b) Tomografia computadorizada (TC).
   c) Quadro clínico e exame físico.
   d) Radiografia contrastada.

   Gabarito: a

3) Assinale a alternativa que indica a melhor cirurgia para o câncer gástrico avançado operável.
   a) Gastrectomia total.
   b) Gastrectomia subtotal.
   c) Gastrectomia parcial com linfadenectomia.
   d) Gastrectomia total ou subtotal com linfadenectomia D2.

   Gabarito: d

Leituras sugeridas

Zinner MJ, Ashley SW. Cirurgia Abdominal de Maingot. Rio de Janeiro: Revinter, 2014.

Queiroga RC, Pernambuco AP. Câncer de esôfago: epidemiologia, diagnóstico e tratamento. Rev Bra Cancer. 2006;52(2):173-178.

Santos AS, Burchianti LC, Netto NA, Mazon VAP, Malheiros CA. Adenocarcinoma gástrico. Arq Med Hosp FCMSCSP. 2015;60:156-9.

Tumores malignos do colo, reto e ânus

Sylvia Heloisa Arantes Cruz

Objetivos

- Explicar o rastreamento e a classificação dos tumores malignos do colo, reto e ânus.
- Descrever a sintomatologia dos tumores malignos do colo, reto e ânus.
- Apresentar o tratamento das neoplasias colorretais.

Introdução

As neoplasias colorretais estão entre as mais comuns do mundo e acometem quase na mesma proporção homens e mulheres. Sendo que as neoplasias de próstata são mais comuns entre as que acometem os homens e as de mama e colo uterino são as mais frequentes entre as que atingem as mulheres. Essa neoplasias acometem principalmente populações brancas e têm relação com o consumo de álcool, fumo, dieta rica em gorduras, doença inflamatória intestinal, antecedentes familiares de neoplasia colorretal e de radioterapia (RT) pélvica. O tipo histológico mais comum é o adenocarcinoma e, em geral, sua origem é um adenoma que sofreu múltiplas metaplasias ao longo dos anos.

Quadro clínico e diagnóstico

Rastreamento e classificação de neoplasias colorretais

Os sintomas que podem estar presentes são: alteração de hábito intestinal (HI) (decorrente de estreitamento de luz intestinal); sangramento (presente e

> Caso sejam identificados pólipos adenomatosos, o paciente deverá repetir a colonoscopia anualmente, alguns protocolos sugerem repeti-la em 3 anos.

visível nas fezes ou oculto); muco; dor (apresentação menos comum, geralmente denota a progressão da doença); tumoração palpável no abdome; emagrecimento; e intuscepção (pacientes com sintomas de obstrução intestinal).

Dessa forma, foram criados protocolos para rastreamento de neoplasias colorretais. Pacientes com baixo risco podem ser rastreados a partir dos 40 anos com pesquisa de sangue oculto nas fezes. Já pacientes com alto risco podem ser rastreados com exame proctológico combinado com colonoscopia.

O estadiamento dos tumores pode ser feito pela classificação tumor nodo mestastases (TNM) avaliando três fatores: invasão tumoral, comprometimento de linfonodos e presença de metástases. Essa classificação apresenta uma avaliação pré-operatória com exames de imagem e uma nova avaliação durante o ato cirúrgico. Veja no Quadro 41.1 como a classificação é feita.

QUADRO 41.1 ■ Classificação TNM para estadiamento de tumores colorretais

Classificação	Descrição
T1	Invade a submucosa intestinal
T2	Invade a muscular intestinal
T3	Acomete a serosa intestinal
T4	Ultrapassa a serosa intestinal e pode invadir órgãos adjacentes
N0	Não acomete linfonodos
N1	Acomete de 1-3 linfonodos
N2	Acomete mais de 3 linfonodos
M0	Sem metástases
M1	Acomete outros órgãos
Interpretação do estadiamento	
Estádio 1	T1 ou T2 N0 M0
Estádio 2	Qualquer T N0 M0
Estádio 3	Qualquer T N + M0
Estádio 4	Qualquer T Qualquer N M1

Avaliação pré-operatória

A avaliação pré-operatória consiste na análise de exames de imagem combinados com a colonoscopia, veja quais são:

- **Radiografia de tórax ou tomografia computadorizada (TC) –** pesquisa de metástases pulmonares.

- **Ultrassonografia (US) de abdome ou TC –** busca de metástases na cavidade abdominal e avaliação do grau de acometimento do tumor no colo.

- **Ressonância nuclear magnética (RNM) de pelve ou US endoanal com transdutor 360°** – avaliação do grau de comprometimento da parede retal e dos linfonodos perirretais. Tumores de reto baixo, ou seja, lesões tocáveis até 7 cm da borda anal, devem ser avaliados quanto ao grau de comprometimento do reto antes da cirurgia. Caso a lesão seja T3 ou T4 com linfonodos presentes, deve-se indicar RT e quimioterapia antes da cirurgia para reduzir a recidiva local. Esse tratamento é chamado de neoadjuvante.

- **Dosagem de marcadores sanguíneos:** mais comumente, é coletado o antígeno carcinoembrionário (CEA). O marcador é uma glicoproteína ausente na mucosa intestinal normal e pode ser usado para prognóstico dos pacientes com neoplasia colorretal. Se houver ressecção completa do tumor, ele deverá diminuir após a cirurgia. Porém, se houver elevação após o tratamento, pode ser um sinal de recidiva tumoral. Pacientes tabagistas apresentam índices de CEA superiores ao normal.

A predisposição genética é fator de risco independente, pode ser fator relacionado aos tumores polipoides ou não polipoides.

A polipose adenomatosa familiar (PAF) é causada por uma mutação no gene *APC* e acomete 1 a cada 10 mil nascidos. Pacientes acometidos apresentam mais de 100 pólipos adenomatosos na mucosa colônica e podem ser assintomáticos, mas apresentar sangramento, diarreia, anemia e saída de muco às evacuações.

Geralmente, os pólipos na PAF surgem aos 20 anos, por isso, membros das famílias de portadores devem ser avaliados periodicamente com colonoscopia.

Os pacientes podem apresentar tumores desmoides. A síndrome de Gardner está presente nos pacientes que apresentam osteomas e a de Turcot, nos pacientes que apresentam tumores malignos do sistema nervoso central (SNC).

Neoplasias anais

As neoplasias anais são raras, correspondendo a 1% das neoplasias do trato gastrintestinal, e se dividem em duas localizações: borda e canal anal. O canal anal corresponde à região desde a margem anal até a linha pectínea (área de transição de epitélio escamoso com epitélio colunar da área distal do reto). Porém, existe uma outra classificação que delimita o canal anal da borda anal até o anel anorretal. A linha pectínea é composta por uma zona de transição que abrange as colunas de Morgagni e glândulas secretoras responsáveis pela lubrificação anal.

Os carcinomas de borda anal se comportam como as neoplasias de pele, sendo os tipos histológicos mais comuns: células escamosas, basocelular, Paget e Bowen. Os tumores anais dividem-se conforme sistematizado no Quadro 41.2.

QUADRO 41.2 ■ Divisão das neoplasias anais

Tipo de tumor	Descrição
Carcinoma epidermoide	Mais comum, oriundo de células escamosas
Carinoma coacogênico	Oriundo de células transicionais
Adenocarcinoma	Geralmente é uma extensão da lesão retal baixa, mas pode ser encontrado nas glândulas ectópicas da parede anal
Melanoma	Mais raro, pode ser melanocítico ou amelanocítico; extremamente agressivo nessa região

> Os carcinomas epidermoide ou escamosos têm relação com infecção pelo papilomavírus (HPV), tabagismo, imunodeficiência e antecedente de RT.

Os sinais e sintomas mais comuns são dor anal, sangramento, tenesmo e alteração de HI. Apesar de não ter qualquer tipo de associação com hemorroidas, pode ser um achado de peça de hemorroidectomia. Seu diagnóstico é clínico, realizado por exame proctológico e confirmado por biópsia.

A avaliação do estádio é feita mediante TC de pelve ou RNM, TC de abdome superior (avaliar metástases hepáticas) e TC de tórax (avaliar metástases pulmonares). O estadiamento deve ser feito pelo TNM, como você pode observar no Quadro 41.3.

QUADRO 41.3 ■ Classificação das neoplasias anais para o estadiamento TNM

Classificação	Descrição
T1s	Lesão intraepitelial *in situ*
T1	Tumor ≤ 2 cm
T2	Tumor com 2-5 cm
T3	Tumor > 5 cm
T4	Tumor invade estruturas adjacentes
N0	Sem lesão em linfonodos
N1	Metástase em linfonodos periféricos
N2	Metástase em linfonodo ilíaco unilateral e/ou inguinal
N3	Metástase em linfonodo ilíaco bilateral e/ou inguinal
M0	Ausência de metástase
M1	Metástase presente
Interpretação do estadiamento	
Estádio 0	T1s N0 M0
Estádio 1	T1 N0 M0
Estádio 2	T2/3 N0 M0
Estádio 3	Qualquer T N presente M0
Estádio 4	Qualquer T qualquer N M1

Tratamento e prevenção

As neoplasias colorretais, das quais 10% podem ser identificadas ao toque retal, são de crescimento lento, seus sintomas tendem a ser precoces e é possível prevenir o aparecimento do carcinoma com as medidas de rastreamento, pois os pólipos identificados em exame de colonoscopia (Fig. 41.1) podem ser retirados e, assim, inibir a sequência adenoma-carcinoma.

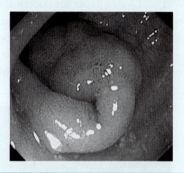

FIGURA 41.1 ▪ Foto de aspecto de pólipo em colonoscopia.

O princípio do tratamento é a ressecção do segmento intestinal com margem proximal e distal adequadas, a ressecção do suprimento sanguíneo para retirar a via de drenagem linfática e, se possível, fazer anastomose primária sem tensão. Veja no Quadro 41.4 as técnicas de ressecção.

O tratamento da neoplasia colorretal é cirúrgico por laparotomia (aberta) ou laparoscopia (robótica).

QUADRO 41.4 ▪ Técnicas de resseção de neoplasias colorretais

Técnica de ressecção	Descrição
Hemicolectomia direita	Usada para neoplasias de ceco, colo ascendente e colo transverso proximal (ângulo hepático). O trajeto vascular ressecado é o da artéria ileocólica e cólica direita
Colectomia transversa	Usada para neoplasia de transverso. O trajeto vascular ressecado é o da artéria cólica média
Hemicolectomia esquerda	Usada para neoplasias de colo transverso distal, ângulo esplênico e descendente. O trajeto vascular ressecado é o da artéria cólica esquerda
Retossigmoidectomia	Usada para neoplasias de retossigmoide. O trajeto vascular ressecado é o da artéria mesentérica inferior, 2 cm após sua origem na aorta
Amputação de reto	Usada nos tumores de reto baixo que não permitem a realização de anastomose primária. Nesses casos, é feita a cirurgia combinada da via abdominal com a via pélvica. Tumores de reto podem ter invasão radial da neoplasia, portanto a ressecção deverá englobar a gordura perirretal. O trajeto vascular ressecado é o da artéria mesentérica inferior, 2 cm após sua origem na aorta. O paciente ficará com colostomia definitiva após o procedimento

Cerca de 15% dos pacientes têm carcinoma metacrônico, desenvolvendo carcinoma colorretal no segmento remanescente do intestino grosso e serão submetidos à colectomia total. Por isso, todos os pacientes submetidos à ressecção colônica por adenocarcinoma devem ser seguidos com colonoscopia.

Durante o ato cirúrgico, deverá ser avaliado o acometimento de outros órgãos pela neoplasia. Após a cirurgia, a análise do ato cirúrgico, o exame anatomopatológico e a avaliação dos exames pré-operatórios serão determinantes para o tratamento adjuvante, que pode contemplar RT e/ou quimioterapia. Pacientes em estádio 3 e 4, geralmente, fazem tratamento adjuvante.

Aproximadamente 4% dos pacientes podem apresentar carcinoma sincrônico, ou seja, ter mais de um foco de carcinoma no intestino. Isso demonstra a importância da colonoscopia pré-operatória (Fig. 41.2), pois, nesses casos, é indicada a colectomia total, isto é, a ressecção de todo o colo e a confecção de anastomose ileorretal.

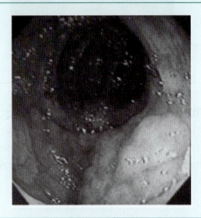

FIGURA 41.2 ■ Foto de aspecto de câncer em colonoscopia.

Na PAF, você vai usar a proctocolectomia total com bolsa ileal, que consiste na ressecção do reto e de todo o colo, na confecção de bolsa ileal e na anastomose da bolsa com o ânus. Fazemos, também, uma ileostomia de proteção da anastomose que pode ser fechada tão logo cicatrize, cerca de 12 semanas após o procedimento.

Pacientes portadores de PAF têm alta probabilidade de desenvolver carcinoma colorretal e a ressecção preventiva do colo e do reto deve ser indicada.

Já pacientes portadores de PAF atenuada apresentam menos de 100 pólipos e podem ser submetidos à colectomia total com ileorreto-anastomose. Nesses pacientes, é possível preservar o reto.

Os tumores não polipoides (carcinoma colorretal hereditário não polipoide [HNPCC]) estão presentes em até 5% dos casos e são diagnosticados pelos critérios de Amsterdam: três parentes com carcinoma colorretal e um deles deve ser parente de 1º grau dos outros dois, pelo menos duas gerações sucessivas acometidas, um dos parentes ter o diagnóstico de carcinoma colorretal com menos de 50 anos e exclusão de PAF. Os critérios de Amsterdam não levam em consideração neoplasias extracolônicas como em estômago, endométrio, mama, trato urinário superior e ovário.

A instabilidade microssatélite está presente em 90% dos pacientes com HNPCC, mas ainda é difícil definir os marcadores para essas instabilidades. O rastreamento é preconizado nesses pacientes com colonoscopia a cada 1 a 3 anos. Estudos mais recentes indicam que se forem preenchidos os critérios de Amsterdam e o paciente vier a apresentar neoplasia colorretal, a indicação é de colectomia subtotal.

Neoplasias anais

O tratamento das lesões estádio 0, 1 e 2 é cirúrgico mediante ressecção local (Figs. 41.3, 41.4 e 41.5), mas, caso a lesão seja muito extensa, é indicada a RT e a quimioterapia (esquema de Nigro). Antes dessa possibilidade terapêutica, era indicada a amputação abdominoperineal com colostomia terminal definitiva de princípio, mas essa cirurgia passou a ser utilizada apenas para as recorrências e lesões residuais após a RT. Pacientes com neoplasias estádio 4 serão submetidos à quimioterapia e à avaliação de possibilidade de ressecção das metástases.

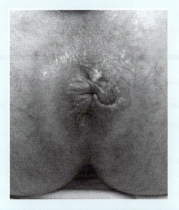

FIGURA 41.3 ■ Carcinoma anal pré-operatório.

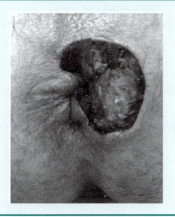

FIGURA 41.4 ■ Carcinoma anal operado.

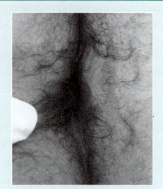

FIGURA 41.5 ■ Aspecto da ferida após 6 meses.

Atividades

1) Assinale a alternativa que indica o tratamento padrão para o carcinoma de células escamosas do canal anal.
   a) Radioterapia e quimioterapia combinadas.
   b) Amputação abdominoperineal do reto.
   c) Ressecção anterior do reto com anastomose ultrabaixa.
   d) Radioterapia (RT) isolada.

   Gabarito: a

2) Analise as afirmações sobre o antígeno carcinoembrionário (CEA) e marque V (verdadeiro) ou F (falso). Em seguida, assinale a alternativa com a sequência correta.

   (   ) A dosagem de CEA não deve ser utilizada para diagnóstico ou em programas de rastreamento de câncer colorretal.
   (   ) Trata-se de uma glicoproteína abundante na membrana das células tumorais que apresenta sensibilidade de cerca de 80% para o diagnóstico de recorrência do câncer colorretal operado.
   (   ) Sua dosagem pode estar elevada em tumores de outros sítios, como pulmão, pâncreas e ovário, assim como em hepatopatias.
   (   ) Valores de CEA maiores do que 10 ng% no pré-operatório dobram o risco de recorrência pós-operatória do câncer colorretal.
   a) V, V, V, F.
   b) V, V, F, V.
   c) F, V, V, V.
   d) V, F, V, V.

   Gabarito: a

3) Analise as afirmações sobre a polipose adenomatosa familiar (PAF) e marque V (verdadeiro) ou F (falso). Em seguida, assinale a alternativa com a sequência correta.

( ) A PAF é uma condição transmitida por mutação do gene *APC*, localizado no cromossomo 18 e de herança autossômica recessiva.

( ) Atualmente, as maiores causas de mortalidade em pacientes portadores de PAF são os tumores desmoides e duodenais.

( ) Na forma atenuada da PAF, encontramos menos de 100 pólipos no colo com evolução mais tardia para o adenocarcinoma colorretal (por volta dos 56 anos).

( ) Na variante da PAF denominada síndrome de Turcot, os tumores do sistema nervoso central (SNC) associam-se ao câncer colorretal.

a) V, V, V, F.
b) F, V, V, V.
c) V, V, F, V.
d) V, F, V, V.

Gabarito: b

Leituras sugeridas

Corman ML, Allison AS, Kuehne JP. Manual de cirurgia colorretal. Rio de Janeiro: Revinter, 2006.

de Paula Castro L, Savassi-Rocha PR, Filho AL, da Conceição SA. Tópicos em gastroenterologia: avanços em coloproctologia. Rio de Janeiro: Medsi, 2011.

Neoplasias periampulares

Fernando Torres Vasques e
Fernanda Cavalcanti Cabral

Q Objetivos

- Descrever as neoplasias periampulares quanto aos critérios diagnósticos e à apresentação clínica.
- Apresentar as abordagens terapêuticas possíveis para as neoplasias periampulares.

Introdução

Um grupo heterogêneo de tumores malignos que obstrui a via biliar distal é denominado tumores periampulares pela proximidade com a papila de Vater e abrange o câncer de cabeça do pâncreas (85% dos casos), o carcinoma da ampola de Vater (5-10%), o colangiocarcinoma distal e o tumor de duodeno (5%).

Essas neoplasias são de evolução insidiosa e silenciosa e, por isso, diagnosticadas em estágios avançados. Elas compartilham certas características clínicas e apresentam-se com icterícia colestática progressiva, vesícula de Courvoisier-Terrier, além de perda de peso e dor abdominal.

O diagnóstico definitivo é bastante difícil algumas vezes, principalmente em diferenciar a origem exata do câncer.

Quadro clínico

Câncer de cabeça do pâncreas

Quando falamos genericamente de câncer de pâncreas, podemos nos referir tanto aos tumores endócrinos, mais raros, como aos exócrinos. Eles podem ser divididos em tumores de cabeça, corpo e calda do pâncreas, pois o tratamento e o diagnóstico dependerão da sua localização.

Ele é o câncer mais comum que obstrui o sistema biliar e, portanto, o tumor periampular mais comum (75%). É raro antes dos 30 anos e torna-se mais comum a partir dos 60 (80%), é mais comum em homens do que em mulheres e afrodescendentes apresentam risco 30 a 40% maior do que os brancos.

No Brasil, representa 2% do total de todos os tipos de câncer, sendo responsável por 4% das mortes por câncer. Já nos Estados Unidos, está entre as cinco principais causas de morte por câncer. Sua taxa de mortalidade é alta, pois é uma doença de difícil diagnóstico e extremamente agressiva.

O principal tipo histológico é o adenocarcinoma ductal, cuja distribuição pancreática ocorre, em 65% das vezes, na cabeça do pâncreas e tem natureza infiltrativa, sendo que a maioria apresenta linfonodos comprometidos no momento da ressecção. Outros tipos como o carcinoma adenoescamoso, o de células gigantes, o de células acinares e o pancreatoblastoma podem aparecer em 5% dos casos.

Entre os tumores císticos não endócrinos epiteliais, temos o cisto seroso, a neoplasia mucinosa cística, a neoplasia intraductal mucinoso papilífera e a neoplasia papilar solido cística.

Vários fatores de risco estão envolvidos na gênese do câncer de pâncreas, cujos alguns dos principais são: idade avançada; sexo masculino; raça negra; tabagismo; pancreatite crônica, principalmente familiar, ou idiopática; dietas ricas em gordura; obesidade; e a presença de diabetes, quando a doença já tenha evolução há mais de 5 anos.

Cerca de 5 a 10% dos tumores de pâncreas são de etiologia hereditária, apresentando mutações precoces em oncogene *k-ras* e gene *HER2/neu*, mutações tardias: *BRCA2*, *DPC4* e *p53*.

> Algumas síndromes genéticas se relacionam ao risco de câncer pancreático: a ataxia-telangiectasia; a familiar atípica melanoma mole múltiplo; e a de Peutz-Jeghers; além de câncer de mama familiar associado à mutação do *BRCA-2*; carcinoma colorretal hereditário não polipoide (HNPCC, do inglês hereditary non polyposis colorectal cancer); e pancreatite hereditária.

Carcinoma da ampola de Vater

O tipo histológico mais comum é o adenocarcinoma, proveniente do epitélio da papila de Vater. Corrreponde a 5 a 10% dos casos de tumores periampulares e é considerado o de melhor prognóstico. Dos tumores ampulares e dois terços são adenocarcinoma; e um terço, adenomas, sendo que este tem grande chance de virar adenocarcinoma.

Na apresentação clínica, teremos uma síndrome colestática clássica, mas diferente da icterícia do câncer de cabeça do pâncreas, pois aqui a icterícia pode ser flutuante. O sangramento do tumor no duodeno pode se apresentar clinicamente com presença de melena e anemia ferropriva.

Colangiocarcinoma distal

O tipo histológico mais comum é o adenocarcinoma do colédoco, que corresponde a 5% dos casos de tumores periampulares. Entre os colangio-carcinomas, é o de melhor prognóstico.

Clinicamente, apresenta-se com uma síndrome colestática clássica, com uma icterícia progressiva. Além disso, o sinal semiológico de Courvoisier-Terrier está presente.

Carcinoma periampular de duodeno

Adenocarcinoma dos enterócitos é o tipo histológico mais comum. Representa menos de 1% dos casos de tumores periampulares, é o tipo de câncer mais comum do intestino delgado e tem apresentação clínica semelhante as dos demais tumores periampulares.

Diagnóstico e estadiamento

Câncer de cabeça do pâncreas

Para o câncer de cabeça do pâncreas, estão disponíveis inúmeros métodos laboratoriais, radiológicos e endoscópicos. O laboratório, geralmente, é típico de coléstase, elevação de bilirrubinas e das enzimas canaliculares, podendo apresentar alargamento do tempo de ativação de protrombina (TAP), passível de correção pela vitamina K.

O principal marcador sorológico é o câncer 19-9, com sensibilidade e especificidade de 79 e 82% respectivamente. O câncer 19-9 é um ganglio-sídeo com cadeia oligossacarídica semelhante à que define o tipo sanguíneo de Lewis. A população Lewis negativa não produz câncer 19-9, embora em alguns casos a desdiferenciação das células tumorais poderia fazê-lo.

O câncer 19-9 não é fator prognóstico, mas norteia a avaliação pré e pós tratamento. Porém, quanto maior o valor desse marcador, menor a chance de ressecção. Níveis acima de 1.000 estão relacionados à irressecabilidade.

Após cirurgia com objetivo curativo, a redução do câncer 19-9 norteará o acompanhamento pós-operatório. Outro marcador que pode ser utilizado é o antígeno carcinoembrionário (CEA).

Os métodos de imagem também auxiliam no diagnóstico. No paciente com icterícia, por exemplo, o primeiro exame de imagem realizado é a ultrassonografia (US) abdominal, que, por vezes, não evidencia de fato a lesão, mas demonstra uma dilatação de toda a árvore biliar intra e extra-hepática e ajuda a descartar a coledocolitíase.

A tomografia computadorizada (TC) helicoidal, em duas fases com protocolo pancreático e fase portal, permite diagnosticar e estadiar a maioria dos doentes com câncer de pâncreas (Fig. 42.1). Com esse método, a acurácia em predizer se a lesão é irressecável pode chegar a 95%. A ressonância nuclear magnética (RNM) é também uma alternativa, no entanto provê os mesmos dados que a TC.

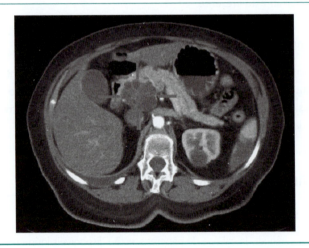

FIGURA 42.1 ■ Imagem tomográfica de um adenocarcinoma macrocístico na cabeça do pâncreas.

O diagnóstico do carcinoma da ampola de Vater, com visualização do tumor (massa ulcerada na papila) e do colangiocarcinoma distal é feito com CPRE e confirmado por biópsia; e o do carcinoma periampular de duodeno, por endoscopia digestiva alta.

A US endoscópica (Fig. 42.2) tem sua importância aumentada quando se trata de tumores menores (2-3 cm), acrescentando grande valor à investigação por possibilitar a realização de biópsia transluminal. A biópsia é fundamental em tumores considerados irressecáveis, porém não é imprescindível em casos ressecáveis.

A colangiopancreatografia retrógrada endoscópica (CPRE) deve ser utilizada quando houver necessidade de intervenção paliativa (colocação de *stent*) ou até mesmo na compensação clínica se a intervenção cirúrgica demorar.

A laparoscopia pode ser considerada no estadiamento pré-operatório para evitar laparotomias desnecessárias. Alguns trabalhos demostram que, em lesões ditas ressecáveis, a laparoscopia provou o contrário em 30% dos casos. No entanto, é quase consenso que o método deve ser aplicado em casos com alto risco para doença oculta: tumores grandes > 3 cm; CEA bastante elevado (> 100/mL); achados incertos na TC.

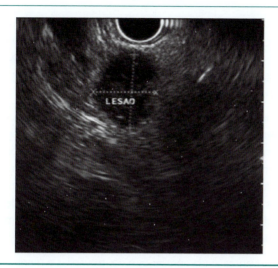

FIGURA 42.2 ■ Imagem ecoendoscópica evidencia lesão hipoecogênica na cabeça do pâncreas.

 ## Tratamento e prevenção

Os pacientes com metástases diagnósticas ou com tumor localmente avançado são candidatos a tratamento não operatório (TNO), e a idade como fator isolado não é parâmetro para contraindicar cirurgia; porém, duas situações frequentes exigem alguma terapêutica: a obstrução duodenal e a da árvore biliar.

Outro grupo que merece atenção é o dos pacientes portadores de dor, que ocorre pela invasão do plexo celíaco e aumento na pressão intraductal e/ou biliar. A terapia oral deve ser iniciada e, se houver falha, o bloqueio do plexo celíaco guiado por TC, radioterapia (RT) ou esplancnicectomia química devem ser considerados.

A obstrução duodenal deve ser tratada cirurgicamente por gastrojejunoanastomose. Já a icterícia deve ser tratada com drenagem endoscópica ou percutânea, pois pode levar à falência hepática.

Halsted, em 1898, realizou a primeira ressecção local de um tumor periampular. Codivilla realizou a primeira duodenopancreatectomia, porém sem sucesso. Kausch foi o primeiro a realizar a ressecção em bloco com sucesso. Já a cirurgia de Whipple se popularizou a partir de 1930, porém o conceito de preservação pilórica teve maior força a partir de 1978, com Traverso e Longmire.

Dois pontos são fundamentais na cirurgia: definir a presença ou ausência de metástase e o comprometimento da veia mesentérica.

A reconstrução depois da ressecação inicia-se pela pancreaticojejunostomia ductomucosa, seguida de derivação biliodigestiva e duodenojejunoanastomose.

Definida a ressecabilidade, você pode realizar a ressecção da vesícula, do colédoco, a secção do duodeno 2 cm abaixo do piloro, a secção pancreática e duodenal até aproximadamente 15 cm após o ângulo de Treitz.

Algumas variações podem existir dependendo da conduta de cada serviço. A secção da alça entre a anastomose, o pâncreas e a via biliar com consequente enteroanastomose distal por derivação bilio-digestiva é uma delas. A anastomose com o pâncreas com telescopagem ou na parede posterior do estômago é outra variável. A ressecção gástrica deve ser feita nos tumores que afetam a primeira porção duodenal, mas pode ser feita mesmo sem essa ocorrência.

Se no reestadiamento houver indícios de irressecabilidade, o paciente não se torna candidato ao tratamento cirúrgico.

As principais complicações devem ser divididas em intraoperatórias e pós-operatórias. Nas primeiras, a principal e mais temida complicação, extremamente grave, é o sangramento da veia porta. No pós-operatório, podemos encontrar as fístulas pancreáticas (10-15%), biliares e duodenais. Outra complicação é o retardo do esvaziamento gástrico (20%) nos casos com preservação duodenal. A taxa de mortalidade aceitável é abaixo de 3%, uma taxa baixa, porém, quando se trata de morbidade, ela sobe para 40 a 50%.

As terapias neoadjuvante ou adjuvantes ainda apresentam controvérsias e o principal medicamento utilizado é o 5-fluorouracil. Não existem estudos que comprovem a eficácia da neoadjuvância e muitos centros a reservam para casos localmente avançados.

Câncer de cabeça do pâncreas

Na Whipple tradicional, ressecamos estômago distal, piloro, duodeno, vesícula biliar, colédoco, cabeça do pâncreas até veia mesentérica superior e 15 cm proximais do jejuno. A reconstrução é feita com hepaticojejunostomia, pancreaticojejunostomia ou anastomose pancreaticogástrica e gastrojejunostomia.

O passo inicial é verificar a ressecabilidade do tumor pela TC helicoidal, para avaliar a presença ou não de comprometimento vascular e metástase. Se definida como lesão ressecável, a cirurgia de Whipple (duodenopancreatectomia) é o procedimento de escolha.

Existem algumas variações da técnica tradicional de Whipple, uma delas é a cirurgia de Watson-Traverso-Longmire (cirurgia com preservação do piloro), preservando estômago, piloro e uma pequena porção do duodeno. Os estudos não conseguem mostrar sua superioridade comparada com a de Whippel, mas alguns advogam que ela tem um tempo cirúrgico reduzido e menos complicações. A manutenção do antro gástrico, a hipergastrinemia e o seu efeito trófico sobre o pâncreas poderiam, em longo prazo, ser uma vantagem da preservação do piloro.

Um fator que piora muito o prognóstico dos tumores ressecáveis com intensão curativa é a presença de metástase linfonodal, isso levou a uma segunda adaptação na cirurgia de Whipple, que seria a Whipple mais a linfadenectomia extensa peritoneal. No entanto, trabalhos multicêntricos e prospectivos não demonstraram aumento na sobrevida dos doentes submetidos a esse procedimento em comparação à cirurgia tradicional.

O tumor, mesmo após ressecado, tende a recorrer, tornando necessária a quimioterapia adjuvante. Já a RT atualmente fica reservada para situações de alto risco de recorrência local, como acometimento linfonodal e margens cirúrgicas comprometidas.

O prognóstico dos pacientes com tumores não ressecáveis é ruim, uma sobrevida média de 8 a 12 meses no estádio III e apenas 3 a 6 meses no estádio IV. O tratamento paliativo tem como objetivo reduzir a dor, impedir a obstrução duodenal e melhorar a icterícia obstrutiva. A dor é tratada inicialmente com analgésicos escalonados, podendo ser necessário o bloqueio do plexo celíaco cirúrgico ou guiado por ultrassom ou radioscopia. Já os métodos para atenuação da icterícia são implante de endoprótese em colédoco por CPRE ou derivação biliodigestiva cirúrgica. Para obstrução duodenal, a opção é a gastrojejunostomia.

Nos casos ressecáveis de carcinoma periampular de duodeno (70-80%), de colangiocarcinoma distal e do carcinoma da ampola de Vater (90%), a cirurgia curativa é duodenopancreatectomia (cirurgia de Whipple).

▬ Atividades

1) Assinale a alternativa correta.
    a) O diagnóstico definitivo das neoplasias periampulares é bastante difícil algumas vezes, mas não há dificuldade em diferenciar a origem exata do câncer.
    b) O tratamento e o diagnóstico dos tumores do pâncreas dependerão da sua localização que pode ser a cabeça, o corpo ou a calda do órgão.
    c) O principal tipo histológico das neoplasias de pâncreas é o adenocarcinoma ductal, cuja distribuição pancreática ocorre, em 65% das vezes, entre o corpo e a calda do órgão.
    d) O adenocarcinoma ductal tem natureza infiltrativa, mas a maioria apresenta linfonodos não comprometidos no momento da ressecção.

    Gabarito: b

2) Leia as afirmações sobre o tratamento das neoplasias periampulares e marque com V ou F as que julgar verdadeiras ou falsas. Em seguida, assinale a alternativa com a sequência correta.
    ( ) Os pacientes com metástases diagnósticas ou com tumor localmente avançado são candidatos a tratamento não operatório (TNO).
    ( ) A idade como fator isolado não é parâmetro para contraindicar cirurgia; porém, duas situações frequentes exigem alguma terapêutica: a obstrução duodenal e a da árvore biliar.
    ( ) Dois pontos são fundamentais na cirurgia: definir a presença ou ausência de metástase e o comprometimento da veia mesentérica.

(   ) O prognóstico dos pacientes com tumores não ressecáveis é ruim. O tratamento paliativo tem como objetivo reduzir a dor, impedir a obstrução duodenal e melhorar a icterícia obstrutiva.

a) V, F, V, F.
b) F, V, F, V.
c) V, V, V, V.
d) F, F, F, F.

Gabarito: c

▬ Leituras sugeridas

Petroianu, A. Clínica cirúrgica do Colégio Brasileiro de Cirurgiões. São Paulo: Atheneu, 2010. p. 567-572.

Hackert T, Buchler MW, Werner J. Current State of Surgical Management of pancreatic Cancer. Cancers. 2011;3:1253-1273.

Kala Z, Webwe P, Hemmelová B, Marek F, Lavsa H, Sobotka M. Ampullary tumours (ampullomas) in the elderly – an interdisciplinary problem. Indian J Med Res. 2010 mar;131:131, 418-421.

Sohn TA, Yeo CJ. Pancreatic an periampullary carcinoma. Pancreas vol III. p. 5-5001–5-5026. Disponível em: http://www1.us.elsevierhealth.com/SIMON/ZuidemaYeo/Zuidema0305.pdf.

Câncer de pulmão

Guilherme Carvalho e Márcio Botter

 Objetivos
- Descrever o estadiamento e a classificação do câncer de pulmão.
- Apresentar as possibilidades terapêuticas para o câncer de pulmão.

Introdução

Os termos "câncer de pulmão" e "carcinoma broncogênico" se referem à neoplasia maligna que tem origem na via aérea ou no parênquima pulmonar e representa até 90% das neoplasias de pulmão. Configura-se como a principal causa de morte por câncer em homens e mulheres, tendo sua maior incidência na sexta década de vida.

Apresenta relação direta com o tabagismo, hábito presente em 90% dos pacientes com diagnóstico dessa neoplasia, e tem apresentação clínica silenciosa, sendo a tosse o sintoma mais frequente. O diagnóstico é tardio, e somente 15% dos pacientes apresentam doença localizada nesse momento. O seu tipo histológico mais frequente é o adenocarcinoma.

É o mais comum de todos os tumores malignos em todo o mundo, apresentando aumento de 2% por ano na sua incidência mundial. No Brasil, aferem-se 17.210 casos novos em homens e 10.110 em mulheres, no ano de 2012, sendo responsável por 22.424 mortes e configurando a primeira causa de morte entre as neoplasias. Tem sobrevida média cumulativa total em cinco anos entre 13 e 21% em países desenvolvidos e entre 7 e 10% nos países em desenvolvimento. No fim do século XX, o câncer de pulmão se tornou uma das principais causas de morte evitáveis.

Ao diagnóstico, somente 15% dos pacientes têm doença localizada, enquanto 25% têm comprometimento dos linfonodos regionais e 55% apresentam metástase a distância.

O câncer de pulmão representa a neoplasia com origem no epitélio respiratório – brônquio, bronquíolo e alvéolo –, e é classificado, segundo a Organização Mundial da Saúde (OMS) – 2015, nos tipos histológicos apresentados na Tabela 43.1.

TABELA 43.1 ■ Classificação histológica do câncer de pulmão segundo a OMS

Tipo histológico	Frequência (%)
Adenocarcinoma	38
Carcinoma de células escamosas	20
Outros carcinomas não pequenas células	18
Carcinoma de pequenas células	13
Outros tipos	6
Carcinoma de grandes células	5

- **Adenocarcinoma:** tipo histológico mais frequente, tem localização preferencialmente periférica e, portanto, é o subtipo mais encontrado no estudo dos derrames pleurais malignos.

- **Carcinoma de células escamosas:** de localização preferencialmente central e com crescimento endobrônquico. Com frequência apresenta-se como lesão cavitada.

- **Carcinoma de pequenas células:** de localização central, apresenta comportamento biológico agressivo.

- **Carcinoma de grandes células:** frequentemente periférico e com extensão para a pleura.

Quadro clínico

A maioria dos pacientes tem doença avançada no momento do diagnóstico em virtude da ausência de sintomas, da agressividade da doença e da falta de programa de rastreamento. Deve-se suspeitar de carcinoma broncogênico nas pessoas com alterações radiográficas, principalmente naquelas entre a quinta e sétima décadas de vida.

Os sintomas estão relacionados à presença do tumor (tamanho e localização) que provoca irritação e/ou obstrução na via aérea, comprometimento de estruturas vizinhas, metástases locais e a distância, síndromes paraneoplásicas ou complicações infecciosas. Os sintomas mais frequentes são tosse, hemoptise, dor torácica e dispneia (Tab. 43.2).

TABELA 43.2 ■ Frequência dos sintomas do câncer de pulmão

Sintoma	Porcentagem (%)
Tosse	45-74
Perda ponderal	46-68
Dispneia	37-58
Dor torácica	27-49
Hemoptise	27-29
Dor óssea	20-21
Rouquidão	8-18

O tumor dentro da luz da via provoca irritação da mucosa gerando tosse que não é valorizada, pois os pacientes, em sua maioria, são fumantes e portadores de doença pulmonar obstrutiva crônica (DPOC). A dispneia, apesar de frequente, é sintoma tardio causado pela atelectasia passiva ou pela linfangite carcinomatosa. Já a hemoptise resulta de necrose ou ulceração, porém é sintoma tardio, conquanto o tumor apresenta grande tamanho, estando presente na fase inicial em somente 4% dos casos. A infecção pulmonar resulta da drenagem ineficiente de secreção. O crescimento do tumor diminui a patência da via aérea, expressando sibilo e atelectasia obstrutiva, e pode acarretar acometimento da parede torácica, mediastino e pleura em 15% dos pacientes, o que provoca dor torácica, síndrome da veia cava superior e derrame pleural.

O comprometimento do gânglio estreado leva à síndrome de Claude-Bernard-Horner. A rouquidão é consequência da invasão do nervo laríngeo recorrente. Comprometimento do nervo frênico produz paralisia do diafragma. Já o envolvimento do oitavo nervo cervical e do primeiro e segundo nervos torácicos por tumor no sulco superior que provoca dor no ombro e se apresenta com destruição das primeiras duas costelas é conhecido como síndrome de Pancoast.

As metástases podem produzir sintomas e ser a manifestação inicial da doença, seus sítios mais frequentes são: cérebro, ossos, medula óssea, fígado e adrenais. Já a doença cerebral se apresenta com cefaleia, hemiparesia ou convulsões. Envolvimento ósseo é com frequência assintomático, porém pode cursar com dor e aumento da fosfatase alcalina e do cálcio sérico, e tem apresentação radiológica como lesão osteolítica. A doença hepática metastática sintomática é infrequente no início da doença, porém está presente em até 50% dos casos avançados e costuma ser detectada por alteração nas enzimas hepáticas. A metástase na adrenal é raramente sintomática.

Síndromes paraneoplásicas são efeitos a distância não relacionados à invasão ou metástase, presentes em 10% dos casos. O carcinoma de pequenas células é o maior responsável por esses fenômenos.

Todos os pacientes suspeitos devem ser minuciosamente estudados, com anamnese completa e exame físico pormenorizado na busca de sinais e sintomas sugestivos de doença local ou avançada. O interrogatório complementar deve buscar a presença dos sintomas típicos do câncer de pulmão.

Nessa neoplasia, o principal fator de risco é o fumo e até 90% dos pacientes são tabagistas, havendo relação direta com a dose e a duração (carga tabágica). Todos os tipos têm relação com o tabagismo, entretanto o carcinoma de pequenas células e o carcinoma epidermoide guardam maior relação. O risco de um fumante de um maço por dia durante 40 anos é aproximadamente 20 vezes maior que o de um não fumante. A cessação do tabagismo diminui o risco, porém não ao nível dos não fumantes; uma abstenção por mais de 10 anos mantém um risco três vezes maior que não fumantes.

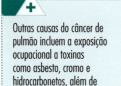

Outras causas do câncer de pulmão incluem a exposição ocupacional a toxinas como asbesto, cromo e hidrocarbonetos, além de tabagismo e doença cicatricial.

Os fatores genéticos aumentam a suscetibilidade a anormalidades no gene de supressão tumoral *P53*. O diagnóstico de câncer de pulmão em familiar de 1º grau aumenta a chance de neoplasia em quatro vezes e, em até quarenta vezes nos pacientes tabagistas.

A presença de lesões fibróticas cicatriciais, seja por sequela de tuberculose, ressecção pulmonar prévia ou fibrose pulmonar, está associada ao adenocarcinoma.

Diagnóstico

Quando solicitamos exames complementares no apoio ao diagnóstico, geralmente o primeiro exame é a radiografia de tórax, tendo grande importância em termos de comparação com exames anteriores. A tomografia computadorizada (TC) com contraste endovenoso caracteriza melhor o tumor primário, identifica o comprometimento linfonodal e pode detectar metástase no andar superior do abdome. No seguimento dos pacientes, podem ser necessárias TC por emissão de pósitron, TC cerebral, ressonância nuclear magnética (RNM) ou cintilografia.

As alterações devem ser confirmadas com análise de tecido comprometido, devendo a amostra provir do local que esclareça o diagnóstico, mas que traga informações adicionais em relação ao estadiamento. Portanto, podemos realizar a amostragem da lesão que estabelece o maior estádio da doença. A amostra pode ser obtida por biópsia transtorácica, broncoscopia com biopsia transbrônquica, ou por ultrassonografia (US) endobrônquica ou US endoscópica, mediastinoscopia, videotoracoscopia ou cirurgia a céu aberto. Alternativamente, podemos realizar o estudo das lesões ósseas, do derrame pleural, ou dos linfonodos a distância.

Os testes laboratoriais (hemograma, eletrólitos, ureia, creatinina, TGO, TGP, fosfatase alcalina, albumina) têm como finalidade identificar alterações resultantes de componente local ou a distância da neoplasia.

Para o estadiamento da doença, que categoriza o doente em relação ao seu estádio clinico e diagnóstico, estádio patológico e estádio no retratamento, utilizamos a sétima edição do sistema Tumor Nodo Metastases (TNM) para os carcinomas de pulmão não pequenas células (Quad. 43.1).

Os marcadores séricos tumorais não têm utilidade clínica comprovada.

QUADRO 43.1 ■ Sistema TNM para o estadiamento do câncer de pulmão

	Tumor primário (T)
Tx	O tumor primário não pode ser avaliado, ou tumor comprovado pela presença de células malignas no escarro ou lavados brônquicos, mas não visualizado pelos métodos de imagem ou broncoscopia
T0	Nenhuma evidência do tumor primário
Tis	Carcinoma *in situ*
T1	Tumor ≤ 3 cm na maior dimensão, circundado por pulmão ou pleura visceral, sem evidências broncoscópicas de invasão do brônquio principal
T1a	Tumor < 2 cm no seu maior diâmetro
T1b	Tumor > 2 cm, mas < 3 cm no seu maior diâmetro
T2	Tumor com qualquer das seguintes características de tamanho ou extensão: > 3 cm no maior diâmetro; com envolvimento do brônquio principal a mais de 2 cm da carina; com invasão da pleura visceral; associado à atelectasia ou à pneumonia obstrutiva estendendo-se até a região hilar, mas não afetando todo o pulmão
T2a	Tumor > 3 cm, mas < 5 cm no seu maior diâmetro
T2b	Tumor > 5 cm, mas < 7cm no seu maior diâmetro
T3	Tumor de qualquer tamanho invadindo diretamente alguma das seguintes estruturas: parede torácica (inclusive tumores do sulco superior), diafragma, pleura mediastinal, pericárdio parietal; ou tumor no brônquio principal a menos de 2 cm da carina, mas sem envolvimento desta; ou atelectasia ou pneumonia obstrutiva associada de todo o pulmão. Nódulo tumoral no mesmo lobo que o tumor primário
T4	Tumor de qualquer tamanho que invada qualquer das seguintes estruturas: mediastino, coração, grandes vasos, traqueia, esôfago, corpo vertebral, carina; ou tumor com derrame pleural ou pericárdico maligno. Nódulo tumoral do mesmo lado e em lobo diferente que o tumor primário
	Linfonodos regionais (N)
Nx	Linfonodos regionais não podem ser avaliados
N0	Nenhuma metástase para linfonodos regionais
N1	Metástases para linfonodos peribrônquicos, intrapulmonares e/ou hilares homolaterais
N2	Metástases para linfonodos mediastinais e/ou subcarinais homolaterais
N3	Metástases para linfonodos mediastinais e/ou hilares contralaterais, escalenos e/ou supraclaviculares homolaterais ou contralaterais
	Metástases a distância (M)
Mx	Metástases a distância não podem ser avaliadas
M0	Ausência de metástases a distância conhecida
M1a	Nódulo tumoral separado em lobo contralateral; tumor com nódulos pleurais ou derrame pleural ou pericárdico malignos
M1b	Metástase a distância

A classificação do paciente segundo o estádio da doença está sistematizada no Quadro 43.2.

QUADRO 43.2 ■ Estádio de classificação do câncer de pulmão

Estádio	Tumor primáro	Linfonodos regionais	Metastases a distância
Estádio IA	T1a-T1b	N0	M0
Estádio IB	T2a	N0	M0
Estádio IIA	T1a, T1b, T2a	N1	M0
	T2b	N0	M0
Estádio IIB	T2b	N1	M0
	T3	N0	M0
Estádio IIIA	T1a, T1b, T2a, T2b	N2	M0
	T3	N1, N2	M0
	T4	N0, N1	M0
Estádio IIIB	T4	N2	M0
	Qualquer T	N3	M0
Estádio IV	Qualquer T	Qualquer N	M1a ou M1b

Tratamento e prevenção

O tratamento depende do tipo histológico, do estádio da doença neoplásica e de fatores relacionados ao paciente e suas comorbidades. Assim todos os doentes devem realizar estadiamento patológico do mediastino anterior ao ou no momento do procedimento cirúrgico. A cirurgia padrão consiste na lobectomia, somente sendo aceitas as ressecções sublobares nos pacientes que não a toleram em virtude de comorbidades ou função pulmonar inadequada e tumores menores que 3 cm.

As ressecções menores estão associadas a maiores taxas de recorrência local, aumento de mortalidade e menores taxa de sobrevida.

Os pacientes com margens microscópicas comprometidas após a cirurgia (R1) podem se beneficiar de radioterapia (RT) em termos de recorrência local.

Nos pacientes não aptos à cirurgia ou que recusam a ressecção, pode-se utilizar técnicas não cirúrgicas (RT, crioablação, radiofrequência); entretanto, com benefícios não comprovados.

No estádio Ia, a fase precoce da doença, o tumor é menor que 3 cm e não há envolvimento nodal ou metastático. Sua apresentação é inespecífica e geralmente assintomática. O tratamento consiste em lobectomia com dissecção linfonodal.

O estádio Ib e II compreende grande variedade de tumores, porém, o tratamento também é a lobectomia com dissecção linfonodal e, na presença de comprometimento da pleura parietal ou parede torácica, prosseguimos com a toracectomia. A revisão da literatura atual orienta a realização de quimioterapia adjuvante nesses casos.

Já o estádio III inclui os pacientes com acometimento nodal mediastinal ipsilateral – N2. Nesses casos, o tratamento mais preconizado é a quimiorradioterapia neoadjuvante. A ressecção cirúrgica após terapia de indução é controversa e pode ser apropriada nos pacientes com doença mediastinal limitada.

A cirurgia está contraindicada em pacientes classificados como IIIb (T4 ou N3).

Para pacientes com *status* de baixa performance e não candidatos à cirurgia, recomenda-se a RT paliativa.

Quanto ao estádio IV, na presença de metástase a distância, a cirurgia traz benefício em situações específicas.

No estadiamento e tratamento do carcinoma de pequenas células, devemos considerar que ele tem apresentação diferente dos carcinomas de não pequenas células por apresentar rápido tempo de duplicação e com metástases precoces, alta resposta à quimioterapia e à RT inicialmente e refratário após 2 anos. Além de ter taxa de sobrevida em 5 anos de apenas 3%.

O sistema de estadiamento divide o carcinoma de pequenas células em doença limitada (restrita ao hemitórax) e extensiva ou metastática e seu tratamento se baseia na quimioterapia.

Atividades

1) Assinale a alternativa correta.
   a) Adenocarcinoma, carcinoma de células escamosas, carcinoma de grandes células, carcinoma de grandes células são os principais tipos histológicos do câncer de pulmão.
   b) O câncer de pulmão tem baixa incidência, razão pela qual não se configura em um problema de saúde pública.
   c) O tabagismo tem relação apenas indireta com o câncer de pulmão, não se configurando em fator de risco.
   d) A maioria dos pacientes procura tratamento no estágio precoce da doença.

   Gabarito: a
   Comentários: O câncer de pulmão é a quinta neoplasia mais frequente e representa a primeira causa de mortalidade entre as neoplasias malignas, constituindo-se, assim, um problema de saúde pública. Já a relação direta entre câncer pulmonar e tabagismo é bem conhecida e comprovada. Por ser uma doença insidiosa, infelizmente a maior parte dos pacientes procura auxílio médico quando passam a apresentar sintomas da doença o que, via de regra, irá ocorrer apenas nas suas fases avançadas.

2) Assinale a alternativa correta quanto ao tratamento do câncer de pulmão.
   a) O tratamento não depende do tipo histológico, assim os pacientes estão dispensados do estadiamento patológico.
   b) O tratamento cirúrgico padrão é a lobectomia.
   c) Os pacientes no estádio IIIb (T4 ou N3) estão aptos ao tratamento cirúrgico.
   d) No carcinoma de pequenas células, a quimioterapia é contraindicada.
   e) Os pacientes com margens microscópicas comprometidas após a cirurgia (R1) podem se beneficiar de novas abordagens cirúrgicas.

Gabarito: b

Comentários: Alguns tipos histológicos do câncer de pulmão são de tratamento preferencialmente quimioterápico, como é o caso do carcinoma pulmonar de pequenas células e dos linfomas de pulmão. Daí a necessidade do estadiamento patológico prévio ao tratamento. O estagio IIIb representa doença neoplásica localmente avançada, sendo a quimioterapia o tratamento mais indicado a esses casos. A lobectomia pulmonar é o padrão de ressecção cirúrgica, sendo a pneumonectomia indicada nos casos de comprometimento multilobar ou do tronco arterial pulmonar ou do bronquio principal. As ressecções sublobares são reservadas aos raros casos de pacientes com má reserva funcional e portadores de pequenos tumores periféricos de até 2 cm de diâmetro.

■ Leituras sugeridas

Carvalho WR. Tratamento Cirurgico do Câncer de Pulmão Não Pequenas Células. In: Saad Jr R, Carvalho WR; Ximenes Neto M, Forte V, Eds. Cirurgia Torácica Geral. São Paulo: Atheneu; 2011.

Colt HG, Murgu SD, Korst RJ, Slatore CG, Unger M, Quadrelli S. Follow-up and surveillance of the patient with lung cancer after curative-intent therapy: Diagnosis and management of lung cancer, 3rd ed: American College of Chest Physicians evidence-based clinical practice guidelines. Chest. 2013;143:e437S.

Vansteenkiste J, Crinò L, Dooms C, Douillard JY, Faivre-Finn C, Lim E, et al. 2nd ESMO Consensus Conference on Lung Cancer: early-stage non-small-cell lung cancer consensus on diagnosis, treatment and follow-up. Ann Oncol. 2014;25:1462.

Neoplasias urológicas

*Deusdedit Cortez Vieira da Silva Neto,
José Vetorazzo Filho e Roni de Carvalho Fernandes*

 Objetivos
- Descrever as neoplasias urológicas.
- Apresentar os critérios diagnósticos e as possibilidades de tratamento das neoplasias urológicas.

Introdução

Este capítulo abordará as neoplasias de rim, do trato urinário superior, de bexiga, de pênis, de testículo e de próstata.

O câncer de rim é a neoplasia urológica mais letal, com 40% de mortalidade. Quanto a sua histologia, é constituído por carcinomas de células renais, responsáveis por 90% dos casos. Nesse grupo, destacam-se três principais tipos: carcinomas de células claras (80%); carcinoma papilar tipo I e tipo II (15%); e carcinoma cromófobo (5%).

Os carcinomas do trato urinário superior representam apenas 10 a 15% dos carcinomas uroteliais e a maioria desses tumores (90-95%) se localiza na bexiga, que será abordada em outro capítulo. Os tumores da pelve renal são duas vezes mais comuns do que os do ureter. Apesar de raras, 60% dessas lesões são invasivas ao diagnóstico.

O câncer de bexiga é a décima primeira neoplasia mais diagnosticada no mundo e acomete principalmente homens, sendo a segunda neoplasia geniturinária mais comum nessa população.

O câncer de pênis é uma doença rara nos países desenvolvidos e mais prevalente em áreas com baixo nível socioeconômico. No Brasil, a incidência ainda é alta e são estimados 8,3 casos a cada 100 mil habitantes.

Os cânceres de testículo representam 5% das neoplasias urológicas e o tumor sólido que mais acomete homens jovens dos 15 aos 45 anos. Desenvolvem-se principalmente em testículos criptorquídicos, em homens com antecedentes familiares de neoplasia testicular ou tumor no testículo contralateral, e são, em sua maioria (95%), neoplasias de células germinativas sendo aproximadamente 50% seminoma e 50% não seminoma.

O câncer de próstata é o tumor sólido e um dos principais em mortalidade em homens (segundo lugar, atrás do câncer de pulmão). O seu principal tipo histológico é o adenocarcinoma.

■

Câncer de rim

Quadro clínico e diagnóstico

Os principais fatores de risco associados à doença são tabagismo, obesidade e hipertensão arterial. O álcool, aparentemente, é um fator protetor.

Mais de 50% dos casos são, hoje em dia, detectados incidentalmente por exames não invasivos (ultrassonografia [US], tomografia computadorizada [TC] ou ressonância nuclear magnética [RNM]) durante a investigação de outras doenças. Por conta disso, a tríade clássica de sintomas – dor no flanco, massa palpável e hematúria macroscópica – é encontrada em apenas 10% dos pacientes, sendo que a hematúria macroscópica é o principal sintoma isolado associado.

A TC com contraste endovenoso e a RNM do abdome são os exames de melhor acurácia para o diagnóstico do câncer de rim. Após o diagnóstico da lesão, o estadiamento tumor nodo metastases (TNM) deve ser realizado. Omitimos, neste capítulo, a classificação específica para cada tumor, porém tais informações podem ser encontradas em qualquer uma das referências citadas.

Tratamento

O tratamento dessas lesões deve ser cirúrgico sempre que as condições clínicas do paciente e os aspectos locais da doença permitirem. Tumores de rim (carcinomas de células renais) são tratados por nefrectomia radical para tumores em geral > 4 cm ou nefrectomia parcial para tumores de até 4 cm. A via de acesso para tais procedimentos pode ser a cirurgia aberta convencional, laparoscópica ou assistida por robô dependendo das características locais dos tumores, da experiência do cirurgião e da estrutura do serviço de saúde onde será realizado o procedimento. Atualmente, serviços com grande experiência no tratamento dos pacientes optam, em geral, por nefrectomia parcial via laparoscópica ou robô assistida para tratamento de tumores com menos de 4 cm.

Após o tratamento cirúrgico, confirma-se o tipo histológico e a classificação do grau nuclear de Fuhrman. Tal classificação representa o grau de indiferenciação nuclear, que varia de 1 a 4 (1: melhor prognóstico; 4: pior prognóstico), e é utilizada como fator prognóstico principalmente para tumores de células claras. Dispondo da histologia definitiva do tumor, da classificação TNM e do grau nuclear de Fuhrman, o paciente pode ser avaliado para planejamento do seguimento pós-operatório.

O carcinoma de células renais é rádio e quimiorresistente, portanto trata-se a doença metastática, atualmente, com medicamentos orais e injetáveis de terapia alvo molecular, os inibidores da enzima tirosina quinase e da via do mTor.

Carcinoma urotelial do trato urinário superior

Quadro clínico e diagnóstico

O cigarro e a exposição a aminas aromáticas são os principais fatores de risco associados à neoplasia do trato urinário superior. O principal sintoma associado é a hematúria micro ou macroscópica, presente em 70 a 80% dos casos.

É também mandatória a realização de cistoscopia para descartar a presença de lesão vesical concomitante (17% dos casos). Além da URO-TC, pode-se utilizar a citologia oncótica. O exame deve ser realizado, de preferência, com coleta de material de dentro dos cálices renais com auxílio de ureterorrenoscopia flexível. Indicado para investigação inicial de hematúria com cistoscopia normal, auxilia também na decisão entre nefroureterectomia radical ou tratamento endoscópico da lesão e no seguimento pós-operatório.

A investigação diagnóstica deve ser realizada com TC contrastada de abdome, e pelve e fase excretora (URO-TC), o exame de maior acurácia.

Tratamento

Os pacientes com tumores uroteliais de trato urinário superior devem ser submetidos, sempre que possível, à nefroureterectomia com excisão de *cuff* vesical. De maneira semelhante ao tratamento das neoplasias renais, pode-se optar pela via aberta convencional (tumores avançados ou com suspeita de acometimento linfonodal) ou via laparoscópica, padrão-ouro para tratamento de doença sem invasão de outros órgãos ou acometimento linfonodal.

Câncer de bexiga

Quadro clínico e diagnóstico

O cigarro é o principal fator de risco associado aos tumores de bexiga e responsável por 50% dos casos. Exposição a aminas aromáticas, hidrocarbonetos e radiação ionizante também aumenta a chance de seguimento dessas neoplasias. Em nosso meio, 90% dos tumores de bexiga são representados pelos carcinomas uroteliais, sendo 75% deles restritos à camada mucosa ou submucosa e o restante, músculo invasivos. A hematúria é o principal sintoma e, geralmente, não há dor ou outras queixas urinárias.

A investigação diagnóstica inicial pode ser realizada por US, URO-TC ou RNM da pelve. Contudo, nenhum desses exames substitui a cistoscopia, pois ela permite a visualização de possíveis alterações da mucosa vesical com possibilidade de biópsia ou ressecção completa (ressecção transuretral [RTU]) da lesão no mesmo ato cirúrgico para lesões únicas de até 3 cm.

Tumores limitados à camada mucosa são tratados com RTU, mas algumas situações exigem uma nova abordagem (Re-RTU) 4 a 6 semanas após o primeiro procedimento, sendo elas: lesões maiores, múltiplas, com acometimento da camada subepitelial, com maior grau de indiferenciação (grau 3), ressecção incompleta ou ressecção sem presença da camada muscular. Sabe-se que a Re-RTU leva a um maior tempo livre de recorrência nesses pacientes. Após a Re-RTU, os pacientes são submetidos a tratamento adjuvante com aplicação de onco-BCG intravesical por até 3 anos.

A terapêutica com BCG (imunoterapia) reduz a recorrência e progressão desses tumores e deve ser iniciada pelo menos 15 dias após a RTU. Caso haja refratariedade, recorrência ou progressão para tumores invasivos durante o tratamento com BCG, deve-se considerar a realização de cistectomia radical para tratamento da doença.

Uma vez diagnosticado um câncer de bexiga músculo invasivo, deve-se realizar TC ou RNM para avaliar a presença de tumor no trato urotelial superior, linfonodos e metástases abdominais.

O tratamento definitivo consiste em cistectomia radical com linfadenectomia estendida e reconstrução de reservatório urinário (p. ex., Bricker ou neobexiga ileal), desde que o paciente apresente condições clínicas suficientes para ser submetido a um procedimento cirúrgico complexo como esse. O procedimento pode ser precedido de quimioterapia neoadjuvante à base de cisplatina, indicado para tumores T2 a T4a. Caso não haja condições clínicas para realização da cistectomia, os tumores músculo invasivos podem ser tratados com terapia multimodal de preservação vesical, ou seja, RTU de bexiga seguida de quimioterapia sistêmica e radioterapia (RT) a fim de preservar a qualidade de vida sem comprometer os resultados oncológicos.

Câncer de pênis

Quadro clínico e diagnóstico

Os principais fatores de risco associados à neoplasia de pênis são infecção por papilomavírus humano (HPV) (subtipos 16 e 18), fimose (inflamação crônica), história de verruga genital, má higiene local, tabagismo e múltiplos parceiros sexuais.

Aproximadamente 15% dos tumores de bexiga invadem a camada muscular (evidenciado na RTU). Eles estão presentes principalmente nos homens, porém, quando acometem as mulheres, têm pior prognóstico.

As seguintes lesões penianas são algumas das consideradas pré-malignas: doença de Bowen, Eritroplasia de Queyrat, condiloma gigante (Buschke-Lowenstein) e balanite erótica obliterante. Já o carcinoma de células escamosas é o principal tipo histológico, responsável por 95% dos casos de câncer de pênis.

São lesões clinicamente evidentes, ulceradas, vegetantes ou nodulares e, na maioria dos casos, são indolores com linfonodomegalia inguinal em 30 a 60% das vezes. Em geral, acabam recebendo tratamentos tópicos ou antibióticos sistêmicos sem melhora antes do diagnóstico definitivo.

Havendo suspeita de câncer de pênis, deve-se realizar biópsia da lesão.

Tratamento

O tratamento deve sempre visar a preservação da função peniana. Carcinomas *in situ* podem ser submetidos a tratamento tópico com 5-fluorouracil (aplicado diariamente por 4-6 semanas) e imiquimode (aplicado 3 vezes por semana por 4-6 semanas). As lesões confinadas a glande e ao corpo esponjoso devem ser tratadas por glandectomia; aquelas que invadem o corpo cavernoso e/ou uretra devem ser tratadas com penectomia parcial; se comprometem a base do pênis ou levariam à manutenção de uma haste peniana menor que 4 cm, são, em geral, tratadas com penectomia total associada à uretrostomia perineal. Em casos de tumores iniciais, restritos ao prepúcio, o tratamento pode ser feito com postectomia.

Muitas vezes, o tratamento cirúrgico deve ser complementado, em um segundo tempo, com linfadenectomia inguinal bilateral. Uma vez que a drenagem linfática do pênis é feita para a região inguinal bilateral e este é o principal sítio de metástases tumoral, os linfonodos dessas regiões devem ser retirados (linfadenectomia inguinal radical bilateral) sempre que houver risco de disseminação. O risco de disseminação é aumentado quando os tumores são estadiados > gene tumural tazarotene-induced gene 2 (*TIG2*) ou quando há linfonodos palpáveis nessas áreas. Havendo comprometimento dos linfonodos inguinais, devemos proceder à linfadenectomia pélvica.

Câncer de testículo

Quadro clínico e diagnóstico

Nódulos testiculares endurecidos e indolores devem ser avaliados por US testicular com doppler e marcadores laboratoriais (alfa-fetoproteína, gonadotrofina coriônica humana [hCG] e desidrogenase láctica [DHL]). Os marcadores alfa-fetoproteína e hCG estão elevados em 50 a 70% e 40 a 60% dos pacientes com tumores não seminomatosos, respectivamente.

Os níveis normais dos marcadores (alfa-fetoproteína, hCG e DHL não excluem o diagnóstico de neoplasia de testículo.

Pacientes portadores de seminoma apresentam elevação do hCG em 30% dos casos. Já o DHL é um marcador menos específico e correlaciona-se ao volume tumoral. Os cânceres de testículo manifestam-se principalmente a partir de uma massa sólida indolor unilateral, muitas vezes ignorada pelo paciente. A dor testicular está presente em apenas 27% dos doente.

Os pacientes com diagnóstico confirmado devem realizar também TC de tórax e abdome.

Tratamento

Havendo suspeita de neoplasia de testículo, a partir da faixa etária, do quadro clínico e de exames como US e marcadores tumorais, o tratamento indicado é a orquiectomia radical pela via inguinal com clampeamento precoce do cordão inguinal junto ao anel inguinal interno. Os marcadores devem ser dosados após a orquiectomia para terem sua queda avaliada uma vez que representam importante fator prognóstico. De acordo com o resultado anatomopatológico e marcadores pós-operatórios, analisamos o estadiamento clínico do paciente e a necessidade de tratamento adjuvante: quimioterapia, RT, ou linfadenectomia de retroperitônio.

De maneira geral, seminomas (> 4 cm ou com invasão da rede testis) e não seminomas (invasão vascular/linfática peritumoral, proliferação > 70% e carcinoma embrionário > 50%) têm pior prognóstico.

Câncer de próstata

Quadro clínico e diagnóstico

O adenocarcinoma prostático só apresenta sintomas em sua fase tardia. Portanto, o rastreamento é importante para um diagnóstico precoce e diminuição da morbidade da doença avançada.

Os principais fatores de risco para a doença são a raça (mais comum em negros) e a hereditariedade (parente em 1º grau com câncer de próstata aumenta o risco).

Após o surgimento do *Prostatic Specific Antigen* (PSA), uma calicreína produzida quase exclusivamente no epitélio prostático, a dosagem sanguínea desse marcador se tornou uma importante ferramenta para o diagnóstico precoce e o seguimento após o tratamento da doença.

O valor normal do PSA é de até 4 ng/mL e seu aumento indica uma alteração prostática, podendo ser prostatite, hiperplasia prostática benigna (HPB) ou adenocarcinoma. Cabe ao urologista discernir entre esses diagnósticos, podendo usar sintomatologia, toque retal e refinamentos do PSA (relação livre/total, velocidade de crescimento e densidade do PSA). O diagnóstico de certeza só acontece com a biópsia prostática. A biópsia é feita transretal (maioria) ou transperineal, sempre com o auxílio de imagem (US ou US + RNM) e com uso de profilaxia antibiótica para evitar prostatite pós-biópsia.

A biópsia fornece dados sobre a localização do tumor (ápice, base ou meio da próstata), o volume de doença (número de fragmentos acometidos) e principalmente o grau histológico de Gleason, baseado na diferenciação glandular e no padrão de crescimento. Pode ser classificado de 1 (menos agressivo) a 5 (mais agressivo) e o escore final de Gleason varia de 2 a 10, pois é a somatória do grau do padrão predominante com o padrão secundário na lâmina. Essa classificação tem sofrido alterações recentes pela International Society of Urological Pathology (ISUP).

O estadiamento clínico é feito pelo sistema TNM da American Joint Committee on Cancer (AJCC), na sua 7ª edição, de 2010. A avaliação local da doença (*T-tumor*) é feita por toque retal, exame de imagem da próstata (RNM ou TC) e pela própria biópsia. Os linfonodos (*N-nodes*) são vistos também pelo exame de imagem (TC, RNM ou a TC por emissão de pósitrons [PET-TC]). Já as metástases (*M-metastases*) são principalmente ósseas e, portanto, pesquisadas por cintilografia óssea de corpo inteiro e PET-TC (com colina ou, mais recentemente, *prostatic specific membrane antigen* [PSMA]).

A doença localizada também é estratificada em grupos de risco, de acordo com os três principais fatores prognósticos do câncer de próstata (Quad. 44.1).

QUADRO 44.1 ■ Fatores de risco e prognóstico do câncer de próstata

Classificação de grupos de risco de D'Amico		
Grupo	Fatores de risco	Sobrevida livre de doença - 10 anos
Baixo risco	PSA < 10 e Gleason 2-6; estádio ≤ T2a	83%
Intermediário	PSA 10-20 ou Gleason 7 ou estádio T2b-c	46%
Alto risco	PSA > 20 ou Gleason 8-10 ou estádio > T3a-b	29%

PSA, Prostatic Specific Antigen.

No grupo de baixo risco, existem os pacientes de muito baixo risco (< de 3 fragmentos comprometidos por tumor e < 50% de neoplasia em cada fragmento acometido). Esses pacientes podem ser submetidos a protocolos de vigilância ativa, isto é, avaliação periódica do tumor com PSA e RNM e, se necessário, nova biópsia para confirmar progressão do tumor e instituir tratamento definitivo. Esse protocolo evita o *overtreatment* e/ou posterga com segurança uma intervenção mais invasiva.

A escolha do tratamento deve ser feita considerando-se alguns fatores como idade e expectativa de vida, comorbidades, tamanho da próstata, cirurgias prévias e grau de atividade sexual.

A prostatectomia radical é o padrão-ouro no tratamento da doença localizada. Proporciona excelente controle oncológico, altas taxas de sobrevida global e câncer-específica, além de facilitar o diagnóstico da recidiva pelo controle do PSA, que deve ser < 0,2 ng/mL após a cirurgia.

O tratamento da doença avançada (recidiva bioquímica ou metástase) é baseado inicialmente na privação androgênica. A quimioterapia também é utilizada como uma segunda linha na doença metastática, principalmente após o surgimento dos taxanos (docetaxel e cabazitaxel).

Tratamento

A quimioprofilaxia com selênio e vitamina E foi descontinuada por não mostrar benefícios em estudos randomizados.

Com o uso do rastreamento, atualmente 70% dos casos são de doença localizada no momento do diagnóstico e esses pacientes são candidatos a tratamento com intuito curativo: cirurgia de prostatovesiculectomia radical ou RT (externa ou braquiterapia). Terapias ablativas ainda não estão indicadas como primeiro tratamento da doença localizada.

Os principais possíveis efeitos colaterais da prostatectomia são a incontinência urinária e a disfunção erétil. O refinamento da técnica cirúrgica ao longo dos anos permitiu ao cirurgião melhor preservação do feixe vasculo-nervoso, responsável pela ereção, e das estruturas esfincterianas responsáveis pela continência. Além da técnica cirúrgica, o desenvolvimento de técnicas minimamente invasivas (videolaparoscopia clássica ou com auxílio de robô) propicia melhor recuperação pós-operatória, menos dias de internação e menor sangramento intraoperatório. Já a técnica aberta pode ser feita por via abdominal ou perineal.

A RT externa com doses entre 72 e 78 Gy também tem o poder curativo, porém apresenta maior taxa de recidiva da doença quando comparada à cirurgia. O risco de incontinência urinária é mínimo e a disfunção erétil é menor, exceto quando é necessário o uso de bloqueio hormonal, que concomitante à RT é prática bem estabelecida. Melhorias técnicas recentes como a intensidade modulada e a RT conformada tridimensional aumentaram a segurança para órgãos adjacentes, diminuindo complicações indesejáveis como retite e cistite actínicas.

Após o tratamento local, o controle deve ser feito com a dosagem do PSA. Em pacientes operados, ele deverá estar próximo ao zero e uma elevação acima de 0,2 ng/mL é considerada recidiva bioquímica. Após RT, o PSA cai gradativamente até chegar ao valor *nadir* (menor valor de PSA pós-tratamento). Pode levar 18 a 24 meses para o PSA *nadir* ser atingido, sendo considerada recidiva quando o PSA volta a subir, atingindo o valor do *nadir* + 2 ng/mL (Consenso de Phoenix).

O metabolismo das células prostáticas, sadias ou tumorais é regulado pelos andrógenos testosterona e di-hidrotestosterona (DHT), um metabólito com alta afinidade com os receptores androgênicos nucleares envolvidos no mecanismo de crescimento celular. A conversão da testosterona em DHT é feita no interior da célula pela enzima 5-alfarredutase.

O bloqueio hormonal pode ser central (bloqueio do eixo hipotálamo-hipófise-adrenal [EHHA]), periférico (bloqueio dos receptores androgênicos) ou completo (central + periférico). Os testículos produzem 95% dos andrógenos, produção regulada pelo EHHA. Portanto, o bloqueio da testosterona pode ser cirúrgico com orquiectomia subcapsular bilateral ou químico com injetáveis agonistas ou antagonistas *gonadotropin-releasing hormone* [GnRH].

O bloqueio hormonal tem efeitos colaterais que podem piorar muito a qualidade de vida dos pacientes, devendo ser manejados da melhor maneira possível. São eles: ginecomastia e mastalgia, perda de libido e disfunção erétil, ondas de calor, depressão e osteopenia/osteoporose.

O osso é o sítio principal para as metástases, principalmente o esqueleto axial (coluna, quadril e arcos costais). São lesões de padrão osteoblástico e podem apresentar: dor de forte intensidade, compressão medular e fraturas patológicas com necessidade de intervenção cirúrgica.

Na fase mais avançada da doença, chamada de hormônio refratária, o crescimento tumoral não mais depende do estímulo androgênico. Nos últimos anos, novos medicamentos com maior poder antiandrogênico (incluindo o bloqueio dos 5% de hormônios produzidos pela adrenal) acrescentaram benefícios em sobrevida global e sobrevida livre de progressão de doença para os pacientes em fases avançadas da neoplasia.

▬ Atividades

1) Leia as afirmações sobre as neoplasias urológicas e marque com V ou F para as que julgar verdadeiras ou falsas. Em seguida, assinale a alternativa com a sequência correta.
   (   ) O cigarro e a exposição a aminas aromáticas são os principais fatores de risco associados aos carcinomas do trato urinário superior.
   (   ) No câncer de bexiga, o tratamento definitivo consiste em cistectomia radical com linfadenectomia estendida e reconstrução de reservatório urinário.
   (   ) Em casos de câncer de pênis, havendo comprometimento dos linfonodos inguinais, não é necessária a linfadenectomia pélvica.
   (   ) A hereditariedade não é fator de risco importante no câncer de próstata.
   a) F, V, F, F.
   b) V, V, V, F.
   c) V, V, F, F.
   d) F, F, F, F.
   e) F, F, V, V.

   Gabarito: c

2) Assinale a alternativa correta.
   a) Independentemente das condições do paciente, o tratamento do câncer de rim é sempre cirúrgico.
   b) A hematúria é sintoma ausente nos casos de câncer de bexiga.
   c) Nos casos de câncer de pênis, o tratamento cirúrgico dispensa a linfadenectomia inguinal bilateral.

d) Os pacientes com diagnóstico confirmado de câncer de testículos devem realizar também tomografia computadorizada (TC) de tórax e abdome.
e) No câncer de próstata, a quimioprofilaxia com selênio e vitamina E é cada vez mais utilizada.

Gabarito: d

Leituras sugeridas

Nardi AC. Urologia Brasil. São Paulo: Editora Planmark, 2013.

Reis RB, Zequi SC, Zeratti Filho M. Urologia Moderna. Sociedade Brasileira de Urologia. São Paulo: Lemar, 2013.

Neoplasias de boca e laringe

Marcelo Benedito Menezes e Antonio A. T. Bertelli

Objetivos

- ✓ Descrever as neoplasias de boca e laringe quanto aos critérios diagnósticos e de estadiamento.
- ✓ Apresentar as abordagens terapêuticas para as neoplasias de boca e laringe.

Introdução

As neoplasias de cavidade oral representam 6% de todas as neoplasias diagnosticadas anualmente e 30% dos tumores de cabeça e pescoço. São mais frequentes em homens com uma relação de 2 para 1, mas tem sido observado um crescimento da incidência em mulheres nas últimas três décadas relacionado ao aumento do hábito de fumar.

A mortalidade desse tipo de câncer é muito elevada, chegando a 50% dos casos diagnosticados a cada ano. Porém, sua incidência e mortalidade têm uma tendência de queda nos países desenvolvidos e estabilidade nos países em desenvolvimento, demonstrando uma clara relação com indicadores socioeconômicos, sem deixar de lado a relação direta com o tabagismo em cada região.

Os custos do tratamento são elevados e sempre envolvem atuação multiprofissional, passando pelas especialidades de cirurgia de cabeça e pescoço, radio quimioterapia, psicólogos para o paciente e seus familiares e fonoaudiólogos para a reabilitação oral, tanto da mastigação e deglutição como da fonação. O diagnóstico precoce e a cessação dos fatores etiológicos são as principais ferramentas para a melhora dos resultados do tratamento e a redução do número de casos.

Quanto ao câncer de laringe, com o advento da radioterapia (RT), um vasto campo polêmico abriu-se para o seu tratamento. No Brasil, em 1941, Vasconcelos e Mattos Baretto apresentaram 15 casos de laringectomia total com 0% de mortalidade operatória, representando um marco da técnica asséptica e do desenvolvimento do tratamento cirúrgico do câncer de laringe em nosso meio. Após 1941, com a introdução das regras das dissecções radicais e funcionais do pescoço por Osvaldo Suarez, um formidável impulso foi dado à cirurgia do pescoço e, em 1954, Jorge Fairbanks Barbosa realiza, na Associação Paulista de Combate ao Câncer, uma laringectomia total com esvaziamento cervical radical bilateral em monobloco, tendo o paciente sobrevivido por 23 anos.

O câncer de laringe é acompanhado do estigma da laringectomia total e do consequente traqueostomia definitivo. Na verdade, hoje, esse tratamento está reservado apenas aos casos avançados, havendo diversas técnicas de laringectomias parciais que preservam a função do órgão e mesmo tratamentos não cirúrgicos sempre com a intenção de preservar a função no maior número de casos em que for possível. Quando a laringectomia total não pode ser evitada, a reabilitação da voz é fundamental, com o uso de próteses traqueoesofágicas ou técnicas de desenvolvimento da voz esofágica. Em geral, salvo casos em que grande parte ou a totalidade da laringofaringe é ressecada, necessitando do uso de retalhos para a reconstrução, não há dificuldades para a reabilitação da deglutição.

Câncer da boca

Patologia

Os tumores de cavidade oral, em mais de 90% dos casos, são representados pelos carcinomas epidermoides e suas variantes (Fig. 45.1).

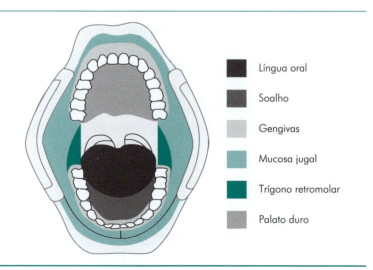

FIGURA 45.1 ■ Subsítios da cavidade oral – os carcinomas epidermoides dessa região acometem mais frequentemente a língua e o soalho, nesta ordem.

Eles podem ser exofítico, ulcerado ou misto, sendo o exofítico de melhor prognóstico por ser menos infiltrativo, embora menos comum. O tipo ulcerado é, em geral, mais indiferenciado, reservando um prognóstico pior.

Já os tumores não escamosos são representados pelos tumores de glândulas salivares menores (como os carcinomas adenoide cístico e mucoepidermoide), sarcomas, melanomas, linfomas e outros.

> São critérios conhecidos de agressividade histológica: grau de diferenciação, invasão vascular sanguínea e linfática, invasão perineural e infiltração de planos profundos.

A disseminação tumoral geralmente é por via linfática para os linfonodos cervicais submentonianos, submandibulares e jugulodigástricos, além dos linfonodos da cadeia júgulo-carotídea alta e média (níveis I, II e III), em mais de 90% dos casos. As metástases regionais estão presentes em cerca de 30% dos casos, logo na avaliação inicial, com exceção dos tumores dos lábios e do andar superior da boca (p. ex., palato duro), que são menos agressivos.

As metástases a distância ocorrem eventualmente em 15 a 20% dos pacientes, sendo que a presença de doença avançada e a falha do tratamento primário estão com frequência associados ao alto risco de disseminação hematogênica. O sítio mais comum é o pulmão, seguido por fígado e ossos.

Diagnóstico

A principal queixa inicial é de uma ferida na boca ou de uma afta que não cicatriza e é dolorosa por mais de 2 semanas. Nos casos avançados, a dor já começa a dificultar a alimentação, alterar a voz ou ainda ser acompanhada por mau odor causado pela necrose tumoral. Em alguns casos, pode ocorrer amolecimento dentário e, nos mais avançados, o trismo pode aparecer. Nos casos dos tumores da boca, eventualmente a manifestação clínica inicial será por metástase cervical. O emagrecimento só é significativo nos casos de tumores grandes, em que a alimentação oral é muito prejudicada.

> Diante de uma lesão suspeita, a biópsia incisional deve ser realizada o mais precocemente possível, em consultório, sob anestesia local, tanto pelo médico como pelo dentista.

O estadiamento é feito pelo exame tomográfico do pescoço e do tórax, após o exame físico detalhado da boca, da faringe e da laringe, além da palpação cervical (Fig. 45.2). A tomografia computadorizada (TC) de tórax, o exame endoscópico completo da faringe e laringe e a endoscopia digestiva alta são importantes para avaliar a ocorrência de segundo tumor primário simultâneo no trato aerodigestório alto, já que os fatores de risco geralmente são os mesmos. A presença de invasão de estruturas nervosas, osso, musculatura extrínseca da língua, soalho bucal (Fig. 45.3) e do espaço parafaríngeo denota um tumor avançado, com piora significativa dos resultados funcionais do tratamento, da qualidade de vida e da sobrevivência.

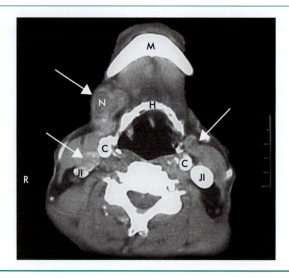

FIGURA 45.2 ■ TC axial do pescoço com contraste venoso demonstrando metástases cervicais (setas) nos níveis I e II à direita e II à esquerda. Note a necrose central (N) muito evidente no linfonodo do nível I, mas também presente nos demais linfonodos, sinal tomográfico muito sugestivo de metástase.
As demais estruturas assinaladas são: veia jugular interna (JI), artéria carótida comum (C), osso hioide (H) e mandíbula (M).

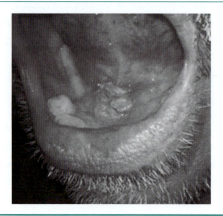

FIGURA 45.3 ■ Paciente com lesão vegetante em soalho da boca cuja biópsia revelou um carcinoma epidermoide.

Estadiamento

O estadiamento dos tumores de cavidade oral, assim como de outros tumores de cabeça e pescoço, tem sua classificação T para o tumor primário, mas é o mesmo para as metástases linfonodais, como sistematizado no Quadro 45.1.

Note que a presença de uma única metástase linfonodal já classifica o paciente como estádio III, sendo este o principal fator de mau prognóstico, visto que as metástases distantes são raras no momento do diagnóstico inicial.

Neoplasias de boca e laringe · 419

QUADRO 45.1 Estadiamento dos tumores da cavidade oral

Tumor/localização	Estadiamento/descrição
Tumor primário	Tx: tumor primário não pode ser avaliado
	T0: não há evidências de tumor primário
	T1: tumor < 2 cm em seu maior diâmetro
	T2: tumor entre 2 e 4 cm em seu maior diâmetro
	T3: tumor > 4 cm em seu maior diâmetro
	T4: tumor invade estruturas adjacentes
Pescoço	Nx: linfonodos cervicais não podem ser avaliados
	N0: não há evidências de metástases regionais
	N1: metástase única < 3 cm
	N2a: metástase única entre 3 e 6 cm
	N2b: metástases múltiplas homolaterais ao tumor, até 6 cm
	N2c: metástases contralaterais ou bilaterais, até 6 cm
	N3: metástase > 6 cm
Metástases a distância	Mx: não pode ser avaliada a presença de metástase a distância
	M0: não há evidência de metástase a distância
	M1: presença de metástase(s) a distância
Grupos de estadiamento	
Estádio I: T1N0M0	
Estádio II: T2N0M0	
Estádio III: T3N0M0, T1, 2 ou 3 N1M0	
Estádio IV: T4N0M0, T4N1M0,	
Qualquer T N2M0,	
Qualquer T N3M0,	
Qualquer T qualquer N M1	

Tratamento e prevenção

O tratamento cirúrgico dos tumores de cavidade oral deve seguir o conceito de ressecção radical, em tempo único, buscando uma técnica de reconstrução que traga a melhor reabilitação funcional possível. Entende-se por **cirurgia radical** aquela que retira todo o tumor com margens microscopicamente livres de células malignas e também todos os grupos de linfonodos regionais comprometidos ou que apresentem risco alto de comprometimento microscópico pela neoplasia. No caso dos tumores da região da cabeça e do pescoço, esses linfonodos são abordados pelas diversas técnicas de esvaziamentos cervicais.

O tratamento cirúrgico do câncer da cavidade oral pode ser realizado das seguintes maneiras:

- Ressecção + reconstrução primária: reservada para tumores iniciais.

- Ressecção + reconstrução com enxerto ou retalho de proximidade (retalho de língua, platisma, nasogeniano, mucosa jugal, glândula submandibular etc.): também reservada para tumores iniciais, mas que apresentam um defeito maior após a ressecção.

- Ressecção + reconstrução com retalho a distância (retalho de músculo peitoral maior, músculo trapézio, deltopeitoral): para os tumores avançados (Fig. 45.4).

- Ressecção + reconstrução com retalho livre com anastomose microcirúrgica: para os tumores avançados e alguns tumores iniciais visando melhor reabilitação funcional.

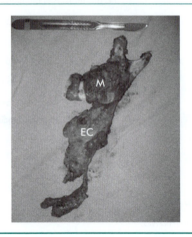

FIGURA 45.4 ■ Produto de ressecção retromolar em monobloco com o esvaziamento cervical - essa cirurgia também é chamada de *Combined Mandibulectomy and Neck Dissection Operation* (COMANDO). Note a ressecção do tumor em contiguidade com a mandíbula (M) e a peça do esvaziamento cervical (EC). Esse tipo de ressecção geralmente requer reconstrução com retalho miocutâneo peitoral maior.

No pescoço positivo (com metástases palpáveis ou identificadas aos exames de imagem), deve ser realizado o esvaziamento cervical de necessidade, radical modificado quando possível, ou radical clássico quando as estruturas não linfáticas (veia jugular interna, nervo acessório e músculo esternocleidomastóideo) estiverem invadidas, incluindo os níveis I a V.

O tratamento radioterápico pode ser utilizado como tratamento isolado ou complementar, preferencialmente no pós-operatório, tendo como indicações fatores tumorais e linfonodais, segundo o Quadro 45.2.

A dose de RT utilizada em geral é de 180 a 200 cGy por dia, durante 5 a 7 semanas, com dose total mínima de 6.000 cGy. O tratamento radioterápico está associado a importantes efeitos colaterais como xerostomia, mucosite, osteorradionecrose, radiodermite, entre outros. Já a braquiterapia é indicada eventualmente, sem associação com a cirurgia e está associada

> O tratamento do pescoço deve ser de princípio para a grande maioria dos tumores, mesmo os iniciais, para o pescoço negativo, ou seja sem metástases palpáveis ou identificadas aos exames de imagem (pescoço N0), com esvaziamento cervical seletivo (níveis I, II e III), ipsilateral à lesão, ou bilateral caso a lesão ultrapasse a linha média.

a menores complicações. É utilizada principalmente em tumores de língua, soalho da boca (que não encostem na mandíbula) e palato.

QUADRO 45.2 ■ Fatores indicativos de RT pós-operatória

Fatores tumorais	Fatores linfonodais
Grau de diferenciação	Pescoço positivo > N1
Invasão angiolinfática	Presença de "skip metástases"
Invasão perineural	
Estadiamento avançado	
Margens escassas/comprometidas	

O tratamento quimioterápico é, em geral, utilizado concomitantemente à RT ou, ainda, antes dela, sendo preditor da resposta ao tratamento radioterápico. Pode ainda ser ,empregado como tratamento paliativo quando há metástases a distância ou em tumores muito avançados. Os medicamentos mais utilizados são o 5-fluorouracil e a cisplatina, havendo lugar ainda para os taxoides e alguns anticorpos monoclonais (p. ex., cetuximabe). As associações, quando toleradas pelo paciente, trazem uma pequena melhoria nos resultados.

A reabilitação funcional deve ser um dos nossos objetivos no tratamento dos tumores de cavidade oral. Apesar de a cura do câncer ser a nossa principal meta, o paciente deve ser capaz de retornar ao convívio social e até mesmo à sua atividade profissional. O uso de técnicas microcirúrgicas, por vezes, é indispensável para reconstrução das portas moles retiradas e também dos defeitos ósseos decorrentes da cirurgia realizada.

A melhor forma de diminuir a incidência desta doença é controlar os fatores de risco que conhecidamente favorecem seu desenvolvimento. A associação com o tabagismo é nítida e direta. Já o consumo excessivo de álcool aparece como um fator de piora, um facilitador ao desenvolvimento do câncer de boca pela agressão mucosa local e pelos efeitos sistêmicos do álcool, como desnutrição proteica, alterações na função hepática e hipovitaminoses.

Há outros possíveis responsáveis pelo desenvolvimento desses tumores, apesar de apresentarem mecanismos menos claros. Os traumas repetidos da mucosa oral têm potencial para o desenvolvimento de um câncer, assim como hábitos de mascar tabaco, betel ou outras substâncias irritantes da mucosa. O papilomavírus humano (HPV), em alguns estudos recentes, também aparece envolvido em uma percentagem ainda pequena de casos. Apesar de potencialmente carcinogênico, o herpes simples não parece ter participação significativa.

> O restabelecimento da função oral é essencial para a qualidade de vida do indivíduo e de todos que o cercam. A Organização Mundial da Saúde (OMS) define **qualidade de vida** como "a percepção individual da posição do indivíduo na vida, no contexto de sua cultura e sistema de valores, nos quais ele está inserido e em relação a seus objetivos, expectativas, padrões e preocupações".

> Para reduzir a mortalidade, é necessário o diagnóstico precoce pelo exame clínico da boca, feito obrigatoriamente por um profissional de saúde capacitado, no qual se identifiquem tanto lesões potencialmente malignas como o câncer em estádios iniciais, possibilitando um tratamento menos agressivo e o aumento da sobrevida.

A prevenção se dá principalmente pelo controle dos fatores etiológicos envolvidos e pelas campanhas educacionais tentando afastar os jovens desses hábitos. O diagnóstico precoce deve ocorrer no ambiente ambulatorial médico ou odontológico. Já as tentativas de implantar o autoexame como parte desse processo não parece adequada, pois os diagnósticos acabariam ocorrendo apenas em um estádio mais avançado da doença.

Fatores prognósticos

Além da classificação Tumor Nodo Metastases (TNM) e do estadiamento de um câncer, há outros fatores que podem influenciar seu prognóstico. Quanto mais avançado qualquer um dos critérios do TNM ou o estadiamento final, pior o prognóstico, mas nem sempre isso é verdadeiro. Alguns fatores próprios do tumor também são considerados de mau prognóstico, além de seu tamanho e da invasão de estruturas vizinhas, que são levadas em conta no estádio T. O tipo histológico, seu grau de diferenciação, a presença de invasão angiolinfática ou perimetral também podem influenciar na evolução dos doentes.

Nos carcinomas espinocelulares, os mais comuns na boca e em todo o trato aerodigestório alto, um fator muito importante para o prognóstico é a espessura tumoral (tumores com espessura acima de 5 mm geralmente têm evolução mais desfavorável, o que justifica também um tratamento mais agressivo).

Câncer da laringe

Epidemiologia e etiologia

O câncer de laringe ocorre predominantemente em homens e é um dos mais comuns entre os que atingem a região da cabeça e do pescoço. Representa cerca de 25% dos tumores malignos que acometem essa área e 2% de todas as doenças malignas. Sua ocorrência pode se dar em uma das três porções em que se divide o órgão: supraglote, glote e subglote. Aproximadamente dois dos tumores surgem na corda vocal verdadeira (prega vocal), localizada na glote, e um terço acomete a laringe supraglótica (acima das cordas vocais). O tipo histológico mais prevalente, ocorrendo em mais de 90% dos pacientes, é o carcinoma espinocelular.

Sobre estatísticas e incidência do câncer de laringe, consulte: http://www.inca.gov.br/estimativa/2016/estimativa-2016-v11.pdf.

O grande fator etiológico envolvido com o câncer de laringe é o hábito do tabagismo. Porém, há uma tendência, em virtude da diminuição desse hábito, a uma redução gradativa do número de casos em praticamente todo o mundo. A etiologia viral, em especial associada ao HPV, ainda foi pouco identificada nos tumores da laringe. No entanto, estudos recentes demonstraram a presença do ácido ribonucleico (RNA, do inglês ribonucleic acid) viral em parte dos tumores dessa localização. Assim como ocorreu na orofaringe, talvez essa etiologia seja significativa nesses tumores, mudando seu comportamento, prognóstico e tratamento.

Patologia

O principal tipo histológico é o carcinoma epidermoide (CEC). Menos de 1% dos tumores da laringe não são epidermoides, como o carcinoma adenoide cístico, o adenocarcinoma, os tumores neuroendócrinos, os carcinoides e os carcinossarcomas. A variante basaloide do carcinoma escamoso representa um subtipo mais agressivo.

O comportamento biológico dos CEC consiste na disseminação preferencial pela via linfática, dependendo do tamanho, da localização e do grau histológico do tumor. É raro que as lesões puramente glóticas causem metástases em virtude da pobre drenagem linfática desta região, ao contrário das lesões supraglóticas, subglóticas ou transglóticas (que acometem mais de um subsítio).

Diagnóstico

Os tumores glóticos têm como manifestação clínica inicial mais frequente a disfonia, mas, com o crescimento tumoral, podem surgir disfagia, odinofagia e dispneia, por vezes necessitando de traqueostomia de urgência. Eles surgem à medida que o tumor avança além do nível gótico ou seu volume ocupa a luz do órgão

Quando começam pela supraglote, os sintomas iniciais podem ser mais tardios, geralmente traduzidos em odinofagia. Com o crescimento do tumor, podem surgir disfonia ou até disfagia. Não é infrequente que o linfonodo cervical metastático esteja presente ao diagnóstico inicial dos tumores da supraglote, podendo ser, inclusive, o primeiro sintoma.

As lesões com início na subglote são praticamente assintomáticas em seus momentos iniciais e acabam apresentando sintomas apenas quando acometem grande parte da luz do órgão, causando dispneia e necessitando de traqueostomia.

A laringe deve ser examinada por meio de laringoscopia direta ou indireta (Fig. 45.5), com as quais você pode avaliar a extensão da lesão e realizar o estadiamento inicial.

> Qualquer quadro de disfonia que perdure por mais de 3 semanas necessita de um exame mais cuidadoso, que permita a visualização da laringe, como a laringoscopia.

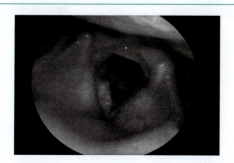

FIGURA 45.5
Videolaringoscopia demonstrando lesão vegetante em prega vocal direita, com mobilidade preservada da prega vocal (T1a), cuja biópsia revelou um carcinoma epidermoide.

O tórax também deve ser investigado em tumores maiores, diante do risco de metástases pulmonares e tumores pulmonares simultâneos.

Na suspeita de uma lesão maligna, uma biópsia deve ser indicada, podendo ser realizada com laringoscópio flexível ou rígido; nesse último caso, sob anestesia geral.

A palpação cervical pode revelar a presença de metástases cervicais. Para complementar o estadiamento, nos casos que se estendam além das bordas livres das pregas vocais, deve-se fazer um exame de imagem do pescoço (TC [Fig. 45.6] ou ressonância nuclear magnética [RNM]), avaliando a real extensão do tumor e detectar eventuais metástases cervicais.

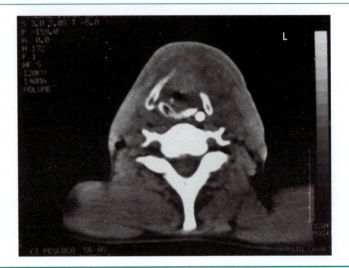

FIGURA 45.6 ■ TC de laringe demonstrando carcinoma epidermoide e avançado com destruição da cartilagem tireoide e invasão de partes moles (T4).

Estadiamento

Divide-se de acordo com o subsítio do tumor primário, mas é o mesmo para as metástases linfonodais, conforme sistematizado no Quadro 45.3.

QUADRO 45.3 ■ Estadiamento dos tumores da laringe

Tumor/localização	Estadiamento/descrição
Supraglote	Tx: tumor primário não pode ser avaliado
	T0: não há evidências de tumor primário
	Tis: carcinoma *in situ*
	T1: tumor limitado a um subsítio com mobilidade normal das pregas vocais
	T2: tumor invade mais de um subsítio da supraglote ou glote, mas com mobilidade normal de pregas vocais
	T3: tumor invade a laringe com fixação da prega vocal/invasão da área pós-cricóidea, parede medial do seio piriforme, ou tecido pré-epiglótico
	T4: tumor invade a cartilagem tireoide, ou estende-se além dos limites da laringe

Tumor/localização	Estadiamento/descrição
Glote	Tx: tumor primário não pode ser avaliado
	T0: não há evidências de tumor primário
	Tis: carcinoma *in situ*
	T1: tumor limitado à glote, com mobilidade normal das pregas vocais
	T1a: tumor limitado a uma prega vocal
	T1b: tumor envolve ambas as pregas vocais
	T2: tumor estende-se para subglote ou supraglote e/ou com diminuição da mobilidade da prega vocal
	T3: tumor limitado à laringe com fixação da prega vocal
	T4: tumor invade a cartilagem tireoide ou estende-se além dos limites da laringe
Suglote	Tx: tumor primário não pode ser avaliado
	T0: não há evidências de tumor primário
	Tis: carcinoma *in situ*
	T1: tumor limitado à subglote
	T2: tumor estende-se para a prega vocal, com mobilidade normal ou diminuída
	T3: tumor limitado à laringe, com fixação da prega vocal
	T4: tumor invade a cartilagem tireoide/cricoide, ou estende-se além dos limites da laringe
Pescoço	Mesmo do câncer de boca
Metástases a distância	Mesmo do câncer de boca
Grupos de estadiamento	Mesmo do câncer de boca

Tratamento e prevenção

Os tumores diagnosticados em fase inicial (T1 e T2) podem ser tratados tanto com cirurgia como com RT, sendo os resultados de sobrevida global muito próximos, com uma vantagem pequena para a cirurgia quanto à sobrevida livre de doença e uma menor necessidade de laringectomias totais no resgate das recidivas. Nos casos de T2 e T3 com indicação de laringectomia total como tratamento cirúrgico inicial, há uma tendência à indicação de tratamento não cirúrgico, com uma associação de quimioterapia e RT, apresentando bom índice de preservação da função da laringe.

Os tumores T4, com perda funcional completa da laringe ou com extravasamento para fora do arcabouço laringeo, são mais bem tratados por laringectomia total (Fig. 45.7), com melhores resultados oncológicos e possibilitando uma boa reabilitação funcional.

O abuso na indicação de laringectomia total como tratamento cirúrgico inicial para T2 e T3 é perigoso e considerado o culpado pela mortalidade no câncer de laringe ter sido a única, entre todos os tipos de câncer, que não se reduziu nas últimas décadas.

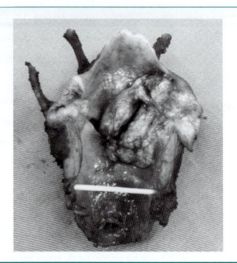

FIGURA 45.7 ■ Produto de laringectomia total (a peça foi aberta por seção longitudinal posterior) por carcinoma epidermoide avançado de laringe.

São várias as técnicas de laringectomias parciais conhecidas, todas com bons resultados oncológico e funcional. Elas podem ser verticais e compreendem a cordectomia (Fig. 45.8), frontolateral, frontal e hemilaringectomia; e horizontais, contemplando a supraglótica, a supracricóidea e a supratraqueal.

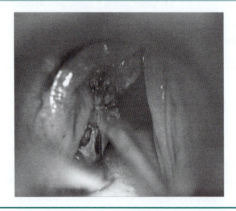

FIGURA 45.8 ■ Cordectomia endoscópica com uso de laser de contato para remoção de um carcinoma epidermoide de prega vocal direita T1aN0M0.

A principal e mais frequente complicação das laringectomias totais é a fístula faringocutânea, na maior parte das vezes autolimitada, não necessitando de reintervenções cirúrgicas para sua correção.

A associação do esvaziamento cervical ao tratamento é comum nos tumores que acometem a supraglote, uma vez que estes se iniciam nessa região ou em outra sub-região da laringe. O risco de metástases ocultas (não identificadas ao exame clínico e tomográfico) dessas lesões é de mais de 20%, sendo indicado o esvaziamento cervical seletivo dos níveis com maior risco de envolvimento (II-IV).

Quando a metástase é diagnosticada previamente ao tratamento, indica-se o o esvaziamento cervical radical (níveis I-V) do lado da lesão metastática e o seletivo do lado sem metástases, caso o tumor ultrapasse a linha média.

Nos casos de indicação de RT exclusiva para tratamento de tumores iniciais, a dose deve atingir cerca de 7.000 cGy, mesma dose usada na associação com a quimioterapia indicada em tumores mais avançados. Os quimioterápicos mais frequentemente utilizados são a cisplatina ou a carboplatina e o 5-fluorouracil. De modo eventual, a associação de um taxoide pode ocorrer ou mesmo o uso de anticorpos monoclonais em casos excepcionais.

A prevenção passa pela cessação do tabagismo e pelo amplo acesso aos exames laringoscópicos, especialmente nos pacientes expostos ao tabaco. Os casos eventualmente causados pelo HPV podem ter sua incidência afetada pela vacinação contra as cepas oncogênicas do vírus, já instituída no Brasil.

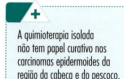

A quimioterapia isolada não tem papel curativo nos carcinomas epidermoides da região da cabeça e do pescoço.

Fatores prognósticos

O carcinoma inicial restrito à glote tem índices de cura acima de 90% e essa característica é transponível para os casos dos demais subsítios da laringe, desde que não ocorram metástases cervicais. Estas estão invariavelmente associadas a uma queda significativa da sobrevivência, representando por si, estadiamentos clínicos mais avançados.

A invasão de estruturas extralaríngeas também aumenta muito o índice de recidivas, tanto locais como regionais. As metástases a distância são pouco comuns, ocorrendo quase exclusivamente em tumores muito avançados.

A presença de invasões perineural ou vascular, histologia menos diferenciada e margens de ressecção comprometidas também estão associadas a um prognóstico pior e podem ser usadas como parâmetros de indicação de tratamento adjuvante após a cirurgia, seja somente radioterápico ou mesmo uma associação da RT com a quimioterapia.

▬ Atividades

1) Leia as afirmações sobre as neoplasias do trato aerodigestório alto e marque com V ou F as que considerar verdadeiras ou falsas. Em seguida, assinale a alternativa com a sequência correta.
    ( ) O fator etiológico mais frequente é a associação entre tabagismo e etilismo.
    ( ) A tomografia computadorizada (TC) do pescoço auxilia no estadiamento.

( ) O exame clínico detalhado e a faringolaringoscopia fazem parte da avaliação inicial.

( ) O carcinoma epidermoide (CEC) é o tipo histológico mais encontrado.

( ) A presença de linfonodo cervical de características metastáticas indica a biópsia a céu aberto ou ao menos a punção aspirativa por agulha fina (PAAF).

a) V, F, V, F, V.
b) F, V, F, V, F.
c) V, V, F, V, V.
d) F, F, F, F, V.
e) V, V, V, V, F.

Gabarito: e

Comentário: Os exames clínico e tomográfico são suficientes para definição de que um linfonodo é metastático. A PAAF, geralmente, não está indicada e a biópsia aberta do linfonodo deve ser evitada porque pode piorar o prognóstico dos pacientes. Em vez disso, o tumor primário deve passar por biópsia para confirmação histológica.

2) Assinale a alternativa em que os protocolos de preservação de órgão com radioterapia (RT) associada à quimioterapia podem ser aplicados com expectativa de bons resultados.

a) Carcinoma epidermoide de cavidade oral com necessidade de ressecção óssea.
b) Carcinomas de hipofaringe estadiados como T4.
c) Carcinomas de laringe sem envolvimento de cartilagem e com indicação de laringectomia total.
d) Carcinomas de orofaringe com doença linfonodal extensa.
e) Carcinomas bem diferenciados da nasofaringe com metástases cervicais.

Gabarito: c

Comentário: O envolvimento de cartilagem diminui a eficácia da RT, uma das razões para que o tratamento cirúrgico seja preferido para os tumores avançados que extravasam o arcabouço laríngeo e invadem partes moles. Portanto, um tumor da laringe com indicação de laringectomia total e sem envolvimento de cartilagem pode ser tratado com radio e quimioterapia, como uma tentativa de preservar a função laríngea.

▄ Leituras sugeridas

Gonçalves AJ, Alcadipani FC. Clínica e cirurgia de cabeça e pescoço. Ribeirão Preto: Tecmedd, 2005.

Carvalho MB. Tratado de cirurgia de cabeça e pescoço e otorrinolaringologia. São Paulo: Atheneu, 2001.

Parise O, Kowalski LP, Lehn C. Câncer de cabeça e pescoço: diagnóstico e tratamento. São Paulo: Âmbito Editores, 2008.

Kowalski LP. Afecções cirúrgicas do pescoço. São Paulo: Atheneu, 2005.

Neoplasias do sistema nervoso central

*Eduardo Urbano da Silva, João Luiz Vitorino Araujo,
Aline Lariessy Campos Paiva e José Carlos Esteves
Veiga*

Q Objetivos

✓ Apresentar os aspectos epidemiológicos das neoplasias do sistema nervoso central (SNC) mais prevalentes na prática médica.

✓ Identificar os principais sinais, sintomas e síndromes relacionados às neoplasias do SNC.

✓ Descrever as principais modalidades de tratamento na atualidade para as neoplasias do SNC.

Introdução

As neoplasias do SNC incidem em todas as idades e podem originar-se em todos os tecidos que o constituem, além de órgãos distantes como no caso das metástases. Dessa forma, trata-se de um grupo heterogêneo de neoplasias, com tratamento, prognóstico e comportamento biológico peculiares.

Em torno de 85% das neoplasias primárias do SNC situam-se nos compartimentos intracranianos supra e infratentorial e em seus envoltórios. Os outros 15%, localizam-se no canal espinhal. Em crianças, as neoplasias do SNC são frequentes, correspondem a 20 a 30% dos tumores em geral e localizam-se, sobretudo, na fossa posterior (cerebelo e tronco encefálico). Já em adultos, elas predominam nos hemisférios cerebrais.

> Estima-se que em torno de 10 a 30% dos pacientes adultos com câncer desenvolverão metástases durante a evolução da doença. Destarte, o conhecimento dos principais aspectos dessa entidade é de fundamental importância ao profissional da área médica.

Metástase encefálica

É a neoplasia mais frequente do SNC em adultos. Por definição, a **metástase encefálica** é uma lesão oriunda comumente da disseminação hematogênica ou, em menor proporção, da invasão direta do SNC por contiguidade de neoplasia de outra região ou de disseminação por via liquórica.

O sítio primário mais comum de metástase encefálica em adultos é o câncer de pulmão (aproximadamente 50%), seguido pelo câncer de mama, melanoma, carcinoma de células renais e câncer colorretal. Na infância, as neoplasias do sistema hematopoiético, as leucemias e os linfomas, são os principais responsáveis pelas metástases no SNC.

Quadro clínico e diagnóstico

As metástases se localizam nos hemisférios cerebrais (80%) (Fig. 46.1), cerebelo (15%) e tronco encefálico (5%). Algumas metástases, como as de melanoma e de carcinoma de células claras renais, têm predisposição à hemorragia em virtude do grande aporte sanguíneo que apresenta. Dessa forma, podem manifestar quadro clínico semelhante ao do acidente vascular cerebral (AVC) hemorrágico, com necessidade de tratamento neurocirúrgico em caráter emergencial.

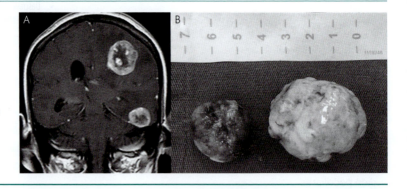

FIGURA 46.1 ■ Metástases cerebrais. A) Ressonância nuclear magnética (RNM) encefálica: sequência T1 com contraste no plano coronal de paciente com duas metástases cerebrais de câncer colorretal. B) Aspecto das duas lesões após a ressecção microcirúrgica em bloco.

Tratamento

> Os fármacos antiepiléticos são utilizados apenas em pacientes que apresentam crises.

O tratamento das metástases tem os seguintes objetivos: melhora da qualidade de vida, controle dos sintomas e aumento do período de sobrevivência dos pacientes. A terapia com corticosteroide (dexametasona), geralmente, é iniciada com o objetivo de redução do edema vasogênico e melhora dos sintomas.

De acordo com o quadro clínico do paciente, o estadiamento da doença, a localização das lesões e as comorbidades, o tratamento das metástases encefálicas pode variar desde o suporte paliativo até a combinação de inúmeras modalidades terapêuticas, como corticosteroideterapia, radioterapia cerebral total (RCT), radiocirurgia (RC) e ressecção cirúrgica; ou a combinação das possibilidades de tratamento mencionadas.

A abordagem cirúrgica é a única modalidade de tratamento que permite estabelecer o diagnóstico histopatológico, fato especialmente importante já que até 10% dos pacientes com história de câncer apresentam lesões únicas encefálicas que não são metástases.

A RCT e a RC são modalidades que podem ser utilizadas tanto em tratamento isolado como em terapia adjuvante após tratamento cirúrgico. As principais indicações de tratamento por RC são lesões cujo maior diâmetro seja inferior a 3 cm; e por RCT em casos de múltiplas lesões, pacientes com várias comorbidades clínicas e complementando a terapêutica.

> O tratamento cirúrgico tem algumas vantagens em relação à RCT e à RC. A cirurgia permite, por meio da remoção da metástase, o controle rápido dos sintomas com a redução da pressão intracraniana (PIC).

Neoplasias primárias do sistema nervoso central

Os gliomas são neoplasias originárias das células de sustentação do sistema nervoso (células da glia). São as neoplasias primárias mais frequentes do SNC, representadas principalmente pelos astrocitomas, oligodendrogliomas e glioblastomas.

Quadro clínico e diagnóstico

As neoplasias do SNC podem variar em seu grau de malignidade de acordo com algumas características listadas no Quadro 46.1, a seguir, junto com os principais exemplos, sendo classificadas de I a IV.

QUADRO 46.1 ■ Classificação do grau de malignidade das neoplasias do SNC

Neoplasia	Grau de malignidade	Características
Astrocitoma pilocítico/astrocitoma subependimário	I (baixo)	Formados por tecido compacto e células de Rosenthal. Frequentemente císticos. Em geral, apresentam baixo potencial de crescimento, com possibilidade de cura após a ressecção cirúrgica.
Astrocitomas difusos/ oligodendrogliomas	II (baixo)	Lesões infiltrativas e de proliferação lenta, passíveis de progressão e transformação em formas anaplásicas.
Astrocitoma anaplásico/ oligodendroglioma anaplásico/ ependimoma anaplásico	III (alto)	Consideram-se grau III as lesões com evidências de malignidade como atipia celular, atividade mitótica exacerbada e, no caso dos astrocitomas, possibilidade de se transformar no glioblastoma.
Glioblastoma/meduloblastoma/ pinealoblastoma	IV (alto)	Lesões com graves comprometimentos da arquitetura celular, presença de necrose intratumoral, grande atividade mitótica e associadas à rápida progressão tumoral.

Em 2016, a Organização Mundial da Saúde (OMS) lançou uma nova classificação das neoplasias do SNC, incorporando conhecimentos da biologia molecular. Assim, características fenotípicas e genotípicas passarão a integrar o diagnóstico dessas lesões, possibilitando informações quanto à resposta ao tratamento cirúrgico, à radioterapia (RT) e à quimioterapia.

Glioblastoma

É a neoplasia maligna primária mais frequente em adultos (45-50%). Trata-se de uma neoplasia de origem glial de alta agressividade, com incidência maior entre 45 e 65 anos e predileção pelo sexo masculino. De modo característico, é hipervascularizada, associada à necrose, localizada na substância branca subcortical, acometendo, preferencialmente, os lobos cerebrais temporal e frontal. A invasão do corpo caloso e o acometimento de ambos os hemisférios cerebrais são aspectos clássicos, porém não patognomônicos do glioblastoma (Fig. 46.2).

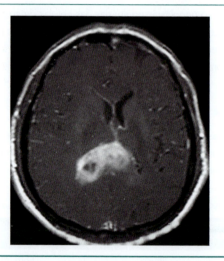

FIGURA 46.2 ■ RNM: sequência T1 com contraste no plano axial de paciente com glioblastoma na região do esplênio do corpo caloso, infiltrando os dois hemisférios cerebrais.

Em lesões no corpo caloso com infiltração nos hemisférios, a biópsia, idealmente por estereotaxia ou neuronavegação, é fundamental para a certeza diagnóstica, pois outras neoplasias, como o linfoma do SNC, podem produzir lesão semelhante e têm prognósticos e tratamentos diferentes.

Quadro clínico e tratamento

A história prévia de exposição à radiação ionizante, a idade avançada e as síndromes hereditárias (Li-Fraumeni, Turcot e neurofibromatose [NF] tipo I) são os principais fatores de risco para o glioblastoma.

Os pacientes portadores de glioblastoma, sem tratamento, apresentam, em média, sobrevivência em torno de 3 meses. O tratamento padrão consiste em cirurgia, seguida por RT e quimioterapia. O objetivo do tratamento cirúrgico é promover a ressecção máxima segura com preservação e/ou restauração da função neurológica. Adicionalmente, o tratamento neurocirúrgico permite a aquisição de material para diagnóstico histopatológico, controla os sintomas, reduz a necessidade de corticosteroide e promove melhor resposta à terapia adjuvante.

Meningiomas

São neoplasias oriundas das células meningoteliais da membrana aracnoide, podendo acometer qualquer local onde estas estejam presentes nos compartimentos intracraniano e intrarraquiano. Classicamente, são neoplasias benignas de crescimento lento com maior prevalência entre mulheres após os 45 anos (Fig. 46.3). Trata-se de lesões únicas em 90% dos casos. Já a presença de múltiplas lesões pode se associar a síndromes genéticas, como no caso da NF tipo II.

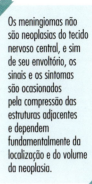

Os meningiomas não são neoplasias do tecido nervoso central, e sim de seu envoltório, os sinais e os sintomas são ocasionados pela compressão das estruturas adjacentes e dependem fundamentalmente da localização e do volume da neoplasia.

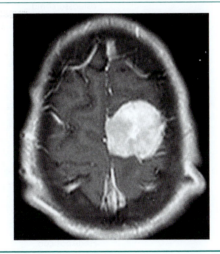

FIGURA 46.3 ■ RNM: sequência T1 com contraste no plano axial de paciente com meningioma adjacente ao seio sagital superior no hemisfério cerebral esquerdo.

Quadro clínico e tratamento

A história de exposição à radiação ionizante prévia e as síndromes hereditárias são os principais fatores de risco para desenvolvimento do meningioma. A maioria dos casos pode ser curada com a remoção completa da lesão, considerando que poucos casos são classificados como grau II ou III.

A RT é reservada para casos de lesões não passíveis de remoção cirúrgica, remoção parcial e na recorrência de lesões anaplásicas (raras). Lesões pequenas e que não produzem sintomas podem ser acompanhadas periodicamente por meio de RNM encefálica.

A RC é reservada para pequenas lesões não passíveis de remoção cirúrgica radical (< 30 mm) ou menores que 8 cm³ não adjacentes a estruturas neurais importantes como nervo óptico, quiasma óptico e tronco encefálico, em virtude do risco de lesão inadvertida pela radiação.

Doenças hereditárias e neoplasias comprometendo o sistema nervoso central

Algumas síndromes genéticas estão associadas à presença de neoplasias que acometem o SNC, conforme representado no Quadro 46.2.

QUADRO 46.2 ■ Principais síndromes hereditárias relacionadas ao desenvolvimento das neoplasias mais frequentes do SNC

Síndrome	Alteração genética	Sinais, sintomas e neoplasias associadas	Neoplasias do SNC
Li- Fraumeni	AD (mutação do *TP53*)	Câncer de mama, sarcomas, carcinoma de adrenal e osteossarcoma	Glioblastoma, meduloblastoma e carcinoma de plexo coroide
Turcot	AD (mutação em 1 dos 4 genes de reparo *mismatch* – *MLH1*, *PMS2*, *MSH2*, *MSH6* – ou mutação do gene *APC*)	Câncer colorretal	Glioblastoma e meduloblastoma
NF tipo I	AD (mutação no gene *NF1* no cromossomo 17q11.2)	Manchas "café-com-leite", neurofibromas múltiplos, hamartomas em íris (nódulos de Lisch), macrocefalia, epilepsia. Predisposição a sarcomas, carcinoma de tireoide, feocromocitoma e leucemia	Glioblastoma, glioma do nervo óptico e neoplasias malignas da bainha neural
NF tipo II	AD (mutação no gene *NF2* no cromossomo 22q12)	Hamartomas de retina, neuropatias e cataratas	Meningioma, schwannomas, ependimomas, neurofibromas

SNC, sistema nervoso central; AD, autossômica dominante; NF, neurofibromatose.

Os sinais e os sintomas dependerão da localização, do número e do tamanho da lesão. Os principais sinais e sintomas estão sistematizados no Quadro 46.3, a seguir.

QUADRO 46.3 ■ Principais sinais e sintomas de síndromes genéticas associadas a neoplasias do SNC

Sintomas/localização	Características	Relacionados a
Cefaleia	O cérebro não tem inervação sensitiva, então esse sintoma reflete HIC, invasão de estruturas adjacentes e resposta ao estresse. Geralmente, holocraniana e progressiva, com um sinal de alerta: cefaleia noturna.	Hipertensão craniana
Náuseas e vômitos	Geralmente por aumento da PIC.	
Alteração do nível de consciência		
Alteração da linguagem	Associada a lesões envolvendo as áreas de linguagem (hemisfério dominante).	Áreas eloquentes – sinais localizatórios
Opérculo frontal/área de Broca	Afasia de expressão.	
Giro angular	Afasia de compreensão (Wernicke), pode incluir parafrasias.	
Lobo temporal	Interrupção das conexões frontotemporais. Afasia de condução. Incapacidade em repetir frases complexas. Muitas vezes, decorrente da extensão e compressão de áreas adjacentes, os pacientes apresentam quadros mistos e até afasia global.	
Distúrbios visuais	Hemianopsia homônima – lesão occipital (déficit visual contralateral à lesão). Hemianopsia bitemporal – lesões comprimindo ou envolvendo o quiasma óptico.	
Déficit motor e sensitivo		
Ataxia axial e apendicular	Usualmente relacionada a lesões cerebelares.	
Distúrbio da marcha		Outros
Crise epiléptica	Associada apenas a lesões supratentoriais.	

HIC, hipertensão intracraniana; PIC, pressão intracraniana.

A RNM encefálica com contraste é o exame mais apropriado para avaliar os pacientes com suspeita de neoplasia, apresentando maior sensibilidade e especificidade do que a tomografia computadorizada (TC) de crânio. Permite melhor compreensão do tamanho da lesão, do grau de infiltração em estruturas adjacentes e da presença de edema e áreas de necrose. Algumas sequências específicas da RNM como a espectroscopia e os estudos de perfusão podem auxiliar no manejo clínico e na programação cirúrgica, predizendo o comportamento biológico da neoplasia por meio de estudos indiretos do metabolismo e da vascularização da lesão (Figs. 46.1-46.3).

Caso clínico

Paciente do sexo feminino, caucasiana, 40 anos, retornou ao país de origem após viver 20 anos no continente africano, trabalhando no combate ao vírus da imunodeficiência humana (HIV). Apresenta, há 2 semanas, quadro de cefaleia com piora no período noturno, sonolência e diminuição de força em membros superior e inferior no hemicorpo direito. Realizou tratamento cirúrgico cutâneo há 9 meses de duas lesões que não sabe referir o que eram, pois perdeu o seguimento médico. Refere ainda história familiar de irmã com meningioma em base de crânio, operada com bom resultado. O exame de imagem mostrou presença de duas lesões intracranianas no hemisfério cerebral esquerdo.

Atividades

1) De acordo com as informações do caso clínico, quais as prováveis etiologias das lesões correlatas? Com base na sua principal hipótese, qual o exame de neuroimagem que tem maior sensibilidade e especificidade?

   a) Melanoma e meningioma; ressonância nuclear magnética (RNM) encefálica.
   b) Melanoma e glioblastoma; tomografia computadorizada (TC) de crânio.
   c) Melanoma e metástase; RNM encefálica.
   d) Carcinoma basocelular e glioblastoma; TC de crânio.
   e) Sarcoma de Kaposi e linfoma; TC de crânio.

   Gabarito: c

2) Com relação às neoplasias intracranianas, assinale a afirmação correta.

   a) Os sintomas de cefaleia com piora durante a noite e sonolência podem estar associados à hipertensão intracraniana (HIC).
   b) A utilização de medicamentos anticonvulsivantes é mandatória nos pacientes com tumores intracranianos.
   c) Antecedentes familiares não influenciam nas decisões de tratamento em lesões intracranianas.
   d) A TC de crânio é o exame de escolha na investigação de lesões neoplásicas comprometendo o sistema nervoso central (SNC).

   Gabarito: a

Leituras sugeridas

Louis DN, Ohgaki H, Wiestler OD, Cavenee WK, Reifenberger G, von Deimling A, et al. World Health Organization Classification of tumours of the central nervous system. Revised 4th ed. Lyon: WHO, 2016.

Bernstein M, Berger MS. Neuro-Oncology – the essentials. 3rd ed. New York: Thieme, 2015.

Índice remissivo

A

Abaulamento, 237
Abdome, 116
Abscessos anais, 238
    tratamento, 239
Acesso(s)
    central, 276
    periférico, 274
    uso da ultrassonografia, 277
    venosos
        anatomia venosa para implante, 274
        materiais, 274
        unidades de medida, 274
Achado de cena com possíveis padrões
 de lesão, 112
Acid-film, 221
Acid-poket, 212
Adenocarcinoma, 398
    de esôfago, 224, 225
    dos enterócitos, 391
    gástrico, 376
    macrocístico na cabeça do pâncreas, 392

    mucinoso, 146
    prostático, 410
Adenoma
    diagnóstico, 368
    tratamento, 369
Adrenalina, 36
Advanced Trauma Life Support, 96, 117, 357
Afecção(ões)
    arteriais
        diagnóstico, 281
        prevenção, 285
        quadro clínico, 280
        tratamento, 285
    da tireoide
        diagnóstico, 335
        prevenção, 338
        quadro clínico, 334
        tratamento, 338
Agente(s)
    anticoagulantes, 28
    antiplaquetários, 28

antissépticos, 77
   ação de, 81
   sem água, 81
  inalatório, 34
Agulha(s), 60
  de Veress, 42
Álcool(is), 75, 77
  alifáticos, 77
  contra *Clostridium difficile*, 79
  e outros antissépticos, diferencial do, 78
Aldosterona, 91
Alergia ao látex, 28
Alfa-fetoproteína, 368
Alterações tróficas, 280
Ambiente cirúrgico, 54
Amilase, 264
AMPLA, código, 112
Ampola de Vater, 389
  carcinoma da, 290
Amputação de reto, 383
Analgesia
  multimodal, 38
  pós-operatória, 38
Anamnese, 4
Anastomose término-terminal, 195
  com *bypass* venoso, 196
Anestesia, 24
  balanceada, 33
  combinada, 33
  geral, 31, 33
    balanceada, 35
    combinada, 35
    inalatória, 33
    profundidade da, parâmetros utiizados para avaliar a, 36
    tipos, 33
    venosa, 33
  inalatória, 33
  infiltrativa, 31
  locorregional, 31, 36
  momentos de uma, 31
  peridural, 38
  venosa, 33
Anestesiologia, 23
Anestesiologista, informações de interesse
  agentes antiplaquetários e anticoagulantes, 28
  alergia ao látex, 28
  distância esterno-mento, 29
  fitoterápicos, 28
  hipertermia maligna, 28

religião, 28
teste de Mallampati, 29
Aneurisma, 279
  aorta ascendente e arco, indicações cirúrgicas para, 308
  de aorta, 306
  de aorta abdominal, 284
    correção endovascular de, 287
    infrarrenal, 281
    tratamento, 286
  do arco aórtico, 306
  micótico, 306
Aneurismectomia, 287
Angiodisplasias, 133
Angiogênese, 346
Antecedentes pessoais e familiares, 25
Antiagregante plaquetário, 17
Antibiótico(s)
  em cirurgia, uso de, 63-71
  profilático
    momento ideal para infusão, 64
    tempo para a administração, 64
Antibioticoprofilaxia, 64
Antibioticoterapia, 65
Anticoagulante(s), 17
  injetáveis, 297
  no tratamento da trombose venosa profunda, 297
  orais, 297
Anticonvulsivantes, 187
  utilidade do uso prolifático, 187
Antimicrobianos, 63
Antissepsia, 66, 73
  da pele, 75
  em cirurgia, 54
  pré-cirúrgica das unhas, mãos e antebraços, 74
  ritual de, 54
Antisséptico(s)
  cirúrgico, 77
  disponíveis, 75
  tópicos disponíveis, 75
Aorta, 305
  aneurisma de, 306
Aortografia, 285
  de aneurisma da aorta abdominal infrarrenal, 285
APACHE II, 265
Apêndice, 140
  testicular, torção de, 151
Apendicite aguda, 141
  anatomia, 140
  diagnóstico, 141

fisiopatologia, 140
na gestação, 145
prevenção, 145
quadro clínico, 141
tratamento, 145
Aponeurose sem tensão, 213
Arcada de Douglas, 211
Arteriografia, 282
de embolia de artéria poplítea, 283
de trombose de artéria poplítea, 283
diferenças entre embolia e trombose na, 284
Assepsia, 73
da pele, 75
em cirurgia, 54
Atividade elétrica sem pulso, 110
ATLS, 97
Ato cirúrgico, 56
Atrofia
branca, 293
da mucosa intestinal, 87
Autoanticorpo, pesquisa para diagnóstico do hipertireoidismo, 335
Autorregulação, 186
Avaliação
cardíaca perioperatória da ACC/AHA, 11
clínica pré-operatória, 3
da funcionalidade, 7
dos riscos, 8
neurológica, 26
pré-anestésica, 24
considerações para a solicitação de
exames na, 27
pré-operatória, etapas, 4
primária, 102
racional pré-operatória, 4
secundária, 111
exame físico, 113
história clínica, 111
medidas auxiliares secundárias, 113
transferência para instituição mais
capacitada, 113

B

Bactéria(s), 66
resistentes, 66
Balão esofágico, 204
Banda gástrica ajustável, 229
Banho pré-operatório, 75
Betabloqueador, 16

Bexiga, 157
trauma de, 156
Bile, 254
vesicular, 254
Biópsia hepática, 127
Blood-patch, 37
Bloqueadores neuromusculares, 35
Bloqueio
atrioventricular total, 9
hormonal, 413
Bócio
mergulhante, TC de pescoço e tórax demonstrando,
337
multinodular
atóxico de grande volume, 338
tóxico, 335, 336
Bolha(s), 352
lesões de segundo grau caracterizadas pela presença
de, 352
rota, 353
Bomba de PCA, 39
Bridas, 348
Bundles, 64
Butterfly, 274

C

Cabeça do pâncreas
adenocarcinoma macrocístico na, 392
câncer na, 391
lesão hipoecogênica na, 393
Cálculos biliares, método de visualização, 257
CAM (concentração alveolar mínima), 33
Canal inguinal, 217
Câncer
aspecto em colonoscopia, 384
da boca, 416
da laringe, 422
de bexiga, 407
de cabeça do pâncreas, 390
diagnóstico e estadiamento, 391
de pênis, 408
de próstata, 410
fatores de risco e prognóstico do, 411
de pulmão
classificação histológica segundo a OMS, 398
diagnóstico, 400
estádio de classificação, 402
prevenção, 402
quadro clínico, 398

sintomas, 399
sistema TNM para o estadiamento do, 401
tratamento, 402
de rim, 406
de testículo, 409
do esôfago, 373
do estômago, 373
Capilaridade, 60
Carcinoma(s)
anal
aspecto da ferida após seis meses, 386
operado, 385
pré-operatório, 385
bem diferenciados de tireoide, 339
broncogênico, 397
da ampola de Vater, 390
diagnóstico, 392
de borda anal, 381
de células
escamosas, 398
renais, 407
de grandes células, 398
de pequenas células, 398
epidermoide, 382, 423, 424
escamosos, 382
esofágico, 374
hepatocelular
diagnóstico, 368
tratamento, 369
papilífero da tireoide, 339
periampular de duodeno, 391
urotelial do trato urinário superior, 407
Catecolaminas, 92
Cateter(es)
agulhadas, 274
central de inserção periférica, 275
plásticos, 275
RIC, 275
venoso central, 276
Cavidade oral
subsídios da, 416
tumores da, 416
Cefalosporina, 65
Centro cirúrgico, 54
Cervicotomia imediata, indicação de, 163
CHG, ação, 81
Chin lift, 102
Choque, 104
diagnóstico, 96
hemorrágico, abordagem do, 97

no trauma, causas, 98
quadro clínico, 95
tratamento e prevenção, 97
Cicatriz, força tênsil da, 347
Cicatrização
de feridas
de espessura parcial, 348
fases da, 344
fatores que influenciam, 349
tipos, 347
patológica, 347
por segunda intenção, 348
Circulação
com controle da hemorragia, 104
extracorpórea, 301
Cirrose, 16
hepática, 125
paciente com, 50
Cirurgia
antibióticos em, uso de, 63-71
bariátrica, 231
contaminada, 55, 65
de baixo risco, 9
de Bentall de Bono, 312
de emergência, 9
de gastrectomia vertical, 231
de revascularização miocárdica, estratégias relacionadas à, 301
de Scopinaro, 229, 230
de Watson-Traverso-Longmire, 394
infectada, 55, 65
jejum para a, 30
laparoscópica, 258
limpa, 55, 65
limpa-contaminada, 65
não cardíaca, 3
para doença vascular periférica, 9
potencialmente contaminada, 55
radical, 419
Cistos pilonidais sacrococcígeos, quadro clínico e tratamento, 240
Cistoscopia, 157
Citocina, 88
Classes hemorrágicas, 96
Classificação
ASA, exemplos, 8
Bethesda para risco de malignidade, 338
CEAP da insuficiência venosa crônica, 292
das cirurgias quanto ao grau potencial de contaminação, 55

das neoplasias anais para o estadiamento TNM, 382

de Atlanta, 266

de Child-Turcotte-Pugh (CTP), 14, 15
  interpretação da, 15

de DeBakey para a dissecção da aorta, 308

de Hinchey, 247

de Nyhus para as hérnias inguinocrurais, 216

de Rutherford para as oclusões arteriais agudas, 284

de Stanford, 307

TNM para estadiamento de tumores colorretais, 380

Claudicação intermitente, 280

Clorexidine(a), 79
  alcoólico, 75
  aquoso, 75

Coagulopatia relacionada ao sangramento, 98

Código AMPLA, 112

Coeficiente de fricção, 60

Cola de fibrina, 240

Colangiocarcinoma, 364
  diagnóstico, 359
  distal, 391
  tratamento, 370

Colangiopancreatografia retrógrada endoscópica, 259

Coleções pancreáticas fluidas, 271

Colecistectomia, 257

Colectomia transversa, 383

Colite por radiação, 134

Colonoscopia, 247

Coma, 181

Composto de iodo, ação, 81

Concentração alveolar mínima, 33

Condiloma, 241

Conjuntivite, 68

Consciência, nível de, 96

Contaminação
  classificação das cirurgias quanto ao grau potencial de, 55
  das cirurgias, potencial de, 55
  evoluirá para infecção, fatores para determinar se, 66
  microbiana, 66

Contraceptivos orais, 20

Contraste, extravasamento em forma de chama, 157

Controle glicêmico, 18
  esquema escalonado, 19

Contusão(ões)
  cerebral, 184, 185
  corticais, 184
  hemorrágicas, 187
  miocárdica, 173
  pulmonar, 171

Cordectomia endoscópica, 426

Corticosteroide
  crônico, usuário de, 20
  no perioperatório, manejo do uso, 20

Creatinina sérica, recomendação, 6

Critério
  APACHE II, 265
  de Ranson, 265

Curativos oclusivos, 359

D

DASI (*Duke Status Index*), versão final brasileira do, 7

Débito urinário, 110

Defeitos congênitos, 209

Deficiências nutricionais associadas ao alcoolismo, 373

Demência, 144

Derivação gastrojejunal em Y de Roux, 229
  intra-hepática portossistêmica transjugular, 204

Dermatite ocre, 293

Derrame(s)
  neoplásicos, 328
  pleural, 325
    diagnóstico, 326
    quadro clínico, 326
    tratamento, 328

Descolonização intranasal com mupirocina, 66

Desconexão ázigo-portal com esplenectomia, 128

Desconforto, 237

Desinfecção da pele, 75

Despertar da anestesia, 31

Desvio de traqueia, TC de pescoço e tórax demonstrando, 337

Diâmetro pupilar, 105

Diérese, 56

Difenil-hidantoína, 187

Dissecção
  aguda da aorta, 306
  na aorta ascendente, 309-311
    com comprometimento da porção inicial do arco aórtico, 311
  no arco aórtico sem comprometimento da aorta ascendente, 313

Distância esterno-mento, 29
Distúrbio do clareamento esofágico, 223
Diuréticos, 20
Diverticulite aguda, 245, 247
    complicada, classificação, 247
    não complicada, 249
Divertículo
    de Meckel, 134
    fisiopatologia do, 244
Diverticulose, 245
Doença(s)
    arterial obstrutiva crônica, 281
        tratamento, 285
    associadas à obesidade grau II, 229
    de base, descompensações das, 5
    de Plummer, 335
    diverticular, 132
        colônica
            diagnóstico, 246
            formas
            complicadas, 246
            não complicadas, 246
        formas de apresentação, 245
        complicadas, 245
        não complicadas, 245
    do refluxo erosiva, 222
    do refluxo gastresofágico, 221
        diagnóstico, 223
        fatores que podem predispor ao
         aparecimento da, 223
        orgãos acometidos, 222
        quadro clínico, 222
        prevenção, 224
        sintomas atípicos, 222
        tratamento, 224
    do refluxo não erosiva, 222
    hereditárias, comprometendo o sistema nervoso central, 434
    inflamatórias, 134
    obstrutiva crônica, sintomatologia, 280
    orificiais
        abscessos anais, 238
        cistos pilonidais sacrococcígeos, 240
        DST, 241
        fissuras anais, 237
        fístulas, 238
        hemorroidas, 235
        verrugas anais, 235
    sexualmente transmissíveis, 241

Doente(s)
    cirúrgico, preparo do, 47-52
    traumatizados, 89
Dor
    biliar, 254
    em repouso, 280
    torácica, 306
Dorso, 117
Drenagem a Kehr, 259
Duodenal switch, 229, 230

E

Ecocardiografia, recomendação, 7
Ectasias vasculares, 133
Eczema varicoso, 290
Edema
    de língua impedindo entubação orotraqueal, 357
    pulmonar, 9
Eicosanoides, 89
Elasticidade, 59
Elastografia hepática transitória, 202
Eletrocardiografia, recomendação, 5
Elevação do queixo, 102
Embolia
    e trombose, diferenças entre, 281
    gasosa, 44
    pulmonar, 295
Embolização, prevenção de, 321
Emergência(s)
    em urologia
        não traumáticas, 149
        traumáticas, 153
    urológicas, 149
Empiema
    pleural, 325
        critérios para o estabelecimento do diagnóstico
            do, 329
        diagnóstico definitivo, 329
        fases evolutivas do, 330
        tratamento, 330
Encarceramento agudo, 209
Endocardite, 68
    infecciosa, indicações cirúrgicas, 321
Endometrite, 68
Endoscopia digestiva alta, 124
Endoscópio do óstio, aspecto, 247
Enfisema, 44
Enterococcus, 65

Enxerto
de veia safena, 302
escolha dos, 302
Epidídimo, 151
Epitelização, 345
Escala
de coma de Glasgow, 105, 180
de sedação de Ramsay, 32
Escaldamento, 353
Escleroterapia, 294
endoscópica, 128
Escore
de Alvarado, 143
de Caprini, 10, 12
de Marshall, 266
Syntax, 301
Escroto agudo
diagnóstico, 149
quadro clínico, 149
tratamento, 150
Esfíncter anal externo, 239
Esfincterotomia anal, 238
Esôfago
de Barrett, 224, 373
em quebra-nozes, 224
rupturas do, 175
Espaço do disco, 68
Esquema de Lund-Browder, 355
Esquizofrenia, 20
Estabilidade hemodinâmica, conduta, 137
Estadiamento TNM, classificação das neoplasias anais
para o, 382
Estado
físico
classificação segundo a ASA, 49
do paciente, 29, 30
hiperdinâmico, 87
neurológico, 105
nutricional, avaliação do, 49
Estatinas, 16
Estenose, 245
aórtica, 318
características ao ecocardiograma, 320
indicações cirúrgicas, 320
mitral, 319
péptica, 224
do esôfago, 224
Estratificação do risco de tromboembolismo venoso, 13
Éter, indução anestésica com, 35
Etomidato, 35

Exame(s)
complementares, ponderação da solicitação dos, 5
físico, 4, 26
possíveis descompensações das doenças
de base, 5
na avliação pré-anestésica, considerações para solicitação de, 27
Exercício, capacidade para, 7
Exposição com controle do ambiente, 105

F

Faringe, estruturas visíveis durante o teste de Mallampati,
classificação, 26
Fármacos antiepiléticos, 430
Fase
da cicatrização
inflamatória, 344
maturação, 346
proliferativa, 345
Ebb, 86
Flow, 86
Fecalito apendicular, 144
Ferida(s)
cicatrização de, 343-350
de espessura parcial, cicatrização de, 348
Ferimento(s)
abdominais, 116
intracraniano, identificação, 105
penetrante
de transição toracoabdominal, 120
em parede anterior de abdome, 120
paciente em choque com, 98
por arma de fogo, 118, 161, 162
Fibrilação ventricular, 9
Fibrinolíticos, 297
orais, 297
Fibroblastos, 345
Fibroplasia, 345
Fimose, 408
Fio(s)
cirúrgicos, 59
de sedenho, 240
de seton, 240
de sutura
absorvíveis, 59
inabsorvíveis, 59
monofilamentares, 59
muiltifilamentares, 59
propriedades, 59
tipos, 59

Fissuras anais
  crônica, 238
  diagnóstico, 237
  prevenção, 238
  quadro clínico, 237
  tratamento, 238
Fístulas, 245
  anais, 238
    trajeto das, 239
    tratamento, 240
  classificação, 239
Fistulectomia anal extraesfincteriana com avanço mucoso
  endorretal, 240
Fistolotomia, 240
Fitoterápicos, 28
"Fixação do mediastino", 330
Flanco, 116
Flapping, 307
Flebografia, 291
Flegmasias, 295
Fluxo sanguíneo hepático e neoplasias, 367
Fórmula de Parkland, 358
Fratura(s)
  costal, 172
  craniana, 183
  da parede torácica, 171
  de base do crânio, sinais clínicos, 110
  de escápula, 172
  de ossos longos, 97
Frequência respiratória, 26
Funcionalidade, avaliação da, 7

G

Gás no interior do apêndice, 144
Gastrectomia vertical, 231
Gastrite aguda hemorrágica, 125
Gastroplastia com reconstrução
 de Y de Roux, 231, 232
Germes, 54
Gestação, apendicite aguda na, 145
Glândula tireoide, anatomia da, 334
Glicogênio, 91
Glioblastoma, 432
Gluconato de CHG, 79
Golden hour, 102

H

Heater probe, 126
Hemangioma

diagnóstico, 367
tratamento, 369
Hematoma(s)
  epidural, 183, 184
  mural, 314
  subdural, 184, 185
Hemicolectomia
  direita, 383
  esquerda, 383
Hemobilia, 126
Hemoderivado, transfusão de, 21
Hemograma completo, recomendação, 6
Hemorragia(s)
  abdominal, suspeita de, 97
  cerebrais, 187
  digestiva
    alta
      causas, 128
      diagnóstico, 124
      por hipertensão portal, 124, 127
      por varizes esofágicas, 237
      prevenção, 126
      quadro clínico, 124
      tratamento, 126
    baixa
      causas, 132, 134
      diagnóstico, 135
      etiologia, 132
      prevenção, 136
      quadro clínico, 135
      tratamento, 136
  intracavitária, 270
  intracraniana, 97, 183
  torácica, detecção da, 97
Hemorroida(s), 134
  classificação, 236
  diagnóstico, 236
  grau das, 236
  grau IV, 236
  prevenção, 237
  quadro clínico, 236
  tratamento, 237
Hemostasia, 56
  temporária, 56
Hemotórax maciço, 103, 104, 172
Hepatopatia, diagnóstico ou suspeita de, 14
Hérnia(s)
  crural, 215
  da linha semilunar, 211
  da parede abdominal, 207

da região inguinocrural, 213, 216
de Spiegel, 211
epigástrica, 210, 211
femoral, 215
incisional(is), 208, 212, 213
originada em incisão mediana infraumbilical, 213
indireta congênita, 214
inguinal, 207
indireta, 214
inguinoescrotal direta, 215
pequena, 215
volumosa, 214
umbilical, 209, 210
ventrais primárias, 208, 209
Herniorrafia umbilical, 209
Hidantoína, 188
Higienização
das mãos, 75
pré-cirúrgica das mãos, 75
Hiperglicemia, 18
Hiperplasia nodular focal
diagnóstico, 367
tratamento, 369
Hipertensão
intracraniana, 187
portal
causa mais frequente de sangramento na, 202
diagnóstico, 202
prevenção, 203
quadro clínico, 202
rastreamento, 202
tratamento, 203
Hipertermia maligna, 28
Hipertireoidismo, 20, 335
cintilografia para pesquisa diagnóstica após confirmação de, 335
Hipnótico, 34
Hipoglicemia, 19
Hipoparatireoidismo, 339
Hipotensão liquórica, 37
Hipotireoidismo, 20
Hormônio(s)
adrenocorticotrófico, 90
antidiurético, 90
do crescimento, 90
glicocorticosteroides, 91
HPV, ver Papilomavírus humano

I

Icterícia colestática progressiva, 389
Íleo terminal, distensão do, 144

ImpedanciopHmetria esofágica, 224
Incapacidade, 105
Incisura *angularis*, 123
Índice
de massa corporal, comorbidades e, 228
de risco cardíaco revisado, 9
tomográfico de gravidade, 267
tornozelo/braço, 281
Indução
anestésica com éter, 35
da anestesia, 31
Inervação vesicular, 253
Infarto agudo do miocárdio, 9, 300
Infecção(ões)
causada pelo HPV, 241
de sítio cirúrgico
agentes da, 74
classificação, 66
definição, 66
diagnóstico, 70
fatores de riscos predisponentes, 69
incisional profunda, 67
incisional superficial, 66
organismos potencialmente causadores em cirurgia limpa, 65
órgão/espaço, 67
sítios de, 68
tipos, 69
tratamento, 70
não controlada, 321
pacote para prevenção de, 64
relacionadas à assistência à saúde, 66
Infusão, 273
de TNF-alfa, 93
Inibidor da enzima monoaminaoxidase, 20
Injeção de esclerosante, 126
Injúria renal aguda no perioperatório, 16
Instabilidade hemodinâmica
conduta, 137
sítios que levam o paciente à, 111
Instrumento de videocirurgia, 45
Insuficiência
aórtica, 318
achados para gravidade da, 318
indicações cirúrgicas, 320
arterial, classificação de Fontaine para, 282
coronariana, 299-304
possibilidades de tratamento para, 299
mitral, 319
indicações cirúrgicas, 321

venosa crônica, 289
    classificação CEAP da, 292
    complicações resultantes da progressão da, 290
    diagnóstico, 291
    modalidades terapêuticas da, 294
    quadro clínico, 290
    tratamento, 294
Insulina, 92
    regulares pré-prandiais, 18
    uso de, 18
Interleucinas, 88
Intoxicação por anestésico local, 36
    tratamento, 37
Intubação orotraqueal, 34
Iodo, 80
Iodóforo, 75, 80
    ação, 81
Irrigação vesicular, 253
ISC, ver Infecção de sítio cirúrgico
Isquemia
    da pele, fatores que podem provocar, 349
    miocárdica, 16
    risco após procedimento de embolização, 137

J

Jaw thrust, 102
Jejum
    para a cirurgia, 30
    para a profilaxia de aspiração do conteúdo gástrico,
    30

L

Laparoscopia, 42
    complicações, 44
        alterações cardiovasculares e pulmonares, 45
        dor pós-operatória no ombro, 45
        embolia gasosa, 44
        enfisema, 44
        pneumomediastino, 44
        pneumotórax, 44
        relacionadas à inserção da agulha de pneumope-
          ritônio e trocartes, 44
        relacionadas à produção
         do pneumoperitônio, 44
        relacionadas aos instrumentos
         da videocirurgia, 45
        uso de, 41-46
        vasculares, 44

desvantagens, 43
    uso de, 41-46
    vantagens, 43
Laparotomia, 42
Laringectomia total, produto de, 426
Lavado peritoneal, diagnóstico, 111
Lesão(ões)
    achados da cena com possíveis padrões de, 112
    axonal difusa, 185
    com risco de vida imediato, 103
    da aorta torácica, 174
    da árvore traqueobrônquica, 176
    da fase secundária, 182
    de grandes vasos, sinais radiográficos sugestivos de,
      194
    de segundo grau, 352
        por escaldamento, 353
    extravesicais, 157
    fibróticas cicatriciais, 400
    graves artificiais, 357
    hipoecogênica na cabeça do pâncreas, 393
    intraperitoneais, 157
    penetrantes, 116
    primárias, 183
    químicas graves, 356
    renal segundo a American Association for the Surgery
      of Trauma, 154
    trófica, 282
    ureteral
        condutas no tratamento cirúrgico da, 156
        segundo a AAST, 155
    vegetante
        em prega vocal, 423
        em soalho da boca, 418
Leucocitose, 143
Liberação hormonal, consequências metabólicas, 92
LIFT (*Ligation of the interphinteric tract*), 240
Ligadura elástica, 128, 237
Lipase, 264
Lipodermatosclerose, 293
Lipofundim, 37
Líquido pleural, 325
Litíase
    biliar, fatores de risco para o desenvolvimento
      da, 255
    da vesícula biliar, 258
    vesicular
        diagnóstico, 255
        múltipla
            imagem

tomográfica de, 256
ultrassonográfica, 256
prevenção, 257
quadro clínico, 254
recomendações e condições na indicação cirúrgica, 257
tratamento, 257
Lítio, 20
Luz apendicular, obliteração da, 140

M

Malignidade características ultrassonográficas e a correlação com, 337
Mamilos hemorroidários, 237
Mandíbula, anteriorização da, 102
Manobra
de *chin lift*, 103
de *jaw thurst*, 103
Manometria esofágica, 224
Manutenção da anestesia, 31
Mão(s)
colonização das, 76
higienização das, 75
transmissão de microrganismos pelas, prevenir, 76
Marcadores séricos tumorais, 401
Mastite, 68
Materiais
biocompatíveis, 274
cirúrgicos, 58
McVay, 218
Mecanismo antirrefluxo, 222
Mediastino, alargamento de, 193
Medicação(ões)
pré-anestésica, 31
redutora da circulação esplâncnica, 204
venotônicas, 294
Meias elásticas, 294
MELD (*model for end-stage liver disease*), 14, 50
fórmula para cálculo, 15
Meningiomas, 433
Metástase(s)
a distância, 374
cerebrais, 430
cervicais, TC axial, 418
diagnóstico, 359
encefálica, 430
tratamento, 370
Metformina, 18
Microbiota

da pele, 74
residente, 74
transitória, 74
Midazolam, 35
Miocardite, 68
Miofibroblastos, 346
Modulador seletivo do receptor de estrogênio, 20
Monitorização
de parâmetros fisiológicos, 110
eletrocardiográfica, 110
Morfina, 38
Mucocele, 146
Mucosa vesicular, 254
Mupirocina, descolonização intranasal, 66

N

Necrose
da pele, fatores que podem provocar, 349
pancreática, 267
Neoplasia(s), 133
anais, 381, 385
divisão das, 382
colorretais, 379, 383
rastreamento e classificação, 379
técnicas de ressecção de, 383
tratamento, 383
comprometendo o sistema nervoso central, 434
de boca e laringe, 415-428
do sistema nervoso central
classificação do grau de malignidade das, 431
meningiomas, 433
metástase encefálica, 430
periampulares
diagnóstico e estadiamento, 391
prevenção, 393
quadro clínico, 390
tratamento, 393
primárias do sistema nervoso central, 431
urológicas
câncer
de bexiga, 407
de pênis, 408
de próstata, 410
de rim, 406
de testículo, 409
carcinoma urotelial do trato urinário
superior, 407
Nós cirúrgicos, 58
Nódulo(s)

de Irish, 374
de Troisier-Virchow, 374
em lobo esquerdo, US de tireoide
demonstrando, 336
hipercaptante, cintilografia de tireoide demonstrando,
336
tireoidianos, 334
Noradrenalina circulante, 92
Nutrição precoce, 93

O

Obesidade
grau II, doenças associadas à, 229
indicação cirúrgica da, 228
mórbida
caso clínico, 232
diagnóstico, 227
prevenção, 229
quadro clínico, 227
Obstrução
duodenal, 393
extraluminal, 140
intraluminal, 140
por compressão extrínseca, 140
Oclusão(ões)
arterial(is)
aguda, 283, 280
tratamento, 286
crônicas, 280
crônicas, 279
Ombro, dor pós-operatória no, 45
Opioides
fortes, efeitos colaterais, 39
potentes, 34
Orquiepididimite, 151
Osteomielite, 68
Óxido nitroso, 34
Oxigenoterapia suplementar, 103

P

Paciente(s)
cirúrgicos, 10
com cirrose, 50
abordagem dos parâmetros para avaliação
pré-cirúrgica de, 51
traumatizado, prioridades no atendimento, 97
Pacote para prevenção de infecções, 64
Palpação cervical, 424

Pancreatite aguda
antibióticos, 269
biliar, 271
categorias de gravidade, 266
diagnóstico, 290
conlangiopancreatografia retrógrada
endoscópica, 270
indicações para TC de abdome na, 268
mecanismos de infecção na, 269
nutrição, 269
prevenção, 268
quadro clínico, 264
tratamento, 268
Papila de Vater, 389
Papilomavírus humano, 241
pós-operatório de cauterização de, 242
pré-operatório de cauterização de, 241
Parada cardíaca, 9
Parâmetros fisiológicos, monitorização de, 110
Parede abdominal, 207
Paresia do nervo laríngeo inferior, 339
Patógenos causadores da maioria das ISC, 66
PCA (patient controlled analgesia), 39
Pele
alterações tróficas de, 290
desinfecção da, 75
higienização das mãos, 75
higienização pré-cirúrgica das mãos, 75
objetivo, 75
preparo pré-operatório do paciente, 75
microbiota da, 74
Perda
sanguínea, estimativa da, 96
volêmica, 96
Perfuração, 245
Pericardiocentese subxifoidiana, 173
Pericardite, 68
Peristaltismo do corpo do esôfago, 223
Peritônio parietal, acometimento do, 141
Peritonites, 144
pHmetria esofágica de 24 horas, 224
Pirose, 222
Plastia valvar, 321
Plasticidade, 59
Pleurectomia, 328
Pleurodese, 328
Pliabilidade, 60
Plugue anal, 240
Pneumomediastino, 44
Pneumoperitônio, 42

Pneumotórax, 44
   aberto, 103, 104, 171
   hipertensivo, 103, 170
      diagnóstico, 170
Pólipo(s), 133
   aspecto em colonoscopia, 383
Polipose adenomatosa familiar, 381
Politraumatizado, atendimento inicial ao, 101-114
   avaliação
    primária, 102
    secundária, 111
   circulação com controle da hemorragia, 104
   exposição com controle do ambiente, 105
   incapacidade, 105
   reavaliação, 110
   respiração e ventilação, 103
   via aérea com proteção da coluna cervical, 102
Polivinilpirrolidona iodo, 80
Portal único, desenho ilustrativo, 258
Preparações alcoólicas, 78
   eficácia, 79
Preparo
   do doente cirúrgico, 47-52
   pré-operatório do paciente, 75
Pressão
   arterial, 26, 96
   de pulso, 95
Priapismo, 151
   iquêmico, 151, 152
   não iquêmico, 152
Procedimento
   cirúrgico ideal, 53
   de emergência, 4
   de urgência, 4
   diagnósticos, 111
   eletivo, 4
Profilaxia antimicrobiana, 49, 64
Propofol, 35
Prostatectomia radical, 412
Proteína C reativa, 43, 267
Proteólise descontrolada, 87
Prótese(s)
   biológica, 322
   mecânica, 322
   valvar(es)
    implante de, 322
    vantagens e desvantagens das, 322
Prurido, 237
PSA (*Prostatic Specific Antigen*), 410
Psicotrópicos, 20

Pulmão, câncer de, 397-404
Pulso, 96, 280
Punção
   intraósssea, 275
   transparietal "às cegas", 42
   venosa
    para implante de cateter venoso central, 276
    parâmetros anatômicos de, 276

Q

Qualidade de vida, 421
Queimadura
   cálculo de extensão, 354
   classificação quanto à profundidade, 352
   de primeiro grau, 352
   de segundo grau, 352
   de terceiro grau, 353
   gravidade das lesões, 355
   prevenção, 357
   tratamento, 357
Queloide, 347
Quimioprofilaxia com selênio e vitamina E, 412

R

Radiografia, 111
   de tórax, recomendação, 6
Radioterapia pós-operatória, fatores
 indicativos, 421
Raquianestesia, 37
Reabilitação funcional, 421
Reações imunomediadas, 90
Reanimação após trauma, pacientes que sobrevivem, 86
Recuperação da anestesia, 31
Refluxo gastresofágico, 221
Regra
   da superfície palmar, 354
   de Goodsall, 239
   dos noves, 354
Regurgitação, 222
Reparo vascular, 195
Reposição hormonal, 20
Respiração, 103
   paradoxal, 171
Resposta
   ao trauma, ação hormonal e endócrina, 91
   hormonal ao trauma, 90
   imunológica ao trauma, 88
   metabólica ao trauma, 87
   motora, 37

Ressecção retromolar em monobloco, produto de, 420
Reto, amputação de, 383
Retossigmoidectomia, 383
Retração, áreas de pós-queimadura, 348
Revascularização
 cirúrgica, 299
 do miocárdio
  com e sem circulação extracorpórea, 301
  resumo de remendações do Consenso Europeu de, 303
Revisão de procedimento cirúrgico, 24
Ringer lactato, 268
Risco
 avaliação dos, 8
 cardíaco de Goldman, 49
 cardiovascular, 9
 de síndrome da íris hipotônica, 21
 de tromboembolismo venoso, 10
 hepático, 14
 renal, 16
Ruptura do esôfago, 175

S

Saco herniário, 207
Sala de cirurgia, 47
Sangramento, 237, 245
 arterial, 126
 grave, definição, 13
 na via biliar, 126
Scalp, 274
Sedação, 31, 32
 consciente, 32
 medicação ideal para, 32
 profunda, 32
Semichaves, 58
 representação esquemática, 58
Seminós, 58
 representação esquemática, 58
Shunt intracoronário, 302
Sinal(is)
 de Blumberg, 142
 de Homans, 295
 de Kussmaul, 173
 sugestivos de apendicite, 144
 vitais, 26
Síndrome
 de Claude-Bernard-Horner, 399
 paraneoplásicas, 399

Síndrome
 aórtica aguda, 306, 307
  classificação, 307
  tratamento, 309
 da íris hipotônica, risco de, 21
 de Gardner, 381
 de Leriche, 280
 de Mallory-Weiss, 126
 de Mendelson, 30
 pós-trombótica, 295
Sinéquias, 348
Síntese
 da albumina, 49
 da pré-albumina, 49
 mecânica, materiais envolvidos, 56
Síntese, 56
Sistema
 ABCDE, 162
 de classificação de riscos da ASA (American Society of Anesthesiologistis), 8
 insulina-glucagon, relevância do, 92
 TNM, para estadiamento do câncer de pulmão, 401
Sítio de acesso, 273
Slings retropúbicos, 157
SOFA escore, 265
Soluções antissépticas, 55
Sonda
 gástrica, 110
 urinária, 110
Staphylococcus
 aureus, rastreio de colonização, 64
 coagulase, 65
Stent de aorta com reimplante anterógrado, 314
Streptococcus, 65
Superfície corporal queimada (SCQ), 354
Sutura
 com remendo, 195
 do tendão conjunto ao ligamento de Cooper, 218
 longitudinal, 196
 oblíqua e transversa, 196

T

Tabagismo, 422
Tamponamento cardíaco, 103, 104, 173
Tansulosina, 21
Tecido de granulação em úlcera de pressão isquiática, 346
Técnica(s)
 aberta, 42

anestésica, 31
cirúrgica, sistematização da, 53
de "tromba de elefante", 314
de Doglioti, 38
de Hasson, 42
de Lichtenstein, 217, 218
de ressecção de neoplasias colorretais, 383
de Seldinger, 275
fechada, 42
frozen elephant trunk, 314
parestésica, 37
Telangiectasias, 289, 292
torácicas, 202
Temperatura, 26
Tempo de *lock-out*, 39
Terapêutica térmica, 126
Terapia de dissolução dos cálculos, 257
Teste
de coagulação, recomendação, 6
de Mallampati, 26, 29
classe do, correlação com as as respectivas estruturas visualizadas, 26
Testemunhas de Jeová, 28
Testículo
distorção do, 150
torção de, 150
Tireoide
afecções da, 333-341
anatomia da glândula, 334
cintilografia de, 336
Tireoidectomia
indicações, 338
produto de, 338
técnica, 339
total, 339
Tireoidite de Hashimoto, 335
TNO (tratamento não operatório), 117
Toracotomia de reanimação, 176
indicações e contraindicações para, 177
Tórax
flácido com contusão pulmonar, 103
instável, 104, 171
Torção
de apêndice testicular, 151
de testículo, 150
Toxina botulínica, 238
Transcatheter aortic-valve implantation, 321
Transfusão
de hemoderivados, 21
hemostática, 98

Transição toracoabdominal, 117
Trauma(s)
abdominal
diagnóstico, 115
fechado, 115, 117, 119
prevenção, 118
quadro clínico, 115
tratamento, 118
aórtico, 174
cervical
diagnóstico, 161
divisões do pescoço por zona no, 162
penetrante, algoritmo de antendimento do, 164
prevenção, 162
quadro clínico, 161
tratamento, 162
complicações no sistema circulatório no, 173
de bexiga
quadro clínico e diagnóstico, 156
tratamento, 157
diafragmático, 175
escrotal, 157
tratamento cirúrgico do, 158
fases de fluxo e refluxo de resposta ao, 86
fechado, 97, 112
mortalidade por, 101
na pelve, condução dos casos de, 97
penetrante, 97, 112, 115
renal
diagnóstico, 153
exames de imagem no, 153
quadro clínico, 153
tratamento, 154
resposta
endócrino-metabólica ao, 85-94
hormonal ao, 90
imunológica, 88
metabólica ao, 87
torácico
complicações no sistema circulatório
no trauma, 173
contusão pulmonar, 171
diafragmático, 175
fraturas da parede torácica, 171
hemotórax, 172
lesões da árvore traqueobrônquica, 176
pneumotórax
aberto, 171
hipertensivo, 170
rupturas do esôfago, 175

toracotomia de reanimação, 176
tórax instável, 171
ureteral, 155
vascular
diagnóstico, 193
prevenção, 194
quadro clínico, 192
tratamento, 194
Traumatismo, 101
craniencefálico
diagnóstico, 181
prevenção, 186
quadro clínico e avaliação neurológica inicial,
180
multissistêmico, condição clínica do
paciente com, 109
Tríade
de Cushing, 180
de Gabriel, 238
de Sandblomm, 126
letal, 98
Triângulo hepatocístico, 253
Triclosan, 80
ação, 81
Tricotomia pré-cirúrgica, 64
Trígono Hasselbach, 215
Troca
do arco aórtico com implante do arco e aorta ascendente, 313
valvar, 322
Trocarte de Hasson, 42
Tromboembolismo venoso
em cirurgias ortopédicas, profilaxia para, 14
estratificação do risco de, 13
no pós-operatório, 10
profilaxia, 13
risco de, 10
Tromboflebite superficial, 290
Trombose
hemorroidária, 237
venosa
profunda
anticoagulantes no tratamento da, 297
complicações, 295
diagnóstico, 295
quadro clínico, 294
tratamento, 296
Tumor(es)
carcinoide, 146

colorretais, classificação TNM para estadiamento
de, 380
da cavidade oral, 416
estadiamento, 418, 419
tratamento e prevenção, 419
da laringe, estadiamento, 424
de bexiga, 407
de Klatskin, 364
de rim, 406
glóticos, 423
hepáticos, 363
tratamento, 359
não polipoides, 384

U

Úlcera
classificação de Forrest para, 124
de pressão isquiática, tecido de
granulação em, 346
varicosa, 290
ativa, 293
cicatrizada, 293
Ultrassonografia *focused assessment with sonography for
trauma*, 111
Unidades formadoras de colônia, 75
Urologia, emergências em, 149-185

V

Valvopatia nos adultos, 317
diagnóstico, 318
prevenção, 319
tratamento, 319
Válvula
de Heister, 253
mitral, 319
Vancomicina, 66
Varicorragia, 290
Variz
com edema, 292
dos MMII, 291
esofagogástrica, risco de sangramento das, 125
secundárias dos, classificação das, 291
sem edema, 292
Veia(s)
hemorroidárias, 236
reticulares, 292
Venodissecção, 275
Ventilação, 103
Verrugas anais, 241

Vesícula
   biliar, 253
   de Courvoisier-Terrier, 389
Via
   aérea
      com proteção da coluna cervical, 102
      permeabilidade da, 102
   celular, 89

W

Waterless, 81

Z

Zona do pescoço, 151, 162